Hefte zur Zeitschrift „Der Unfallchirurg“

283

Herausgegeben von:
L. Schweiberer und H. Tscherne

Springer
Berlin
Heidelberg
New York
Barcelona
Hongkong
London
Mailand
Paris
Tokio

65. Jahrestagung

der Deutschen Gesellschaft
für Unfallchirurgie e.V.

14.–17. November 2001, Berlin
Abstracts

Herausgegeben von

P. Kirschner K. M. Stürmer

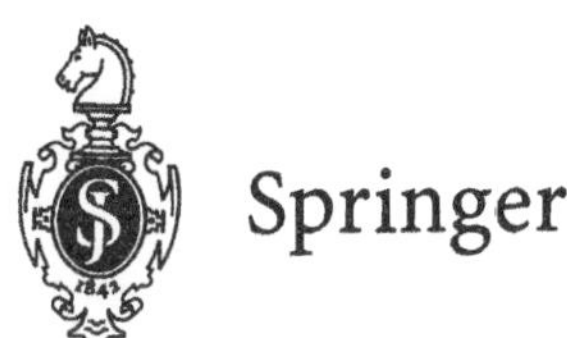
Springer

Bandherausgeber

Professor Dr. med. P. Kirschner
Chefarzt der Abteilung für Unfall- und Wiederherstellungschirurgie
Ärztlicher Direktor
St. Vincenz- und Elisabeth-Hospital
An der Goldgrube 11

55131 Mainz

Professor Dr. med. K. M. Stürmer
Direktor der Klinik für Unfall-, Plastische und Wiederherstellungschirurgie
Universitätsklinikum Göttingen
Robert-Koch-Straße 40

37075 Göttingen

Reihenherausgeber

Professor Dr. med. Leonhard Schweiberer
Direktor a. D. der Chirurgischen Universitätsklinik München Innenstadt
Nußbaumstraße 20, 80336 München

Professor Dr. med. Harald Tscherne
Direktor a. D. der Klinik für Unfall- und Wiederherstellungschirurgie,
Medizinische Hochschule Hannover, Carl-Neuberg-Straße 1, 30625 Hannover

Deutsche Gesellschaft für Unfallchirurgie e. V.

Geschäftsführender Vorstand 2001:
Präsident: Prof. Dr. P. Kirschner
1. Vizepräsident: Prof. Dr. N. P. Haas
2. Vizepräsident: Prof. Dr. K. E. Rehm
3. Vizepräsident: Prof. Dr. H. Siebert

Generalsekretär: Prof. Dr. A. Rüter
Schatzmeister: Prof. Dr. A. Ekkernkamp
Schriftführer: Prof. Dr. K. M. Stürmer

ISSN 0947-5869
ISBN-13: 978-3-540-42794-0 e-ISBN-13: 978-3-642-59506-6
DOI: 10.1007/ 978-3-642-59506-6

Die Deutsche Bibliothek – CIP-Einheitsaufnahme
Deutsche Gesellschaft für Unfallchirurgie: ... Jahrestagung der Deutschen Gesellschaft für Unfallchirurgie e.V. – 56 (1993). – Berlin ; Heidelberg ; New York ; Barcelona ; Hong Kong ; London ; Mailand ; Paris ; Tokio : Springer, 1993 (Hefte zur Zeitschrift „Der Unfallchirurg" ; ...) Früher u.d.T.: Deutsche Gesellschaft für Unfallheilkunde: ... Jahrestagung der Deutschen Gesellschaft für Unfallheilkunde e.V.
ISSN 0947-5869
65. 14.–17. November 2001, Berlin: Abstracts. – (2001)
(Hefte zur Zeitschrift "Der Unfallchirurg" ; 283)

Springer-Verlag Berlin Heidelberg New York
ein Unternehmen der BertelsmannSpringer Science+Business Media GmbH
http://www.springer.de/medizin

Herstellung: PRO EDIT GmbH, 69126 Heidelberg
Umschlaggestaltung: design & production, 69121 Heidelberg
Satzherstellung: Zechner Datenservice + Druck, 67346 Speyer

Gedruckt auf säurefreiem Papier SPIN: 10856330 24/3130 5 4 3 2 1 0

ANSPRUCH UND ERFOLG

Unfallchirurgie im Spannungsfeld zwischen Anspruch und Erfolg [illegible] für Unfallchirurgie - Berlin 14. – 17. 11.2001

DGU

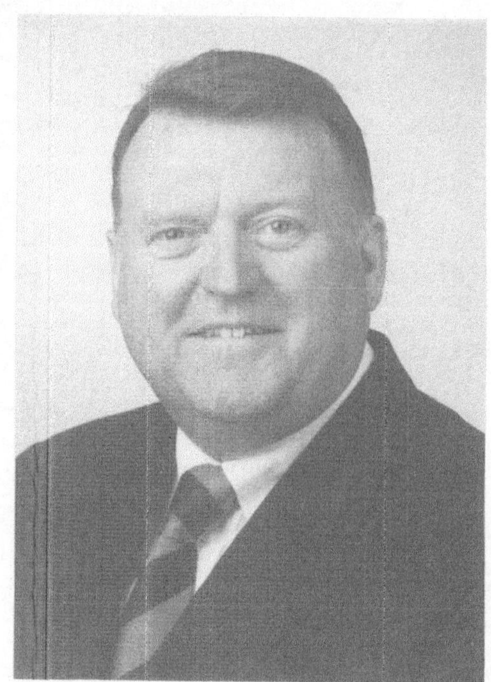

Prof. Dr. med. P. Kirschner

Vorwort

Das wissenschaftliche Programm der 65. Jahrestagung der Deutschen Gesellschaft für Unfallchirurgie ist unter das Leitthema „Unfallchirurgie im Spannungsfeld zwischen Anspruch und Erfolg" gestellt. Mit der Polarisierung soll zum Ausdruck gebracht werden, dass die Qualitätsanforderungen an die moderne Medizin immer mehr Bedeutung in der Öffentlichkeit gewinnen. Den Anspruch auf ein gutes Behandlungsergebnis hat es schon immer gegeben. Er ist Fundament ärztlichen Handelns und somit auch in der Unfallchirurgie verwurzelt. Wichtig und zu diskutieren sind unsere Ansprüche an die modernen Behandlungsmethoden und insbesondere an die heutigen Operationstechniken. Unsere klinische Erfahrung, gesicherte Ergebnisse und Methoden sind die Basis für heute geforderte Qualitätskriterien.

Der Schwerpunkt der Jahrestagung liegt auf den unfallklinischen Themen. Dabei sollen bevorzugt – „evidence-based" – bestimmte Verletzungsformen in Gegenüberstellung mit bestimmten Behandlungstechniken diskutiert werden.

Das Forum der Unfallchirurgie ist sowohl berufspolitisch orientiert, als auch ausgerichtet auf experimentelle Unfallchirurgie und Innovationen und soll insbesondere hier den wissenschaftlichen Nachwuchs ansprechen. Auch die praxisbezogenen Kurse sollen jungen Kollegen Einblicke in die klinischen Standards gewähren.

Der Abstractband enthält alle, nach dem Review-Verfahren bewerteten, Vorträge. Rund 50% der Vortragsanmeldungen konnten nach dem anonymisierten Auswahlverfahren berücksichtigt werden, wobei insbesondere im Bereich der experimentellen Unfallchirurgie und der Innovationen ein breites Spektrum interessanter Forschungsarbeit abgebildet wird.

Die Abstracts der Vorträge sind, dem Programm entsprechend, nach Kongresstag, Vortragssaal und Zeit geordnet. Den Postern ist ein eigenes Kapitel gewidmet.

An dieser Stelle danke ich allen Kollegen, die am Reviewing teilgenommen haben, für diese wichtige Tätigkeit.

Der Abstractband soll allen Kongressteilnehmern die Gelegenheit bieten, vorab das Inhaltsspektrum der Sitzungen einzusehen und sich auf die Diskussion vorzubereiten. Daneben ist durch die ISBN die Zitierbarkeit gegeben.

Abschließend möchte ich als Präsident der 65. Jahrestagung unserer Deutschen Gesellschaft für Unfallchirurgie allen danken, die mit ihren Beiträgen den Kongress gestalten.

Mein besonderer Dank gilt dem Springer-Verlag für die Veröffentlichung des Abstract-Bandes und seine Herausgabe zum Beginn des Kongresses.

Peter Kirschner, Präsident

Mainz, im September 2001

Inhaltsverzeichnis

Mittwoch, 14. November 2001

Donnerstag, 15. November 2001

Freitag, 16. November 2001

Samstag, 17. November 2001

POSTERSITZUNGEN

Mittwoch, 14. November 2001 bis Samstag, 17. November 2001

Referentenverzeichnis

Mittwoch, 14. November 2001
14:00 – 15:40 Uhr (Saal 15.2)

B1.1 Condylenplatte versus Nagel bei distalen Femurfrakturen

001 Verursacht die retrograde Femurnagelung intraarticuläre Probleme am Knie?

C. Krettek (Hannover)

Einführungsreferat

002 Welchen Stellenwert hat die Kondylenplatte in der Versorgung distaler Femurfrakturen?

U. Holz (Stuttgart)

Einführungsreferat

003 Die arterielle Durchblutung des distalen Femurs und ihre Beeinträchtigung im Rahmen der Frakturbehandlung

Ch. Meyer (Gießen), U. Horas, C. Heiss, R. Schnettler

Zielsetzung

Vergleich der Osteosyntheseverfahren Plattenosteosynthese und retrograde Verriegelungsnagelung unter besonderer Berücksichtigung der extraossären Knochengefäße des distalen Femurs anhand der Darstellung der extraossären arteriellen Versorgung im Korrosionspräparat.

Material

An Leichenpräparaten wird mittels Korrosionstechnik das charakteristische Gefäßversorgungsmuster des knöchernen Kniegelenks bildlich dargestellt. Die Beeinträchtigung der Knochendurchblutung durch die gängigen Osteosyntheseverfahren Plattenosteosynthese (DCS) und retrograde Verriegelungsnagelung (SCN) wird durch den Vergleich mit Kunststoffmodellen hergeleitet.

Methoden

Die Auswirkungen der Verletzung und der verschiedenen Osteosyntheseverfahren auf die Gefäßversorgung am distalen Femur werden unter dem Aspekt der unterschiedlichen Frakturtypen, der operativen Versorgung, sowie unter Berücksichtigung der bisherigen Erkenntnisse über die Blutversorgung von frakturierten Knochen und im Rahmen der Knochenbruchheilung betrachtet.

Ergebnisse

Das Rete articularis genus ernährt über multiple kleine arterielle Zuflüsse das distale Femur arteriell. Das Gefäßnetz wird seinerseits aus den Aa. genus superiores und inferiores ernährt. Des weiteren entspringt aus der A. poplitea die A. genus media, die von posterior in das Gelenk eintritt und im Bereich der Fossa intercondylaris das Femur penetriert. Insbesondere im Bereich der Kapselinsertion sind zahlreiche Gefäßpenetrationsstellen zu finden.
Durch die relativ große Auflagefläche der Plattenosteosynthese kommt es zwangsläufig zu einer Kompression feiner arterieller Gefäße und somit auch des periostalen Venengeflechtes. Der retrograde Femurnagel beeinflußt zumindest vorübergehend den intramedullären Blutfluß negativ, ist jedoch bezüglich der hier dominierenden extraossären Gefäße als das günstigere Verfahren zu bezeichen.

Schlussfolgerungen

Die dargestellten Ergebnisse lassen den Rückschluß zu, daß in dieser Region ein intramedulläres Vorgehen zur Schonung der extraossären Knochen- und Fragmentdurchblutung vorteilhaft ist.
Die klinische Erfahrung zeigt jedoch, daß Wiederherstellung der Gelenkfläche weiterhin das primäre Ziel der Operation sein muß, da auch beim offenen Vorgehen aufgrund der zuvor beschriebenen sehr guten Gefäßversorgung dieser Region avaskuläre Knochennekrosen nur sehr selten zu beobachten sind.

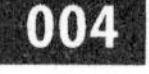

Plattenosteosynthese am distalen Femur – wenn dann winkelstabil

M. E. Wenzl (Hamburg), S. Fuchs, H. W. Kranz, C. Jürgens

Zielsetzung

Klinische Erprobung eines winkelstabilen Fixateur-interne-Systems mit hoher Stabilität zur Behandlung der A und C-Frakturen und der Pseudarthrosen des distalen Femurs.

Material

Die Kondylenplatte (TiFix®) besteht aus Reintitan Grad 0. Die Schrauben sind aus dem härteren Titan Grad 4 gefertigt. Intraoperativ wird ein Gewinde in das Plattenloch gedrängt, in das der gewindetragende Schraubenkopf eingedreht wird, so daß eine winkelstabile Verbindung zwischen Schraube und Platte entsteht. Entscheidend ist, daß die Richtung der Schraube bis zu einem Winkel von 40° zur Plattenlängsachse frei wählbar ist.

Methode

Vom 1.2.1998–31.01.2001 wurden bei 33 Patienten (16m, 17w; Alter ∅ 47,5 Jahre) 35 TiFix® am distalen Femur implantiert. Bei 18 Patienten wurden 20 Frakturen (3× A2, 4× A3, 2× C1, 7× C2 und 2× C3 nach AO und 2 periprothetische) versorgt, darunter 6 offene und 5 mit Weichteilschaden. Bei 9 Patienten lagen Begleitverletzungen vor. In 10 Fällen erfolgte initial die Stabilisierung im Fixateur externe und sekundär nach ∅ 19,6 Tagen (7–43) der Umstieg auf das interne Implantat. 13× wurde der TiFix® minimal-invasiv über 2 kleine Inzisionen nach geschlossener Reposition des metaphysären Frakturbereiches implantiert. Die 15 Pseudarthrosen bestanden ∅ 11,5 Monate (3–26) und hatten ∅ 2,5 Vor-Op (1–6). Primär war 6× mit Condylenplatte, je 3× mit DCS und Winkelplatte, 2× mit Fixateur externe und 1 mal mit Nagel stabilisiert worden. In allen Fällen der Pseudarthrosenrevisionen und bei 5 Frakturen wurde autologe Spongiosa transplantiert.

Ergebnisse

Vollbelastung wurde nach Ø15,5 Wochen (7–22) erreicht. 27 Patienten wurden nach ∅ 16,7 Monaten (6–26) nachuntersucht, bei 6 Patienten läuft die Behandlung noch. Sämtliche Frakturen und 12 Pseudarthrosen sind ohne weitere Eingriffe knöchern durchbaut.. Bei einem Patienten mit seit 10 Jahren bestehender Leukämie kam es bei ausbleibender Konsolidierung zum Plattenbruch. Des weiteren kam es zu 2 tiefen Beinvenenthrombosen, 2 apoplektischen Insulten, 1 Nachblutung und einer Varusfehlstellung von 10° bei 4-Etagen Fraktur des Beines. Infekte traten trotz der sekundären Umstiege vom Fixateur externe auf das interne Implantat und trotz 2 positiven bakteriologischen Befunden bei Pseud-arthrosenrevisionen nicht auf. In keinem Fall kam es zu einem sekundären Repositionsverlust.

Schlussfolgerung

Der winkelstabile Plattenfixateur interne ist auf Grund seiner hohen Stabilität ein gut geeignetes Implantat für das distale Femur, insbesondere bei schlechter Knochenqualität. Die Möglichkeit der sehr variablen Plazierung der winkelstabilen Schrauben ist für die Versorgung von periprothetischen und C2- und C3-Frakturen von großem Vorteil. Das Konzept der initialen Stabilisierung im Fixateur externe bei schwierigen Weichteil-verhältnissen mit sekundärem Umstieg auf den TiFix® in minimal-invasiver Technik hat sich bewährt, v.a. im Hinblick auf die Reduktion des Infektrisikos.

005 Klinisch anatomische Aspekte der retrograden Femurnagelung

D. Pennig (Köln), K. Mader, T. Gausepohl, J. Koebke

Zielsetzung

Der ideale Zugang und Nageleintrittspunkt zur retrograden Nagelung supracondylärer Femurfrakturen sollte untersucht werden.

Material und Methoden

Die retrograde Nagelung zur Versorung supracondylärer Femurfrakturen hat in den letzten Jahren zunehmend Beachtung gefunden. Zur sicheren Durchführung dieses intraartikulären Verfahrens ist der Nageleintrittspunkt von wesentlicher Bedeutung. Zur Bestimmung des idealen Zuganges wurden 10 Formalin-fixierte Beinpräparate verwendet. Der Winkel zwischen Patellarsehne und Femurlängsachse wurde bestimmt. Der Punkt der Markraumeröffnung ventral des hinteren Kreuzbandansatzes und außerhalb des Patellagleitlagers wurde radiologisch markiert und mit dem Patellarsehnenverlauf und der Position der Patella in verschiedenen Beugestellungen des Kniegelenkes korreliert.

Ergebnisse

Die Eröffnung des Markraumes am Schnittpunkt ventral des hinteren Kreuzbandansatzes und der Blumensaatschen Linie ist bei einer Beugung zwischen 30 und 50° über einen medialen parapatellaren Zugang spannungsfrei möglich, der transligamentäre Zugang ist hingegen nicht zu empfehlen.

Schlussfolgerung

Die retrograde Nagelung supracondylärer Frakturen ist auf einem Standardtisch in einer Beugestellung des Knies von 30–50° möglich, der Zugang sollte medial der Patellarsehne gewählt werden.

006 Die retrograde Marknagelung – Möglichkeiten und Grenzen einer biologischen Osteosynthese – bei supra- und diacondylärer Femurfraktur

D. Mann (Marburg), M. Baacke, L. Gotzen, J. Petermann

Zielsetzung

Evaluierung einer Operationsmethode

Material und Methode

Im Zeitraum 7/96–12/00 wurden 51 Patienten (22w/29m) mit einem Durchschnittsalter von 59 Jahren (18–89) mittels retrograder Marknagelung an einer distalen Femurfraktur operiert. 9 dieser Patienten waren ein polytraumatisiert, 19 waren mehrfachverletzt, 23 zeigten eine isolierte Femurfraktur. Es handelte sich um 35 Typ A- und 16 Typ C-Frakturen nach der AO Klassifikation distal 33, wobei 8x der intramedulläre supracondyläre Femurnagel und 43x der ACE-Nagel implantiert wurde.

Ergebnisse

Bei einer durchschnittlichen Operationszeit von 79 min. (40–180) heilten 39 von 51 Frakturen innerhalb von 12 Wochen komplikationslos aus. An Komplikationen zeigten sich 2 Infekte. Aufgrund sekundärer Dislokation mußte bei 4 Patienten eine Re-Osteosynthese mittels Platte durchgeführt werden. Bei weiteren vier Patienten wurde aufgrund einer klinisch relevanten Rotationsfehlstellung von >15° eine Derotations-Osteosynthese durchgeführt. Bei zwei Patienten kam es zu relevanten Irritationen um den distalen Verriegelungsbolzen, so daß hier eine Früh-ME bei radiologisch durchbauter Fraktur erforderlich wurde. Bei komplikationsloser Ausheilung zeigte sich im Nachuntersuchungszeitraum (3–36 Monate) das Kniegelenk bandstabil. Ein freier Bewegungsumfang zwischen 10° und 90° wurde von allen Patienten erreicht. Klinisch relevante Achsdeviationen wurden bei keinem Patienten beobachtet. Die Hälfte der Patienten zeigte ein gleiches Aktivitätsniveau wie vor dem Unfall, objektiviert durch den Score von Leung.

Schlussfolgerung

Aufgrund der guten Ergebnisse der retrograden Marknagelung mit dem ACE-Nagel sehen wir diese Osteosyntheseform als Verfahren der Wahl bei supra- und diacondylären Femurfrakturen. Grenzen dieses Osteosyntheseverfahrens sehen wir bei sehr weit distal gelegenen Frakturen, sowie bei ausgeprägter Osteoporose, wenn die distale Verriegelung nicht stabil verankert werden kann. Ein Vergleich mit dem LISS-System steht noch aus.

007 Die retrograde Marknagelung distaler Femurfrakturen mit einem neuen Titanverriegelungsnagel.

P. A. W. **Ostermann (Berlin)**, J. Seifert, K. Butenschön, A. Ekkernkamp

Zielsetzung

Evaluation der retrograden Marknagelung distaler Femurfrakturen mit einem neuen, kanülierten Titanverriegelungsnagel für alle Frakturtypen AO A1–A3 und C1–C3.

Material und Methoden

In einer prospektiven Studie wurden zwischen Mai 1999 und July 2000 48 distale Femurfrakturen bei 47 Patienten retrograd genagelt. Es handelte sich um 18 Frauen und 29 Männer (17–92 Jahre). 19 Patienten waren polytraumatisiert. 34 Patienten wurden innerhalb von 12 Stunden genagelt, die übrigen zwischen 2 und 15 Tagen nach initialer Stabilisierung im Fixatuer externe. Bei den Bruchformen handelte sich um 37 Frakturen vom AO-Typ A und 11 intraartikuläre Brüche vom AO-Typ C. Alle Frakturen des AO Types A konnten in gedeckter Technik minimalinvasiv versorgt werden. Bei den C Frakturen gelang in 5 Fällen eine perkutane Rekonstruktion der Kondylen mit konsekutiver geschlossener Nagelung, in 6 Fällen erfolgte eine offene Gelenkrekonstruktion über eine mediane Inzision mit parapatellärer Arthrotomie vor der Nagelinsertion. Metaphysäre Trümmerzonen blieben unberührt. Der verwandte Titannagel hat 5 Verriegelungslöcher, wobei die 3 distalen schräg gekreuzt verlaufen („Ilisarov Muster"), um eine höhere Stabilität zu gewährleisten.

Ergebnisse

Alle Frakturen heilten knöchern aus (12.6 Wochen, 9–17 Wochen). Spongiosaplastiken waren nicht notwendig. Infektionen oder Pseudarthrosen traten nicht auf. Nagel- oder Bolzenbrüche waren nicht vorhanden. Das durch schnittliche Bewegungsausmass betrug 107 Grad. Interessanterweise waren keine signifikanten Outcomeunterschiede zwischen gedeckter Technik und offener Kondylenrekonstruktion vorhanden. Sieben Komplikationen (14.9%) traten auf (2 Beinverkürzungen, 2 Knorpelschäden, 1 Varusabweichung, ein gebrochener Bohrer, eine Spiralfraktur mit intraop. Wechsel auf ein längeres Implantat).

Schlussfolgerung

Die Indikation zur retrograden Marknagelung distaler Femurfrakturen lässt sich auch auf die Frakturtypen AO C2 und C3 ausdehnen bei Verwendung geeigneter Implantate und angemessener Operationstechnik.

008 Distaler Schenkelbeinbruch – Platte oder Marknagelung

J. Látal (Bratislava), S. Vajczik, T. Braunsteiner, P. Simko

Zielsetzung

Vergleichsstudie der Ergebnisse von zwei Behandlungsmethoden des distalen Schenkelbeinbruches – ORIF und die geschlossene Reposition mit einem retrograden Verriegelungsnagel.

Kurzfassung

Distale Schenkelbeinbrueche stellen zwei verschiedene Frakturentypen vor – „Old Ladies Fractures" und „Young Men Fractures" – mit differenten Behandlung.

Problembeschreibung

Die Behandlung sollte eine ausreichende Stabilität der Fraktur zur Mobilisation des Patienten verschaffen. Das Problem der „Old Ladies Fractures" liegt nicht in der Reposition, sonder in der stabilen Osteosynthese bei einer vortgeschritennen Osteoporose. Dies ist der Grund zur intramedulären Osteosynthese. Die „Young Men Fractures" Typ C1–C3 stellen das Problem so wie bei der Reposition, so auch bei der Retention dar.

Material und Methoden

Im Zeitraum von 1988–1998 wurden 42 Patienten mit einer intramedulären Osteosynthese und 14 Patienten mit einer Plattenosteosynthese behandelt. Die erste Gruppe wurde bei 3 Patienten mit retrograden und 39 mit einer anterograden Marknagelung behadelt. Die zweite Gruppe bei dennen eine Plattenosteosynthese Indiziert wurde waren Patienten der B1, C1, C2 AO Klassifikation.

Ergebnisse

Patienten die mit einer intramedulären Osteosynthese Behandelt wurden hatte sehr gute bis gutte Ergebnisse. In der ORIF Gruppe wurden 3 Patienten reoperiert und bei zwei Patienten waren die Ergebnisse zufriedenstellend.

Schlussfolgerung

Die Marknagelung hatte bei beiden Gruppen die besseren Ergebnisse, was einen wichtigen Punkt in der Indikation zur Behandlung des distalen Schenkelbeinbruch darstellt.

009 Retrograde Nagelung mit S.C.N. Nagel bei supracondilären Trümmer-Frakturen des Femurs

P. Serenes (Nikea Piräus), D. Louverdis, P. Kontos, G. Strouboulas, G. Kontogiannis, P. Serenes

Zielsetzung

Die retrograde Nagelung mit S.C.N. Nagel bietet eine sehr gute alternative chirurgische Methode zur Behandlung der schweren supracondylären Trümmerfrakturen.

Kurzfassung

Retrograde chirurgische Therapie der supracondylären Trümmerfraktur.

Problembeschreibung – Material und Methoden

Die chirurgische Intervention bei intra-extraartikulären Trümmerfrakturen ist mit vielen Problemen bzw. Komplikationen verhaftet. Osteoporose bei alten Patienten, Infektion. Demzufolge entwickelt man intramedulläre Kraftträger speziell für diese Frakturtypen. Bei mit dem S.C.N. Nagel behandelten supracondyläre Frakturen bleiben die biologischen Vorgänge für die Frakturheilung intakt und schaffen biomechanische Aspekte, die die physiologischen Abläufe für die Frakturheilung frei lassen, bzw. unterstützen. Die retrograde Nagelung ohne Aufbohrung respektiert die obengenannten Prinzipien und minimalisiert das Operationstrauma, indem es die Knochenfragmente und das Haut-Weichteilgewebe intakt lässt. Die bei der Nagelung zerstörten intramedullären Gefäße werden höchstens nach 3 Wochen wieder voll entwickelt. Wir haben im Zeitraum von 5 Jahren (1995–1999) 74 Patienten mit supracondylären geschlossenen Frakturen (56 Typ A und 18 Intraartikuläre Typ C1 und C2) mit dem S.C.N. Nagel operativ versorgt. Bei dem C1 und C2 Typ wurden zuerst die Condylenfrakturen mit 1–2 Spongiosa Schrauben percutan stabilisiert. Am zweiten postoperativen Tag wurden aktive Bewegungsübungen angeordnet. Mittlerer follow up 37 Monate. Beobachtungszeit: 15–44 Monate. Bei 72 Patienten wurde die Fraktur völlig konsolidiert. Die eine von den beiden nicht konsolidierten Frakturen mit Knietotalprothese und die zweite mit autologer Spongiosaplastik behandelt. Keine Infektion Resultate: sehr gut 68%, gut 24%, befriedigend 8%.

Ergebnisse und Schlussfolgerung

Die Behandlung der supracondylären Trümmerbrüche mit S.C.N. Nagelung führt zur Konsolidierung der Fraktur und im hohen Prozentsatz zu sehr guten funktionellen Ergebnissen.

Mittwoch, 14. November 2001
14:00 – 15:30 Uhr (Saal 14.2)

A4.1 Frakturen des Handgelenkes

010 Der vascularisierte Knochenspan vom beugeseitigen Radius, Anatomie und klinische Anwendung bei Kahnbeinpseudarthrosen

M. Haerle (Tübingen), H. E. Schaller, G. Schmidt, C. Mathoulin

Zielsetzung

Die Arteria carpi transversa volare (ACT) als Gefäßstiel für Knochenspäne vom beugeseitigen Radius wurde erstmals 1979 von Kuhlmann beschrieben, fand jedoch zunächst kaum Beachtung. Wir wollten die anatomischen Gegebenheiten sowie die klinischen Anwendungsmöglichkeiten verifizieren.

Material und Methoden

In einer anatomischen Studie an 35 frischen Leichenpräparaten wurde die ACT auf Konstanz, Länge und Seitenäste untersucht. Seit 1994 haben wir den hieran gestielten lokalen Knochenspan bei Patienten mit Scaphoidpseudarthrose verwendet.

Ergebnisse

Die ACT entspringt der A. radialis ca. 1 cm proximal des Processus stiloideus radii. Die Länge des Gefäßstieles beträgt im Mittel 2,9 cm. Die ACT zieht sodann nach ulnar und in Höhe des Radio-ulnargelenkes findet sich einen Anastomosenpunkt mit dem Ramus anterior der Arteria interossea anterior (AIA)sowie dem ulnaren Anteil der ACT. Die Konstanz der Gefäße betrug bei dem radialen Anteil der ACT und der AIA jeweils 100%, der ulnare Anteil der ACT war meist sehr dünn und nur 40% der Fälle darzustellen.
Als Alternative zum Span der ACT beschreiben wir zum ersten Mal einen Span gestielt auf der AIA, mit einer Stiellänge bis zu 6,5 cm.
Der knöcherne Durchbau war bei 17 Patienten, operiert zwischen 1994–1995 im Mittel nach 60 Tagen(45–90) erfolgt; bei 6 Patienten bereits nach 45 Tagen. 12 der 17 Patienten waren anschließend schmerzfrei, 5 Patienten klagten über witterungsabhängige Beschwerden. 16 Patienten konnten in Ihrem früheren Beruf wieder eingesetzt werden, 1 Patient entwickelte eine sympathische Reflexdystrophie mit anschließender relativer Einsteifung des Handgelenkes. In 4 Fällen konnte die praeoperative Greifkraft völlig wiedererlangt werden, im Mittel lag sie bei 75% der Gegenseite. Auch die Bewe-

gungsumfänge waren, bis auf eine Einschränkung der Radialduktion, fast völlig gleichseitig.

Schlussfolgerungen

Diese einfache technische Variation der operativen Therapie von Scaphoidpseudarthrosen durch beugeseitigen Zugang hat in diesen Fällen sehr gute Ergebnisse gezeigt, so daß wir diese Theraphieform für Pseudarthrosen Stadium IIa und IIb mit mäßigem Knochenverlust empfehlen können.
Sollte Gefäßstiel zu kurz oder bei Voroperationen der geschädigt worden sein, so kann alternativ ein Span auf der AIA gehoben werden.

011 Die Mini-Herbert-Schraube – das Implantat zur Versorgung proximaler Skaphoidpseudarthrosen und -frakturen?

M. Küntscher (Ludwigshafen), M. Tränkle, M. Sauerbier, G. Germann, B. Bickert

Zielsetzung

Frakturen und Pseudarthrosen im proximalen Drittel des Skaphoids sind besonders problematisch, da das proximale Fragment häufig minderdurchblutet und aufgrund seiner geringen Größe schwer zu fixieren ist. Mit der Mini-Herbert-Schraube könnte ein Implantat zur Verfügung stehen, das bei geringer Beeinträchtigung der Durchblutung eine innere Stabilisierung des Kahnbeins ermöglicht.

Material und Methoden

Es wurden 32 Patienten im Alter von 16 bis 49 Jahren über einen dorsalen Handgelenkszugang mit der Mini-Herbert-Schraube versorgt. Die Indikation zur Operation waren fünf Frakturen (Typ B3 nach Herbert), zwei verzögerte Frakturheilungen (Typ C nach Herbert) und 25 Pseudarthrosen (n=1 Typ D1, n=16 Typ D2, n=8 Typ D3 nach Filan und Herbert). Bei sechs Patienten wurde keine Spongiosa transplantiert, in 19 Fällen Radiusspongiosa, in vier Fällen ein Beckenkammblock und in drei Fällen ein vaskularisierter Radiusspan eingesetzt. Die durchschnittliche Ruhigstellung betrug neun Wochen. 26 Patienten konnten nach einem durchschnittlichen Zeitraum von 14,5 Monaten klinisch nachuntersucht werden. Radiologisch wurde das Ergebnis von 30 Patienten (94%) erfasst.

Ergebnisse

26 Skaphoide (100% der Frakturen, 84% der Pseudarthrosen) zeigten radiologisch eine knöcherne Konsolidierung. Dabei fanden sich in jeweils drei Fällen Lockerungszeichen bzw. ein Vorschub der Schraube in das Radiokarpalgelenk. Eine „Humpback"-Deformität wurde in vier Fällen beobachtet. Bei vier Patienten persistierte die Pseudarthrose, wobei es in einem Fall zu einer straffen Pseudarthrose kam. Sechs Patienten zeigten eine beginnende periskaphoidale Arthrose.
Die Kraftmessung (JAMAR II) ergab für den Kraftgriff 91%, für den Dreifingergriff 94% und für den Seitgriff 95% der Gegenseite. Der durchschnittliche Schmerzwert auf der visuellen Analogskala lag in Ruhe bei einem, bei Bewegung bei elf und unter Belastung bei 33 Punkten. Das Bewegungsausmaß betrug für die Extension/Flexion 79% und die Radial-/Ulnardeviation 83% der Gegenseite. Der durchschnittliche DASH-Wert ergab 15 Punkte.

Schlussfolgerung

Die Ergebnisse zeigen, dass sich die Mini-Herbert-Schraube in der Versorgung sowohl von Frakturen als auch Pseudarthrosen des proximalen Skaphoid-Drittels als Standardverfahren etabliert hat. Die Konsolidierungsrate lag höher, als in der Literatur beschrieben, was durch eine längere postoperative Ruhigstellung und den primären Einsatz vaskularisierter Knochentransplantate, bei intraoperativ schlechter Durchblutung des proximalen Fragmentes, erreicht wurde.

012 Die operative Versorgung der frischen Scaphoidfraktur: offen oder percutan?

J. Schmidt (Erfurt), R. Doering, D. Orangi, K.H. Winker

Zielsetzung

Bringt die percutane operative Versorgung der frischen Scaphoidfraktur Vorteile oder höhere Risiken gegenüber der bewährten offenen Versorgung?

Material und Methode

In einer retrospectiven Studie wurden 19 offene und 18 percutane Verschraubungen der frischen Scaphoidfraktur ausgewertet. Das Durchschnittsalter betrug 28,4 a. Die Untersuchung erfolgte klinisch, radiologisch, nach dem DASH-Score und dem MARTINI-Score sowie nach der subjektiven Einschätzung

Ergebnisse

Die Differenz der ROM zur gesunden Seite betrug bei der offenen Versorgung 14,5°, bei der percutanen Gruppe 31,1°, die Minderung der Handkraft 2,0 bzw. 8,1 Kp. Im DASH erreichte die offene Gruppe 5,4, die percutane Gruppe 10,9 Punkte. Radiologisch fanden sich keine Unterschiede. Nach dem MARTINI-Score erreichten 90% der offenen und 100% der percutan versorgten Patienten sehr gute und gute Ergebnisse. Die AU-Zeit der percutanen Gruppe lag mit 5,1 Wochen deutlich unter 6,9 Woche der offenen Gruppe.

Schlussfolgerung

Die percutane Versorgung der frischen Scaphoidfraktur zeigt keine Nachteile zur offenen Versorgung bei schnellerem Eintritt der Arbeitsfähigkeit.

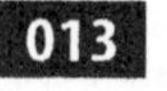

013 Outcome und Patientenzufriedenheit nach versorgter Scaphoidpseudarthrose

S. Dölitscher (Erfurt), J. Schmidt, R. Doering, K. H. Winker

Zielsetzung

Outcome und Durchbaurate der versorgten Scaphoidpseudarthrosen werden im Vergleich zur subjektiven Zufriedenheit der Patienten retrospktiv untersucht.

Material und Methoden

In einer retrospektiven Studie konnten von 37 versorgten Pseudarthrosen aus den Jahren 1995 bis 1999 24 nachuntersucht werden (64,9%). Die Versorgung erfolgte in 26 Fällen durch Fernandez-Fisk, 3× Matti-Russe, 8× andere Verfahren. Neben der subjektiven Zufriedenheit, der klinischen und radiologischen Untersuchung wurden der DASH und der MARTINI-Score erhoben.

Ergebnisse

Bei der Untersuchung mindestens $^1/_2$ a nach der Operation zeigte sich eine Non-Union-Rate von 27,8%. Das Defizit des ROM betrug bei Matti-Russe 30°, bei Fernandez-Fisk 52,1°, bei den sonstigen 77,5° bzw. 140°. Der DASH war bei Matti-Russe 4,6, bei Fernandez Fisk 11 und den sonstigen 31,2 bzw. 55,8. Nach dem MARTINI-Score zeigten sich bei Matti-Russe Patienten alle sehr gut, bei den Fernandez-Fisk-Patienten 17 sehr gut und gut, 1× befriedigend.

Schlussfolgerung

Die Versorgung der Scaphoidpseudarthrose nach Matti-Russe und Fernandez-Fisk bringen bei guter Durchbauquote gute und sehr gute Ergebnisse. Müssen andere Verfahren angewendet werden, kommen ausschließlich mäßige und schlechte Ergebnisse zustande.

014 Bewegungserhalt bei posttraumatischen Veränderungen am Handgelenk durch die Entfernung der proximalen Handwurzelreihe(PRC). Indikationen und Ergebnisse

M. Tränkle (Ludwigshafen), M. Sauerbier, B. Bickert, G. Germann

Zielsetzung

Bei posttraumatischen arthrotischen Veränderungen am Karpus kann bei erhaltenem Kapitatumkopf die Entfernung der proximalen Handwurzelreihe (PRC) als eine Alternative zur Teilarthrodese durchgeführt werden. Bei der PRC werden das Skaphoid, das Lunatum und das Triquetrum vollständig entfernt. Als Folge entsteht ein neues Gelenk zwischen dem Kapitatumkopf und der Fovea lunata des Radius. Ziel der Arbeit war es, die funktionellen Resultate im Rahmen einer retrospektiven Studie zu untersuchen.

Material, Methode und Ergebnisse

Zwischen September 1994 und August 2000 wurden 25 Patienten mit einer Entfernung der proximalen Handwurzelreihe behandelt. Die Indikationen war 13 mal eine Radiokarpalarthrose Stadium II bei Skaphoidpseudarthrose (SNAC II), 6 mal eine Radiokarpalarthrose Stadium II nach skapholunärer Bandruptur (SLAC II), zwei mal Stadium III einer Lunatumnekrose, eine aseptische Skaphoidnekrose, eine Radiokarpalarthrose nach distaler Radiusfraktur und zwei veraltete, perilunäre Luxationen. 17 Patienten waren voroperiert. Die Untersuchung erfolgte retrospektiv mit Messung der Bewegungsumfänge, Kraftmessung (Jamar II) und Schmerzerfassung mit einer visuellen Analogskala (VAS 0–100). Die patientenorientierte Evaluierung erfolgte mit dem DASH-Fragebogen (Disability of the Arm, Shoulder and Hand).
23 (92%) Patienten konnten nachuntersucht werden, 23 Männer und 2 Frauen. Das Durchschnittsalter betrug 38 Jahre (23–63). Der Nachuntersuchungszeitraum betrug durchschnittlich 22,2 Monate (6–55 Monate). Die Extension und Flexion der operierten Handgelenke erreichte 56° (54% der Gegenseite). Die Radial-/Ulnarduktion erreichte 23° (44%). Die Grobkraft der operierten Hand betrug 19 kg und lag bei 50% der gesunden Seite. Der durchschnittliche DASH-Wert konnte um 50% (52 auf 26) reduziert werden. Der Belastungsschmerz (VAS 0–100) konnte um 56% gesenkt werden (94 auf 42). Bei vier Patienten wurde sekundär eine komplette Handgelenksdenervation

durchgeführt. Bei einem Patienten musste wegen persistierender Schmerzen eine Handgelenksarthrodese durchgeführt werden. Es gab keine wesentlichen perioperativen Komplikationen. Die Dauer der postoperativen Arbeitsunfähigkeit betrug nochmals 16 Wochen.

Schlussfolgerung

Die Entfernung der proximalen Handwurzelreihe ist ein technisch relativ einfacher Eingriff, der im Vergleich zu den Teilarthrodesen keine Spongiosaentnahme und kein Osteosynthesematerial benötigt. Als Nachteil gilt die Inkongruenz der Gelenkflächen von Kapitatumkopf und Fovea lunata, die zu einer sekundären Arthrose führen kann. Bei ähnlich guter Beweglichkeit, aber weniger Krafterhalt im Vergleich zu den Teilarthrodesen muß die Indikationsstellung auf die Bedürfnisse des Patienten abgestimmt werden.

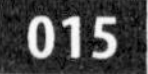

015 Scapholunäre Dissoziation – Häufigkeit und Bedeutung für das Langzeitergebnis der distalen Radiusfraktur

W. Schneiders (Dresden), M. Amlang, C. Dahlen, H. Zwipp

Zielsetzung

Die Häufigkeit des Auftretens ligamentärer Begleitverletzungen bei einer intraartikulären distalen Radiusfraktur wird in der Literatur mit bis zu 70% angegeben. Bei initial durchgeführten Röntgenuntersuchungen in 2 Ebenen besteht die Gefahr, ligamentäre Begleitverletzungen nicht zu erkennen.
Ziel der Untersuchung war es, die Häufigkeit dieser Verletzung und die Bedeutung für das Langzeitergebnis der distalen Radiusfraktur herauszufinden.

Material und Methoden

Im Zeitraum 1994 bis 1996 wurden 170 Patienten (Altersdurchschnitt 59,7 Jahre) mit einer intraartikulären distalen Radiusfraktur nach einem differenzierten Behandlungsschema behandelt. Es wurden initial bei den Patienten weder Streßaufnahmen noch eine Handgelenksarthroskopie durchgeführt. 109 Patienten (64%) wurden 1997 im Schnitt 12,9 Monate nach dem Unfallereignis nachuntersucht. 15 Patienten (14%) hatten zu diesem Zeitpunkt Schmerzen im Handgelenk. Nach dem Score von Gartland und Werley erreichten vier von diesen Patienten ein gutes, neun ein mäßiges und zwei ein unbefriedigendes Behandlungsergebnis.
Zur Verlaufsbeurteilung wurden diese 15 Patienten im Februar 2001 (durchschnitllich 55 Monate nach dem Unfallereignis) erneut nachuntersucht. Bei allen Patienten wurden zusätzlich Ulnar- und Radialstreßaufnahmen durchgeführt.

Ergebnisse

Bei der zweiten Nachuntersuchung erzielten nach dem Score von Gartland und Werley 8 von 15 Patienten ein besseres Nachuntersuchungsergebnis (durchschnittliche Verbesserung 3,4 Scorepunkte, SD = 6). Bei diesen fand sich in den Ulnar- bzw. Radialstreßaufnahmen kein pathologischer Befund.
Bei 5 Patienten kam es zu einer Verschlechterung des Behandlungsergebnisses (durchschnittliche Verschlechterung 3 Scorepunkte, SD = 4). Bei vier von diesen zeigte sich in den Ulnar- und Radialstreßaufnahmen eine zuvor nicht diagnostizierte carpale Bandinstabilität.
Bei 2 Patienten kam es zu keiner Veränderung des Behandlungsergebnisses.

Schlussfolgerung

Eine endgültige Beurteilung des Behandlungsergebnisses der distalen Radiusfraktur sollte frühestens 18 Monate nach dem Unfallereignis erfolgen, weil es zuvor noch zu deutlichen Befundveränderung kommen kann.
Zur primären Diagnostik einer distalen Radiusfraktur sollten de prinzipe dokumentierte Röntgenaufnahmen im Radial- und Ulnarstreß gehören, da übersehene scapholunäre Dissoziationen zu unbefriedigenden Behandlungsergebnissen führen.

016 Komplexe Verletzungen der Handwurzel

R. Friedel (Jena), W. Kolb, E. Markgraf

Zielsetzung

Komplexe Handwurzelfrakturen und Luxationen sind seltene Verletzungen welche durch erhebliche Gewalteinwirkung verursacht werden.
Rein ligamentäre Verletzungen der Handwurzel entgehen leider oft der primären Röntgendiagnostik und werden erst durch den carpalen Kollaps mit radiocarpaler Arthrose klinisch relevant. Eine exakte klinische Untersuchung vor allem bei polytraumatisierten intubierten Patienten mit Röntgenaufnahmen in 4 Ebenen und gegebenenfalls einer MRT-Untersuchung ermöglichen eine sofortige operative Therapie.
Ziel der Arbeit ist es retrospektiv das funktionelle Ergebnis (Score von Green und O`Brien), das radiologische Ergebnis und die Zufriedenheit des Patienten (DASH-Fragebogen) zu bewerten.

Material und Methoden

Zwischen 1992 und 1999 wurden 21 Männer und 4 Frauen mit komplexen Handwurzelverletzungen behandelt. Alle wurden operativ versorgt. Häufigste Ursache waren

Arbeitsunfälle mit 36% sowie Verkehr mit 24%. Der indirekte Unfallmechanismus überwog mit 56%. 9 mal war die dominante, 14 mal die nichtdominante Hand betroffen. Der Median zwischen Unfall und Operation betrug 11 Tage (Range 1–90 Tage), wobei 68% der Patienten innerhalb eines Tages versorgt wurden. 3 Verletzungen wurden primär übersehen, 4 Patienten wurden primär mit einer Kirschnerdrahtosteosynthese wegen lokaler Komplikationen, 2 wegen schlechtem Allgemeinzustand im Intervall versorgt. In 4 von 25 Fällen lag ein Polytrauma vor. Die häufigsten Verletzungen waren mit 50% die perilunären Luxationen und transscaphoidalen Luxationsfrakturen. Das Durchschnittsalter der Verletzten lag bei 35 Jahren (Range 15–79 Jahre). Geschlossene Verletzungen der Handwurzel wurden 16 mal, offene Verletzungen in 9 Fällen beobachtet. Bei 92% der Patienten waren Frakturen, in 37% Nervenverletzungen und in 16% Gefäßverletzungen zu beobachten.

Ergebnisse

Achtzig Prozent der Patienten konnten in einem Zeitraum von 2–9 Jahren nach dem Unfall retrospektiv beurteilt werden. Das funktionelle Ergebnis (Score von Green und O`Brien) war bei den perilunären Luxationsfrakturen befriedigend (Median 66 Punkte), bei den perilunären Luxationen gut (Median 82 Punkte). Die Zufriedenheit des Patienten, die mit dem DASH-Fragebogen bewertet wurde war bei beiden Verletzungsformen befriedigend (Median 65 Punkte bei den perilunären Luxationsfrakturen, 62 Punkte bei den perilunäre Luxationen. Offene Verletzungen ergaben schlechte Ergebnisse.

Schlussfolgerung

Komplexe Handwurzelverletzungen sind selten. Das funktionelle Ergebnis (Score nach Green und O`Brien als auch die Zufriedenheit des Patienten (DASH-Fragenbogen) befriedigend. Offene Frakturen ergaben schlechte Ergebnisse. Nach suffizienter klinischer und radiologioscher Diagnostik besteht bei diesen Verletzungen praktisch immer eine primäre Operationsindikation. Übersehene Handwurzelfrakturen oder intrinsiche Bandverletzungen enden nicht selten in einer Handgelenksarthrodese.

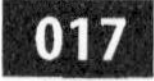

017 All-inside Refixation von frischen Discusverletzungen beim Handgelenkstrauma

G. U. Boehringer (Giessen), M. Schaedel-Hoepfner, L. Gotzen

Zielsetzung

Nachdem an unseren Kliniken die Arthroskopie bei frischen Radiusfrakturen zunächst zur Diagnostik der scapholunären Dissoziation eingesetzt wurde, rückt in den letzten Jahren die Diagnostik und gleichzeitige Therapie frischer Discus articularis Verletzungen mehr in den Vordergrund. Die Grundzüge der arthroskopischen Therapie der Discus articularis Verletzungen werden erläutert und insbesondere eine neue Technik der all inside Fixation der häufigen Palmer 1B Verletzung vorgestellt.

Material

Seit Januar 98 wurden in unseren Kliniken insgesamt 30 frische Verletzungen des Discus articularis arthroskopisch versorgt. Alle Patienten bis auf zwei hatten frische Radiusfrakturen, zwei hatten eine Scaphoidfraktur.

Methoden

Typ Palmer 1A und 1C Verletzungen wurden arthroskopisch debridiert, so dass ein stabiler Discus articularis resultierte. Die häufigen Typ Palmer 1B Verletzungen wurden anfangs in der üblichen outside-inside Technik mit 2 Kanülen versorgt. Da diese Versorgung technisch anspruchsvoll ist, haben wir ein handelsübliches Meniskusfixationssystem zur all inside Fixation verwendet. Dies ist einfach zu handhaben, der Zeitaufwand liegt bei 5 Minuten. Verletzungen vom Typ Palmer 1D wurden in der von Fellinger beschriebenen Technik transossär refixiert.

Ergebnisse

Alle 20 Patienten wurden klinisch nachuntersucht. Ein Patient, dessen Palmer 1B Verletzung mit der outside-inside Technik versorgt wurde, hatte klinisch und MRTomographisch eine Nahtinsuffizienz.
Die anderen Patienten waren alle klinisch frei von Discus articularis Symptomen.
Insbesondere die mit der all inside Technik versorgten Patienten waren sämtlich beschwerdefrei.

Schlussfolgerung

Die arthroskopische Versorgung von frischen Discus articularis Verletzungen zeigt klinisch sehr gute Ergebnisse. Die neue Technik der all inside Fixation der Palmer 1B Verletzung hat sich im klinische Gebrauch bewährt und ist wesentlich schneller und einfacher durchzuführen als die konventionelle outside-inside Technik.

018 Methodenvergleich in der Frühdiagnostik des posttraumatischen Complex Regional Pain Syndrome Type I (CRPS I = M. Sudeck) nach distaler Radiusfraktur

M. Schürmann (München), P. Löhr, I. Wizgall, M. Tutic, N. Manthey, M. Steinborn

Zielsetzung

Das CRPS I (M. Sudeck) nach distaler Radiusfraktur stellt für den Chirurgen nach wie vor ein diagnostisches Problem dar. Obwohl bei früher adäquater Therapie diese Komplikation wirkungsvoll behandelt werden kann, werden die Patienten fast regelhaft zu spät diagnostiziert. Um die Möglichkeiten für eine frühe Diagnosestellung zu optimieren, sollte die diagnostische Potenz der konkurrierenden Diagnostikmethoden interdisziplinär untersucht werden.

Material und Methoden

Bei 175 Patienten nach distaler Radiusfraktur wurde ein Follow-up durchgeführt bei dem nach 8 und 16 Wochen eine exakte klinische Untersuchung (quantitative Ödemmessung, Infrarot-Aufnahmen der Hand, Funktionstest, Schmerzquantifizierung) erfolgte. Zusätzlich wurden nach 8 Wochen seitengetrennte Röntgenbilder der Hände angefertigt und nach 8 und 16 Wochen jeweils 3-Phasen-Szintigraphien und kontrastmittelverstärkte MRT. Die Auswertung der bildgebenden Diagnostik erfolgte durch gegenüber der Klinik verblindete Untersucher.

Ergebnisse

17 Patienten wurden während des Follow up verloren. Von den verbleibenden 158 Patienten entwickelten 18 Patienten (11%) innerhalb der ersten 4 posttraumatischen Monate eine klassische, klinische CRPS I - Symptomatik. 13 Patienten (8%), die ein inkomplettes klinisches Beschwerdebild aufwiesen, wurden als „Borderline“ Patienten definiert. Die Diagnosestellung erfolgte nach rein klinischen Kriterien gemäß der IASP (International Association for the Study of Pain) Consensus-Konferenz 1993.
In den konventionellen Röntgenaufnahmen nach 8 Wochen zeigten 5% der Patienten mit normalem Heilungsverlauf eine pathologische Demineralisierung des Handskeletts. Von den CRPS I-Patienten und den Borderline Patienten wurden dagegen 33% (CRPS I) bzw. 40% (Borderline) als pathologisch befundet.
In der Skelettszintigraphie war der Anteil der pathologischen Befunde mit Verdacht auf CRPS I nach 8 Wochen unter den Patienten mit klinisch normalem Heilungsverlauf 4%, unter den Borderline Patienten 36% und unter den CRPS I Patienten 7% (nach 16 Wochen: Normalpatienten: 0%, Borderline 33%, CRPS I 0%).
Bei den MRT Untersuchungen nach 8 Wochen zeigte sich bei 22% der Patienten mit normalem Heilungsverlauf pathologische Befunde, die für ein CRPS typisch erschie-

nen. Unter den Borderline Patienten betrug dieser Anteil 55% und unter den CRPS I Patienten 30% (nach 16 Wochen: Normalpatienten: 2%, Borderline 34%, CRPS I 0%).

Schlussfolgerungen

Die Untersuchung zeigte, daß zum einen das CRPS I nach distaler Radiusfraktur ein extrem häufig zu beobachtendes Phänomen ist. Durch die sehr schlechte Sensitivität und mäßige Spezifität sind die evaluierten Diagnostikverfahren als Screeningmethoden für die frühe Diagnose eines CRPS I nach distaler Radiusfraktur von geringem Wert. Das CRPS I bleibt somit nach wie vor eine rein klinische Diagnose, die von dem Chirurgen die genaue Kenntnis der Diagnosekriterien und eine gewissenhafte körperliche Nachuntersuchung fordert.

Mittwoch, 14. November 2001
14:00 – 15:30 Uhr (Saal 7)

C6.1 Experimentelle Unfallchirurgie

019 Biomechanische Eigenschaften der Interferenzverschraubung und der Fadenfixation von Hamstring-Transplantaten beim Ersatz des vorderen Kreuzbandes. Eine experimentelle Röntgen-Stereometrie-Analyse (RSA) Studie

F. Adam (Homburg/Saar), D. Pape, K. Schiel, D. Kohn, S. Rupp

Zielsetzung

Bei Nachuntersuchungen von VKB-Plastiken mit Hamstringsehnen wurde im Vergleich zum Patellarsehnen-Transplantat eine geringere Kniegelenksstabilität gefunden. Ursächlich könnte ein Nachgeben der Sehnenfixation unter Belastung sein. Mit der RSA ist es möglich kleinste Bewegungen zwischen Transplantat und Bohrtunnel unter Last zu erfassen. In einer experimentellen RSA-Studie sollte die Fixation eines Hamstring-Transplantates durch Interferenzschrauben (IFS) mit der Fadenfixation über den Suture-Disc verglichen werden.

Material und Methoden

Die experimentellen Untersuchungen wurden an frischen Schweinetibiae durchgeführt. Als Sehnentransplantat diente die Sehne des M. extensor hallucis longus des Schweinevorderlaufs. Sie entspricht sowohl makroskopisch als auch biomechanisch der humanen Semitendinosus-Sehne. Die Sehne wurde mit Baseballnähten zu einem 4-fach Transplantat vernäht. Entsprechend dem Durchmesser des Transplantates wurde ein 8 mm Bohrkanal angelegt. Alternierend erfolgte die Fixation des Sehnentransplantates in je 10 Tibiae mittels IFS und Suture-Disc. Bei der IFS wurde das Transplantat allein durch eine 7×25 mm Polylactidschraube (BioScrew, Linvatec) fixiert. Die Verankerung beim Suture-Disc erfolgte über 8 verknotete Polyesterfäden (Ethibond 5, 7 metric). Armiertes Sehnenende und Tibia wurden mit RSA-Markern versehen. Die Zugbelastung wurde in Schritten von 50 N bis zum Versagen der Bandplastik gesteigert. Nach jedem Schritt erfolgte eine vollständige Entlastung. Mit der RSA wurden jeweils die Relativbewegungen des Sehnenendes im Bohrkanal bestimmt.

Ergebnisse

Die Haltekraft der IFS (498 ± 56 N) war geringfügig höher als bei der Fadenfixation mit dem Suture-Disc (440 ± 35 N). Die IFS zeigte eine signifikant höhere lineare

Steifigkeit (403 ± 141 N/mm) und Fließgrenze (82 ± 35 N) als die Fadenfixation (56 ± 30 N/mm/47 ± 18 N). Nach 300 N Last war das Sehnenende bei der IFS um 0,81 ± 0,28 mm und beim Suture-Disc um 3,9 ± 0,68 mm in Zugrichtung aus dem Bohrkanal gerutscht. Bei der Fadenfixation zeigte sich zwischen Belastung- und Entlastung eine deutliche Migration des Sehnenendes im Bohrkanal („Bungee" Effekt) von im Mittel 0,67 mm bei 100 N, 1,32 mm bei 200 N, 2,06 mm bei 300 N und 2,52 mm bei 350 N Belastung.

Schlussfolgerung

Die Fadenfixation von Hamstring-Transplantaten zeigte im Vergleich mit der IFS eine geringe Steifigkeit und Fließgrenze. Durch die geringe Steifigkeit kommt es bereits bei submaximalen Belastungen zu einem deutlichen Nachgeben der Fixation und zu einem starken „Bungee" Effekt. Die Haltekraft allein ist daher nicht aussagekräftig zur Beurteilung eines Fixationsverfahrens. Die IFS Verschraubung bietet bei besserer Haltekraft eine wesentlich höhere Steifigkeit der Fixation. Die Fadenfixation von Hamstring-Transplantaten erfordert eine vorsichtige Rehabilitation, um die Einheilung und die stabilisierende Funktion des Transplantates nicht zu gefährden.

020 Experimentelle Entstehung und Enlastung von erhöhten Fußkompartimentdrücken

J. Richter (Bochum), B. Clasbrummel, G. Muhr

Zielsetzung

Fußkompartmentsyndrome entstehen zumeist im Zusammenhang mit Verletzungen der unteren Gliedmaßen. Die chirurgische Technik der Kompartmentdekompression wird bis heute kontrovers diskutiert.

Material und Methoden

Wir haben deshalb experimentell an 7 unversehrten, nicht einbalsamierten Leichenfüßen pathologische Fußkompartimentdrücke erzeugt und die Druckentlastung nach dorsalen sowie medialen Fasciotomietechniken überprüft. Dazu wurden insgesamt 5 Drucksensoren über Kanülen in definierten Kompartimenten plaziert: P1 wurde in der zentralen Loge der tiefen kurzen Beugemuskulatur plaziert, P2 lag in der medialen Flexorenmuskulatur, P3 im Tarsaltunnel, P4 in der Subkutis des Fußrückens und P5 im ersten intermetatarsalen Zwischenraum.

Ergebnisse

Die lokale Injektion von Wasser in das zentrale Kompartment führte zu einem sofortigen Druckanstieg in allen anderen Fußkompartimenten (Abb. 1). Die dorsale Fasziotomie mit einem singulären Schnitt war der mit einer (dorsalen) Doppelinzision unterlegen. Aber es verblieben auch danach noch deutlich erhöhte Werte in der zentralen Flexorenloge und im Tarsaltunnel. Mediale Fasciotomietechniken mit einer ausreichend langstreckigen Inzision konnten sowohl die plantaren Druckwerte, als auch den Druck im Tarsaltunnel am effektivsten beeinflussen, so daß dorsale Inzisionen nicht mehr erforderlich waren.

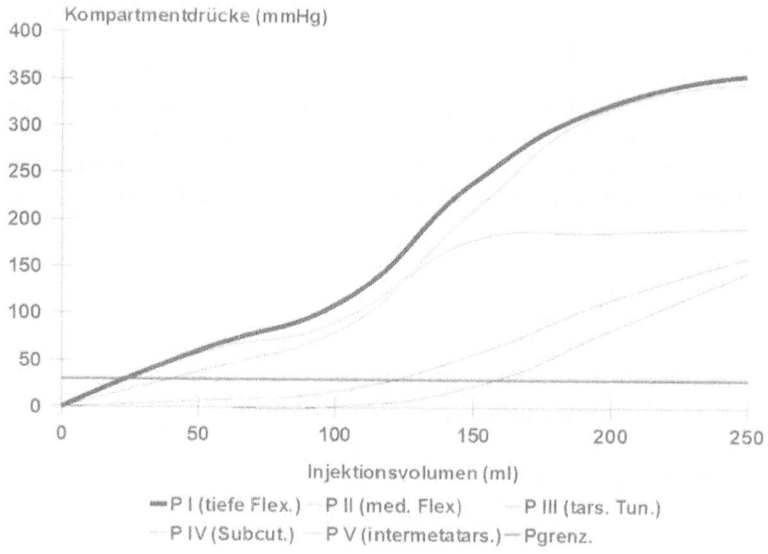

Abb. 1

Schlussfolgerung

Wenn eine sichere und sofortige Kompartmententlastung des Fußes erforderlich wird, bevorzugen wir deshalb den primären medialen Zugang in Höhe des Mittelfußes.

021 Der Einfluß eine zeitlich limitierten kontrollierten Bewegung auf die Frakturheilung

R. Hente (Regensburg), J. Lechner, B. Füchtmeier, U. Schlegel, S. M. Perren

Zielsetzung

Die indirekte Frakturheilung setzt eine gewisse interfragmentäre Bewegung voraus. Der Instabilitätsgrad und damit das Ausmaß der Bewegung beeinflussen den Heilungsverlauf. Relativ wenig ist bisher über den Einfluss einer zeitlich limitierten Bewegung auf die Frakturheilung bekannt. In einer tierexperimentellen Untersuchung an der Schaftstibia wurde der Einfluss einer zeitlich limitierten Bewegung für 2, 4 und 6 Wochen auf die Knochenheilung untersucht.

Material und Methoden

Als Frakturmodell diente eine Querosteotomie an der Schafstibia, die mit einem speziellen Fixateur externe stabilisiert wurde. Die Spaltweite betrug 2mm. Über den Fixateur externe wurde eine zyklische, einseitige Biegebelastung mit dem Drehzentrum in der Fraktur aufgebracht. Die Spaltweite wurde bei jedem Zyklus um 1 mm in Kompression bzw. Distraktion auf der gegenüberliegenden Seite verändert. Pro Tag wurden 10 zyklische Bewegungen gleichmäßig über 24 h verteilt appliziert. Es wurden 4 Versuchsgruppen zu jeweils 6 Schafen gebildet.
Die erste Gruppe (G0) diente als Referenzgruppe und erhielt keine Bewegungen. In zwei weiteren Gruppen wurde die zyklische Bewegung für die ersten zwei (G2) und die ersten vier (G4) Wochen appliziert, in der übrigen Zeit bis zum Versuchsende von 6 Wochen erfolgte keine Bewegung. In der vierten Gruppe wurden die zyklischen Bewegungen über 6 Wochen aufrecht erhalten (G6). Zum Versuchsende wurde die Knochensteifigkeit jeder Tibia in einer nicht destruierenden 4-Punktbiegung bestimmt und in Relation zur kontralateralen, gesunden Seite ausgewertet.

Ergebnisse

In der Kontrollgruppe G0 ohne zyklische Bewegung zeigte sich keine wesentliche periostale Kallusbildung, die relative Biegesteifigkeit betrug 35%. In der Gruppe G6 fand sich eine ausgeprägte Kallusbildung, die um das 20fache höher lag als in der Kontrollgruppe. Die Biegesteifigkeit betrug 22%.
Die höchste relative Biegesteifigkeit zeigte die Gruppe G2 mit 82%, in der Gruppe G4 fand sich eine relative Biegesteifigkeit von 61% (s. Abb 1). Der Unterschied der Gruppen G2 und G4 zu den Gruppen G0 und G6 war statisch signifikant. Die Bildung des periostalen Kallus sistierte in diesen beiden Gruppen jeweils mit dem Ende der Bewegungsperiode.

Schlussfolgerungen

Interfragmentäre zyklische Bewegungen führten zu einer vermehrten periostalen Kallusbildung. Eine zeitliche Limitierung der Bewegung konnte eine signifikant höhere Biegesteifigkeit erzeugen, obwohl die periostale Kallusbildung mit dem Ende der zyklischen Bewegung endete. Es kann davon ausgegangen werden, daß die Ruhephase die Kallusreifung fördert und somit früher zu einer höheren Biegesteifigkeit führt. Die Größe des periostalen Kallus scheint somit nicht allein zur früheren Heilung beizutragen, vielmehr scheint eine angemessene Kallusgröße mit früherer Reifung günstig zu sein.

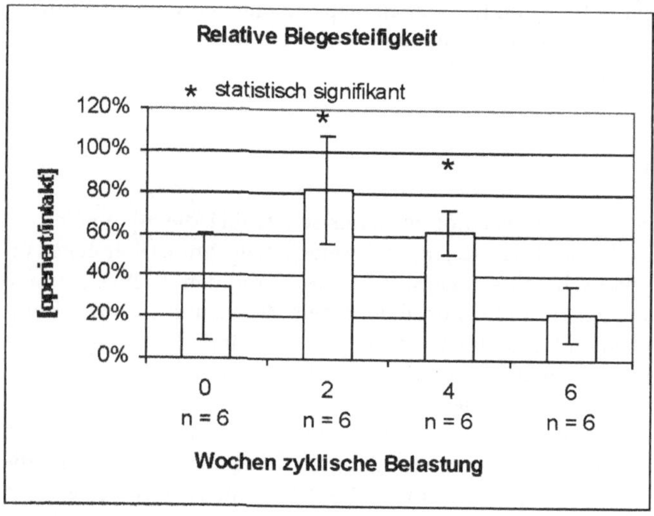

Abb. 1. Relative Biegesteifigkeit ± Standardabweichung; 6 Wochen pOp

022 Die vordere Schulterluxation – Folge mangelnder knöcherner Stabilisierung?

A. M. Halder (Sommerfeld), M. Zobitz, K.-N. An

Zielsetzung

Das Glenohumeralgelenk widersteht erheblichen Luxationskräften und der Humeruskopf bleibt bei allen Bewegungen zentriert, obwohl es das größte Bewegungsausmaß aller Gelenke besitzt. Die zugrundeliegende intrinsische Stabilität wird durch die Kompression des konvexen Humeruskopfes in das konkave Glenoid bewirkt. In den

Gelenkendstellungen erfolgt die Kompression durch den Kapselbandappart, in den Gelenkmittelstellungen durch die Rotatorenmanschettenmuskeln. Ziel der vorliegenden Studie war es, die intrinsische Stabilität des Glenohumeralgelenkes zu quantifizieren, wobei selektiv die Interaktion zwischen Humeruskopf und Glenoid untersucht werden sollte.

Material und Methoden

Das Glenoid von 10 zuvor tiefgefrorenen Kadaverschultern wurde dazu horizontal auf einen 6-Komponenten-Druckkraftmesser montiert. Der Humerus wurde oberhalb des Glenoids fixiert auf einem leichtgängigen Schlitten, der in vertikaler Richtung frei beweglich war und dessen Translationen mit einem linearen Potentiometer gemessen wurden. Ausgehend von der zentrierten Position verschob eine computergesteuerte, motorisierte Plattform den Druckkraftmesser mit dem Glenoid bei aufliegendem Humeruskopf in acht verschiedene Richtungen. Axiale Kompressionskräfte von 20, 40 und 60 N wurden appliziert. Die Translationskräfte und -wege des Humerus und des Glenoids mit und ohne Labrum wurden gemessen. Zur Berechnung des Stabilitätsquotienten wurde die Translationskraft durch die applizierte Kompressionskraft dividiert.

Ergebnisse

Der höchste Stabilitätsquotient des intakten Glenoids wurde in inferiorer (59.8%, SD 7.7%) und der geringste in anteriorer Richtung (32.0%, SD 4.4%) gemessen. Nach Resektion des Labrums wurde der höchste Stabilitätsquotient in superiorer (53.3%, SD 7.9%) und der geringste in anteriorer Richtung (30.4%, 4.1%) registriert. Die Resektion des Labrums hatte einen durchschnittlichen Stabilitätsverlust von 9.6% zur Folge. Der Stabilitätsquotient nahm mit steigender Kompressionskraft leicht ab.

Schlussfolgerung

Die hohe Inzidenz der vorderen Schulterluxation läßt sich biomechanisch mit dem geringen anterioren Stabilitätsquotienten erklären. Das Labrum allein trägt zur Stabilisierung allerdings weniger bei als bisher angenommen. Schon geringe Kompressionskräfte können das Glenohumeralgelenk in hohem Maße stabilisieren, wodurch eine Rekonstruktion der statischen und dynamischen Stabilisatoren besondere Bedeutung erlangt.

023 Die Subtalarinstbilität – Eine In-vitro-Studie

S. Weindel (Ulm), R. Schmidt, H. Gerngroß, L. Claes

Zielsetzung

In der Literatur wird über eine Inzidenz der Subtalarinstabilität zwischen 10 und 25% bei Patienten, die wegen einer chronischen Außenbandinstabilität therapiert werden, berichtet. Unumstritten ist, dass die einzelnen Außenbänder am Sprunggelenkkomplex ihren eigenen „Aufgabenbereich" haben, der nicht vollständig durch ein benachbartes Band übernommen werden kann. Hieraus resultiert das Problem, welches Bandverletzungsmuster für die Ausbildung einer klinisch relevanten Subtalarinstabilität verantwortlich ist. Ziel dieser Studie sollte es daher sein die entscheidende Bandstruktur, welche für die Subtalarinstabilität verantwortlich ist, zu identifizieren bzw. welche pathologischen Bewegungsausmaße dabei nach Durchtrennung der einzelnen Bänder auftreten.

Material

12 humane Unterschenkelpräparate wurden am modifizierten Wirbelsäulensimulator nach einer Arthrodese im OSG auf pathologische Bewegungsausmaße im USG nach Durchtrennung der lateralen Bänder untersucht.

Methoden

Um verschiedene Verletzungsmechanismen zu simulieren, wurden die Bänder in Gruppe 1 (n = 6) von ventral, begonnen am Lig. bifurcatum und die der Gruppe 2 (n = 6) von dorsal, begonnen am Lig. fibulocalcaneare, nacheinander durchtrennt.
Ergebnisse
In Gruppe 1 hatte die Durchtrennung des Lig. bifurcatum eine signifikante Erhöhung der Plantar- bzw. Dorsalflexion, die Durchtrennung des Ret. ext. inf. eine signifikante Erhöhung der Eversion/Inversion zur Folge. Eine signifikante Zunahme der Innen-/Außenrotation trat nach zusätzlicher Durchtrennung des Lig. talocalcaneare lat. auf. In Gruppe 2 führte bereits die Druchtrennung des Lig. fibulocalcaneare zu signifikanten kinematischen Veränderungen im Bezug auf alle Bewegungsrichtungen im USG und damit zur relevanten USG-Instabilität.

Schlussfolgerung

Die Studie verdeutlicht die klinische Relevanz der einzelnen lateralen Bänder am USG und die Notwendigkeit einer gezielten plastischen Versorgung bei chronischer USG Instabilität, wenn durch vorhergehende suffiziente physiotherapeutische Maßnahmen keine subjektive Beschwerdefreiheit erreicht werden kann. Nicht diagnostizierte und nicht therapierte Verletzungen der Bänder haben eine pathologische Kinematik am Sprunggelenkkomplex und damit eine frühzeitig drohende Arthrose zur Folge. Selbst pathologische Minimalbewegungen und wiederholte Umknicktraumen führen mit Sicherheit zum frühzeitigen Gelenkverschleiß.

024 Untersuchung einer gentamicinhaltigen biodegradierbaren Beschichtung von Titanimplantaten am Tiermodell der Ratte

M. Lucke (Berlin), G. Schmidmaier, R. Schiller, S. Sadoni, B. Wildemann, M. Raschke

Einleitung und Zielsetzung

Prothesen und Implantate stellen Fremdkörper im Organismus dar und können die Ausbildung einer Infektion fördern. Ziel dieser Arbeit war es, die Wirksamkeit einer gentamicinhaltigen und biodegradierbaren Poly (D,L-Laktid)-(PDLLA)-Beschichtung von Implantaten am Infektmodell der Rattentibia zu untersuchen.

Material und Methoden

60 weiblichen Sprague Dawley Ratten wurde der proximale Tibia-Markraum eröffnet. 10 µl einer Suspension von Staphylococcus aureus (ATCC 49230) mit definierter Keimzahl (koloniebildende Einheiten = KBE) wurden inokuliert und ein Titan K-Draht bis zur distalen Metaphyse inseriert. Folgende Gruppen wurden untersucht:

Gruppe I (n = 20)	Unbeschichteter K-Draht
Gruppe II (n = 20)	PDLLA beschichteter K-Draht
Gruppe III (n = 20)	K-Draht beschichtet mit PDLLA +10% Gentamicin

Je 10 Tieren jeder Gruppe wurden 10^3 bzw. 10^4 KBE inokuliert. In wöchentlichen Intervallen wurden Röntgenbilder der Tibiae in zwei Ebenen angefertigt und radiologische Infektzeichen beurteilt. Nach 6 Wochen wurden die Tiere getötet. Nach Präparation der Tibia wurde der K-Draht entfernt, auf einer Agarplatte abgerollt und in eine Nährbouillon überführt. Agarplatten und Bouillon wurden 24h bei 37°C inkubiert.

Ergebnisse

Radiologisch ließen sich bei allen Tieren der Gruppen I und II Zeichen einer destruierenden Knocheninfektion nachweisen. 7 Tiere der Gruppe III wiesen keine radiologischen Veränderungen auf. Bei 13 Tieren zeigten sich Osteolysen im Bereich der Implantatspitze. Abrollkulturen und Nährbouillon der Gruppen I und II waren in allen Fällen positiv, die der Gruppe III in 7 Fällen negativ. 13 Abrollkulturen der Gruppe III wiesen ein signifikant geringeres bakterielles Wachstum mit 169 ± 106 KBE gegenüber >10^4 KBE der Gruppen I und II auf, deren Koloniebildung sich als massenhaft und nicht auszählbar erwies (Abb. 1).

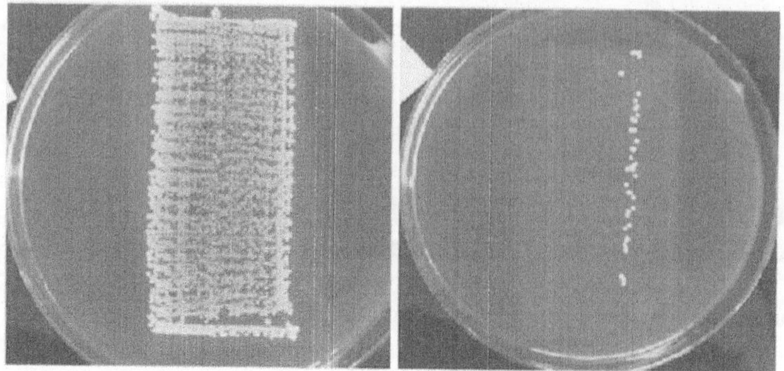

Abb. 1. Abrollkulturen der Gruppen I + II (links) und III (rechts). Inokulation 10^4 KBE

Schlussfolgerung

Durch eine gentamicinhaltige biodegradierbare PDLLA-Beschichtung von Titanimplantaten konnte am Infektmodell der Ratte eine deutliche Reduktion der Infektionen nachgewiesen werden.

025 Boneremodeling der zementfreien press-fit Prothese am Femurschaft im zeitlichen Verlauf

A. Kreutz (Homburg), P. Kirschner

Zielsetzung

Der zementfreie Hüftschaft Typ cementless Spotorno (CLS) wird seit 18 Jahren unverändert eingesetzt. Nach bisheriger Vorstellung erfolgt die Einheilung des Schaftes nach initialem press-fit mit anschließender Osseointegration im proximalen Prothesenteil. Ziel der Studie war die Darstellung des Einwachsverhaltens vom Knochen an die Prothese, die Überprüfung der Schaftverankerung über Jahre sowie die Verlaufsbeobachtung von Umbauvorgängen am proximalen Femur.

Material und Methoden

Es wurden 108 Patienten mit einem CLS Schaft als Primärimplantat versorgt und über 13 bis 15 Jahre klinisch und radiologisch verfolgt. Das Durchschnittsalter der Patienten zum Zeitpunkt der Operation betrug 56 Jahre. Acht Jahre nach Implantation erfolgte bei 57 Patienten eine vergleichende Knochendichtemessung im Bereich des Trochanter major und am Calcar Femoris zwischen operiertem und nicht operiertem Bein.

Ergebnisse

Die langfristige Überlebensrate betrug 90,1 Prozent bei einem durchschnittlichen Harris hip score von 88 Punkten. Im digitalisierten Bildmaterial fand sich im Bereich der Prothesenschulter ein Abbau der Knochensubstanz mit einem Dichteverlust am Calcar Femoris um durchschnittlich 35%. Neben zahlreichen radiologisch sichtbaren Umbauvorgängen wurden bei 76% der Patienten trabekelartige Strukturen zwischen diaphysärem Femur und Prothesenstiel gesehen, die dem morphologischen Bild der Zahnaufhängung ähneln.

Schlussfolgerung

Entgegen der Erwartung einer dauerhaften proximalen Osseointegration des Schaftes zeigen die gefundenen Ergebnisse ein abweichendes Einheilungsverhalten. Das initiale press-fit des Schaftes mit proximaler Krafteinleitung geht im Verlauf in eine sekundäre Osseointegration mit Aufhängung des mittleren und distalen Schaftes und damit in eine distale Krafteinleitung über. Weitere Phänomene eines ausgeprägten Knochenumbaus wie Saum- und Konsolenbildung, Ausbildung einer sekundären Markhöhle und Kortikalisverdickung werden neu bewertet. Als sichere radiologische Lockerungszeichen gelten Lockerungssäume über mehr als drei Gruensche Zonen und das Einsinken des Schaftes über mehr als 5mm. Aus den gefundenen Ergebnissen ergeben sich Aspekte für das Prothesendesign zementfreier Schäfte bezüglich Oberflächenbeschaffenheit, Form und Elastizitätsmodul.

026 Neue Konzepte der Frakturstabilisierung: Vergleich von Fixateur intern, unaufgebohrter Marknagelung und konventioneller Plattenosteosynthese im Tierexperiment am Schaf

A. Schmeling (Berlin), K. Ito, R. Wieling, M. Kääb, M. Schütz

Zielsetzung

Der winkelstabile Fixateur intern vermindert im Vergleich zur konventionellen Platten- und Marknagelosteosynthese die implantatinduzierte Minderperfusion des Knochens.

Ziel war es, den Frakturheilungsverlauf mit Fixateur intern und den Standardverfahren wie unaufgebohrte Marknagelung und konventionelle Plattenosteosynthese zu vergleichen.

Material und Methoden

Bei 24 Schafen wurde an beiden Hinterläufen eine standardisierte Tibiaschaftfraktur mit definiertem Weichteiltrauma erzeugt[1]. Diese wurde ipsilateral mit einem Fixateur intern (PC-Fix) und kontralateral mittels unaufgebohrter Marknagelung (UHN, Gruppe I) oder konventioneller Plattenosteosynthese (LCDCP, Gruppe II) stabilisiert. Pro Gruppe wurden 12 Schafe operiert, es wurden Beinbelastungsmessungen und Röntgenkontrollen durchgeführt. Die Hälfte der Tiere wurde nach 6 bzw. 12 Wo eingeschläfert. Es folgte die biomechanische und histologische Aufarbeitung (6 mm Schnitte, van Kossa/Safranin O-Färbung,
Kallushistomorphometrie) sowie statistische Auswertung (Signifikanzniveau $p<0.05$).

Ergebnisse

Die OP-Dauer mit PC-Fix war signifikant kürzer als mit LCDCP ($p<0.008$) oder UHN ($p<0.001$). In den ersten 2 Wo bevorzugten die Tiere der Gr II die LCDCP Seite, danach wurde die PC-Fix versorgte Seite mehr belastet ($p<0.03$). In Gr I wurde postop die PC-Fix Seite mehr belastet (3./4. Wo, $p<0.005/p=0.03$). Verglichen mit der LCDCP zeigten die Fixateur behandelten Tibiae nach 12 Wo eine signifikant höhere Torsionssteifigkeit und Biegefestigkeit ($p=0.035/0.04$). Histomorphometrisch war nach 6 Wo die end- und periostale Kallusfläche nach PC-Fix und LCDCP fast identisch. Jedoch reduzierte sich die Kallusfläche – im Sinne eines fortschreitenden Remodellings – bis zur 12.Wo um 33% nach PC-Fix und nur um 10% nach LCDCP. Das Verhältnis mineralisierter/gesamter Kallusfläche war beim PC-Fix in fast allen definierten Beobachtungsarealen incl. Frakturspalt (+10%) signifikant höher als auf der LCDCP-Seite.
Im Vergleich zum UHN fand sich kein signifikanter Unterschied in der Biomechanik. Histologisch imponierte nach 6 und 12 Wo eine gleiche Kallusmenge mit vergleichbar mineralisierten Anteilen. Unterschiede zeigten sich nur im Verhältnis end- zu periostaler Kallusbildung. So ergab sich beim UHN, bedingt durch die intramedulläre Lage, eine ausschließlich periostale Kallusformation. Hingegen wurde Kallusbildung beim PC-Fix sowohl end- als auch periostal beobachtet.

Schlussfolgerung

Die Frakturheilung mit Fixateur intern ist gegenüber der konventionellen Plattenosteosynthese aus biologischer Sicht überlegen. Dies zeigt sich in signifikanten Unterschieden in den biomechanischen und histologischen Untersuchungen nach 12 Wochen.
Im Vergleich zur unaufgebohrten Marknagelung vollzog sich die Frakturheilung nach Fixateur intern ähnlich schnell, so daß der Fixateur intern – insbesondere im dia-/metaphysären Übergangsbereich – als sichere Alternative zur Marknagelung angesehen werden kann.

[1] Schmeling et al. ORS 2000

027 Experimentelle dynamische Analyse des „radioulnaren Impingements" nach Ulnakopfresektion (Darrach-Operation), Weichteilstabilisierungsoperationen der distalen Ulna und Implantation einer Ulnakopfendoprothese

M. Sauerbier (Ludwigshafen), M. Fujita, M. E. Hahn, P. G. Neale, K.-N. An, R. A. Berger

Zielsetzung

Die Resektion der distalen Ulna (sog. *Darrach*-Operation) ist ein häufig durchgeführtes Operationsverfahren zur Behandlung von Arthrose im distalen Radioulnargelenk (DRUG). Trotz verschiedener technischer Modifikationen des Verfahrens verbleiben häufig Instabilität am distalen Unterarm kombiniert mit Schmerz und Kraftverlust. Ziel dieser Studie war: 1) die Untersuchung der dynamischen Stabilität/Instabilität am Unterarm nach Ulnakopfresektion; und 2) die Überprüfung der biomechanischen Verhältnisse nach Stabilisationsoperationen der resezierten distalen Ulna sowie nach Implantation einer Ulnakopfendoprothese.

Material und Methoden

Die Untersuchungen an sieben frisch gefrorenen Leichenarmen erfolgten mit einem computergesteuerten Handgelenk-/Unterarmsimulator. Die Unterarmdrehbewegungen wurden bei fixierter Ulna und proximalem Humerus sowie intaktem proximalen Radioulnargelenk sowohl aktiv, als auch passiv unter Belastung der für Pro- und Supination relevanten Muskeln erfaßt. Die mechanische Belastung der Muskeln erfolgte über spezielle Pressluftzellen. Elektromagnetische Sensoren wurden an distalem Radius, distaler Ulna, und Metakarpale III befestigt. Die Instabilität des Radius relativ zur Ulna wurde mittels Dislokationsdaten aus digitalisierten anatomischen Grenzpunkten, welche in ein dreidimensionales ulnares Koordinatensystem eingebracht wurden, gemessen. Besonderes Augenmerk wurde auf das sog. „radioulnare Impingement" gelegt. Folgende Messungen wurden durchgeführt: 1) Intaktes DRUG; 2) *Darrac*h-Operation; 3) Pronator quadratus-Interposition; 4) Ulnakopfendoprothese; 5) ECU-FCU Tenodese.

Ergebnisse

Die Entfernung der distalen Ulna erzeugte sowohl eine ausgedehnte radioulnare als auch eine dorsopalmare Instabilität des Radius relativ zur Ulna. Die kinematischen Daten zeigten signifikante Unterschiede zwischen den Weichteilstabilisierungsoperationen und der Prothesenimplantation zugunsten der Endoprothese. Die Stabilität der distalen Ulna konnte durch die Muskelinterposition bzw. die Tenodese nicht verbessert werden. Die Prothese sorgte durch ihre dem Ulnakopf ähnliche Geometrie und durch suffiziente Verankerung TFCC für gute Stabilität im distalen Radioulnargelenk.

Schlussfolgerung

Die Resektion des Ulnakopfes führt zu einer ausgeprägten Instabilität am Unterarm mit „radioulnarem Impingement" sowie dorsopalmarer Translation des Radius relativ zur Ulna während verschiedenen Bewegungen/Belastungen am Unterarm. Die Ulnakopfendoprothese war in dieser experimentellen Studie allen Weichteilstabilisierungsoperationen überlegen und sorgte bei voller Umwendbewegung für gute Stabilität im DRUG.

028 Biomechanische Untersuchungen an menchlichen Talocruralgelenken zur Entwicklung eines Bewegungsfixateurs für das obere Sprunggelenk und Erprobung verschiedener Prototypen

T. Schmickal (Ludwigshafen), A. Wentzensen

Zielsetzung

Achsenüberprüfung der Kinematik des Talo-cruralgelenkes und Konstruktion eines Bewegungsfixateur für das OSG.

Kurzfassung

Röntgenkinematographische Achsenbestimmung und Prototyptestung an OSG-Kadavergelenken.

Material und Methoden

Komplexe Verletzungen des Pilon tibiale erfordern zur Stabilisierung häufig gelenküberbrückende externe Transfixationen. Müssen diese länger verbleiben, resultieren erhebliche Einsteifungen des OSG. Wünschenswert wäre die Anwendung eines Bewegungsfixateurs für das OSG. Bisherige Untersuchungen der Bewegung des Talocruralgelenkes sind zu unterschiedlichen Ergebnissen hinsichtlich der Achsenbewegung gelangt.
Zur Konstruktion eines Bewegungsfixateurs für das OSG wurden röntgenkinematografische Untersuchung von 20 Kadavergelenken vollständiger menschlicher Unterschenkel vorgenommen. Im Durchschnitt wurde in der A-P-Ebene eine Achsenwanderung von 7,3° (min: 3°, max: 11°) im Verlauf einer Extensions-Flexionsbewegung von 20–0–30 Grad festgestellt. In der axialen Ebene betrug die Rotation der Taluslängsachse im Bezug auf die Sagittalebene im Durchschnitt 5,5° (min: 3°, max: 9°) im maxima-

len Bewegungsverlauf des OSG. In der seitlichen Darstellung der maximalen Extensions-Flexionsbewegung konnte für die mediale und laterale Begrenzung der Taluswand im jeweiligen Achsenmittelpunkt eine gekrümmte Verlaufskurve mit individuellem Ausmaß ermittelt werden, wobei die Wanderung des Achsenpunktes lateral im Mittel 8mm, medial 6 mm betrug.

Ergebnisse

Verschiedene Prototypen eines Bewegungsfixateurs wurden erprobt, die Anforderungen an ein klinisch einsetzbares Modell festgelegt und dessen Funktion an den Kadavergelenken überprüft. Starrachsige Bewegungsfixateure führen bei korrekter Nullstellung unter Bewegung zu einer Talusverkippung in der a-p-Ebene im Mittel von18°, in der Dorsalextension bei E = 10° im Mittel zu einer Außenkippung des Talus von 8°, bei E = 20° zu 12° Valgusfehlstellung, Die Flexionsbewegung kippt den Talus in eine Suppinationsfehlstellung bei F = 10° in 5°, bei F = 20° in 6° im Mittel. Ein feder-geführter, längenvariabler Bewegungsfixateur mit der Option, der Talusachse in 2 Ebenen zu folgen, ergab keine Talusfehlstellung.
Aus diesen Ergebnissen resultierend wurde ein Prototyp eines Hybrid-Bewegungsfixateur für des OSG konstruiert, der an 10 Kadavergelenken überprüft wurde und in keinem Fall eine Talusverkippung oder Subluxation ergab.
Schlussfolgerung
Es konnte nachgewiesen werden, daß die noch bis in jüngste Zeit vertretene Meinung einer starren Achse nicht haltbar ist. Eine starrachsige Führung in einem Bewegungsfixateur kann daher nicht gelingen, eine zweidimensional nachgeführte Achse ist erforderlich. Ein entsprechend konstruierter Prototyp wird vorgestellt.

Mittwoch, 14. November 2001
14:00 – 15:30 Uhr (Saal 4/5)

C8.1 Junges Forum

029 Ergebnisse operativ behandelter Klavikulafrakturen

T. Radebold (Göttingen), M. Fuchs, A. Losch, H. Burchhardt, K. M. Stürmer

Zielsetzung

In einer retrospektiven Analyse werden Indikation, Verfahren der Osteosynthese und deren Ergebnis vorgestellt.

Problem

Die Behandlung der Klavikulafraktur ist eine Domäne der konservativen Therapie. Op-Indikation nur bei offener Fraktur, starker Dislokation bzw. Schulterverkürzung, Bandzerreißung am Schultereckgelenk mit Instabilität, Plexus- und Gefäßläsion. Fehlerhafte Op-Technik begünstigt die Pseudarthrose.

Material und Methoden

Von 9/1995–9/2000 wurden 438 Klavikulafrakturen behandelt, davon bei 46 Patienten (weibl. 18, männl. 28) mit einem Durchschnittsalter von 35 Jahren (17–60J.) eine Osteosynthese (li. 26, re. 20) durchgeführt. Fraktur-Ursache: Zweiradsturz 24×, Sturz auf Schulter 15×, angeschnallter PKW-Fahrer 4×, ohne Trauma 3×. 25× war das mittl., 21× das lat. Drittel betroffen. Operationsindikation: grobe Dislokation 32× (Läsion der korakoklavikulären Bänder 7×), komplexe Schulterverletzung 3×, verzögerte Frakturheilung 3×, neurologische Ausfälle 3×, pathologische Fraktur 3×, offene Fraktur 2×. Op-Verfahren: LCDC-Platte 3,5 mm 17×, Balser-Haken-Platte 12×, Ulrichplatte 5×, Rekonstruktionsplatte 3,5 mm 3×, T-Platte 3,5 mm 3×, Zuggurtung 2×, Schraubenosteosynthese 1×, Verbund-Plattenosteosynthese 3×. Bei lat. Fraktur Typ Jäger/Breitner IIa wurde die Osteosynthese 7× mit einer Bandnaht kombiniert. Additive Spongiosaplastik 14×. Nachbehandlung: funktionell; bei der Balserplatte bis zur ME nach 12 Wochen limitierte Abduktion bis 90 Grad. Beurteilung der Schulterfunktion mit dem Constant-Score.

Ergebnisse

Knöcherne Heilung 40/43. Komplikationen: Pseudarthrose 2× (LCDC-Platte, Rekonstruktionsplatte) – jeweils ohne Spongiosaplastik, Infektpseudarthrose 1× (Rekonstruktionsplatte). Die Fraktur war in diesen Fällen im mittl. Drittel lokalisiert. Bei den aseptischen Pseudarthrosen führte nach 4 und 5 Monaten die Re-Plattenosteosynthese mit Spongiosaplastik zur Heilung; bei der Infektion nach ME und 2× Debridement lehnte Patient die Re-Osteosynthese ab. 1x Implantatausbruch nach Balserplatte, daraufhin nach 3 Wochen Implantatentfernung und Zuggurtung. 1× nach querer Hautincision Narbenkeloid. Keine Re-Fraktur, keine intraoperative Gefäß-Plexus-Pleuraverletzung. Kein Implantatversagen bei Verbundosteosynthese (3×). Im Constant-Score (max 100 Pkt.) erreichten 32 Patienten im Durchschnitt 31 Monate (6–65 Mon.) postop 89 Pkt. (66–100 Pkt.).

Schlussfolgerung

Brüche im lat. Drittel heilen nach Op gut und die Balserplatte hat sich bewährt, macht aber bis zur obligaten ME die Bewegungslimitierung erforderlich. Zerrissene korakoklavikuläre Bänder werden genäht. Das mittl. Drittel begünstigt die Ausbildung einer Pseudarthrose (2/25), daher hier kritische Indikationsstellung und subtile Operationstechnik. Plattenosteosynthese mit Spongiosaplastik ist Standard, als Palliation Verbund-Plattenosteosynthese.

030 Katecholaminerge Modulation zellulärer Immunfunktionen und Überleben während einer chronischen Sepsis in der Maus

D. Schmitz (Essen), R. Oberbeck, C. Biskup, K. Wilsenack, M. Schüler, M. Schedlowski, D. Nast-Kolb, M. S. Exton

Zielsetzung

Während einer Sepsis kommt es zu einem ausgeprägten Anstieg der Katecholaminkonzentrationen im Blut. Insbesondere für die Katecholamine Adrenalin und Noradrenalin sind immunomodulatorische, über b-Adrenorezeptoren vermittelte Effekte nachgewiesen. Ziel dieser Arbeit ist, die Auswirkungen dieser Effekte während einer chronischen Sepsis im Versuchstier, zu analysieren.

Material und Methoden

Im Rahmen dieser Untersuchung wurde daher, 48 h nach Induktion einer Sepsis (Zökale-Punktion) in männlichen MNRI Mäusen, der Einfluss von adrenergen Mechanismen auf das Überleben und zelluläre Immunfunktionen (Leukozytenzirkulation CD3, CD4, CD8 und NK1.1 positiver Zellen mittels FACScan; Proliferative Kapazität und Apopotoserate von Splenozyten) analysiert. In der ersten Untersuchungsgruppe erhielten die Tiere eine kontinuierliche Infusion von 0,06 mg/kg/h Adrenalin mittels intraperitoneal gelegter osmotischer Minipumpe. Versuchstiere der zweiten Untersuchungsgruppe erhielten alle 12 Std. eine i.p. Injektion mit 0,5 mg/kg Propranolol, eine dritte Gruppe erhielt Adrenalin kombiniert mit Propranolol, und die Tiere der vierten Gruppe erhielten NaCl.

Ergebnisse

Die Ergebnisse zeigen im Vergleich mit der septischen Kontrollgruppe einen Anstieg der Letalität durch Adrenalin (+12,5%) und durch Propranolol (+25%). Ein kombinierter Einsatz von Adrenalin und Propranolol verstärkte diesen Effekt (+31,3%). Begleitend hierzu führte Adrenalin zu einem Anstieg der splenozytäre Apoptoserate. Auch dieser Effekt war nach Propranolol-Gabe stärker und am stärksten nach kombinierter Applikation beider Substanzen nachweisbar. Darüber hinaus war in der septischen Kontrollgruppe eine Abnahme der zirkulierenden Monozyten und Lymphozyten sowie eine Erhöhung der Natürlichen-Killer-Zellen (NK) festzustellen. Erhalten die septischen Tiere Adrenalin, so ist eine Zunahme der Monozyten, Lymphozyten, sowie der NK-Zellen im Vergleich zur septischen Kontrolle meßbar. Im kombinierten Einsatz mit Propranolol sind diese adrenergen Effekte nicht mehr nachweisbar.

Schlussfolgerung

Es zeigt sich, dass während einer systemischen Entzündungsreaktion in der Maus eine Adrenozeptoren-vermittelte Beeinflussung zellulärer Immunfunktionen möglich ist.

031 Die Qualität der primären Diagnostik beim schwerverletzten Patienten

M. Köchling (Bonn), C. Paul, C. Burger, C. Rangger

Zielsetzung

Darstellung der Häufigkeit und Ursachen für fehlende oder falsche Diagnosen bei notfallmäßig aufgenommenen Patienten.

Material und Methoden

Im Rahmen der internen Qualitätssicherung unserer Klinik wurde über den Zeitraum vom 01.01.1994–31.01.2000 eine Fehleranalyse der Diagnosendaten von 594 Patienten ausgewertet.

Die Aufnahmebefunde wurden mit der Verlaufsdokumentation und den Entlassungsbriefen verglichen. Die bildgebende Diagnostik wurde erneut befundet und die gewonnenen Daten analysiert.

Ergebnisse

364 (61%) der 594 Patienten sind als PTX (ISS>16), 201 (34%) als MFV und 29 (5%) als LV klassifiziert worden. Insgesamt wurden bei 148 Patienten (25%) Unterschiede bei den Diagnosen gefunden. Bei 48 (8%) Verletzten waren falsch positive Diagnosen gestellt worden, bei 100 (17%) Verletzten wurden initial Diagnosen übersehen. Schwerwiegende Verletzungen waren u.a. Hirnstammkontusion (1×), Lungenkontusion (3×), Frakturen der Wirbelsäule (5×, 1× mit komplettem Querschnitt), Milzruptur (2×) und Plexus- bzw. periphere Nervenläsionen (14×).
Falsch positive Diagnosen waren zum Beispiel Wirbelsäulenfrakturen (5×), Pneumothorax (2×), Mittelgesichtsfrakturen (7×), Beckenfrakturen (6×) und Milzruptur (1×) (Tabelle 1).

Tabelle 1

Region	Schädel	Thorax	Wirbelsäule	Extremitäten	Abdomen	Becken	Weichteile	Periph. Nerven
Falsch negativ	20	16	15	38	9	4	2	14
Falsch positiv	14	10	10	12	3	6	0	0

Frühe Intubation am Unfallort, bzw. vor vollständiger neurologischer Untersuchung in der Poliklinik verursachten Fehlbeurteilung von Nervenschäden. Schlechte Qualität der Röntgenaufnahmen und inkomplette Röntgendiagnostik benachbarter Regionen führten zu übersehenen Frakturen. Rasche primäre Diagnostik bewirkte, dass intraabdominelle Verletzungen initial übersehen wurden. Unerfahrenheit verursachte inkomplette Diagnostik oder Fehlinterpretation der Befunde. Unvollständige Untersuchungsabläufe zogen Fehler nach sich.
Bis zur Korrektur der Diagnoseliste dauerte es zwischen 4 Stunden und 7 Tagen und war unter anderem von der eingeleiteten Therapie und der Intubationsdauer abhängig.

Schlussfolgerung

An vorderster Stelle steht die Ausbildung der Mitarbeiter und die Einführung strenger Algorithmen bei der Untersuchung und Diagnostik von notfallmäßig aufgenommenen Patienten. Schwierig ist die Beurteilung von peripheren neurologischen Verletzungen bei intubationspflichtigen Patienten. Die Indikation zu CT Untersuchungen in der Notaufnahme muss großzügig gestellt werden. Die Qualität der konventionellen Röntgenaufnahmen muss auch unter Notfallbedingungen allen Standards gerecht werden. Bei Verdacht auf intraabdominelle Verletzungen und bei Schädel-Hirn-Traumen sind Untersuchungen im Intervall notwendig.

032 Immunologisches Monitoring bei schwerer Lungenkontusion – Procalcitonin (PCT) vs. Interleukin-6 (IL-6) in der Bronchiallavage

R. J. Stiletto (Marburg), M. B. Baacke, M. Spies, H. Renz, R. Lefering, L. Gotzen

Zielsetzung

Die Lungenkontusion als führende Ursache in der Entstehung des posttraumatischen Lungenversagens (ALI/ARDS) spielt eine wichtige Rolle im Verlauf und der Prognose der Multi-Organ-Dysfunktion (MODS).
Wenige diagnostische Hilfsmittel stehen zur Verfügung um Schweregrad der traumatischen Lungenschädigung festzulegen. Ein vielversprechender Ansatz ist die sequentielle Bestimmung von Markern der gesamtkörperlichen Inflammationsantwort. Ein valider Marker für die Verlaufsbeobachtung von Sepsis und Multiorganversagen ist Procalcitonin (PCT), ein weiterer vielversprechender Inflammationsparameter ist Interleukin-6.
PCT und IL-6 wurden in der Bronchoalveolären Lavage (BAL) bei Patienten mit schwerer Lungenkontusion bestimmt. Ziel dieser prospektiven Beobachtungsstudie war es, mögliche Korrelationen zwischen immunologischen Parametern und validierten Lungen-Scores als Parameter für den Schweregrad einer Verletzung zu detektieren.

Material und Methoden

Von 1/99 bis 2/00 wurden 14 erwachsene, männliche Patienten in die Studie aufgenommen. Eingangskriterien waren eine schwere Lungenkontusion mit einem AIS >2 und einem *acute lung injury (ALI)* oder *acute respiratory disease syndrome (ARDS)*, wie von der European American ARDS-study-group definiert, sowie einem *injury-severety-score (ISS)* >16.
Schweregrad des Trauma wurden mit dem ISS, dem *lung-injury-score (LIS)* nach Murray und dem SOFA-Score-lung nach J. L. Vincent beschrieben. Die BAL wurde an den ersten drei Tagen nach Trauma entnommen.
PCT wurde mittels des immunolumimetrischen Assay (ILMA) von BRAHMS/Berlin in BAL und Serum bestimmt. IL-6 wurde mit dem Immulite®-System (DPC-Diagnostic Products Corporation, Bad Nauheim bestimmt.
Statistik: Die klinischen Daten wurden als Standard-Abweichung (SD), Median- und als Min-Max-Werte angegeben. Die Korrelationsanalyse erfolgte mit dem Spearman-rank-test.

Ergebnisse

Alle Patienten wiesen mit einem AIS-Lunge von 3,5 (±0,7) und einem LIS von2,1 (±0,5) eine schwere Lungenkontusion auf. Der SOFA-Score-lung war an Tag 1 und 2 mit 2,4 (±0,6/0,9) deutlich vermindert. Erhöhte PCT-Werte konnten in der BAL mit

0,1 ng/ml an Tag 1 (0,1–0,2 ng/ml min/max)und Tag 2 0,1 ng/ml (0,1–0,8 ng/ml) nachgewiesen werden. IL-6-Spiegel in der BAL erreichten an Tag 1 1012 ng/l (14–5279 ng/l) und an Tag 2 mit 363 ng/l (32–8957 ng/l) das achtfache der Serumwerte. Eine signifikante Korrelation zwischen BAL und Serumwerten wurde lediglich für PCT an Tag zwei gefunden. Eine Korrelation zwischen physiologischen Scorewerten und immunologischen Parametern war nahe statistischer Signifikanz.

Schlussfolgerungen

Die Funktion von PCT und IL-6 in der immunologischen Antwort nach Lungenkontusion ist bislang ungeklärt. Die Ergebnisse unserer Studie zeigen erstmalig, daß PCT in der BAL nach schwerer Lungenkontusion nachweisbar ist. Eine Korrelation zu Scoredefinierter Verletzungsschwere, Dauer der Beatmung oder Überlebenswahrscheinlichkeit ließ sich nicht nachweisen.

033 Laborchemische Frühmarker zur Charakterisierung von Verletzungsmuster und -schwere

M. Nettelmann (Bamberg), L. Kinzl, W. Strecker

Zielsetzung

Ziel dieser prospektiven Studie war es, einen Zusammenhang zwischen biochemischen Mediatoren im Blut (IL-6, IL-8, IL-10, IL-12, PgF2·, Pg6kF1·, Eiweiß, PMN-Elastase, Creatinkinase) und Traumamuster und -schwere in der Frühphase nach Trauma zu untersuchen.

Material

Im Zeitraum vom 01.07.97 bis zum 01.09.98 wurden bei 95 polytraumatisierten Patienten bei Klinikaufnahme Blutproben gewonnen, sowie das individuelle Verletzungsmuster dokumentiert.

Methoden

Das Traumamuster wurde klassifiziert nach AIS, ISS und einem neu entwickelten Score zur Beschreibung der Traumaschwere in den 5 Körperregionen Schädel, Thorax, Abdomen, Becken und Extremitäten. Ferner wurde der Fraktur- und Weichteilschaden quantifiziert. Die Interleukine wurden mittels einem Sandwich-ELISA bestimmt, die übrigen Parameter mittels handelsüblicher Testverfahren. Die statistische Datenanalyse wurde mit Hilfe des Computerprogramms WinStat durchgeführt.

Ergebnisse

Die Messung und Beurteilung von biochemischen Parametern im Zusammenhang mit Traumamuster und -schwere lassen signifikante Zusammenhänge erkennen. So steigen beim Weichteiltrauma die gemessenen Werte für IL-6, IL-8 und IL-10 im Serum signifikant an, die Konzentration von Eiweiß fällt ab. Höhergradige Thoraxtraumata sind durch hohe Konzentrationen von IL-6 und IL-8 im Serum charakterisiert. Für IL-12, PgF2α, Pg6kF1α, PMN-Elastase und Creatinkinase lassen sich keine signifikanten Zusammenhänge nachweisen.

Schlussfolgerung

IL-6, IL-8, IL-10 eignen sich möglicherweise als Marker für die frühe Diagnostik von Traumamuster und -schwere bei polytraumatisierten Patienten. Die Bestimmung dieser systemischen biochemischen Mediatoren erlaubt die frühe Beurteilung des Ausmaßes von Thoraxtrauma und Weichteilschaden.

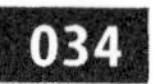

034 Computerassistierte versus konventionelle präoperative Planung in der Hüftendoprothetik

M. Wünschel (Mainz), H. Römer, P. Kirschner

Zielsetzung

Evaluation der Einsetzbarkeit der computerunterstützten präoperativen Planung bei der Implantation von Hüftgelenksendoprothesen.

Problembeschreibung

Die präoperative Planung bei der Implantation von Hüftgelenks-endoprothesen ist neben der klinischen Untersuchung ein wichtiger Schritt zu einem optimalen Operationsergebnis. Sie erfolgt heute zumeist noch anhand eines manuellen Prozesses bei dem der Operateur eine Planungsskizze auf einem Transparentpapier erstellt. Die vorliegende Studie beschreibt den Planungsprozess mit Hilfe einer Computersoftware und liefert erste Ergebnisse über die Zuverlässigkeit der computerunterstützten Planung.

Material und Methoden

In der Zeit vom April bis September 2000 wurde bei 51 Patienten präoperativ sowohl eine manuelle Planung mittels Planungsschablonen und Transparentpapier anhand

einer tief eingestellten Beckenübersichtsaufnahme als auch eine computerunterstützte Planung mit demselben Röntgenbild angefertigt. Zur Durchführung der computerunterstützten Planung wurde die Software DiagnostiX-32 (GEMED) verwendet. Bei der Anfertigung der Röntgenaufnahme wurde ein Referenzkörper mit abgebildet. Er dient der Software als Referenzlänge bei der Größenbestimmung der Prothesen. Das Röntgenbild wurde mit Hilfe der DiagnostiX Basis Matrix (GEMED) digitalisiert und weiterverarbeitet.
Es wurden die tatsächlich implantierten Prothesengrößen mit den Ergebnissen der Planungen verglichen und ausgewertet.

Ergebnisse

Die computerunterstützte Planung war in technischer Hinsicht gut und schnell erlernbar und nach kurzer Eingewöhnungsphase im Zeitaufwand der manuellen Planung überlegen. Die verschiedenen Optionen der Planungsspeicherung als auch die Möglichkeit zur Erstellung eines Ausdruckes des Röntgenbildes mit implantierter Prothese erleichtern die heute geforderte Dokumentation in der Patientenakte.
Durch die Verwendung eines Referenzkörpers, der es der Software erlaubt für jedes Röntgenbild individuelle Planungsschablonen zu berechnen, war die computerunterstützte Planung in der Vorhersagegenauigkeit der manuellen Planung überlegen.

Schlussfolgerung

Die computerunterstützte präoperative Planung ist eine praktikable Alternative zur konventionellen Planung. Sie ermöglicht bei geringerem Zeitaufwand eine präzise Planung der zu implantierenden Prothese.

035 Fragmentbewegungen in Distraktion, Umstellung und Frakturheilung bei Ilizarov-Fixateur-Versorgung an der Tibia. Ergebnisse von Messungen an 18 Patienten

S. Sporrer (Berlin), G. N. Duda, M. Sollmann, M. Raschke, N. P. Haas

Zielsetzung

Es ist allgemein anerkannt, dass die interfragmentäre Bewegung den Prozess der Frakturheilung beeinflusst. Die bei Ringfixateuren tatsächlich auftretenden Bewegungen während der Heilung von Frakturen, der Umstellung oder der Distraktion sind nahezu unbekannt. Ziel war die Dokumentation der Fragmentbewegungen nach Ringfixateur-Versorgung bei unterschiedlichen Verfahren sowohl initial als auch im Verlauf.

Material und Methoden

In einem *In-vivo*-Experiment wurden bei 18 Patienten mit unterschiedlichen Ringfixateur-Versorgungen der Tibia (n = 3 Umstellungen mit Hexapod, n = 9 Distraktionen und n = 6 Frakturversorgungen mit Hybridkonstruktionen) die Fragmentbewegungen unmittelbar postoperativ und während der Behandlungszeit bei unterschiedlichen Aktivitäten (Ruhe, Ko-Kontraktion, Aufstehen und Gehen) mit Hilfe eines optischen Messystems (Genauigkeit 0.05 mm/0,1°; PC-Reflex, Qualisys) erfasst. Parallel zu der Messung der interfragmentären Bewegungen wurden die Bodenreaktionskräfte (emed System, Novel) ermittelt. Der Heilungsfortschritt wurde klinisch und radiologisch beurteilt. Die mittlere Beobachtungszeit betrug 145 Tage (min: 20/max: 338).

Ergebnisse

Alle Patienten zeigten klinisch eine stabile Versorgung der Defektstrecke und konnten nach 1–2 Wochen mit Gehhilfen laufen. Während des Vergleichszeitraums von 80 Tagen kam es in keinem Fall zu einer knöchernen Durchbauung. Initial zeigten sich größere axiale Bewegungen bei den Distraktions-Fixateuren als in beiden anderen Gruppen (Abb. 1). Grundsätzlich waren die Scherbewegungen in allen Gruppen signifikant erhöht gegenüber der Axialbewegung (p = 0,017; Wilcoxon). Im Gegensatz zur Umstellung zeigte sich bei Distraktion und Frakturheilung eine deutliche Zunahme der Axial- und Scherbewegung im Verlauf (Abb. 2).

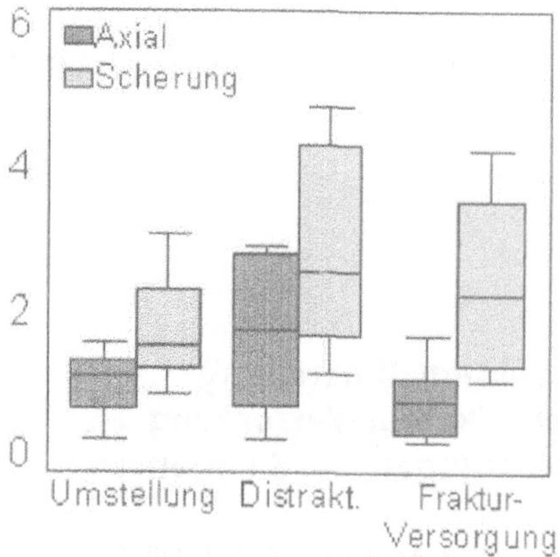

Abb. 1. Initiale Bewegungen [mm] beim Aufstehen (Axial und Scherung)

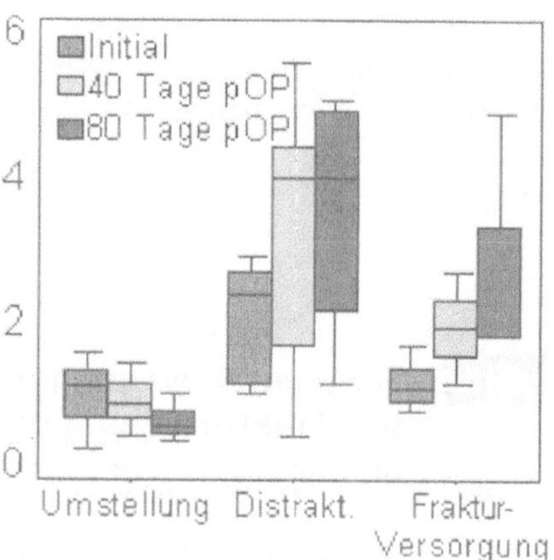

Abb. 2. Axiale Bewegungen [mm] beim Aufstehen im Verlauf

Schlussfolgerung

Schon einfache Aktivitäten (Ko-Kontraktion) führten zu erheblichen Scherbewegungen, wie sie sonst nur unter Maximalbelastungen erwartet werden. Bei Distraktion mit Ilizarov- und Frakturversorgung mit Hybrid-Fixateur nahm das Ausmass an Fragmentbewegung während der Frühphase der Behandlung tendenziell noch weiter zu, während es bei Umstellungen mit Hexpapodsystemen nahezu konstant blieb. Im Vergleich zu experimentellen Studien[1] erschien die osteosynthetische Versorgung als eher zu weich als zu stabil. Mit dem geschilderten Aufbau konnte erstmals das Ausmass an Relativbewegung während der Umstellung, Distraktion und Frakturversorgung an der Tibia dargestellt werden.

036 „Kneeling- und Knee-walking-Test" zur Evaluation des vorderen Knieschmerzes nach Rekonstruktion des vorderen Kreuzbandes mittels der Semitendinosus- und Gracilissehne vs. der Patellasehne

J. Springer (Heidelberg), H. H. Pässler

Zielsetzung

Ziel der Studie war die Evaluierung des vorderen Knieschmerzes nach der Entnahme der Patellasehne (PS) vs. der Semitendinosus- und Gracilissehne (ST/G) zur Rekonstruktion des vorderen Kreuzbandes (VKB).

Material

Es wurden 70 kreuzbandinsuffiziente Patienten präoperativ ausgewählt und mittels Münzwurfverfahrens in zwei Gruppen randomisiert. 19 Männer und 16 Frauen der Gruppe I erhielten eine PS-Plastik. Das Alter betrug 30,8 (16-46) Jahre. 20 Frauen und 15 Männer der Gruppe II erhielten eine ST/G-Plastik. Das Alter betrug 30,0 (16-49) Jahre.

Methoden

Beide Operationstechniken wurden mittels des Press-Fit-Verfahrens ohne Verwendung von Fremdmaterialien durchgeführt. Das Rehabilitationsschema (schmerzfreie Vollbelastung) war identisch. Beim sog. Kneeling- und Knee-walking-Test mussten die Patienten sich hinknien und dann mit verschränkten Armen ca. 2 m vorwärts bewegen. Die Einschätzung des Diskomforts erfolgte in einer Abstufung von 1 (keine Beschwerden) bis 4 (unmöglich). Zudem wurde die klinische Stabilität mittels KT-1000 und der IKDC-Score erhoben. Die statistische Auswertung erfolgte mit dem t-Test. Die Tests wurden 1 Tag präop. (VU), und 3 (NU I), 6 (NU II) und 12 Monate (NU III) postop. durchgeführt.

---

[1] Claes et al., 1995, Clin. Biomech. 10, 227–34.

Finanziert durch die AO-FORK (99-D58) und Dr. h.c. Robert Mathys Stiftung

Ergebnisse

Die Auswertung des Kneeling-Tests bei Gruppe I ergab einen signifikanten Anstieg des Punktmittelwertes von 1,35±0,61 bei der VU bis zur NU I mit einem Wert von 1,77±0,56 (p=0,014). Bei NU II nahm dieser Wert mit 1,65±0,49 (NS) Punkten zwar ab, stieg jedoch bis zur NU III mit einem Wert von 1,75±0,56 (NS) wieder an. Bei Gruppe II nahm die Wert nach der VU (1,23±0,83) bis zur NU I (1,08±0,28, NS) sofort ab. Ebenso wie bei der ersten Gruppe stagnierte der Wert bis zur NU II (1,08±0,27, NS), um bei NU III auf einen Wert von 1,0±=0,0 abzufallen (NS).
Ein ähnlicher Verlauf zeigte sich beim Knee-walking-Test. In Gruppe I nahm der Punktwert von der VU (1,65±0,93) bis zur NU I (2,35±0,94, p=0,035) zu, und nahm dann über einem Wert von 2,29±0,99 (NS) bei NU II bis hin zu NU III mit einem Wert von 2,24±0,75 (NS) wieder ab. In Gruppe II war von Beginn der VU (1,39±0,87) über die NU I - NU II (NS) bis hin zu NU III (1,08±0,28, NS) eine kontinuierliche Abnahme des Punktmittelwertes zu beobachten.
Bei beiden Testverfahren waren zu allen Nachuntersuchungen in Gruppe II signifikant weniger Schmerz (p≤0,05) zu beobachten als in Gruppe I.
Die Auswertung der klinischen Stabilität und des IKDC-Scores ergab keinen signifikanten Unterschied.

Schlussfolgerung

Mit Hilfe beider Testverfahren zeigte sich, dass der vordere Knieschmerz bei der Verwendung der ST/G zur Rekonstruktion des VKBs während des 1 postop. Jahres signifikant geringer ist, als bei der PS. Die Beobachtungen entsprechen den Ergebnissen anderer prospektiven Studien. Bei gleicher postoperativen Stabilität sollten die Nachuntersuchungsergebnisse Anlass dazu geben, vermehrt die ST/G zur Rekonstruktion des VKBs einzusetzen.

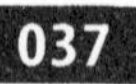

Zur Wertigkeit der transpedikulären Spongiosaplastik in der dorsalen Instrumentation und Fusion instabiler Verletzungen der thorakolumbalen Wirbelsäule

T. Kettler (Marburg), A. Junge, H. Alfke, J. T. Heverhagen, L. Gotzen

Zielsetzung

Die Spongiosaentnahme aus dem Beckenkamm für die propagierte und weit verbreitete transpedikuläre Spongiosaplastik in der dorsalen Fusion ist mit einer hohen Morbidität behaftet. Erscheint die Abstützung der vorderen Säule theoretisch auch sinnvoll, so doch der Nachweis der Effektivität der transpedikulären Spongiosaplastik noch nicht sicher erbracht worden. In der vorgestellten Studie sollten das klinische

Outcome, radiologische Zeichen der Instabilität sowie kernspintomographische Zeichen der Vitalität der eingebrachten Spongiosa bei Patienten mit und ohne transpediküläre Spongiosaplastik untersucht werden.

Material und Methoden

Wir untersuchten 45 Patienten (35 Männer, 10 Frauen, Durchschnittsalter 36 Jahre), die in den Jahren 1988 bis 1997 eine dorsale Spondylodese wegen einer instabilen Verletzung der thorakolumbalen Wirbelsäule erhalten hatten und bei denen mindestens 3 Monate vor der Untersuchung die Metallentfernung durchgeführt worden war. Alle Patienten hatten eine dorsale allogene interlaminäre und interspinale Spongiosaplastik erhalten, bei 23 Patienten war eine zusätzliche transpediküläre autogene Spongiosaplastik durchgeführt worden. Neben der klinische Untersuchung erfolgte die Dokumentation anhand eines standardisierten Scores (Hannoveraner Wirbelsäulen-Score). Weiterhin wurden Nativ- und Funktionsaufnahmen der Wirbelsäule angefertigt. Zur Beurteilung der Vitalität der transpedikulär eingebrachten Spongiosa wurde in der MRT die Signalintensität vor und nach Kontrastmittelgabe in T1-gewichteten Spin-Echo-Sequenzen und in Gradienten-Echo-Sequenzen gemessen. Das Studienprotokoll wurde der örtlichen Ethikkommission vorgelegt und von dieser genehmigt.

Ergebnisse

Hinsichtlich des klinischen Outcomes fanden sich keine signifikanten Unterschiede in den beiden Untersuchungsgruppen. Sowohl in der Gruppe mit als auch in der Gruppe ohne transpediküläre Spongiosaplastik fand sich jeweils ein Patient mit Instabilitätszeichen in den Funktionsaufnahmen. In den MRT-Untersuchungen zeigten 18 der 23 Patienten mit transpedikulärer Spongiosaplastik ein vitales Transplantat. In 5 Fällen zeigte sich nach Kontrastmittelgabe kein Anstieg der Signalintensität im Transplantat, was als Avitalität des Transplantats gewertet wurde.

Schlussfolgerungen

Obwohl die Abstützung der ventralen Säule durch eine transpediküläre Spongiosaplastik bei der dorsalen Instrumentation von Verletzungen der thorakolumbalen Wirbelsäule theoretisch sinnvoll erscheint, sahen wir keine Korrelation zum klinischen Outcome. In 15-20% der Fälle muß mit einem avitalen Transplantat gerechnet werden. Unter Berücksichtigung der Ergebnisse unserer Studie und der nachweislichen, nicht unerheblichen Donor-site-Morbidität, sollte die Bedeutung und die Sinnhaftigkeit der transpedikulären Spongiosaplastik erneut kritisch diskutiert werden.

038 Donor-site Morbidität nach vorderer Kreuzbandersatzplastik mit Patellarsehne (BPT) von der ipsi- und kontralateralen Seite

S. Müller (Heidelberg), D. Mastrokalos, S. Motsis, J. Springer, H. H. Pässler

Zielsetzung

Ziel dieser prospektiven Studie war die Evaluierung des sog. „Donor site morbidity" nach Entnahme eines Patellarsehnendrittels zur Rekonstruktion des vorderen Kreuzbandes (VKB) und ihr Einfluss auf das Outcome der Patienten. Zu diesem Zweck wurde entweder das Transplantat wie üblich aus dem ipsilateralen Kniegelenk (Gruppe 1) oder aus dem kontralateralen (Gruppe 2) Kniegelenk entnommen.

Material und Methoden

100 Patienten mit Rekonstruktion des vorderen Kreuzbandes zwischen 1996 und 1998 wurden in die Studie aufgenommen. Die Zuteilung zur Gruppe 1 oder Gruppe 2 erfolgte zufällig. Die Rekonstruktion wurde mit einem Patellarsehnentransplantats mit nur einem Knochenblock (von der Tuberositas tibiae) mittels Miniarthrotomie pressfit vorgenommen. 84 Patienten konnten mit dem Tegner- und Cincinnati-Score bezüglich ihrer Aktivitäten und Symptome evaluiert werden. Zusätzlich wurden die verbliebenen Symptome an der Sehnenentnahmestelle mit einem von uns entwickelten Fragenkatalog (Druckschmerz, Schmerzen beim Knien und Gehen auf den Knien, Taubheitsgefühl) erfaßt und ausgewertet.

Ergebnisse

52 Patienten wurden mit Sehne der ipsilateralen Seite, 48 mit Sehne von der kontralateralen Seite versorgt. Es konnten jeweils 34 Patienten ausgewertet werden. Das Durchschnittsalter zum Zeitpunkt der Operation betrug 34 Jahre (18–49 Jahre), die Patienten wurden nach Durchschnittlich 35 Monate (53–25 Monate) befragt. Die Evaluierung der Scores zeigte keinen signifikanten Unterschied zwischen den zwei Gruppen . Der Mittelwert des Cincinnati Scores betrug bei Gruppe 1 85,2 bei Gruppe 2 86,3. Beim Tegner Score gab es ebenfalls keine signifikante Unterschiede bezüglich des Outcomes: rund ein Drittel der Patienten wurden schlechter eingestuft als vor der Verletzung. Die Restlichen blieben gleich oder verbesserten sich. Auffällig war jedoch, daß 88% aller Patienten über Beschwerden im Bereich der Sehnenentnahmestelle (Parästhesien, Taubheitsgefühl, Schmerz) klagten.

Schlussfolgerung

Die Symptome ausschließlich im Bereich des Entnahmeareals nach durchschnittlich 35 Monaten demonstrieren, daß diese Beschwerden durch die Entnahme des Patellarsehnentransplantats verursacht sind. Dies entspricht den Beobachtungen prospektiver Studien mit Vergleich der Patellarsehne gegenüber der Semitendinosussehne als Transplantat beim VKB-Ersatz. Die Entnahme der Patellarsehne vom kontralateralen Knie ist mit keinen Vorteilen, aber auch keinen Nachteilen für das Outcome der Patienten verbunden. Die hohe Rate von Entnahmeprobleme verlagert sich lediglich vom verletzen auf das unverletzte Knie und sollte Anlaß sein, vermehrt auf andere Transplantate wie Semitendinosus-, Gracilis- oder Quadricepssehne überzugehen.

Mittwoch, 14. November 2001

14:00 – 15:30 Uhr (Saal 8)

B3.1 Kniegelenkendoprothetik

039 Die endoprothetische Versorgung nach Tibiakopffrakturen

T. Gerich (Hannover), U. Bosch, E. Schmidt, P. Lobenhoffer, C. Krettek

Zielsetzung

Die endoprothetische Versorgung des Kniegelenkes bei degenerativen Veränderungen ist ein Routineverfahren. Ein selten angewendetes Verfahren ist die Endoprothetik bei posttraumatischer Arthrose nach Tibiakopffrakturen. Bei knöchernen Defekten mit Deformierung des Tibiakopfes und Dysbalance der Weichteilspannung ist die Wiederherstellung der Achse und ein sorgfältiges Weichteilrelease erforderlich. Die Literatur zu diesem Teilgebiet der Endoprothetik ist jedoch gering, so daß klinische Studien im Hinblick auf das funktionelle Ergebnis erforderlich sind.

Material und Methoden

Retrospektiv wurden 72 Patienten untersucht. 10 Patienten erhielten im Zeitraum von 1995 bis 1999 eine Endoprothese in Folge einer Tibiakopffraktur (Gruppe I, 9 SAL Meniskal-, 1 FS Endoprothese). In 3 Fällen lag eine Luxations-, in 7 Fällen eine Plateaufraktur vor; bis zur Osteosynthese vergingen im Median 7 Tage; in einem Fall lag eine konservativ behandelte Fraktur vor. Das Intervall zwischen Osteosynthese und Knie-TEP betrug im Median 17,5 Monate (9-124 Monate). Der Nachuntersuchungszeitraum betrug im Median 30 Monate. Die klinische und radiologische Auswertung erfolgte anhand des Knee Society Clinical Rating Sytem. Klinisch umfaßt der Score die Parameter Schmerz, Bewegungsumfang, Stabilität und Funktion. Die radiologische Auswertung berücksichtigt die Achse und Lockerungszeichen. Für eine deskriptive Statistik wurde dieser Gruppe eine Kohorte gegenübergestellt, die eine Prothese aufgrund primärer Gonarthrose erhalten hat (Gruppe II, 76 Prothesen bei 62 Patienten). Im Median wurde diese Gruppe nach 46,5 Monaten untersucht.

Ergebnisse

In der Gruppe I (posttraumatisch) mußten sich 3 Patienten Revisionseingriffen unterziehen; 4 Patienten hatten im Verlauf funktionelle Defizite und Schmerzen, eine Patientin zeigte eine erhebliche Varusfehlstellung bei klinisch guter Funktion. Dies entspricht einer frühen Komplikationsrate von 27% und einer späten Komplikationsrate von 36%; eine Instabilität oder Lockerung der Prothese bestand nicht. In Gruppe II betrug die Rate früher Komplikationen 10%. Bei einer maximal erreichbaren Punktzahl von 200 erreichten Patienten der Gruppe I im Mittel 153 Punkte vs. 167 Punkte in Gruppe II. Aufgeschlüsselt nach dem Funktions-Score erreichten 6/10 Patienten aus Gruppe I ein gutes bis sehr gutes Ergebnis, vs. 50/62 Patienten in Gruppe II. Für den Gesamt-Score konnte in Gruppe I im Mittel ein befriedigendes Ergebnis und in Gruppe II ein gutes Ergebnis erreicht werden.

Schlussfolgerung

In dieser retrospektiven Analyse einer kleinen Gruppe zeigt sich, daß die Implantation einer Knieprothese nach Tibiakopffraktur gehäuft zu perioperativen Komplikationen führt und daß langfristig nicht von einem vergleichbar guten Ergebnis ausgegangen werden kann. Eine realistische Einschätzung des Operationserfolges hinsichtlich Bewegungsumfang und Schmerz und eine entsprechende Aufklärung des Patienten sind daher erforderlich.

040 Kniegelenksendoprothese nach fehlverheilter Tibiakopffraktur

R. Kreusch-Brinker (Birkenwerder), M. Kapella

Zielsetzung

Besteht eine höhere Komplikationsinzidenz bei Totalendoprothesen wegen posttraumatischer Gonarthrose nach Tibiakopffraktur gegenüber idiopathischen Prothesen.

Kurzfassung

Die Inzidenz von p.o. Komplikationen lag mit 30% um den Faktor 3 höher.

Material und Methoden

Zwischen 1993 und 1998 wurden insgesamt 512 Knieendoprothesen bei 468 Patienten eingesetzt. In 10,5% der Fälle (n=54) lag eine posttraumatische Gonarthrose vor. Von diesen hatten 12 eine fehlverheilte Fermurfraktur, 16 eine mit Rotation bzw. Achsfehler ausgeheilte Tibiafraktur erlitten. 6 Patienten wurden wegen einer instabilen Gonarthrose als Folge von Ligamentverletzungen endoprothetisch versorgt und 18 Patienten erhielten eine Totalendoprothese wegen einer fehlverheilten Tibiakopffraktur. Von diesen wurden 2 mittels Hemischlitten, 14 mit einem Oberflächenersatz und 2 mit einer vertikal gekoppelten Prothese (Rotationsknie) versorgt. Die beiden Patienten mit Hemischlitten mußten sekundär nach 1,5 Jahren wegen Valgusinstabilität in eine gekoppelte Prothese gewechselt werden. Bei den mit Oberflächenersatz versorgten Patienten kam es in 2 Fällen zu einem Infekt, der ebenfalls zu einem zweitzeitigen Wechsel in ein Rotationsknie führte. Bei dem primär mit vertikal gekoppelter Prothese versorgten Patienten gab es in einem Fall eine ausgedehnte Weichteilnekrose mit Sekundärheilung und Auslockerung, die zu einer Arthrodese unter Beinverknüpfung führte. Die Inzidenz von postoperativen Komplikationen und Notwendigkeit zu Sekundäreingriffen lag mit insgesamt 30% bei den posttraumatischen Gonarthrosen nach Tibiakopffraktur um Faktor 3 höher als bei den endoprothetisch versorgten als Folge einer posttraumatischen Deformität an Femur, Tibia bzw. Ligamentverletzungen mit Instabilität. Besonders ungünstig für die Prognose einer Sekunderprothese nach Tibiakopffraktur sind ausgedehnte Schnittführungen am Tibiakopf mit Ablösung der Tibialismuskulatur zur Plattensteosynthese.

Schlussfolgerungen

Die endoprothetische Versorgung nach primärosteosynthetisch versorgter und fehlverheilter Schienbeinkopffraktur ist bei Vorliegen ausgedehnter Narbenplatten mit einer hohen Komplikationsrate versehen. Von einer Hemischlittenversorgung des lat. Schienbeinkopfes sollte abgesehen werden.

041 Mittelfristige Ergebnisse nach Implantation einer Knieprothese mit mobiler Meniskuskomponente

B. Füchtmeier (Regensburg), R. Hente, E. M. K. Shehata, P. Angele, H. Faltermeier, M. Nerlich

Zielsetzung

In den letzten Jahren sind ungekoppelte Knietotalendoprothesen mit einer mobilen Meniskuskomponente entwickelt worden. Die mobile Komponente erlaubt eine höherkongruente Konfiguration zwischen der femoralen Komponente und dem mobilen Inlay. Scherbewegungen werden im wesentlichen durch die plane Gleitfläche zum Tibiaplateau abgefangen. Auf diese Weise sollen Spannungsspitzen vermindert und somit der Polyethylen-Abrieb minimiert werden. In einer retrospektiven Studie wurde diese Art der Knietotalendoprothese (Typ SAL, Firma Sulzer) implantiert und die klinischen Ergebnisse ausgewertet.

Material und Methoden

Zwischen 1993 und 1999 wurden bei 104 Patienten 130 SAL-Knieprothesen implantiert. Bei 26 Patienten erfolgte eine beidseitige Implantation. Das mittlere Alter betrug

72,1 Jahre. Die wesentliche Indikationen war die primäre Osteoarthritis bei 124 Patienten. Der Nachuntersuchungszeitraum betrug im Mittel 4,2 Jahre (Spanne 1–8 Jahre). Zur klinischen Beurteilung wurde der Beurteilungsbogen der American knee society herangezogen.

Resultate

Der Knee Society Score konnte von im Mittel präoperativ 14,9 Punkte auf 93,1 Punkte zum Zeitpunkt der Nachuntersuchung verbessert werden (s. Tab. 1). Zufriedenstellende Ergebnisse zeigten sich in 96,2% der Fälle (sehr gut in 80,8%, gut in 15,4%). Unbefriedigende Ergebnisse fanden sich in 3,8%. Der präoperative funktionelle Score betrug im mittel 34,6 Punkte und konnte auf 83,5 Punkte verbessert werden. Dauerschmerzen waren präoperativ bei 79,2% der Patienten zu finden, postoperativ waren 82% schmerzfrei. Der durchschnittliche Bewegungsumfang (ROM) konnte von präoperativ 78 Grad auf 110 Grad verbessert werden. 72% aller Knie hatten einen Bewegungsumfang von mehr als 110 Grad. Die postoperative Kniestabilität zeigte stabile Verhältnisse in 97,7% aller Knie. In keinem der Fälle war ein radiologischer Lockerungssaum von mehr als 2mm zu verzeichnen, Lockerungen der femoralen oder tibialen Komponente traten nicht auf. Makroskopischer Polyethylenabrieb wurde bei keinem der Knie beobachtet. An Komplikationen zeigten sich bei drei Patienten eine tiefe Beinvenenthrombose, bei zwei Patienten eine oberflächliche Wundinfektion und bei 7 Patienten eine laterale Subluxation der Patella, von denen ein Patient reoperiert wurde.

Schlussfolgerungen

Die mittelfristigen Ergebnisse nach SAL-Knieprothese zeigten in unserer Untersuchung exzellente klinische Resultate. Insbesondere die deutliche Verbesserung des Bewegungsumfanges ist bemerkenswert. Der größte Teil der Patienten konnte eine schmerzfreie tägliche Aktivität ausüben. Da bei ausgezeichneter Kniefunktion bisher ein Abrieb der Polyethylenkomponente im mittelfristigen Bereich nicht beobachtet worden ist, erwarten wir für die SAL-Prothese eine lange Standzeit.

Tabelle 1

Score	Präoperativ			Follow up		
Knie	15	[0–56]	Punkte	93	[53–102]	Punkte
Funktionell	35	[0–60]	Punkte	84	[50–100]	Punkte
Schmerz	3	[0–40]	Punkte	48	[20–50]	Punkte
Bewegungsumfang (ROM)	78°	[20°–120°]		110°	[70°–140°]	

042 Kniegelenksendoprothetik mit weichteilgeführter, beweglicher Meniskalkomponente – 2 bis 6 Jahresergebnisse

U. Bosch (Hannover), M. Skutek, E. Schmidt, C. Krettek

Zielsetzung

Klinische Evaluation nach Kniegelenksersatz mit einer Oberflächenprothese mit weichteilgeführter, beweglicher Meniskalkomponente.
Das Hauptziel der Kniegelenksendoprothetik ist die Verbesserung der Lebensqualität von Patienten mit Gonarthrosen. Die physiologischen Freiheitsgrade der Kniebewegung werden jedoch von den meisten Prothesen nicht erreicht. Hohe Mobilität bei großer artikulärer Kongruenz und damit vermindertem Kontaktstress sowie potentiell minimalem Polyäthylenabrieb sind Vorteile von Prothesen mit einer zusätzlichen rotatorischen und translatorischen Beweglichkeit zwischen der Meniskalkomponente und der Tibiametallverstärkung. Die Mobilität der Meniskalkomponente wird dabei vornehmlich durch die Weichteile gesteuert und limitiert, was ein gutes Ausbalancieren der kontrakten Weichteile bei der Implantation erfordert. Das Ziel der Studie waren die somit erzielten funktionellen Ergebnisse.

Material und Methoden

Zwischen 01/93 und 12/96 wurden in einer prospektiven Beobachtungsstudie 163 kondyläre Knieprothesen mit beweglicher Mensikalkomponente (SAL I u. II, Protek/Sulzer) bei 137 Patienten (m/w=34/103; re/li=58/53; bds. 26; 75% Varus-, 25% Valgusdeformität) implantiert. Indikationen waren 128× primäre Gonarthrose, 12× posttraumatische Gonarthrose, 12× pcP und 11× Prothesewechsel. Zum Zeitpunkt der Nachuntersuchung waren 11 Patienten verstorben, 11 unbekannt verzogen, 20 konnten nur telefonisch befragt werden, wovon 2 Patienten nach Arthrodese bei Infekt und nach Amputation bei pAVK nicht bewertet werden konnten. Von den verbleibenden 95 Patienten konnten 3 Patienten (Apoplex 1×, periprothet. Fraktur 2×) nicht evaluiert werden. 92 Patienten (Alter: 67.9±7.3 J; 110 Prothesen) wurden im Mittel nach 42.9 Monaten (range: 21–75 M) mit dem Knee Society Clinical Rating System (max. 200 Punkte) bewertet.

Ergebnisse

Der mittlere Gesamtscore hat sich signifikant von 60.2 präop auf 164.7 postop verbessert. Im Knie-Score wurden im Mittel 84.2 (26–99) und im Funktions-Score 80.5 Punkte (30–100) erreicht. Bewegungsumfang im Mittel 106.8∞, einen Bewegungsumfang von >100° erreichten 78% der Patienten. 73% waren ohne Gehhilfen mobil, 56.5% hatten eine unbegrenzte Gehstrecke. 90% hatten klin. ein stabiles Kniegelenk. Luxationen der Meniskalkomponente oder Revisionen wegen Implantatversagen wurden nicht beobachtet.

Schlussfolgerung

Kniegelenksendoprothetik mit beweglicher Meniskalkomponente führt im hohen Maße zu reproduzierbar guten funktionellen Ergebnissen. Die erreichten Score-Werte sind vergleichbar zu anderen Implantaten mit beweglicher Meniskalkomponente. Die Weichteilbalance ist eine Grundvoraussetzung für ein gutes funktionelles Resultat. Adäquate Weichteilrelease-Techniken sind daher für die Implantation notwendig. Das knochenreferenzierte Instrumentarium liefert allerdings wenig Hilfestellung für die Entscheidungsfindung beim Weichteilrelease.

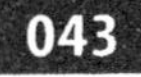

043 Polyethylenbeweglichkeit und kurzfristige klinische Ergebnisse nach bikondylärem Oberflächenersatz des Knies mit einem mobilen PE-Inlay

S. Gödde (Homburg), S. Burgard, S. Rupp, D. Kohn

Zielsetzung

Das Ausmaß der Beweglichkeit des PE-Inlays hat entscheidende Bedeutung für das Funktionsprinzip eines bikondylären Oberflächenersatzes mit mobilem PE-Inlay in der Knieendoprothetik. Ziel der Studie war die Bestimmung der PE-Inlay Beweglichkeit in vitro und in vivo sowie der Vergleich der klinischen Ergebnisse mit denen eines Standard Oberflächenersatzes mit fixiertem PE-Inlay.

Material und Methoden

Die Bewegungsamplitude des PE-Inlays in der Sagittalebene wurde in vitro und in vivo in Neutralstellung sowie in 90° Flexion bei Neutralstellung und maximaler Innen- und Außenrotation unter BV-Kontrolle bestimmt.
Seit September 1996 wurden 285 Implantationen eines bikondylären Oberflächenersatzes (INTERAX/Howmedica) durchgeführt. Bei 48 Patienten wurde eine Endoprothese mit mobilem PE-Inlay verwendet. Zur Einjahreskontrolle wurden 113 Pateinten mit einer Standardprothese (NU-Rate 86%) und 24 Patienten mit einem mobilen PE-Inlay (NU-Rate 87,5%) untersucht.

Ergebnisse

In vitro betrug die Bewegungsamplitude 10 mm in der Sagittalebene. Zur Einjahreskontrolle lag die Bewegungsamplitude in vivo im Mittel bei 2 mm (0–5 mm). Die durchschnittlichen Knie Scores (funktioneller und klinischer Knee Society Score und HSS Score) zeigte mit 88/83/84 Punkten für Patienten mit einem mobilen Plateau und 78/76/81 Punkten für Patienten mit einer Standardprothese zwar tendenzielle, jedoch keine signifikanten Unterschiede. Differenzen in der Schmerzreduktion, der radiologischen Implantaausrichtung und im Bewegungsausmaß wurden nicht festgestellt.

Schlussfolgerung

Zur Einjahreskontrolle weist das mobile PE-Inlay nur 20% der in vitro Amplitude auf. Der bicondyläre Oberflächenersatz mit mobilem PE-Inlay führt nicht zu signifikant besseren klinischen kurzfristigen Resultaten als die Standardprothesen mit fixiertem PE-Inlay. Ob der generelle Einsatz eines mobilen Plateaus aufgrund eines geringeren PE-Abriebs gerechtfertigt ist, werden mittel- und langfristige Ergebnisse zeigen müssen.

044 Die Scan-Knie Totalendoprothesen – eine prospektiv-randomisierte Studie an 163 Patienten

J. Buchholz (Heidelberg), W. Sinn, L. Herzog, F.-X. Huber, P.-J. Meeder

Zielsetzung

Bei der Versorgung der schweren Gonarthrose ist die Kniegelenkstotalendoprothese die definitive Therapie der Wahl. Die betreffenden Patienten sind in der Regel älter und oft übergewichtig. Wir untersuchten im Rahmen einer prospektiv-randomisierten Studie die Fragen, ob Alter und Körpergewicht wesentliche Prädiktoren für das Operationsergebnis sind.

Material und Methoden

Wir untersuchten 163 Patienten (85% Frauen, 15% Männer; mittleres Lebensalter aller Patienten 74±8 Jahre), die mindestens eine ungekoppelte Scan-Knie-Endoprothese erhalten hatten. Eingeschlossen wurden normalgewichtige Patienten (Body Mass Index, BMI >18,5 kg/m^2) älter als 50 mit ein- oder beidseitiger Gonarthrose im Mittel über 2 Jahre. Die Patienten wurden in vier Gruppen nach Lebensalter (älter/jünger 71 Jahre) und Habitus (über-/normalgewichtig nach BMI) eingeteilt. Die Analyse erfolgte mittels standartisierter Fragebögen, die das subjektive Ergebnis aus Sicht des Patienten mit den objektiven Parametern der klinischen und radiologischen Nachuntersuchung korrelierten (4-Punkte-Skala „von sehr" gut „schlecht" in den Bereichen (allgemeine) Zufriedenheit, Beweglichkeit und Schmerzen). Der Funktionsscore erhob die objektiven Parameter „Gehleistung" und „Treppensteigen" (je 0–50 Punkte) mit Abzügen für die Benutzung von Gehhilfsmitteln. Schließlich wurde der beschreibende-radiologische Kniegelenksbefund in zwei Ebenen erhoben. Die statistische Analyse erfolgte mittels Spearman-Rangsummen-Test bzw. Pearson Produkt-Monet-Korrelation (p<0,05.

Ergebnisse

85% aller untersuchten Patienten schätzten ihre Situation zum Zeitpunkt der Nachuntersuchung sehr gut oder gut ein gegenüber 100% aller Patienten, die sich präoperativ als schlecht oder gerade erträglich einschätzten. Das funktionelle Ergebnis lag bei 80 ± 19% (100 Punkte = optimales Ergebnis). Es fand sich kein Anhalt für eine Prothesenlockerung. Die Gruppe der über 71-jährigen Patienten hatte einen signifikant schlechteren Knie-Score (objektives Ergebnis; $p<0{,}01$). Demgegenüber hatten übergewichtige Patienten postoperativ im Verhältnis zu normalgewichtigen Patienten keine signifikant verschiedenen Knie-Scores, jedoch signifikant schlechtere funktionelle Ergebnisse ($p<0{,}03$) mit eingeschränkter Mobilität ($p<0{,}02$) und postoperativen Schmerzen ($p<0{,}05$). Bei zwei Patienten kam es zu chronischen Ergüssen und Kapselfibrosen im Sinne von Unverträglichkeitsreaktionen (1,2%).

Schlussfolgerung

Das Scan-Knie ist ein bewährtes endoprothetisches Prinzip bei der Therapie der Gonarthrose. Die Ergebnisse sind überwiegend gut, wobei jedoch höheres Lebensalter und Übergewicht negative Prädiktoren sind. Bei heutzutage sehr guten Standzeiten sollte die Indikation zum Scan-Knie angemessen früh gestellt werden, wobei den betroffenen Patienten dringend Gewichtreduktion anzuraten ist.

045 Fünf-Jahresergebnisse der MG-Knieendoprothese

D. Träger (Kassel), M. Buch, B. Schlangmann

Zielsetzung

Darstellen der Fünf-Jahresergebnisse nach der MG-Knieendoprothesenimplantation.

Kurzfassung

94 konsekutive Implantationen der MG-Knieendoprothese in 80 Patienten wurden in die Studie eingeschlossen.

Problembeschreibung – Material, Methoden, Ergebnisse

20 Männer und 60 Frauen mit einem Durchschnittsalter zum Operationszeitpunkt von 70 Jahren. 77 Endoprothesen konnten 5–7 Jahre nach der Implantation bei 63 Patienten nachuntersucht werden, 11 Patienten waren zwischenzeitlich verstorben und 6

gingen für die Nachuntersuchung verloren. Die Indikation zur Endoprothesenimplantation war in 44 Fällen eine primäre Arthrose, in 28 Fällen eine Arthrose bei chronischer Polyarthritis, in 4 Fällen bei einer posttraumatischen Arthrose und in einem Fall bei einem Morbus Ahlbäck. Alle tibialen Implantate wurden zementiert, die femoralen Implantate 32 mal unzementiert und 45 mal zementiert eingebracht. Ein Patellarückflächenersatz erfolgte in 29 Fällen, ein Lateral Release in 51 Fällen. Bei der Nachuntersuchung gaben die Patienten in 70 Fällen ein sehr gutes bis gutes Ergebnis an, in 6 Fällen ein befriedigendes und in einem Fall ein schlechtes Ergebnis.
Nach dem HSS-Score war eine Steigerung von 44 Punkten präoperativ zu 78 Punkten bei der Nachuntersuchung festzustellen, nach dem Knee Society Score eine Steigerung von 100 auf 156 Punkte. Radiologisch konnten keine Lockerungen festgestellt werden. 8 mal wurden Patellaprobleme (Schmerz) festgestellt, 4 mal fand sich hier eine Patellalateralisation.

Schlussfolgerungen

Die guten 5–7-Jahresergebnisse ermutigen zur Implantation der Folgeendoprothese Typ NG.

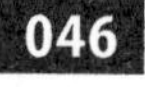

046 5-Jahresergebnisse der LCS-Knietotalendoprothese bei Gonarthrose

N. J. Wachter (Ulm), G. Hehl, G. D. Krischak, S. Garcia, S. Merk, L. Kinzl

Zielsetzung

Im Rahmen des Kniegelenkersatzes bietet das LCS-System den Vorteil einer reduzierten Krafteinwirkung auf das Prothesen-Knochen-Interface durch die Interposition beweglicher Polyethylenmenisci bzw. einer beweglichen Rotationsplattform zwischen Femur- und Tibiakomponente. Die 5-Jahresergebnisse dieses Systemes werden präsentiert.

Material und Methoden

Bei 203 Patienten (mittleres Alter 68,3 Jahre, 33,7% m, 66,3% w) wurden von 1/1995–12/1997 232 LCS-Prothesen implantiert. Die Diagnose war in 86% idiopathische Gonarthrose, in 9% posttraumatische Arthrose und in 3,2% rheumatische Arthritis.
In 76% wurde eine meniscusgeführte LCS-Prothese, bei der die anterior-posteriore Stabilität durch ein intaktes hinteres Kreuzband gewährleistet werden muß, sowie in 24% das LCS-System mit rotierender Plattform implantiert. In 77,5% der Fälle wurde der Patellarückflächenersatz vorgenommen. Die Femurkomponente wurde in 46%, die Tibiakomponente in 54% und die Patellakomponente in 60% der Fälle zementiert.

Eine klinische Untersuchung sowie die Bewertung nach dem Score der American Knee Society in Bezug auf allgemeine (S_a, Schmerzen, Stabilität, Bewegungseinschränkung) und funktionelle (S_f) Kriterien wurde präoperativ, nach 6 Monaten sowie in jährlichen Abständen durchgeführt.

Ergebnisse

Bei 105 Patienten wurde bisher das 5-Jahres Follow-up erhoben. In 0,8% der Fälle traten intraoperative Komplikationen auf (1 akzidentelle Verletzungen des Seitenbandapparates, 1 Femurfraktur). Revisionspflichtige Wundheilungsstörungen traten in 0,8% auf. Die präoperative Bewertung durch den Knee Society Score ergab einen mittleren S_a von 21,7 und S_f von 42,8. in der 5 Jahres-Nachuntersuchung ergab sich ein signifikanter Anstieg des durchschnittlichen Scores auf S_a von 66,5 und S_f 70,9 ($p<0{,}001$, Wilcoxon). Es konnte kein signifikanter Unterschied bezüglich des Prothesentyps gefunden werden. Der mittlere präoperative Bewegungsumfang betrug 75 Grad, nach 5 Jahren ergab eine signifikante Steigerung auf 112 Grad ohne Patellaersatz, mit Ersatz 91 Grad. Revisionspflichtige implantatabhängige Komplikationen traten in 4,6% der Fälle auf. Bei 3 Patienten wurden bei chronischen retropatellaren Schmerzen im Verlauf eine Patellarückflächenersatz implantiert. 3 Patienten erhielten aufgrund chronischer Instabilität eine scharniergeführte Prothese, bei 2 Patienten wurde bei septischer Arthritis eine Explantation und Arthrodese vorgenommen.

Schlussfolgerung

Die Implantation der LCS-Prothese erbrachte eine signifikante Steigerung der Kniegelenksbeweglichkeit sowie eine signifikante Verbesserung hinsichtlich der allgemeinen als auch funktionellen Kriterien. Die Implantation eines Patellarückflächenersatzes erbrachte tendenziell eine Verringerung der subjektiven Schmerzen bei jedoch verringerter Kniegelenksbeweglichkeit.
Die Daten bestätigen den Erfolg der LCS-Kniegelenksprothese in der Kniegelenksprothetik.

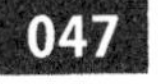

Acht bis zwölf Jahres Nachuntersuchungsergebnisse nach unikondylärer Schlittenprothese

I. Lorenz (Stuttgart), K. Kolb, F. Bopp, U. Holz

Zielsetzung

Erfassung der Komplikationen nach Implantation einer unikondylären Schlittenprothese und Bestimmung der Überlebensrate (survival-rate) nach einer Laufzeit von mehr als 10 Jahren (at risk) und der Revisionserfordernis als Endpunkt.

Die unikondyläre prothetische Versorgung des Kniegelenkes bei Gonarthrose ist umstritten. Für Gegner ist die Alternative Umstellungsosteotomie und Totalprothese ausreichend. Befürworter sehen in der Schlittenprothese eine Alternative zur Vermeidung oder zeitlichen Verzögerung der Totalprothese für Patienten, bei denen eine Umstellungsosteotomie nicht mehr erfolgsversprechend scheint.

Material und Methoden

In einer retrospektiven Studie wurden die Ergebnisse von 206 Patienten (51 Männer und 155 Frauen, Durchschnittsalter 71 Jahre, von 48 bis 86 Jahre), bei denen in den Jahren 1986 bis 1992 eine unikondyläre Schlittenprothese (Unikondyläre Schlittenprothese Modular III, Smith + Nephew, Richards) implantiert worden war, erfaßt. Op-Indikation war die mediale oder laterale unikompartimentale Gonarthrose mit erhaltener Bandführung, bei der eine Umstellungs-osteotomie nicht mehr indiziert war und die Osteonekrose des medialen Femurcondylus (Morbus Ahlbäck).
206 Patienten konnten für die Retrospektive nach 8 bis 12 Jahren erfaßt werden (Erfassungsrate 98%). 50 Patienten waren an knieunabhängigen Erkrankungen verstorben. Bei 33 Patienten war die Schlittenprothese zwischenzeitlich gewechselt (31× Wechsel auf Totalprothese, 2× Tibiaplateauwechsel). 120 Patienten konnten entweder telefonisch befragt (n = 51) oder klinisch und radiologisch (n = 69) nach dem HSS-Score nachuntersucht werden. In 16 Fällen war das laterale, in 104 das mediale Kompartiment betroffen.
Die Ergebnisse nach dem HSS-Score waren in 80% gut und sehr gut, 8,5% mäßig und 11,5% schlecht. Die schlechten Ergebnisse wurden genauer analysiert, wobei die Hauptgründe hierfür eine ungünstige Ausgangssituation (z.B. PCP und weit fortgeschrittene Gonarthrose), sowie Lockerung oder Einsinken der tibialen Komponente waren.
Die Überlebensrate (survival rate) betrug 82,5% bei 108 Patienten mit einer Laufzeit von mehr als 10 Jahren (at risk) und der Revisionserfordernis als Endpunkt.

Schlussfolgerung

Die unicondyläre Schlittenprothese ist nach unserer Meinung in der Therapie der Gonarthrose eine wertvolle Ergänzung zwischen der Indikation zur Umstellungsosteotomie und der Totalprothese. Bei korrekter Indikationsstellung sind zuverlässige und gute Ergebnisse zu erwarten.
Die 10 Jahre Überlebensrate nach unikondylärer Schlittenprothese beträgt in unserer Studie 82,5%.

Donnerstag, 15. November 2001
10:15 – 12:15 Uhr (Saal 15.2)

A3.1 Proximale Tibiafrakturen und Begleitverletzungen

048 Präoperative Diagnostik der Begleitverletzungen proximaler Tibiafrakturen

E. Markgraf (Jena), W. Kolb

Einführungsreferat

049 Minimalinvasive Verfahren in der Versorgung der Tibiakopffraktur?

R. Schnettler (Gießen)

Einführungsreferat

050 Welchen Stellenwert haben Kniebinnenverletzungen bei proximalen Tibiafrakturen?

L. Gotzen (Marburg)

Einführungsreferat

051 Verwendung von Kleinfragmentimplantaten bei Tibiakopffrakturen

L. Harder (Luzern), M. Jackel, R. Babst

Zielsetzung

Kleinfragmentimplantate sind durch kleinere Zugänge und durch geringe Plattendicke weichteilschonend. Dies ist vorallem bei Tibiakopffrakturen mit einem geringen

Weichteilmantel von Vorteil. Inwieweit die Abstützfunktion dieser Implantate bei Tibiakopffrakturen genügt, wurde in einer retrospektiven Untersuchung evaluiert.

Material und Methoden

Von 1.1.98 bis 31.12.99 wurden 26 Patienten mit einer Tibiaplateaufraktur mit 3.5 mm T-Radiusplättchen osteosynthetisch versorgt. Es handelte sich um 9 A0 41 B1, 10 A0 B2, 5 A0 41 B3 und jeweils eine A0 41 C 1, respektive C2 Frakturen. Alle Frakturen waren geschlossen.

Bei 13 Patienten wurde ein Knochendefekt mit autologer Beckekammspongiosa gefüllt. 13 mal wurde zeitgleich eine diagnostische Arthroskopie durchgeführt. Die Mobilisation erfolgte mittels Kintecschine ab dem ersten postoperativen Tag. Alle Patienten wurden unter Teilbelastung von 15 kg während 8-10 Wochen unter physiotherapeutischer Anleitung mobilisiert. Klinische und radiologische Kontrollen erfolgten nach 6, 12 Wochen und nach 1 Jahr. Neben dem klinischen Resultat beurteilt nach dem Lysholm Score wurden die Röntgenbilder nach Implantatversagen, nach sekundärer Dislokation und nach Arthrosezeichen untersucht.

Resultate

26 Patienten (12 Frauen, 14 Männer) mit einem Durchschnittsalter von 46.6 J (41–81) konnten nach durchschnittlich 114 Wochen (54–155) nachkontrolliert werden. 2 Fälle, 1 mal mit Spongiosaaunterfütterung, zeigten ein Nachsintern des Tibiaplateaus um 1–2 mm nach 12 Wochen. Davon zeigte ein Fall bei vorbestehender Valgusdeformation, im lateral abgesunkenen Kompartiment eine beginnende Gonarthrose. In zwei Fällen bestand bereits postoperativ eine Stufenbildung von 1-2 mm. 1 Patient mit eine bicondylären Tibiakopffraktur benötigte wegen einer Varusfehstellung eine Korrekturosteotomie. Der ROM betrug durchschnittlich 130° (140–90/5–0/0–5°). Subjektiv beurteilten 84% das klinische Resultat als sehr gut bis gut, 16% mässig bis genügend. Die Vollbelastung wurde nach 12 Wochen (8–24 Wochen) erreicht.

Schlussfolgerung

3.5 mm Kleinfragmentimplantate genügen den mechanischen Anforderungen einer Abstützplatte bei monokondylären Tibiaplateaufrakturen. Es trat kein Implantatversagen auf. Diese Implantate haben den Vorteil von geringerer Weichteidissektion und die Möglichkeit der Plazierung von 2-4 Schrauben unter der Tibiakopfgelenkfläche. Zudem tragen sie am prominenten Tibiaplateau wenig auf und bewirken kaum Weichteilirritationen.

052 Arthroskopisch kontrollierte minimalinvasive Versorgung von Tibiakopffrakturen

A. Pommer (Wuppertal), A. Scherenberg, D. v. d. Heyde, A. Dávid

Zielsetzung

Erkennung und Therapie von Begleitverletzungen bei der percutane Schraubenosteosynthese von Tibiakopffrakturen.
Die minimalinvasive Versorgung von Tibiakopffrakturen mittels perkutaner Schrauben ist aufgrund der Weichteilschonung und raschen Rehabilitation ein erfolgreiches Verfahren. Da das Gelenk bei diesem Verfahren nicht einsehbar ist, erhält die Erkennung intraartikulärer Begleitverletzungen ein neues Gewicht.

Material und Methoden

In einer prospektiven Beobachtungsstudie vom 1.1.1998 bis 31.12.2000 wurden 48 Patienten mit einer perkutanen Schraubenosteosynthese bei Tibiakopffrakturen eingeschlossen. Das Durchschnittsalter betrug 42 J (± 17J). Das männliche Geschlecht war mit 57% vermehrt vertreten. Es lagen 34 B und 14 C Frakturen vor. Deprimierte Gelenkanteile wurden über ein Corticalisfenster hochgestößelt. Die mittlere Operationszeit betrug ohne Arthroskopie 47 Minuten, mit Arthroskopie 65 Minuten. Die Indikation zur Arthroskopie wurde großzügig entsprechend den folgenden Kriterien gestellt:

- ligamentäre Instabilität nach Osteosyntese
- Verdacht auf Meniscusläsion (Rotationstrauma, Stufe über Innen- oder Außenmeniscus
- freier Gelenkkörper

Ergebnisse

Von den 48 Patienten wurden 38 primär arthroskopiert. In 5 Fällen fand sich ein nahtfähiger Meniscusriß, drei mal ein VKB Riß, der sekundär versorgt wurde. Die frühfunktionelle Nachbehandlung erfolgte standardisiert bis zur Vollbelastung nach 6 Wochen. Bei den primär nicht arthroskopierten Patienten wurde in 4 Fällen in der Folgezeit eine Arthroskopie bei Verdacht auf Kniebinnenschaden durchgeführt. Dreimal fand sich ein Knorpeldefekt, einmal waren die Beschwerden degenerativ bedingt bei vorbestehender Arthrose.

Schlussfolgerung

Das diagnostische Manko der fehlenden Inspektion des Gelenkes bei der perkutanen Schraubenosteosynthese am Tibiakopf kann durch die gezielte Arthroskopie behoben werden. Ein möglicher Zweiteingriff wird so vermieden. Angesichts des Mehraufwandes an Material und Zeit ist die Indikationsstellung von Bedeutung.

053 Arthroskopisch unterstützte minimalinvasive Osteosynthese der Tibiakopffraktur

M. Schofer (Duisburg), Ch. Rülander, H.-R. Kortmann

Zielsetzung

Darstellung der Indikation, Operationstechnik und Ergebnisse am eigenen Patientengut.

Material und Methoden

Die arthroskopisch unterstützte operative Behandlung von Tibiakopffrakturen durch minimalinvasive Schraubenosteosynthese stellt ein ideales Behandlungskonzept dar. Aufgrund der geringen Weichteiltraumatisierung, kann bei übungsstabiler Osteosynthese eine frühzeitige komplikationslose krankengymnastische Übungstherapie durchgeführt werden. Durch den Einsatz der Arthroskopie können zusätzliche Kniebinnenverletzungen erkannt und behandelt werden. Anhand von entsprechenden Bildmaterialien soll einerseits die Entwicklung dieser Technik, andererseits die Operationstechnik selbst und deren Vorteile aber auch deren Grenzen, aufgezeigt werden. Wir haben in den letzten 18 Monaten 15 Tibiakopffrakturen (AO 41-A1, -B1, -B2, -B3) arthroskopisch unterstützt minimalinvasiv operiert. In allen Fällen wurde eine Schraubenosteosynthese durchgeführt, bei sechs Patienten kam eine additive Spongiosaplastik zur Anwendung.

Ergebnisse

Arthroskopisch wurde bei drei Patienten ein Meniskusriss, und in einem Fall die vorderen Kreuzbandstrümpfe reseziert, drei freie Gelenkkörper entfernt und bei einem Patienten ein femoraler Gelenkknorpelaufbruch geglättet. Bis auf eine punktionspflichtige postoperative Kniegelenkergussbildung traten keine weiteren Komplikationen auf. Alle Schienbeinkopffrakturen kamen unter einem guten funktionellen Ergebnis zur Ausheilung.

Schlussfolgerungen

Bei Tibiakopffrakturen der AO Klassifikationsgruppen 41-A1, -B1, -B2, -B3 ist eine minimalinvasive arthroskopisch unterstützte Osteosynthese zu fordern.

054 Tibiakopfumstellungsosteotomie mit vorderer Kreuzbandplastik bei traumatischen Knorpelschäden und Kreuzbandruptur

A. C. Burkart (München), A. Imhoff

Zielsetzung

Kreuzbandruptur und Meniskusläsion bei gleichzeitiger Varusfehlstellung führen oftmals zu frühzeitig gravierenden Knorpelschäden bei jungen Patienten. Indikationsstellung, Operationstechnik und Ergebnisse des Kombinationseingriff hohe tibiale Umstellungsosteotomie mit gleichzeitiger Kreuzbandplastik werden präsentiert.

Material und Methoden

Von 4/96 bis 12/00 wurden 58 Patienten (∅ 33 Jahre) durch den Kombinationseingriff Korrekturosteotomie (n = 57 valgisierend, n = 1 varisierend) und Kreuzbandplastik (n = 49 VKB, n = 7 HKB, n = 2 VKB & HKB) behandelt. Vom Ablauf wurde zunächst die Korrekturosteotomie (closed wedge Technik), anschließend arthroskopisch die Kreuzbandplastik durchgeführt. Der mittlere Korrekturwinkel betrug 7 (4–10) Grad, (Achsenfehlstellung im Mittel 5 (0–10) Grad). Bei 13 Patienten wurde zusätzlich eine Art der Knorpelchirurgie (OATS, autologe Chondrocytentransplantation oder microfracturing) durchgeführt, bei 2 Patienten wurde zusätzlich ein Collagen Meniscus (CMI) implantiert.

Ergebnisse

Präoperativ betrug der Lysholm-Score im Mittel 66 (35–81), 3, 6 und 12 Monate postoperativ im Mittel 81 (74–95), 87 (79–99) und 93 (88–99) Punkte. Subjektiv berichteten alle Patienten von einer Besserung ihrer Beschwerden bezüglich Schwellung, Schmerz- und Instabilitätssymptomatik. Zusätzliche Knorpelchirurgie oder Meniskusimplantation ergab keinen signifikanten Unterschied im klinischen Score. Bei 4 Patienten kam es zu Komplikationen.

Schlussfolgerung

Die Kombination von unikompartimentaler Entlastung und Instabilitätsbehandlung beim instabilen Varusknie durch Osteotomie und Kreuzbandplastik stellt eine klinisch wirkungsvolle und kausale Therapieform zur Prävention der Arthroseprogression dar. Ein einzeitiges Vorgehen ermöglicht gerade jungen Patienten eine schnelle Rehabilitation und Rückkehr zu Alltag und Sport.

055 Ergebnisse der Behandlung gelenknaher Unterschenkelfrakturen mit schwerem Weichteilschaden mittels Hybrid-Fixateur Externe

H. Siekmann (Leipzig), A. Tiemann, C. Schmidt, C. Josten

Zielsetzung

Den zumeist durch Hochrasanztraumen hervorgerufenen knie- und sprunggelenknahen Unterschenkelfrakturen ist ein Problem gemeinsam: Die Kombination von zumeist prekärer Weichteilsituation und schwerer bis schwerster Knochen- und Gelenkdestruktion führt zu einem therapeutischen Dilemma. Gefragt ist eine möglichst anatomische Gelenkrekonstruktion bei maximaler Weichteilschonung.

Material und Methoden

In einem Zeitraum von 26 Monaten wurden 10 derartige Verletzungen bei 6 Männern und 4 Frauen mit einem Durchschnittsalter von 42.9 Jahren versorgt. Einmal lag eine proximale, gelenknahe Unterschenkelfraktur mit ausgedehntem Weichteilschaden (AO C3), 8 mal eine sprunggelenknahe Unterschenkelfraktur mit schwerem Weichteilschaden (5× AO C2 und 3× AOC3) und einmal eine Kombination aus knie- und sprunggelenknaher Unterschenkelfraktur (prox. AO C3, distal AO C2) vor. In allen Fällen erfolgte nach indirekter Frakturreposition mit bzw. ohne Minimalosteosynthese initial die Anlage eines „Hybridfixateurs". Es erfolgte ein aggressives Weichteildebridement mit anschließender Defektdeckung in Vacuumversiegelungstechnik (Vacuseal*) oder mit Epigard*.

Ergebnisse

Im 48-stündigen Rhythmus wurden weitere Weichteilrevisionen durchgeführt, bis nach durchschnittlich 29 Tagen (17–51 Tage) eine Weichteilkonsolidierung erreicht war, die den plastischen Defektverschluß zuließ. In 6 Fällen wurde die Verletzung im Fixateur ausbehandelt. 4 mal wurde eine primäre Verkürzung des Unterschenkels notwendig. Bei diesen Patienten wurde nach der Weichteilkonsolidierung und dem Defektverschluß eine sekundäre Verlängerung des Unterschenkels via Segmenttransport der Tibia und gleichzeitiger Weichteilverlängerung über den liegenden Hybridfixateur durchgeführt. 4 Patienten wurden einem Verfahrenswechsel unterzogen, einmal im Rahmen eines geplanten Verfahrenswechsels zum UTN, 3 mal wegen ausbleibender knöcherner Konsolidierung. Der mittlere Behandlungszeitraum erstreckte sich über 16 Wochen (3–6 Monate).

Schlussfolgerung

Die Versorgung gelenknaher Unterschenkelfrakturen mit schweren Weichteilschäden mittels eines „Hybridfixateurs" stellt den zur Zeit bestmöglichen Kompromiß zwischen dem Wunsch nach anatomischer Frakturreposition und maximaler Weichteilschonung dar. Der Preis dafür ist sicherlich die insges. lange Behandlungsdauer und die Gefahr der verzögerten bzw. ausbleibenden Frakturkonsolidierung, welche einen sekundären Verfahrenswechsel mit allen dazugehörigen Komplikationen nachsich ziehen kann.

056 Minimal invasive stabilization of type C fractures of the proximal tibia: fact or fiction?

F. Kutscha-Lissberg (Bochum), E. Kollig, S. Esenwein, G. Muhr

Purpose

Indication for operative treatment is regularly indicated in completely articular fractures of the tibial head (type C according to AO/ASIF). Complex lesions of soft tissue and bone set a limit for conventional open reduction and internal fixation, frequent complications are to be seen paricularly after the so called sandwich-bone-technique using two plates. Due to increasing use of percutaneous screw fixation of tibial head fractures as a minimal-invasive method, a prospective randomised study was performed to evaluate the reliability of the combination of percutaneuos screw fixation and stabilization by hybrid ring external fixator.

Material and Methods

From January, 1st 1997 to December 31st 1998 10 type C tibial head fractures according the AO/ASIF-classification were treated by closed reduction, percutaneuos screw fixation and stabilization by a hybrid ring external fixator. Included were 2 C1 fractures and each 4 type C2 and C3 fractures. Average age of the patients was 50.7 years (range 16 to 80), the majority were male patients (9 of 10). One patient had a polytrauma, 4 cases had multiple injuries, two patients had developed a compartmental syndrome of the calf before admission. 5 cases were primarily treated by hybrid fixation, 5 secondarily. External fixation was maintained for 7.3 weeks on average (range 4 to 11), in one case of a secondarily treated infection pseudarthrosis for 19 weeks. Following complications had to be noted: 1 deep vein thrombosis of the calf, 1 pin-trac infection with early removal of fixator. Furthermore, some additional operations were necessary: 1 correction of the external fixator, 1 additional fixator ring, 2 times autologous bone grafting in one patient with pre-existing infection pseudarthrosis. In one patient an early correction osteotomy was necessary.

Results

Complete and adequate fracture healing was seen in 9 cases followed by full weight bearing-capacity of the leg, including the patient with pre-existing pseudarthrosis. No patient depends on use of crutches. Average range of motion is 0–0–108° (min. 80°, max. 135°). Follow-up investigation and evaluation according to Rasmussen's score showed following clinical results: 3 cases were excellent, 4 were good and one was fair. The radiological result according to Rasmussen was excellent in 4 patients, good in 4 patients and fair in one patient. No poor result had to be noted. One patient underwent early correction osteotomy after development of varus deformity. No deep infection of soft tissues or bone occured.

Conclusion

The system of closed reduction, percutaneous screw fixation and external hybrid stabilization provides to be a reliable method in the treatment of type C tibial head fractures. It is to be recommended at least in fractures with critical soft tissue situation.

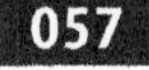

057 Welche Vorteile bietet ein Fixateur-interne-System bei Problemfrakturen der proximalen Tibia

S. Fuchs (Hamburg), M. E. Wenzl, M. Jessel, Ch. Jürgens

Zielsetzung

Entwicklung innovativer Osteosyntheseverfahren bei der Versorgung von Frakturen der proximalen Tibia und des Tibiakopfes unter Berücksichtigung der Begleitverletzung sowie der Weichteilsituation.

Material

Von Januar 99 bis Januar 01 wurden bei insgesamt 10 Patienten proximale Tibiaschaftfrakturen sowie Tibiakopffrakturen mit einem Titan-Fixateur interne stabilisiert. Es bestanden bei vier Patienten zweit- und drittgradige offene Frakturen, bei einem Patienten fand sich ein traumatischer N. Peronäusschaden sowie eine Verletzung der A. poplitea. Neben einer weiteren erstgradigen offenen Fraktur fanden sich 4 geschlossene Frakturen mit Weichteilkontusionen.

Methode

In 3 Fällen wurde eine primäre Stabilisierung mit dem Titan-Fixateur interne in minimalinvasiver Operationstechnik durchgeführt. Die offenen Frakturen wurde zunächst in einem Fixateur externe am Unfalltag stabilisiert Nach einem durchschnittlichen Intervall von 38,2 Tagen (Minimum 17, Maximum 80 Tage) erfolgte ein Umstieg auf den

Titan Fixateur interne nach Konsolidierung der Weichteilschäden in minimalinvasiver Operationstechnik mit Untertunnelung und Einschieben des Implantates.

Ergebnisse

Zum Nachuntersuchungszeitpunkt waren 9 von 10 Behandlungen abgeschlossen. Bei allen abgeschlossenen Behandlungen kam es zu einer knöchernen Durchbauung ohne wesentliche Zeitverzögerung. Wir sahen in keinem Fall einen sekundären Stellungsverlust der Rekonstruktion oder ein Implantatversagen.Ein Infekt war nicht zu verzeichnen.

Schlussfolgerung

Ein winkelstabiles Implantat bei Tibiakopf- und proximalen Tibiaschaftfrakturen stellt eine wesentliche Ergänzung bisheriger Osteosynthesemethoden dar. Eine konventionelle bicondyläre Plattenosteosynthese am Tibiakopf ist aufgrund der Winkelstabilität entbehrlich und es resultiert eine geringere Weichteilirritation. Sekundäre Stellungsverluste im metaphysären Bereich können vermieden werden. Insbesondere bei Frakturen mit großen Hautweichteilschäden kann ein zweizeitiges Frakturmanagement mit sekundärer minimalinvasiver Titan-Fixateur-interne-Osteosynthese der Weichteilsituation Rechnung tragen und Komplikationen reduzieren.

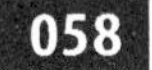

Operative Behandlung von Frakturen der proximalen Tibia – Ergebnisse bei der Marknagelung mit dem UTN und Vorstellung eines neuen Nagelsystemes

M. Hansen (Mainz), M. Runkel, P. M. Rommens

Zielsetzung

Untersuchung der Probleme bei der Marknagelung proximaler Tibiafrakturen und Einführung eines neuen Nagelsystems

Kurzfassung

In der vorliegenden Arbeit werden Probleme der Marknagelung proximaler Tibiafrakturen mit dem UTN in einer eigenen Patientengruppe analysiert und Lösungsansätze bei Verwendung der konventionellen UTN-Osteosynthese und ein neues Marknagelkonzept – (PTN: Proximaler Tibianagel) – vorgestellt.

Material und Methoden

UTN: Im Zeitraum von 1990 bis 1999 wurden in unserer Klinik 22 Patienten mit Frakturen der proximalen Tibia operativ mit dem UTN behandelt. Das mittlere Lebensalter lag bei 44 Jahren. Neben 8 offenen (OI: 1; OII: 1; OIIIa: 4; OIIIb: 2) fanden sich 14 geschlossene (GII: 10; GIII: 4) Frakturen, davon 2 der Gruppe A, 5 der Gruppe B und 15 C-Frakturen der Segmente 41 und 42 nach AO. Bei 17 Frakturen wurde eine alleinige unaufgebohrte Tibiamarknagelung (UTN) durchgeführt, 5 Frakturen wurden mit einer zusätzlichen Plattenosteosynthese stabilisiert.
PTN: Es wurden in unserer Klinik bisher 6 proximale Frakturen der Tibia mit dem neuen PTN versorgt. Das System und ein exemplarischer Fall wird vorgestellt.

Ergebnisse

UTN: Im Gesamtverlauf der Behandlung wurden bei 5 Patienten Fehlstellungen von über 5° in mindestens einer Ebene dokumentiert. Eine verzögerte Frakturheilung machte bei 3, eine Pseudarthrosenbildung bei 2 weiteren Patienten die aufgebohrte Nagelung bzw. Plattenosteosynthese sowie 4 Spongiosaplastiken erforderlich. Bei 2 Patienten musste eine posttraumatische Osteitis operativ behandelt werden, bei weiteren 6 waren unterschiedliche sekundäre Eingriffe erforderlich. Die durchschnittliche Zeit bis zur Vollbelastung betrug 16, bis zur knöchernen Heilung 25 Wochen.
PTN: Die bisherigen Erfahrungen mit dem PTN zeigen, daß es sich um ein Implantat handelt, welches aufgrund der geringeren Gesamtlänge und der annähernd winkelstabilen Verriegelung Systemvorteile gegenüber dem UTN bietet

Schlussfolgerung

Die anatomiegerechte und stabile Osteosynthese proximaler Tibiafrakturen ist aufgrund der unfallbedingten knöchernen und Weichteilschäden sowie der biomechanisch schwierigen Situation anspruchsvoll. Unter Verwendung des UTN werden häufig Fehlstellungen und Störungen der knöchernen Heilung beobachtet, was u.a. auf die Schwere der initialen Verletzung zurückzuführen ist. Durch zusätzliche Plattenosteosynthesen kann die Stabilität des UTN verbessert werden. Der PTN bietet hier bei anatomischer Geometrie weitgehende Winkelstabilität und somit implantattechnische Vorteile.

059 Die arthroskopisch assistierte, radiologisch kontrollierte Osteosynthese von Tibiakopffrakturen – Ergebnisse einer prospektiven Machbarkeitsstudie

B. Bouillon (Köln), D. Schmischke, C. Simanski, T. Tiling

Zielsetzung

Das Bemühen um eine Verringerung des Traumas hat im Sinne der minimal invasiven Osteosynthese zu neuen Techniken der Versorgung ausgewählter Tibiakopffrakturen geführt. Ziel der vorliegenden Studie war die Bewertung der Machbarkeit arthroskopisch assistierter Osteosynthesen von definierten Tibiakopffrakturen.

Material und Methoden

Vom 01.01.1996 bis zum 31.12.1999 wurden 58 Tibiakoffrakturen osteosynthetisch versorgt, davon 38 minimal invasiv. Letztere wurden einer prospektiven Beobachtungsstudie unterzogen. Dabei wurde zunächst das Kniegelenk arthroskopisch inspiziert und Begleitverletzungen versorgt. Anschließend wurde die Fraktur unter arthroskopischer und radiologischer Kontrolle reponiert und mit Hilfe kanülierter Schrauben oder anderer minimal invasiver Techniken retiniert. Eine Spongiosaplastik wurde in keinem Fall durchgeführt. Postoperativ erfolgte die sofortige funktionelle Behandlung ohne Belastung auf der Motorschiene. Endpunkte dieser Studie waren u.a. Operationsdauer, Umsteigerate, Schmerzverlauf, Bewegungsausmaße zu definierten Zeitpunkten und die Belastungsfähigkeit. Statistisch wurden Häufigkeiten und Durchschnittswerte berechnet und den Ergebnissen der offen versorgten Gruppe gegenübergestellt. Signifikanzen wurden nicht berechnet, da beide Gruppen bezüglich der Frakturschwere nicht vergleichbar waren.

Ergebnisse

Von den 38 minimal invasiv versorgten Frakturen waren 31 B- und 7 C-Frakturen (AO-Klassifikation). Die durchschnittliche OP-Dauer betrug 78 Minuten, es wurden 13 Meniskusrefixationen und vier Refixationen des vorderen Kreuzbandes durchgeführt. In einem von 38 Fällen erfolgte das Umsteigen auf die offene Technik. Es wurden eine Wundheilungsstörung, zwei klinisch apparente Thrombosen und keine tiefe Infektionen beobachtet. Das Bewegungsausmaß nach vier Wochen betrug im Durchschnitt 0–3–108°. Es fand sich im Vergleich zu den offen operierten Patienten eine deutliche Reduktion der Schmerzen und des Schmerzmittelbedarfes. Die volle Belastung erfolgte nach durchschnittlich 8.7 Wochen.

Schlussfolgerung

Damit konnte die Machbarkeit minimal invasiver Osteosynthesen bei ausgewählten Tibiakoffrakturen demonstriert werden. Eine weitergehende Bewertung dieser Technik bezüglich Effektivität und Effizienz steht noch aus.

Donnerstag, 15. November 2001
10:15 – 12:15 Uhr (Saal 14.2)

A5.1 Schultergelenkfrakturen im Alter

060 Wo endet die konservative Therapie der Schultergelenkfraktur beim alten Menschen?

C. Josten (Leipzig)

Einführungsreferat

061 Mit welchem Osteosyntheseverfahren lässt sich die Humeruskopffraktur am sichersten stabilisieren?

H. Resch (Salzburg)

Einführungsreferat

062 Der proximale Humerusnagel – Erste Ergebnisse mit dem winkelstabilen Implantat zur Versorgung proximaler Humerusfrakturen

A. Ewert (Rostock), G. Gradl, P. Gierer, T. Mittlmeier

Zielsetzung

Die Versorgung der proximalen Humerusfraktur stellt, insbesondere beim alten Menschen, nach wie vor ein Problem in der Unfallchirurgie dar. Seit kurzem steht mit dem proximalen Humerusnagel Targon PH (Fa. Aesculap) ein winkelstabiler Nagel zur Versorgung der Humeruskopf- und subcapitalen Humerusfrakturen zur Verfügung. Wir berichten über die intraoperativen und frühpostoperativen Ergebnisse der ersten 19 Patienten.

Material und Methoden

Ab Dezember 2000 werden alle Patienten mit proximalen Humerusfrakturen der Klassifikation II/2, III/2, IV/3, V/3, VI/3 nach Neer, sowie die Patienten mit Frakturen des Typs IV/V/4 und VI/4 wenn das Kopffragment nicht im Collum anatomicum frakturiert ist, mit dem Targon PH versorgt. Die Patienten werden im Rahmen einer prospektiven Studie erfasst. Die Operation erfolgt über einen transdeltoidalen Zugang. Nach Reposition des Kopffragmentes, wird der Nagel durch die Kopfkalotte antegrad eingebracht. Die Kopffragmente können mit bis zu vier winkelstabilen Schrauben, von denen je eine das Tuberculum majus und minus erfasst, stabilisiert werden. Der Nagel wird im Schaft mit bis zu zwei, bei den langen Versionen mit bis zu vier Schrauben verankert. Nach kurzzeitiger (3 Tage) Ruhigstellung im Gilchrist-Verband wird der Arm freigegeben und nach Maßgabe der Schmerzen in vollem Umfang beübt. Die Patienten werden nach 1 Woche radiologisch, nach 4 Wochen, 3 Monaten, 6 Monaten und 12 Monaten klinisch und radiologisch untersucht. Von 12/2000 bis 03/2001 wurden 19 Patienten, 6 Männer und 13 Frauen, mit einem Durchschnittsalter von 78,3 (45–93) Jahren mit diesem Verfahren operiert. Es handelt sich um 2 II/2, 3 III/2, 5 IV/3, 3 VI/3, 4 IV/4 und 3 VI/4 Frakturen nach Neer. Bei 4 Patienten bestanden zusätzliche Frakturen des Humerusschaftes.

Ergebnisse

Die Frakturen wurden im Mittel 3,3 (0–21) Tage nach dem Unfallereignis versorgt. Der postoperative Aufenthalt lag zwischen 5 und 29 (Durchschnitt 12 Tagen). Alle Frakturen konnten mit dem Implantat versorgt werden. Fehlstellungen über 10 Grad traten nicht auf, geringere Fehlstellungen des Kopfes waren bedingt durch einen nicht korrekten Insertionspunkt des Nagels. Sekundäre Dislokationen oder ein Ausbruch des Osteosynthesematerials wurden nicht beobachtet. An Komplikationen sahen wir einen tiefen Infekt, der eine Revision mit Ausbau des Nagels erforderlich machte und eine Fehlstellung des Tuberculum majus um 8 mm nach kranial, bedingt durch einen operationstechnichen Fehler. Außerdem trat eine Radialisparese durch eine distale Verriegelungsschraube bei einem langen Nagel auf.

Schlussfolgerung

Der Proximale Humerusnagel Targon PH stellt eine übungsstabile Osteosynthese dar, die, unter Beachtung der Operationstechnik die sichere Versorgung von Humeruskopf- und proximalen Humerusfrakturen gewährleistet. Die von uns beobachteten Komplikationen sind op-technisch bedingt und ließen sich mit zunehmender Erfahrung mit dem Implantat vermeiden.

063 Erste Erfahrungen mit einem winkelstabilen Implantat für die Frakturen des proximalen Oberarmes beim alten Menschen

O. Bach (Jena), C. O. Lorenz, W. Lungershausen, E. Markgraf

Zielsetzung

Der theoretische Vorteile eines Implantates mit winkelstabiler Verankerung der Schrauben besteht in der sofort übungsstabilen Verbindung zwischen Humerusschaft und Gelenkfläche auch bei fortgeschrittener Osteoporose und Mehrfragmentfrakturen. Kritisch zu bewerten ist die im Vergleich zu geschlossenen Verfahren größere in Invasisvität dieser Osteosynthese und im Vergleich zur Versorgung mittels Endoprothese das Angewiesensein auf eine ausreichende Durchblutung der intrakapsulären Fragmente. Die Untersuchung soll die Frage nach der Komplikationsdichte des Verfahrens und dem funktionellen Ergebnisses klären.

Material und Methoden

Zwischen 01.05.98 und dem 31.10.00 wurden an den 5 teilnehmenden Kliniken insgesamt 70 Patienten wegen proximaler Oberarmfraktur operiert. Bei 40 kam die winkelstabile Platte zum Einsatz (Gr 1) bei 30 eines der o.g herkömmlichen Verfahren (Gr 2). Durchschnittlich 339 Tage post-operativ konnten 35 Patienten (50%) klinisch und röntgenologisch nachuntersucht werden.
Multizentrisch prospektive Erfassung von Komplikationen und klinisch-funktionelle Nachuntersuchung von Patienten bei denen proximale Oberarmfrakturen mit einer anatomisch vorgeformten Platte versorgt wurden, bei der abgesehen von einem Langloch, alle Plattenlöcher wahlweise mit winkelstabilen oder herkömmlichen Schrauben besetzt werden können und die winkelstabilen Schrauben für den Humeruskopf divergieren. Als Vergleichsgruppe dienten Patienten aus den gleichen Kliniken, die mit K-Drähten, Schrauben oder konventionellen Platten nach den bis zur Einführung der winkelstabilen Implantate geltenden Indikationen versorgt wurden. Ausschlußkriterien waren konservative Therapie, Begleiterkrankungen oder -verletzungen mit Einfluß auf die Funktion mindestens eines Armes(je einmal Hemiparese, Mb.Parkinson, SAE und dreimal simultane dislozierte Radiusfraktur).

Ergebnisse

	Gr 1	Gr 2
Durchschnittsalter	65,2 (61,4 ... 77,7)	64,6 (55,1 ... 78,2)
Nachuntersuchungsrate	23/n1 (%)	15/n2 (%)
sekundäre Redislokation	0	2
Kopfnekrose	1	1
Infektion	0	0
Neer Score (median, CI 5%)	69,0 (60,1 ... 77,8)	67,3 (54,9 ... 79,8)
Neer Score in % der Gegenseite	70,5	71,0

Schlussfolgerung

1. Mit dem winkelstabilen Implantat können insbesondere auch Mehrfragmentfrakturen bei Osteoporose so versorgt werden, daß eine frühfunktionelle Nachbehandlung möglich ist.
2. Höhere Komplikationsinzidenzen resultieren nicht.
3. Eine signifikante Verbesserung des funktionellen Ergebnisses ist in der untersuchten Gruppe nicht zu sichern
4. Für Punkt 2. und 3. bleiben die weiteren Ergebnisse der noch laufenden Studie abzuwarten

064 Die Kleeblattplatte zur Versorgung der Humeruskopffraktur – ein an dieser Stelle ungewohntes Implantat mit guten Ergebnissen

R. Küchle (Mainz), M. Runkel, J. Jahn, P. M. Rommens

Zielsetzung

Es besteht eine Kontroverse bezüglich der Behandlung der Humeruskopffraktur. Während die T-Plattenosteosynthese mit einer hohen Komplikationsrate behaftet ist, haben minimal invasive Techniken das Risiko der Sekundärdislokation bei frühfunktioneller Behandlung. Die von uns verwendete Kleeblattplatte trägt wenig auf, ihre Verankerung im Humeruskopf lässt sich mit Kleinfragmentschrauben sicherstellen. Diese prospektive Studie sollte zeigen, dass gute Bewegungsmaße und geringe Komplikationsraten erreichbar sind.

Material und Methoden

Zwischen 1.10.96 und 1.6.99 wurde bei 75 Patienten eine Kleeblattplatten-Osteosynthese am Humeruskopf durchgeführt, diese wurden prospektiv erfasst. Das durchschnittliche Alter der mit 68% überwiegend weiblichen Patienten lag bei 62,8 Jahren (24–94 J.). Zur Auswertung erfolgte eine Gruppenbildung bezüglich des Alters (A: bis 64 J.; B: ab 65 J.). Folgende Frakturen wurden versorgt: Nach AO: 9 A-, 38 B- und 15 C-Frakturen. Nach Neer-Klassifikation: Gruppe III 2: n = 9, IV 3: n = 35, V 3: n = 1, IV 4/V 4: n = 13, VI 4: n = 4. Dislozierte 4-Fragment-Frakturen mit Bruch im anatomischen Hals und Kalotten-Trümmerfrakturen wurden nicht in die Studie aufgenommen. Ab dem 3. Tag wurde eine frühfunktionelle Übungstherapie angestrebt. Die klinische und radiologische Bewertung, auch von Sitz und Länge des Materials, erfolgte nach einem follow-up von mindestens 1 Jahr. 62 Patienten konnten ausgewertet werden (follow up-Rate: 83%).

Ergebnisse

58 von 62 Patienten wurden primär übungsstabil versorgt. In der Gesamtheit (Neer-Score: 77±13; Constant-Score 72,4±18) aber auch bei 4-Fragment- (NS: 75; CS: 73) und Luxationsfrakturen (NS: 68; CS 61) konnten gute Ergebnisse erzielt werden. Die postoperative Beweglichkeit war schlechter bei zu langer oder zu hoch angelegter Platte. Insgesamt wurden eine totale (1,6%) und drei partielle (4,8%) Kopfnekrosen beobachtet. Bei zwei Patienten wurde ein Verfahrenswechsel notwendig.
Bei gleichartiger Frakturschwere in beiden Altersgruppen ergaben sich nur etwas geringere Punktezahlen bei den betagten Patienten (CS: 65 vs. 78, NS: 72 vs. 80).

Schlussfolgerung

Im Vergleich zur T-Plattenosteosynthese mit einer Nekroserate von oftmals über 30% fanden wir überraschenderweise nur 6,4% partielle oder totale Nekrosen.
Wir fanden insgesamt, aber auch bei den betagten Patienten sehr gute Scorewerte, eine frühfunktionelle Beübung war fast immer möglich. Eine weitere Verbesserung des Outcome wäre durch eine bessere Plattenlage möglich.
Die Kleeblattplatte hat sich in der vorliegenden Studie bezüglich Beweglichkeit und Schmerz, aber vor allem bezüglich der gefürchteten Nekrosen bewährt und kann zur breiteren Anwendung empfohlen werden.

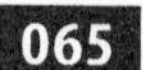

065 Funktionelle Ergebnisse der Schulterendoprothetik in der Versorgung der dislozierten Humeruskopfmehrfragmentfraktur im Alter

R. Cyffka (Dresden), Th. Lein, R. Hellmund, F. Bonnaire

Zielsetzung

Das Ziel der retrospektiven Studie bestand in der Erhebung mittelfristiger Ergebnisse bei Behandlung dislozierter Humeruskopfmehrfragmentfrakturen mit einer modularen Schulterendoprothese Typ NEER II.

Material und Methoden

Es wurden 102 Patienten (w. 86, m. 16, Alter median 72) im Zeitraum von 10/94 bis 2/00 unter der Diagnose einer dislozierten Humeruskopfmehrfragmentfraktur (initiale Achsabweichung größer 45 Grad und/oder Fragmentdislokation größer 1 cm) mit einer zementierten Hemiprothese Typ NEER II versorgt. Bei 14 Patienten war eine Osteosynthese vorausgegangen. Die Prothesenimplantation erfolgte bei 84 Patienten bis zum 10. Tag nach Trauma, bei 18 Patienten bis zu 9 Wochen posttraumatisch. 82 Patienten konnten nach einem follow up von median 23 Monaten (6 bis 42) postoperativ klinisch und radiologisch nachuntersucht werden.

Ergebnisse

Mit dem Constant score, welcher postoperativ im Durchschnitt 63 (15–88) betrug, erreichten 29 Patienten (36%) ein gutes bzw. sehr gutes Ergebnis, 43 (52%) ein befriedigendes und 10 (12%) ein schlechtes Ergebnis. Mit dem Swanson score wiesen 44 Patienten (54%) ein gutes Resultat, 27 (33%) ein befriedigendes und 11 (13%) ein schlechtes Resultat auf. Subjektiv beurteilten 16 Patienten (19%) das Ergebnis als sehr gut, 31 (38%) als gut, 31 (38%) als zufriedenstellend und 4 Patienten (5%) waren unzufrieden. Schlechtere Ergebnisse fanden sich bei Sekundärversorgungen, mehrfachfragmentierten Tubercula, sekundär dislozierten Tubercula, röntgenologisch nachweisbaren Lysen der Tubercula sowie bei zusätzlichen Rotatorenmanschettenläsionen.

Schlussfolgerungen

Die primär endoprothetische Versorgung der dislozierten Humeruskopfmehrfragmentfraktur im Alter bei unmöglicher osteosynthetischer Rekonstruktionsmöglichkeit stellt heute ein Standardverfahren dar.
Bei entsprechender Indikationsstellung kann unter Beachtung der Verletzungsschwere bei exakter Operationstechnik und übungsstabiler Fixation der Tubercula eine gute Funktion bis 90 Grad Anteversion und 90 Grad Abduktion erreicht werden, 61 Patienten (75%) gaben keine oder lediglich geringe Schmerzen an. 56 Patienten (68%) empfanden keine Beeinträchtigung in ihrer Alltagsaktivität. Bei primärer oder sekundärer Rotatorenmanschetteninsuffizienz, notwendigen Revisionseingriffen (Infekt, Prothesenluxation) sowie bei prä- oder postoperativen Nervenschäden zeigen sich schlechte funktionelle Ergebnisse.
Jeder Patient braucht ein physiotherapeutisches Nachbehandlungsschema, passive Beübung für 3 Wochen bis 90 Grad ohne Außenrotation, danach weitere 3 Wochen aktive Übungen bis 90 Grad ohne Außenrotation, nach 6 Wochen aktive Beübung ohne Einschränkung, eine physiotherapeutische Behandlung sollte auch beim älteren Patienten nach Schulterprothesenimplantation für 6 Monate erfolgen.

066 Outcome nach Neer III Hemiarthroplastik

M. Skutek (Hannover), R. W. Fremerey, J. Zeichen, U. Bosch

Zielsetzung

Klinisches und radiologisches Outcome nach Implantation der Neer III Prothese.

Problem

Die Neer III Prothese wurde zur Behandlung proximaler Oberarmfrakturen konzipiert. Im Vergleich zur Neer II Prothese gibt es zwei zusätzliche Kopfgrößen, ein medialisiertes Offset sowie verbesserte Verankerungsmöglichkeiten für die Refixation der Tubercula. Um die Effektivität der Prothese im klinischen Einsatz zu beurteilen wurde eine Studie mit definierten klinischen und radiologischen Verlaufskontrollen durchgeführt.

Material und Methoden

Zwischen Februar 1998 und Januar 1999 wurden 15 Prothesen vom Typ Neer III implantiert. Alle Patienten (n = 15, x = 69,3 ± 8,9 Jahre, w : m = 13 : 2, r : l = 7 : 8) wurden prospektiv erfasst und entsprechend dem Studiendesign nach 6 und 24 Monaten nachuntersucht. Die Indikation zur Implantation (Neer-Klassifikation) waren nicht rekonstruierbar erscheinende 4- (n = 7) und 3-part (n = 3) Frakturen sowie veraltete Frakturen >4 Wochen (n = 5). Ausgeschlossen wurden primär rekonstruierbare Frakturen. Die klinischen Kontrollen wurden unter Anwendung des ASES Score und des Constant-Murley Score durchgeführt. Die statistische Analyse erfolgte unter Verwendung des t-Tests.

Ergebnisse

Zwischen 6 und 24 Monaten kam es zu einer signifikanten Zunahme der Score-Werte (Tab. 1). Die Zunahme im ASES Score (p = 0,0002) ist dabei auf eine deutliche Schmerzreduktion zurückzuführen. Komplikationen traten bei 2 Patienten (13,3%) auf. Dabei kam es in einem Fall postoperativ zu Heilungsstörungen der refixierten Tubercula; in einem Fall trat eine periprothetische Fraktur auf. Die besten Ergebnisse zeigten sich bei den frischen Frakturen. Schlechte Ergebnisse zeigten sich dagegen bei den veralteten Frakturen. Eine verminderte radiologische Dichte des Tuberculum majus in der standardisierten ap-Aufnahme ging tendenziell ebenfalls mit schlechteren Ergebnissen im Constant-Murley und im ASES Score einher. Eine Korrelation des Ergebnisses zum intraoperativen Status der Rotatorenmanschette bestand nicht.

Tabelle 1. Score Ergebnisse nach 6 und 24 Monaten [M], Mittelwert±Standardabweichung.

	Constant [6 M]	Constant [24 M]
Gesamt [n = 15]	49,4 ± 16,8	64,0 ± 16,9 (p = 0,03)
Frische Frakturen	53,4 ± 15,0	68,9 ± 17,9 (p = 0,03)
Veraltete Frakturen	41,4 ± 16,9	54,2 ± 9,6

Schlussfolgerung

Mit dem Einsatz der Neer III Prothese ließen sich bei frischen 3- und 4-part Frakturen zufriedenstellende bis gute Ergebnisse erzielen. Zwischen 6 und 24 Monaten kam es zu einer signifikanten Verbesserung im ASES und Constant-Murley Score. Die Komplikationsrate lag bei 13,3%.

067 Die dislozierte 4-Fragmentfraktur des Humeruskopfes – Versorgung mit Endoprothese oder Osteosynthese?

C. J. Schmid (München), B. A. Leidel, C. Zeiler, E. Wiedemann, W. Mutschler

Zielsetzung

Vergleich der Behandlungsergebnisse von dislozierten 4-Fragment-Humeruskopffrakturen nach endoprothetischer versus osteosynthetischer Versorgung.

Kurzfassung

Bei der Behandlung von dislozierten 4-Fragmentfrakturen des Humeruskopfes erzielten Patienten, die mit einer Osteosynthese versorgt wurden, deutlich bessere funktionelle Ergebnisse als diejenigen, die eine Hemiprothese erhielten.

Problembeschreibung

Insbesondere bei der Behandlung von dislozierten 4-Fragmentfrakturen sind in der Literatur nach wie vor sehr unterschiedliche Behandlungsstrategien beschrieben. Vorrangiges Ziel muss hierbei sein, Schmerzfreiheit zu erzielen und den meist älteren Patienten Alltagsaktivitäten zu ermöglichen. Die Gefahr der osteosynthetischen Versorgung liegt in der Fehlstellung der Tuberkula und in der sekundären Humeruskopfnekrose, die der endoprothetischen Versorgung in der Fehlstellung der Prothese und in der sekundären Lyse nicht heilender Tuberkula.

Material und Methoden

Im Beobachtungszeitraum von 3 Jahren wurden alle operationsfähigen Patienten mit dislozierten 4-Fragmentfrakturen mittels Endoprothese oder Osteosynthese behandelt. Die Indikation zur Endoprothese wurde bei Avaskularität der Humeruskopfkalotte und bei ausgeprägter Osteoporose gestellt. Das Therapiemanagement sowie die Nachuntersuchungen folgten einem standardisierten Schema. Die zuletzt in einem

Abstand von mindestens einem Jahr nach Unfall erhobenen Untersuchungsbefunde wurden anhand der Constant- und UCLA-Scores ausgewertet. Der Einfluss interessierender Parameter auf das Ergebnis wurde mit dem T-Test auf Signifikanz überprüft.

Ergebnisse

Insgesamt wurden 67 Patienten mit 4-Fragment-Humeruskopffrakturen operiert. 31 dieser Patienten (Altersmittel 67 Jahre) wurden osteosynthetisch versorgt, die übrigen 36 (Altersmittel 72 Jahre) erhielten eine Endoprothese. Jeweils 21 Patienten aus beiden Gruppen konnten länger als ein Jahr beobachtet werden. Bei der funktionellen Bewertung mit Hilfe des Constant- und UCLA-Scores zeigten die Patienten mit einer Endoprothese deutlich schlechtere Ergebnisse (unkorrigierter Constant-Score: 40 versus 68 von max. 100 Punkten; $p<0{,}05$; UCLA-Score 16 versus 27 von max. 35 Punkten, $p<0{,}05$). Die geringsten Unterschiede zwischen beiden Gruppen zeigten sich in der jeweils nur milden Schmerzsymptomatik, deutlich differierend war allerdings die Bewertung der Schulterfunktion, der alltäglichen Aktivitäten, der Muskelkraft sowie des subjektiven Patientenurteils, bei der die Patienten mit Osteosynthese deutlich besser abschnitten.

Schlussfolgerung

Aufgrund der besseren funktionellen Ergebnisse bei der Versorgung von 4-Fragmenthumerusfrakturen mittels Osteosynthese sollte diesem Therapieverfahren gegenüber der endoprothetischen Versorgung der Vorzug gegeben werden. Bedingung dafür ist allerdings ein intraoperativer Befund, der bei ausreichender Knochenfestigkeit eine übungsstabile Osteosynthese mit annähernd anatomischer Stellung der Tuberkula zulässt.

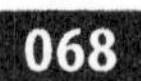

068 Ist die konservative Therapie dislozierter proximaler Humerusfrakturen eine mögliche Alternative beim alten Menschen?

Th. Engel (Leipzig), H. Lill, P. Hepp, J. Korner, Ch. Josten

Zielsetzung

Die Ergebnisse nach konservativer Therapie dislozierter proximaler Humerusfrakturen stellen sich in der Literatur unterschiedlich dar. Ziel der folgenden Studie war es herauszuarbeiten, welche Frakturen bei bestehenden operativen Kontraindikationen, insbesondere beim alten Menschen, erfolgreich konservativ behandelt werden können.

Material und Methoden

Im Zeitraum 11/1989 bis 6/1998 wurden 52 Patienten mit dislozierten proximalen Humerusfrakturen konservativ behandelt. Nach median 20 Monaten (3–93) konnten 37 Patienten (71%) klinisch und radiologisch nachuntersucht werden (31 w., 6 m., Altersmedian 75 Jahre, 36–88). Nach der Neer-Klassifikation lagen 19 subcapitale 2-Segmentfrakturen, 12 3-Segmentfrakturen (Abbildung) und 6 4-Segmentfrakturen vor.

Ergebnisse

Mit dem Constant-Score erreichten 10 Patienten ein sehr gutes, 13 Patienten ein gutes, 7 Patienten ein befriedigendes und 7 Patienten ein schlechtes Ergebnis. Ursache der schlechten Ergebnisse war in erster Linie eine schmerzhafte Bewegungseinschränkung. Radiologisch fand sich in 23 Fällen eine persistierende Achsfehlstellung, in 14 Fällen eine Arthrose und bei 8 Patienten eine Humeruskopfnekrose. Die 4-Segmentfrakturen wiesen am häufigsten funktionell und radiologisch schlechte Ergebnisse auf.

Schlussfolgerung

Die konservative Therapie dislozierter 2- und 3-Segmentfrakturen stellt eine mögliche Behandlungsform beim alten Menschen, mit überwiegend guten Ergebnissen dar. Die alten Patienten mit 4-Segmentfrakturen sollten aufgrund der zu erwartenden schlechten Ergebnisse mit einer Humeruskopfprothese versorgt werden.

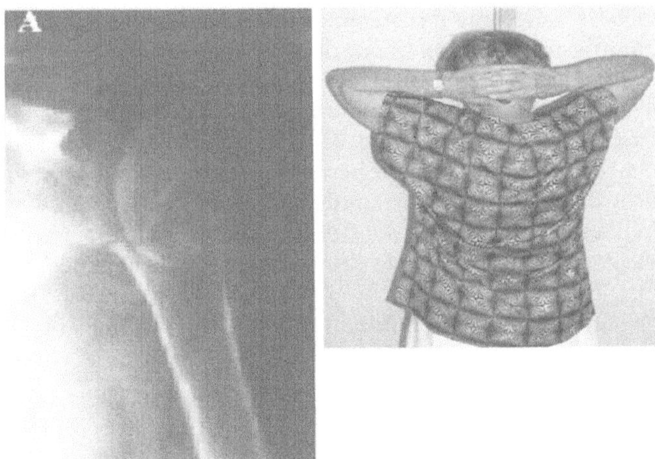

Abb. 1. Konservative Therapie einer 3-Segmentfraktur, w., 75 J. 42 Monate nach Unfall Constant-Score = 93 Pkt. „sehr gut“

069 Die proximale Humerusfraktur beim geriatrischen Patienten – Eine Domäne der konservativen Therapie?

M. Oberst (Stuttgart), K. Falk, K.-P. Thon

Zielsetzung

Prospektive Erfassung von Patienten mit proximaler Humerusfraktur. Überprüfung der Ergebnisse anhand der Literatur.

Material und Methoden

Von 11/97 bis 11/99 wurden 89 Patienten mit proximaler Humerusfraktur behandelt. Davon waren mehr als $^2/_3$ (n = 63) über 70 Jahre alt. Die Ergebnisse beziehen sich auf diese 63 alten Patienten: Das Durchschnittsalter betrug 81 (70–97) Jahre, 14 Patienten wurden operativ (22%) und 49 konservativ (78%) behandelt. In der nicht-operierten Gruppe befanden sich 28 Patienten (44%) mit operationspflichtiger Fraktur (Typ Neer II bis VI), die aus verschiedenen Gründen (OP-Ablehnung, Kontraindikation, Alter >90 Jahre, ASA ≥3 ...) nicht operiert wurden. Die Nachuntersuchung fand nach 11 (4–16) Monaten anhand des Constant-Score (CS) statt.

Ergebnisse

Insgesamt konnten 41 von 63 Patienten (65%) nachuntersucht werden. Die verbleibenen 22 Patienten konnten aus verschiedenen Gründen (Tod, Ablehnung, Demenz, Aktuelle Verletzung ipsilateral, nicht erreicht) nicht untersucht werden. Der durchschnittliche CS auf der frakturierten Seite lag bei 54 ± 21 (6–95) Punkten. Auf der nicht-verletzten Seite wurde ein CS von 80 ± 15 (26–100) Punkten ermittelt. Bei den prinzipiell OP-pflichtigen, „zwangsweise" konservativ behandelten Frakturen betrug der CS 47 ± 20 (6–78) Punkte. Bei den operativ versorgten Patienten lag der Wert bei 57 ± 18 (34–82) Punkten. Die besten Werte erreichten die Patienten, die aufgrund einer nicht-dislozierten Fraktur konservativ behandelt worden waren (CS 65 ± 19 (40–95) Punkte). Im subjektiven Teil des Constant-Score (Schmerzen/Akt. d. tgl. Lebens) erreichte die zuletzt genannte Gruppe ebenfalls die besten Werte (29 ± 6 (18–35) Punkte). Die operierten und die „zwangsweise" konservativ behandelten Patienten erreichten jeweils die gleiche Punktzahl (24 ± 7 (14–33) vs 24 ± 9 (4–35) Punkte).

Zusammenfassung

Die besten Ergebnisse bei der Behandlung der proximalen Humerusfraktur des geriatrischen Patienten werden bei den nicht verschobenen Frakturen erreicht, die konservativ behandelt werden. Wird eine dislozierte Fraktur operiert, kann eine bessere objektive Funktion (CS) der Schulter erreicht werden, als bei konservativer Therapie einer solchen Fraktur. Für den alten Patienten resultiert aus der Operation jedoch keine Verbesserung in der subjektiven Einschätzung der Behandlung.

Schlussfolgerung

Unter Berücksichtigung unserer Ergebnisse, der im Alter steigenden Komplikationsmöglichkeiten und der erhöhten Kosten einer Operation ergibt sich eine OP-Indikation nur noch in Ausnahmefällen. Wie die Literatur zeigt, ist ein operativer Standard für diese Fraktur nach wie vor nicht in Sicht. Solange dieser nicht gefunden ist, sollte auch eine dislozierte proximale Humerusfraktur in der Altergruppe der über 70-jährigen nur in Ausnahmefällen operiert werden. Die proximale Humerusfraktur des geriatrischen Menschen ist – unabhängig vom Grad der Dislokation – eine Domäne der konservativen Therapie.

070 Infektproblematik bei Oberarmkopffraktur – eine schonungslose Analyse

V. Heppert (Ludwigshafen), H. Kohler, A. Wentzensen

Zielsetzung

Humeruskopffrakturen sind Problemfrakturen. Schlechte funktionelle Ergebnisse mit bzw. ohne Osteosynthese und die Gefahr der Kopfnekrose sind allgegenwärtig. Ein ideales Behandlungsverfahren ist bisher nicht vorhanden. Infektverläufe nach Osteosynthese bringen dem zumeist alten Patienten eine katastrophale Ausgangssituation. Dennoch wird in der Literatur darüber praktisch nicht berichtet.

Material

Von 1993 bis 2000 haben wir auf unserer septischen Sektion 61 Patienten mit Infekt nach Osteosynthese behandelt. Durchschnittsalter 66,2 Jahre. 11% Frakturen vom Typ A, 35% Typ B und 54% Typ C nach AO. Als Primärversorgung fand sich: Prothese n = 4, „Minimalosteosynthese" n = 14, Plattenosteosynthese n = 43. Auftreten des Infektes 18 Tage (4–131) nach OP.

Methoden

Therapie individuell je nach Befund: Debridement Implantatlager bzw. Gelenk, Dauerdrainage bei stabilem Implantat, Gelenkspülung mit SSD bzw. Gentamycin Schwamm, ME bei schwerstem Infekt, Instabilität bzw. Konsolidierung

Ergebnisse

Bei 68% Infekt auch im Gelenk nachgewiesen. 108 Folgeeingriffe erforderlich. Reosteosynthese bei 17 Pat. wegen ausgelockertem Implantat, 2 sekundäre Prothesen, 5 Arthrodesen, 9 Kopfresektionen, 3 Latissimus dorsi Lappen, 2 Exartikulationen. In allen Fällen kam das Infektgeschehen zum Stillstand. Die funktionellen Ergebnisse zeigten jedoch in 78% schlechte bis sehr schlechte Ergebnisse nach dem Neer Score.

Schlussfolgerung

Humeruskopffrakturen vom B und C Typ zeigen nach Infektverlauf schlechte subjektive und objektive Ergebnisse, da hier zumeist das Gelenk infiziert ist. Dies muß in die Primärindikation einbezogen werden, da ein ideales Implantat bisher nicht vorhanden ist. Übliche Plattenosteosynthesen aber auch sog. „Minimalosteosynthesen“ haben ein deutlich erhöhtes Infektrisiko bei den komplexen Frakturtypen, vermutlich über eine zusätzliche Schädigung der Durchblutung der Kopffragmente. Ob hier winkelstabile Implantate Besserung erbringen bleibt abzuwarten. Bei höhergradigen Frakturen sollte die konservative Behandlung immer als Alternative zur frühzeitigen Implantation einer Prothese diskutiert werden. Bei der Behandlung des Infektes sollte bei Gelenkbeteiligung die Indikation zur ME großzügig gestellt werden, da die sehr schlechten Ergebnisse ursächlich neben der Kopfnekrose aus der infektbedingten Gelenkdestruktion resultieren.

Donnerstag, 15. November 2001
10:15 – 12:15 Uhr (Saal 7)

C6.4 Experimentelle Unfallchirurgie

071 Hormonale Veränderungen bei Polytrauma-Patienten: Metabolismus regulierende Hormone (Leptin) und posttraumatische Komplikationen

M. van Griensven (Hannover), K. Hucke, H.-C. Pape, C. Krettek

Zielsetzung

Bestimmung der Kinetik des metabolismus regulierenden Hormons Leptin nach schwerem Trauma im Bezug auf die Entwicklung eines Multiorgan Dysfunktion Syndroms (MODS).

Einleitung

Polytraumatisierte Patienten zeigen eine erhöhte inflammatorische Reaktion, welche zu einem MODS führen kann, die mit hormonellen Dysregulationen in Verbindung stehen (z.B. Geschlechtshormone). Das metabolische Hormon Leptin könnte eine eminente Rolle spielen, denn Patienten die einem septischen Insult überleben weisen erhöhten Leptin Spiegel auf. Dieser Effekt kann induziert werden durch eine Inhibition der Hypothalamische-Hypophysäre-Adrenale Achse. Wir bestimmten die Leptin Serumkonzentrationen polytraumatisierter Patienten während des intensivmedizinischen Verlaufes im Hinblick auf ein MODS.

Material und Methoden

Direkt bei Aufnahme in unserer Klinik und an den Tagen 1, 3, 7 und 14 wurden Serumproben von 70 polytraumatisierten Patienten (50 Männer, 20 Frauen; ISS ≥20) gewonnen. Die Leptin-Konzentrationen wurden mittels ELISA Tests bestimmt. Die Patienten wurden in zwei Gruppen eingeteilt: mit MODS und ohne MODS (Marshall Score).

Ergebnisse

17 Patienten der Studie entwickelten im Verlauf ein MODS (12 Männer, 5 Frauen). Die Leptin-Konzentration bei den Normalprobanden betrug 3,7 ± 1,4 ng/ml. Diese Konzentration war in Patienten ohne MODS signifikant erhöht auf ein Maximum von

17,6 ± 4,2 ng/ml ($p<0.01$ am Tag 7). Ein signifikanter Unterschied bestand im Vergleich zu Patienten mit MODS, welche im Mittelwert eine verringerte Konzentration von maximal 8,0 ± 2,1 ng/ml (Tag 7) aufwiesen. Im Vergleich zu anderen biochemischen Parametern konnte eine negative Korrelation zwischen Leptin und IL-6 Konzentrationen festgestellt werden ($R^2 = 0.85$).

Schlussfolgerung

Leptin ist im gesamten posttraumatischen Verlauf erhöht mit Maxima um den 7. Tag nach Trauma. Die Konzentrationen in Patienten ohne MODS waren zweifach höher als bei den Patienten mit MODS. Hier erscheint eine protektive Wirkung des Leptins denkbar. Aus der inversen Korrelation mit dem IL-6 Verlauf kann eine Wechselwirkung zwischen dem Immun- und Hormonsystem geschlußfolgert werden (indirekter inhibitorischen Effekt des IL-6), da IL-6 die Sekretion von Leptin-stimulierenden Zytokinen wie IL-1 und TNF-α. bekanntermaßen inhibiert.

Radiologische Veränderungen nach experimentell induzierter Osteitis um Osteosyntheseplatten. Eine röntgenologisch-mikrobiologische korrelative Analyse

St. Arens (Bochum), U. Schlegel, D. Pfluger, H. Eijer, J. Textor, C. Kraft

Zielsetzung

Die Frühdiagnose der Osteitis am Implantat ist von entscheidender Bedeutung zur Reduzierung der Morbidität und Besserung der Prognose. Radiologische Veränderungen im frühen Stadium sind jedoch häufig subtil. Ziel war es nach Plattenosteosynthese, den Einfluss verschiedener bakterieller Konzentrationen auf radiologisch sichtbare Veränderungen bzw. den diagnostischen Wert der Röntgenzeichen zu evaluieren.

Material und Methoden

Nach Intubationsnarkose wurden steril bei 40 Kaninchen Standard-6-Loch 2,0 mm AO DC-Platten mit unicorticalen Schrauben an der unfrakturierten Tibia befestigt. Ins Plattenlager wurden definierte Konzentrationen Staphylococcus aureus zwischen 4×10^3 und 4×10^7 KBE (Kolonie-Bildende-Einheiten) percutan inokuliert. Röntgenbilder wurden nach dem Eingriff sowie nach 4 Wochen gemacht. Implantat, Knochen und Weichteile wurden nach Tötung mit Pentobarbital steril entnommen, das bakterielle Wachstum quantativ und qualitativ ausgewertet. Röntgenbilder wurden nach den Parametern Sequesterbildung, periostale Knochenneubildung, Knochendestruktion, Implantat- bzw. Schraubenlockerung, implantatnahe Knochenreaktion, Weichteilverkalkung und Weichteilschwellung in Unkenntniss der mikrobiologischen und

klinischen Befunde (blind) von einem Radiologen semiquantitativ analysiert. So konnte ein radiologischer *Score* erarbeitet werden. 6 zusätzliche Tiere ohne bakterielle Inokulation dienten als Kontrolle.
Assoziationen zwischen den verschiedenen Prädiktoren und den mikrobiologischen Ergebnissen wurden mittels *Fischer's-Exact-test* untersucht. Logistische Regressionsmodelle wurden unter Zuhilfenahme des *Scores* erarbeitet. Um Zusammenhänge zwischen dem Grad der bakteriellen Inokulation und den radiologischen Resultaten zu untersuchen kam der *Cochran-Armitage trend test* zur Anwendung.

Ergebnisse

Die mikrobiologische Evaluation bestätigte die Osteitis bei 22/40 Tieren (55%). Die Menge der inokulierten KBE korrellierte positiv mit der Inzidenz der untersuchten radiologischen Infektparameter. Periostale Knochenneubildung und implantatnahe Knochenreaktion waren in der Gruppe mit mikrobiologisch verifizierter Osteitis signifikant häufiger nachzuweisen ($p<0.001$) und haben einen hohen diagnostischen Wert Knochendestruktion ($p=0.004$), Implantat- bzw. Schraubenlockerung ($p=0.01$), implantatnahe Knochenreaktion ($p=0.017$) und Weichteilschwellung ($p=0.014$) zeigten einen statistisch signifikanten Trend. Es konnte eine signifikante lineare Beziehung ($p=0.007$) zwischen dem für die Röntgenbilder erarbeiteten *Score* und der Wahrscheinlichkeit einer mikrobiologisch verifizierbaren Osteitis festgestellt werden.

Schlussfolgerungen

Konventionelle radiologische Zeichen nach Osteosynthese haben einen hohen Stellenwert in der frühen Diagnose der Osteitis. Der erarbeitete Score bietet zumindest für den experimentellen Bereich die Möglichkeit, zur Beurteilung der knöchernen Beteiligung bei lokalem Infekt und und Diagnose aufgrund konventioneller radiologischer Kriterien.

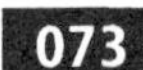

Polytraumaprognoseforschung: Die Bedeutung der Hitzeschockproteine hsp70-2 und hsp70hom für das Outcome nach Polytrauma

R. A. Laun (Greifswald), O. Schröder, D.-L. Herrmann, K.-M. Schulte, H.-D. Röher, A. Ekkernkamp

Zielsetzung

Hitzeschockproteine (HSP) sind bedeutsame Mediatoren der Stressreaktion, die als Chaperone bei der Zellprotektion mitwirken. Sie induzieren die Expression pro-inflammatorischer Zytokine wie Interleukin-6 (IL-6) und Tumornekrose Faktor α

(TNF-α). Die wichtigsten Vertreter aus der Familie der HSP sind HSP70, HSP70hom und HSP90. Polymorphismen der HSP70 Gene sind mit Ausmaß und Erfolg der Immunantwort signifikant assoziiert.

Für Morbidität und Mortalität des Polytrauma-Patienten wird unter anderem eine fehlregulierte Immunantwort verantwortlich gemacht. Wir haben deshalb im Rahmen einer prospektiven, monozentrischen Polytrauma-Studie untersucht, ob und in welcher Ausprägung der A1538G PstI-Polymorphismus in Position des HSP70-2 Gens und der C2437T Polymorphismus des hsp70hom Gens Einfluß auf den Verlauf nach Polytrauma haben.

Material und Methoden

Bei 80 konsekutiven Polytrauma-Patienten (ISS>15) wurden insgesamt mehr als 100.000 Datenpunkte erfaßt. Die Polymorphismen wurden nach DNA-Amplifikation durch Polymerase-Kettenreaktion und Restriktionsverdau mit PstI oder NcoI bestimmt. Der Plasmaspiegel von IL-6 und TNF-α wurde 30 min nach Eintreffen im Schockraum, unmittelbar präoperativ, sowie 6 h, 12 h, 18 h, 2 Tage und 5 Tage nach der stationären Aufnahme durch Chemilumineszenz-Immunoassay gemessen.

Ergebnisse

Die Allelhäufigkeit des hsp70-2 1538G Allels betrug 0.569; die des hsp70hom 2437 T Allels 0.821. IL-6 Spiegel stiegen rasch an und fielen auf Normwerte bis zum 5. Tag. Während die TNF-α-Spiegel bis zum 5. Tag zunahmen. Patienten, die Träger des Genotyps hsp70-2 AG oder des hsp70hom CT waren, hatten signifikant höhere TNF-α- und IL-6-Spiegel, wenn man sie mit den Genotypen GG oder TT verglich. Der Genotyp hsp70hom CT war außerdem ein signifikanter Risikofaktor in der Entwicklung eines Nierenversagens (4.3-fach erhöhtes Risiko; $p=0.05$) und außerdem zeigte sich eine höhere Wahrscheinlichkeit mindestens eine Komplikation zu entwickeln, die schwer genug war, um auf dem Denver Multiorganversagensscore mindestens einen Punkt zu erreichen (2.6-fach erhöhtes Risiko; $p=0.03$).

Schlussfolgerung

Die Daten legen den Schluss nahe, dass genetische Variationen des hsp70-2 und hsp70hom Proteins den klinischen Verlauf nach einem schweren Trauma beeinflussen.

074 Kristalloide vs. Hypertone Kochsalzlösung vs. Carbonat/Gelatine-Lösung. Volumentherapie nach hämorrhagischem Schock- eine kontrollierte, experimentelle Studie am Schwein

M. R. Raum (Köln), R. Linker, S. Gregor, D. Rixen, T. Tiling, R. Zander, E. Neugebauer, AG Schock und Trauma

Zielsetzung

Seit der klinischen Implementierung der hypertonen Kochsalzlösung zur Reanimation nach hämorrhagischen Schock im Sinne der sog. „small-volume-resuscitation" hat die Diskussion über die „richtige" Volumentherapie an Bedeutung gewonnen. Berichte über positive Effekte der 7,5%igen NaCl-Lösung werden vielfach in der Literatur beschrieben. In einem experimentellen, randomisierten Großtierprojekt sollte der Effekt unterschiedlicher Volumenregimes auf Mortalität und Organversagen am Schwein überprüft werden.

Material und Methoden

50 Tiere wurden auf 7 Gruppen randomisiert verteilt. Gruppe 1: Ringer-Laktat (RL) (n=9), Gruppe 2: Ringer-Malat (RM) (n=9), Gruppe 3: 7,5%ige NaCl-Lösung(NaCL) (n=6), Gruppe 4: 7,5%ige NaCl-Lösung+Dextrane (NaCL/D) (n=7), Gruppe 5: SHAM (S) (n=7), Gruppe 6=Hämorrhagie ohne Therapie (NT) (n=4), Gruppe 7=Carbonat/Gelatine-Lösung (C/G) (n=8).
Die Tiere wurden einer 60-minütigen Hämorrhagie ausgesetzt und anschließend mittels Volumentherapie reanimiert. Die Wahl der Volumenlösung erfolgte randomisiert. Nach der 1stündigen Blutungsphase erfolgte eine 3stündige Reanimations- und Stabilisierungsphase in Narkose mit ausführlichem kardio-pulmonalem Monitoring. Anschließend wurden die Tiere ausgeleitet, 3 Tage beobachtet und dann getötet und obduziert. Vorher verstorbene Tiere wurden ebenfalls einer Obduktion zugeführt.

Ergebnisse

Alle Tiere die nach der Hämorrhagie nicht therapiert wurden (NT) verstarben vor der 100. min. Die S-Tiere (ohne Hämorrhagie) überlebten die OP-Phase problemlos. In den andern Gruppen zeigte RM (3/9) und NaCl/D (3/7) die höchste 3-Tages-Überlebensrate. RL (2/9) und C/G (1/7) zeigten etwas geringere und NaCl (0/6) die niedrigste Überlebensrate 3 Tage nach Hämorrhagie. In der frühen Reanimationsphase in Narkose verstarben in der RL-Gruppe 2/9, in der NaCl-Gruppe 2/6 und in der C/G-Gruppe 3/7 Tieren. In der RM- und NaCl/D-Gruppe verstarb kein Tier in der Narkosephase. Die übrigen Tiere verstarben zumeist innerhalb der ersten 24 h nach Hämorrhagie. Ein signifikanter Unterschied ist nicht erkennbar.

Schlussfolgerung

RM und NaCl/D scheinen die besten Überlebensraten nach Reanimation des hämorrhagischen Schocks in diesem Modell aufzuweisen. NaCl alleine, wie es im anglo-amerikanischen Raum Anwendung findet, zeigte die schlechtesten Ergebnisse. RL und C/G lagen in ihrem Reanimationsergebnis unter dem von NaCl/D und RM. Die in Deutschland obligate Anwendung von RL zur Reanimation nach Schock sollte nach diesen Ergebnissen überdacht werden. Die Anwendung von purer 7,5%iger NaCl-Lösung kann nicht empfohlen werden. Ob eine Carbonat-Gelatine-Lösung eine neue Alternative zur Volumentherapie darstellt, kann in diesem Projekt nicht positiv beantwortet werden. NaCl kombiniert mit Dextrane scheint dem Ringer-Malat in seiner positiven Wirkung gleich zu kommen.

075 Funktionelle (HQ, Cs, PIP, MPAP, PVRI, MAP) und morphologische Veränderungen in der unmittelbaren posttraumatischen Phase nach experimenteller Lungenkontusion beim „Deutschen Edelschwein"

S. Katscher (Leipzig), D. Schreiter, L. Mende, T. Frenkel, C. Josten

Zielsetzung

Ein begleitendes Thoraxtrauma bei polytraumatisierten Patienten erhöht Morbidität und Mortalität. Da die verletzten Patienten erst nach der Prähospitalphase einer exakten Datenerfassung zugänglich sind, bleiben viele direkt posttraumatische pathophysiologische und -morphologische Abläufe ungeklärt. Um diese Erkenntnislücken zu schließen und nach entsprechenden kausalen Therapieansätzen zu forschen, wurden Untersuchungen an einem standardisierten Modell am Schwein vorgenommen.

Material und Methoden

Die tierexperimentelle Studie wurde von 10–11/99 an 38 Schweinen mit einem mittleren Gewicht von 29,2 kg durchgeführt.
Es erfolgte eine systematische Datengewinnung nach Anlage einer standardisierten Lungenkontusion an der rechten Thoraxwand mit einem Bolzenschußgerät unter den Bedingungen einer fortdauernden Narkose. Die engmaschige Erfassung umfangreicher invasiver kardiopulmonaler Funktionsparameter sowie CT-morphologischer Veränderungen erfolgte bis 90 Minuten posttraumatisch unter einer standardisierten Basistherapie. Ein sich anschließender Therapiezeitraum war nicht mehr Gegenstand dieser Untersuchung.

Ergebnisse

Die vor Durchführung der Lungenkontusion gewonnenen kardiovaskulären und lungenfunktionellen Nullwerte wurden als Normwerte für narkotisierte Schweine dieser Gewichtsgruppe festgelegt. Bereits 12 Minuten nach Applikation der experimentellen Lungenkontusion kam es zu einem signifikanten Abfall von Horovitz-Quotient (478→218) und Compliance (30→19 ml/mbar) bei gleichzeitigem Anstieg des erforderlichen Beatmungsdruckes (20→28 mbar). Sofort nach dem Trauma fiel der MAP (86→67 mmHg). Dabei waren bei 36,8% der Tiere direkte postkontusionelle Herzrhythmusstörungen beobachteten. Im weiteren Verlauf registrierten wir einen Wiederanstieg des MAP auf Ausgangswerte und aufgrund des traumabedingt erhöhten pulmonalen Widerstandes auch einen Anstieg des MPAP (28→33 mmHg). Im CT fanden sich bei allen Tieren vergleichbare pulmonale Verletzungsmuster mit initialem Coup und Contrè-Coup sowie ein sich sekundär ausweitendes reaktives Umgebungsödem.

Schlussfolgerung

Das Thoraxtrauma erzeugte primäre pulmonale Parenchymläsionen mit sekundärem Ödem. Die Folge war ein Ventilations-Perfusions-Mißverhältnis mit akutem Lungenversagen. Die kardiovaskuläre Begleitreaktion wurde durch einen initialen Abfall des MAP und später im Rahmen der zunehmenden pulmonalen Flüssigkeitssequestrierung mit relativem Volumenmangel durch einen kompensatorischen Anstieg des peripheren Widerstandes charakterisiert. Diese Mechanismen dienten der Aufrechterhaltung des O_2-Angebotes. Die abzuleitenden therapeutischen Optionen sind eine frühzeitige Alveolarstabilisierung durch PEEP-Beatmung und lungenprotektive Beatmungsregime sowie medikamentöse kardiovaskuläre Unterstützung.

076 Assoziation von Zytokin-Genpolymorphismen mit der Entstehung von schwerer Sepsis nach Polytrauma

M. Majetschak (Mannheim), M. Heesen, G. Voggenreiter, M. Bardenheuer, U. Obertacke, F. U. Schade

Zielsetzung

Nach Polytrauma sind Sepsis/Multiorganversagen die wesentlichen späten Komplikationen, deren Entwicklung im Einzelfall jedoch nicht absehbar ist. Aktuelle Untersuchungen weisen darauf hin, daß die Empfänglichkeit zur Entwicklung einer Sepsis durch eine genetische Prädisposition wesentlich beeinflusst wird. Der Nachweis von genetischen Markern, die mit einer erhöhten Empfänglichkeit für diese Komplikationen einhergehen, könnte somit zur frühen Identifizierung von Patienten mit hohem

Infekt-/Sepsisrisiko beitragen. Daher erfolgte in einer prospektiven Studie die Untersuchung von Zytokin-Genpolymorphismen bei Polytraumapatienten als mögliche Marker einer genetisch prädisponierten Empfänglichkeit für schwere Sepsis.

Material und Methoden

57 Polytraumapatienten (Alter 38±16 J.; m/w: 36/21; ISS 27±9) wurden untersucht. Einschlusskriterien waren: 1. IS S>15 Pkt., 2. Alter 18–65 J., 3. keine penetrierenden Verletzungen, 4. keine behandlungsbedürftigen Vorerkrankungen, 5. Aufnahme <8 h nach Trauma. Schwere Sepsis wurde anhand der Kriterien der ACCP/SCCM-Konsensus-Konferenz 1992 diagnostiziert. Zur Genotypisierung wurde Blut entnommen und DNA extrahiert. Die Bestimmung der Allotypen erfolgte mit PCR und Restriktionsenzymverdau der PCR-Produkte bzw. Real-Time-PCR-Assay (Schmelzpunktanalyse). Folgende Polymorphismen wurden untersucht: TNF-beta NcO1 (Allele TNFB1/B2); TNF-alpha -308 G/A; IL-1beta -31 T/C; IL-6 -174 G/C. Die Genotypisierung erfolgte ohne Kenntnis des klinischen Verlaufs. Die statistische Auswertung wurde mit χ^2-Test und Berechnung der Odds-Ratio (OR; 95% Konfidenzintervall (KI)) durchgeführt. Als Signifikanzniveau wurde $p<0,05$ (2-seitig) gewählt.

Ergebnisse

24,6% der Patienten entwickelten eine schwere Sepsis (41% Gram-negative/59% Gram-positive Isolate). Für die TNFalpha -308 G/A-, IL-1beta -31 T/C- und IL-6 -174 G/C Genpolymorphismen bestanden keine Unterschiede in den Allotypverteilungen zwischen Patienten mit und ohne Entwicklung einer schweren Sepsis. Im Gegensatz hierzu ergaben sich für den TNF-beta NcO1-Polymorphismus signifikante Unterschiede in den Allotyphäufigkeiten zwischen Patienten mit (TNFB2/B2 15,8%, TNFB1/x 8,8%) und ohne (TNFB2/B2 24,6%; TNFB1/x 50,9%) Entwicklung einer schweren Sepsis ($p=0,035$). Die OR für die Entwicklung einer schweren posttraumatischen Sepsis beträgt hiernach für TNFB2 homozygote Patienten gegenüber TNFB1 homozygoten und heterozygoten Patienten 3,73 (95% – KI 1,1–12,9)

Schlussfolgerungen

Für den TNFbeta-NcO1 Polymorphismus besteht eine signifikante Assoziation mit der Entwicklung einer schweren posttraumatischen Sepsis. Individuen mit dem Genotyp TNFB2/B2 besitzen gegenüber TNFB1 homozygoten und heterozygoten Patienten ein ca. 4-fach höheres Risiko zur Entwicklung der schweren Sepsis nach Polytrauma. Die Aufklärung der mit diesen Genotypen verbundenen funktionellen Auswirkungen könnte eine an die angeborenen Voraussetzungen des Patienten angepasste Therapie ermöglichen.

077 Einfluss moderner Beatmungskonzepte auf die zerebrale Perfusion nach experimenteller Lungenkontusion beim Schwein

L. Mende (Leipzig), D. Schreiter, S. Katscher, T. Lorenz, L. Engelmann, C. Josten

Zielsetzung

Oxygenierung, pCO_2 und Beatmungsdrücke beeinflussen die zerebrale Perfusion. Eine nach „Konsens" bei schwerer Lungenschädigung empfohlene „low tidal volume"-Ventilation kann durch die permissive Hyperkapnie zur Hirndruckerhöhung führen. Das modifizierte OPEN LUNG CONCEPT garantiert eine optimale Oxygenierung und Normokapnie bedarf aber der kurzzeitigen Anwendung initial hoher Beatmungsspitzendrücke und hoher PEEP-Niveaus.
In einer tierexperimentellen Studie soll nach standardisierter Lungenkontusion der Einfluss der beiden erwähnten modernen Beatmungsregime auf die zerebrale Perfusion untersucht werden.

Material und Methoden

Bei insgesamt 38 Versuchstieren erfolgte nach Anlage eines invasiven hämodynamischen Monitorings und Implantation einer Hirndruck- (ICP) und Gewebeoxygenierungssonde ($ptiO_2$) eine experimentelle Lungenkontusion mittels Bolzenschussapparates unter standardisierten Bedingungen. Es wurde dopplersonographisch die A. carotis interna in einer Tiefe von 5–7 cm am Übergang zum intrakraniellen Verlauf untersucht. Die $ptiO_2$- und ICP-Messung erfolgten als kontinuierliches Monitoring. Die dopplersonographischen Untersuchungen wurden während der Initialphase der Respiratortherapie kontinuierlich, später intermittierend manuell durchgeführt.

Ergebnisse

Im Rahmen der „Konsensbeatmung" [Amato, 1998] mit Toleranz einer „permissiven" Hyperkapnie ($paCO_2$ <80 mmHg) waren akute Hirndrucksteigerungen um bis zu 100% vom Ausgangswert zu konstatieren. Diese krisenhaften ICP-Anstiege konnten im Rahmen dieser Respiratortherapie nicht verhindert werden. Parallel zum Anstieg des $paCO_2$ kam es zu einem Anstieg des $ptiO_2$ um bis zu 60%. Der dopplersonographische Verlauf zeigte sowohl am intrakraniellen Gefäßsystem (MCA links) als auch am extrakraniellen Befund der ICA links eine Zunahme der Flusswerte, bei fallendem PI, als indirekte Zeichen einer Hyperperfusion im Rahmen der Hyperkapnie.
Beim modifiziertem „Open Lung Concept" nach Lachmann (1992) waren diese Veränderung nicht nachweisbar. Im Verlauf einer kurzzeitigen Erhöhung der inspiratorischen Spitzendrücke (PIP ca. 65 mbar) kam es dopplersonographisch zum Abfall der Flusswerte für einen kurzen Zeitraum von ca. 1–2 Minuten.

Der ICP nahm unter dem Beatmungsverfahren kurzzeitig um ca. 20% zu. Krisenhafte ICP- Steigerungen waren in einem 24-stündigen Beobachtungsintervall nicht zu konstatieren. Eine Hyperkapnie konnte effektiv verhindert werden. Der intraparenchymatös gemessene $ptiO_2$ steigerte sich signifikant infolge der verbesserten arteriellen Oxygenierung.

Schlussfolgerungen

Patienten mit zerebrovaskulären Risikofaktoren sollten dem kurzfristig zwar invasiveren, im Verlauf aber komplikationsärmeren modifiziertem OPEN LUNG CONCEPT unterzogen werden. Hierbei gelingt es, durch eine konsequente balancierte Normokapnie oder leichte respiratorische Alkalose einen Hirndruckanstieg und die negativen Auswirkungen einer respiratorischen Azidose mit O_2-Utilisationsstörungen zu verhindern.

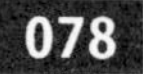

078 Heparine führen zur verstärkten Freisetzung anti-inflammatorischer Cytokine aus humanen Leukozyten

M. Köller (Bochum), F. Kutscha-Lissberg, G. Muhr

Zielsetzung

Medikamentöse Thromboembolieprophylaxe mit Heparinen gilt als Standardtherapie in der operativen Medizin. Neben unfraktioniertem Heparin (UFH) werden zunehmend niedermolekulare Heparine (NMH) klinisch eingesetzt. Zusätzlich zur antikoagulativen Wirkung von Heparinen gibt es Hinweise für antiinflammatorische Eigenschaften. Die Rolle von Heparinen auf die Cytokinsynthese ist bisher widersprüchlich beschrieben. Deswegen war es Ziel dieser Studie, den Einfluß von Heparinen (UFH und NMH) auf die Generierung von proinflammatorischen Cytokinen (TNF-alpha; IFN-gamma) und anti-inflammatorischen Cytokinen (Interleukin-1-Rezeptor-Antagonist, IL-1ra; IL-6; IL-10) aus humanen Leukozytenfraktionen zu untersuchen.

Material und Methoden

Polymorphkernige neutrophile Granulozyten (PMN) und periphere mononukleäre Zellen (PBMC) wurden aus peripherem EDTA-Blut von 16 gesunden Spendern mittels diskontinulierlichem Ficoll-Gradienten isoliert und auf eine Zellzahl von 1×10^6 Zellen/ml supplementiertem RPMI1640 eingestellt. Die Leukozytenfraktionen wurden in Anwesenheit oder Abwesenheit unterschiedlicher Konzentrationen (1 U/ml, 2 U/ml, and 4 U/ml) von UFH bzw. NMH (Certoparin) für 24 h in Kultur genommen (37°C, 5% CO_2). In Parallelansätzen wurden die Leukozytenfraktionen unter gleichen Bedingungen zusätzlich differenziell stimuliert (PMN mit 1 µg Lipopolysaccharid, PBMC mit 10 ng Toxic Shock Syndrome Toxin-1 oder 2 µg Concanavalin A). Die Cytokingenerierung (IL-1ra und TNF-alpha aus PMN; IL-1ra, IL-6, IL-10, IFN-gamma und TNF-alpha aus PBMC) wurde mittels enzyme-linked immuno sorbant assay (ELISA) bestimmt.

Ergebnisse

Die Freisetzung von TNF-alpha und IFN-gamma wurde durch die Heparine nicht signifikant verändert. Bei stimulierten PBMC wurde durch UFH oder Certoparin ein Trend zu einer verminderten TNF-alpha-Synthese gemessen. Im Gegensatz dazu kam es zu einem Anstieg in der Generierung von antiinflammatorischen Cytokinen bei unstimulierten PMN und PBMC in Anwesenheit von UFH bzw. Certoparin, der statistisch signifikant ($p<0.05$) für IL-1ra (PMN/Certoparin); IL-6 und IL-10 (PBMC/Certoparin) und für IL-10 (PBMC/UFH) war. Bei gleichzeitiger Stimulation der Zellen kam es in Anwesenheit von Certoparin aber nicht von UFH zu einem signifikanten ($p<0.05$) Anstieg von IL-1ra aus PMN. Die Freisetzung von antiinflammatorischen Cytokinen aus stimulierten PBMC war in Anwesenheit der Heparine uneinheitlich und erreichte keine statistische Signifikanz.

Schlussfolgerung

Heparine führen zu einer gesteigerten Freisetzung von antiinflammatorisch-wirkenden Cytokinen. Diese Ergebnisse erklären zusätzlich zur antikoagulativen Aktivität antiinflammatorische Eigenschaften von Heparin.

079 Effekt von GM-CSF auf die HLA-DR Expression von Monozyten bei Patienten mit Polytrauma, sekundärer Sepsis und Multiorganversagen (MOV)

S. Lendemans (Essen), E. Kreuzfelder, C. Waydhas, F. U. Schade, S. Flohe

Zielsetzung

Nach Polytrauma ist die Expression von humanen Leukozyten Antigen (HLA) Molekülen der Klasse II insbesondere HLA-DR auf menschlichen Monozyten vermindert. Dieses Phänomen korreliert z.B. mit der Entwicklung einer Sepsis. In der folgenden prospektiven Studie wurde daher in einem *in vitro* Ansatz geprüft, ob Leucomax® (GM-CSF) die reduzierte HLA-DR-Expression auf Monozyten nach Polytrauma erhöht.

Material und Methoden

In heparinisiertem Vollblut von bisher 8 polytraumatisierten Patienten mit einem ISS ≥24 (24–50) wurde über den gesamten Zeitraum der Intensivtherapie von Tag 1 nach Unfall und anschließend jeden 3. bis 4. Tag die Expression von HLA-DR auf Monozyten vor und nach *in vitro* Inkubation mit 10 ng/ml GM-CSF für 6 h bei 37°C bestimmt. Die HLA-DR-Expression wurde nach Markierung mit monoklonalen Antikörpern gegen CD14 FITC und HLA-DR PE in einem Durchflusszytometer (FACScalibur, Becton Dickinson, Heidelberg) gemessen und als mittlere Fluoreszenzintensität (MFI"SD) in Kanälen der Monozyten ausgedrückt. Die Identifizierung der Monozytenpopulation erfolgte aufgrund der Streulichteigenschaften und der Markierung mit Antikörpern gegen CD14/CD45. Ein gesundes Probandenkollektiv (n = 8) wurde entsprechend analysiert. Die Unterschiede zwischen Patienten und Probanden hinsichtlich der HLA-DR-Expression wurden mit dem t-Test für unabhängige Stichproben, die Wirkung des GM-CSF innerhalb einer Gruppe mit dem t-Test für abhängige Stichproben für $p<0.01$ auf Signifikanz überprüft.

Ergebnisse

GM-CSF steigerte die MFI der HLA-DR Expression auf Monozyten von gesunden Probanden von 692"64 auf 752"34 Kanäle signifikant. Das Patientenkollektiv zeigte am Tag 1 gegenüber den Probanden eine signifikanten Reduktion der HLA-DR-Expression der Monozyten von 447"57 Kanälen, welche sich durch GM-CSF auf 529"57 Kanäle anheben ließ. Nach komplikationslosem Verlauf kam es ab der 2. Woche nach Trauma zu einer Normalisierung der HLA-DR-Expression. 2 Patienten entwickelten ein Multiorganversagen (MOV). Diese Patienten zeigten 8 Tage nach Trauma mit einer MFI von 191 bzw. 301 Kanäle die niedrigste HLA-DR-Expression von allen. Die durch Operationen und septische Phasen induzierte verminderte Expression von HLA-DR ließ sich durch GM-CSF überwinden. Im Falle eines progredienten MOV's entwickelte sich jedoch eine zunehmende Resistenz gegenüber GM-CSF.

Schlussfolgerung

GM-CSF erhöht bei polytraumatisierten Patienten die HLA-DR-Expression der Monozyten individuell und abhängig von der Krankheitsphase. Ein immunologisches Monitoring ist nötig, um Patienten zu erkennen, die von einer GM-CSF-Gabe vor oder während einer Immundysfunktion profitieren würden.

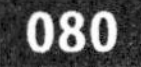

Einfluss des Beatmungsregimes auf den funktionellen und morphologischen Verlauf der schweren Lungenkontusion im Tierexperiment

D. Schreiter (Leipzig), S. Katscher, L. Mende, C. Josten

Zielsetzung

Die Folge der schweren Lungenkontusion ist ein Ventilations-Perfusions-Missverhältnis. Die therapeutischen Optionen sind neben Lagerungstherapie adäquate Beatmungsregime. In einer tierexperimentellen Studie wurde der Einfluss der lungenprotektiven Beatmungsstrategien nach dem „New Approach“ (NA) und einem modifizierten „Open Lung Concept“ (OLC) auf den funktionellen und morphologischen Verlauf des Lungenschadens untersucht.

Material und Methoden

Die tierexperimentelle Studie wurde von 10/99 bis 11/99 an 32 Schweinen durchgeführt. Nach Anlage einer isolierten Lungenkontusion mit einem Bolzenschussgerät unter den Bedingungen einer Narkose und 90 min standardisierter Basistherapie erfolgte die Einteilung in die beiden Beatmungsgruppen mit je 16 Tieren. Die engmaschige Erfassung umfangreicher kardiopulmonaler Parameter sowie CT-morphologischer Veränderungen erfolgte über einen Untersuchungszeitraum von 24 h.

Ergebnisse

Nach Applikation der Lungenkontusion war im Gesamtkollektiv ein signifikanter Abfall des Oxygenierungsquotienten auf 219 mmHg (SD 74) und der Compliance auf 18,4 ml/mbar (SD 4,8) sowie ein Anstieg des pCO2 auf 65,9mmHg (SD 34,1) zu verzeichnen. Im OLC-Kollektiv konnte nach erfolgreichem Öffnungsmanöver eine signifikant höhere und vor allem auch schnellere Verbesserung des paO_2/FIO_2-Quotienten auf 608 mmHg (SD 113) und der Compliance auf 34,6 ml/mbar (SD 7,4) im Gegensatz zu 362mmHg (SD 78) bzw. 27,4 ml/mbar (SD 6,8) in der NA-Gruppe erreicht werden. Die dabei benötigten Spitzendrücke, die CT-morphologisch und anhand der paO_2-Dynamik ermittelt worden, lagen im Durchschnitt bei 65 (50–80) mbar.

In beiden Gruppen wurde zur Alveolarstabilisierung ein PEEP von ca. 16 mbar ermittelt. Während nach dem NA dieser Druck am Respirator eingestellt wurde, erfolgte die Realisierung dieses PEEP-Niveaus in dem OLC-Kollektiv als regionaler Intrinsic-PEEP durch eine hochfrequente druckkontrollierte IR-Ventilation.

Neben der niedrigeren Oxygenierung wegen der langsameren Rekrutierung war in dem normofrequenten und auf statischem PEEP basierenden Beatmungsregime des „New Approach“ die Hyperkapnie von durchschnittlich 72,8mmHg (SD 7,1) der hauptsächlich limitierende Faktor (OLC: 33,7 mmHg). Neben einem deutlich erhöhten Sedierungsbedarf lagen auch die benötigten Druckamplituden über denen der OLC-Gruppe.

Schlussfolgerung

Mit dem „Open Lung Concept" gelang in dem Tierkollektiv eine schnelle Verbesserung der Blutgasparameter und der Atemmechanik, die nicht nur zu den posttraumatischen Ausgangswerten, sondern auch im Vergleich zu den nach dem „New Approach" beatmeten Tieren signifikant unterschiedlich waren.

081 Regulation der Funktion und Apoptose von stromalen Knochenmarkszellen durch Seren polytraumatisierter Patienten

S. Müller (Zürich), K. Eid, M. Keel, O. Trentz, W. Ertel

Zielsetzung

Die Homeostase von Knochenauf- und abbau wird durch die Anzahl und funktionelle Aktivität der Osteoblasten, bzw. deren Vorläuferzellen reguliert. Nach einem Polytrauma in Kombination mit einem Schädelhirntrauma kommt es zu einer beschleunigten Frakturheilung und in 10–40% zur Ausbildung von heterotopen Ossifikationen. Es muss postuliert werden, dass das Trauma die Freisetzung von Faktoren induziert, welche das Gleichgewicht zwischen Zell-Recruitment und Elimination und/oder die metabolische Leistung (Proteinsynthese, Mineralisation) dieser Zellen beeinflussen.

Material und Methoden

Seren von 10 polytraumatisierten Patienten (7 Patienten mit SHT, Alter: 35±13 J., ISS: 42±13 Pkt,) wurden zwischen Tag 1 und 21 nach Trauma gewonnen. Als Zielzellen wurden stromale Knochenmarkszellen (sKM) verwendet. Diese wurden aus Hüftköpfen nach deren gelenkprothetischem Ersatz isoliert und stellen osteoblastische Vorläuferzellen dar. Die sKM wurden mit den Seren von polytraumatisierten Patienten und von Kontrollpersonen (n = 6) inkubiert. Proliferation und alkalischen Phosphatase-Aktivität der sKM wurden in Monolayer-Zellkulturen bestimmt. Zusätzlich wurden sKM in 3-D Kollagenmatizes über 3 Wochen kultiviert und die osteoblastische Zelldifferenzierung sowie Apoptose histologisch untersucht. Die mRNA-Expression für Collagen I, Osteocalcin und die Apoptose-regulierenden Faktoren (bcl-2, bcl-X, bax) wurde mittels semiquantitativer RT-PCR bestimmt.

Ergebnisse

Die Seren polytraumatisierter Patienten hemmten signifikant die Proliferation der sKM im Vergleich zu Kontrollseren. Bezüglich der Matrixproduktion und Genexpression von Collagen I und Osteocalcin konnten keine qualitativen Unterschiede in den 3-D Zellkulturen gefunden werden. Hingegen senkte das Serum polytraumatisierter Patienten die Zahl apoptotischer sKM signifikant gegenüber dem Serum von gesunden Probanden (Apoptose-pos. sKM: 3.3±3.6% vs 22.5±10.5%, $p<0.01$) und insbesondere von Patienten, die heterotope Ossifikationen ($n=3$) entwickelten (1.2±1.4%). Die relative m-RNA Expression von bcl-2/bcl-X und bax korrelierte signifikant mit der Prozentzahl apoptotischer sKM ($p<0.05$) in den 3-D Zellkulturen.

Schlussfolgerungen

Nach einem Polytrauma kommt es zu einer Hemmung der Apoptose von osteoblastischen Vorläuferzellen. Diese antiapoptotische Wirkung der Seren kann für die erhöhte Osteogenese nach Trauma verantwortlich sein.

082 Zirkulatorische Störungen und Parenchymschäden nach isolierter Lungenkontusion im spontan atmenden Tiermodell

U. C. Liener (Ulm), M. W. Knöferl, T. Barth,U. B. Brückner, L. Kinzl, F. Gebhard

Zielsetzung

Das schwere Thoraxtrauma ist mit einer hohen Komplikationsrate behaftet. Da die zugrundeliegenden Pathomechanismen noch unzureichend erforscht sind, bedürfen sie weiterer Aufklärung. Es existieren verschiedene Tiermodelle, wobei ein Thoraxtrauma durch direkten Kontakt oder kontaktlos am intubierten Tier erzeugt wird. Durch Intubation und längere Beatmung kann aber ein iatrogener Schaden ausgelöst werden und es besteht der Nachteil, daß ein reflek. Glottisschluß nicht möglich ist. Ziel war daher die Etablierung eines Kleintiermodells mit kontaktloser Thoraxverletzung am nicht intubierten Tier und die Charakterisierung der resultierenden kardiopulm. sowie makro- und mikroskopischen Veränderungen.

Material und Methoden

Wistar Ratten (Gewicht 289–347 g) wurden in eine Thoraxtrauma- ($n=8$) und Kontrollgruppe ($n=8$) randomisiert. Die Narkose erfolgte in Rückenlage über eine Spülmaske mit einem Sevofluran/O_2-Gemisch. Thorax und Lunge wurden durch eine Druckwelle traumatisiert. Der Druckwellengenerator bestand aus einem zum Tier offenen Zylinder in dessen Mitte eine Polyesterfolie (Mylar® 190A) eingespannt war. Nach Einströmen von Druckluft, trat beim Zerreißen der Folie eine Druckwelle auf welche auf das Versuchstier traf. Der gewählte Zylinderabstand zum Versuchstier, welcher die Traumastärke bestimmt, betrug 2 cm. Kontrolltiere wurden den gleichen Manipulationen incl. Katheterimplantationen unterzogen. Während der Versuchszeit von180min wurden vor, unmittelbar nach der Verletzung sowie in Intervallen von 30 min die Herzfrequenz (HF), der Blutdruck (MAP) sowie der art. pO_2 gemessen. Die Lungen wurden nach der Tötung zur histologischen Aufarbeitung entnommen.

Ergebnisse

Unmittelbar nach Trauma trat eine Apnoe von im Mittel 17±4,2 (±SEM) s auf. Initial kam zu einem ausgeprägten Abfall des MAP von im Mittel 84(±8 mmHg) auf 27(±12 mmHg), des pO_2 von 322(±39 mmHg) auf 76(±31 mmHg) und der HF von 428 (±47/min) auf 309(±58/min), 2 Tiere verstarben. Während der Beobachtungszeit stiegen bei den restlichen Traumatieren pO_2, MAP und HF an, erreichten aber nicht die Ausgangswerte. Gegenüber der Kontrollgruppe waren der pO_2 bis 120 min und HF sowie MAP bis 60 min sign. erniedrigt ($p<0{,}01$). Alle Tiere der Traumagruppe hatten makroskopisch sichtbar bilaterale pulmonale Hämorrhagien ohne Verletzungen der Thoraxwand sowie mikroskopisch subpleurale und intraalveoläre Einblutungen. Die Kontrollgruppe zeigte konstante physiologische Parameter ohne die morphologische Veränderungen der Lungenkontusion.

Schlussfolgerung

Durch eine geeignete Druckwelle lassen sich am nicht intubierten Kleintier die charakteristischen Veränderungen einer Lungenkontusion ohne zusätzliche Verletzung der Thoraxwand erzeugen. Modellbedingte Einflüsse werden vermieden, wenn keine Intubation durchgeführt wird. Somit steht ein reproduzierbares kliniknahes Modell zur Verfügung, mit dem sowohl lokale wie auch systemische Auswirkungen einer isolierten Lungenverletzung untersucht werden können.

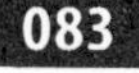

Expression eines Muskel-Aktins in Zellen des Binde- und Stützgewebes, die an der Frakturheilung teilnehmen

B. J. Kinner (Boston, MA), L. C. Gerstenfeld, T. A. Einhorn, K. P. Thon, M. Spector

Zielsetzung

Die Rolle, die α-smooth muscle Aktin (SMA) exprimierende Fibroblasten im Rahmen der Wundheilung spielen, ist seit mehr als 30 Jahren bekannt. Neuere Untersuchungen haben gezeigt, dass auch Osteoblasten (1) und Chondrozyten (2) das Gen für dieses kontraktile Aktin-Isomer expremieren und *in vitro* ein Kollagen-Glycosaminoglycan Analog der Extrazellularmatrix kontrahieren (1, 3) können. Allerdings ist die Funktion, die SMA exprimierende Zellen während der Bildung, des Remodeling und der Heilung von Binde- und Stützgeweben übernehmen, bisher unklar. Ziel dieser Untersuchung war es, die Verteilung SMA exprimierender Zellen während der Frakturheilung in einem standardisierten Modell an der Maus zu untersuchen.

Material und Methoden

Die Versuche wurden unter Verwendung eines gut charakterisierten Tier-Modells (Maus) zu Heilung geschlossener Frakturen durchgeführt (4). Nach Einbringen eines intramedulär Pins wurde eine Querfraktur der Tibia herbeigeführt. Jeweils 5 Tiere standen nach 7, 14, 21 und 28 Tagen zur Verfügung. Die Tibia wurde nach Entfernung des Pins in Formalin fixiert und in Paraffin eingebettet. 7 µm dünne Schnitte wurden angefertigt und immunhistochemisch unter Verwendung eines monoklonalen Anti-SMA Antikörpers gefärbt. Die so erhaltenen Präparate wurden mittels eines semiquantitativen Scores, der die Komposition des Frakturkallus sowie die Verteilung SMA positiver Zellen bewertet, beurteilt.

Ergebnisse

Die SMA-Expression während der Fakturheilung war transient. Während nach 3 und nach 28 Tagen nur ein Teil der Zellen SMA exprimierte, war die Mehrheit der mesenchymalen Zellen zwischen Tag 7 und 21 SMA positiv. Ein signifikanter Unterschied ergab sich sowohl für Chondrozten im weichen Kallus (Kruskal-Wallis test, $p = 0.02$), als auch Osteoblasten ($p = 0.018$). Die SMA Expression im Frakturkallus war signifikant höher als an unbeteiligten Stellen des Skeletts (Fisher's exact test, $p = 0.008$).

Schlussfolgerung

Dies ist der erste Bericht über die Expression eines kontraktilen Muskel-Aktins während der Frakturheilung. Der Nachweis eines hohen Anteils SMA positiver Zellen legt den Schluss nahe, dass die SMA- vermittelte Kontraktion dieser Zellen eine Rolle bei der Frakturheilung spielt. Die spezifischen SMA- abhängigen Zell-Funktionen müssen in weiteren Untersuchungen ermittelt werden.

Donnerstag, 15. November 2001
10:15 – 12:15 Uhr (Saal 8)

B3.2 Kniegelenkendoprothetik

084 Der Standard beim Kniegelenkersatz

R. Neugebauer (Regensburg)

Einführungsreferat

085 Patellaersatz: Pro/contra

W. Puhl (Ulm)

Einführungsreferat

086 Unikondyläre Schlittenprothesen und ihre Ergebnisse

W. Neumann (Magdeburg)

Einführungsreferat

087 Vorteile des Mobile-Bearing und Kreuzbanderhaltes

V. Ewerbeck (Heidelberg)

Einführungsreferat

088 Bewegliches oder fixes Plateau – eine experimentelle Studie

H. J. Refior (München), W. Plitz

Einleitung

Die heute zur Verfügung stehenden konventionellen Knieendoprothesen mit fixiertem Polyethylenplateau weisen eine relativ geringe Konformität zwischen tibialer und femoraler Komponente auf. Dies produziert hohe Stressbelastungen im Kontaktbereich der Polyethylenkomponente. Delamination und Aufbrüche sind das Resultat. Zur Vermeidung dieses sogenannten Ermüdungsabriebs wurde in den späten 70iger Jahren das „mobile bearing“-Prinzip für die Polyethylenkomponente eingeführt. Seitdem hat die Zahl von „mobile bearing“-Knieprothesen ständig zugenommen.
Die klinischen Resultate derartiger Prothesen zeigen eine gute Funktion. Darüberhinaus wurde über eine geringe Abriebrate des Polyethylenimplantates anhand von Untersuchungen an Explantaten berichtet. Diese Berichte wurden zum Anlaß genommen, eigene Simulatoruntersuchungen an „mobile bearing“-Komponenten durchzuführen. Darüberhinaus wurden mobile Polyethylen-Explantate mit einer Mindestverlaufzeit von 3 Jahren untersucht.

Material und Methoden

Es wurden 7 verschiedene Polyethylenkomponenten von verschiedenen Herstellern im Kniegelenks-Simulator über eine Periode von 4 Mio Zyklen unter annähernd physiologischen Bedingungen getestet. Nach jeweil 500 000 Zyklen wurden Abdrücke der Oberflächen durchgeführt, um das Ausmaß der Kontaktfläche zu prüfen. Desweiteren wurden nach 4 Mio Zyklen rasterelektronenmikroskopische Untersuchungen der Oberflächen vorgenommen. Beide Oberflächen der Polyethylenkomponente wurden untersucht.
Von 5 verschiedenen Explantaten wurden ebenfalls Oberflächenuntersuchungen in Form der Rasterelektronenmikroskopie (REM) durchgeführt.

Resultate

Bei allen untersuchten „mobile bearing“-Komponenten konnte nach 4 Mio Zyklen nur ein abrasiver Abrieb nachgewiesen werden. Die Abriebmuster bestätigten eine optimale Kongruenz der artikulierenden Komponenten der Prothesen. In keinem Fall konnte ein Ermüdungsabrieb beobachtet werden. Schon nach 500 000 Zyklen konnte eine große Kontaktzone gefunden werden. Diese Beobachtung mag das Fazit berechtigt erscheinen lassen, daß der Kontaktstress des Polyethylens unter 5 MPa. liegen muß. Das Abriebverhalten der einzelnen getesteten Implantate wies keine wesentliche Differenz auf.
Die bei den Explantaten erhobenen Befunde entsprachen im Wesentlichen den Ergebnissen nach Simulator-Tests.

Zusammenfassung

Zwar ist gegenüber den in-vitro-Resultaten Zurückhaltung geboten. Ungeachtet dessen kann aufgrund der Abriebmuster, die als Ausdruck einer guten Kongruenz der artikulierenden Komponenten und eines glatten Gleitens betrachtet werden müssen, das Prinzip des mobile bearing als überzeugend angesehen werden. Die in-vitro erzielten Resultate sind vergleichbar mit denen, die an explantierten Knieprothesen erhoben werden konnten.

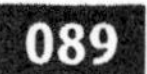

089 Ausmaß der interindividuellen Variationsbreite bei der intraoperativen Bestimmung der inter-epicondylären Achse in der Knieendoprothetik

J. Schunck (Neus), T. Filler, E. Peuker, J. Jerosch

Zielsetzung

Ziel der vorliegender Untersuchung war es, die interindividuelle Variabilität bei der Festlegung der epikondylären Referenzlinie für die Rotationsausrichtung der Femurkomponente darzustellen.

Kurzfassung

Trotz aller Hilfslinien ist die Einstellung der Femurrotation in der Kniendoprotherik schwierig.

Problembeschreibung – Material, Methoden, Ergebnisse

Acht in der Knie-Endortothetik erfahrene Orthopäden legten, wie intraoperativ üblich, an Thiel-fixierten Körperspenden ihre Referenzpunkte zur Bestimmung der interepicondylären Achse fest. Die relevanten Punkte der Femur-Epicondylen wurden mit einer in den Knochen gesteckten Kanüle markiert. Für einen interindividuellen Vergleich der gewählten Lokalisationen wurden die Ergebnisse mit Standbildern in Videoauflösung so festgehalten, dass charakteristische Umgebungsinformation für ein Alignment im Bild erfasst war und dennoch die Messegenauigkeit hinreichte. Die Bilder wurden digital überlagern und anhand markanter Bildpunkte auf das Leerbild skaliert. Alle Markierungspunkte wurden in ein gemeinsames Leerbild übertragen und in einem zweiten Arbeitsschrift mit Bildanalyse vermessen.
Auf dem lateralen Epicondylus war der maximale Abstand zwischen zwei Untersuchern 13,8 mm, auf dem medialen Epicondylus 22,3 mm. Die Fläche über dem lateralen Epicondylus, auf welche die Messwerte projeziert werden konnten, betrug 116 mm^2 bzw über dem medialen Epicondylus 102 mm^2. Der mittlere Abstand zwi-

schen zwei Untersuchern betrug lateral 6,4 mm (Range 13,2 mm) und medial 9,7 mm (Range 21,6 mm).

Schlussfolgerungen

Unter Berücksichtigung der Tatsache, dass die Rotationsausrichtung in der Knieendoprothetik einen entscheidenden Gesichtspunkt darstellt, erscheint die interindividuelle Abweichung in der Bestimmung der Referenzpunkte als recht hoch.

090 Navigation in der Knieendoprothetik Prospektive vergleichende Studie gegenüber konventioneller Implantationstechnik

U. Clemens (Sendenhorst), R. K. Miehlke, J. Jens

Zielsetzung

Zeigt die Anwendung eines computerintegrierten Instrumentationssystems in der Knieendoprothetik (Navigationssystem) grundsätzlich günstige Resultate und wie fällt der Vergleich mit der konventionellen Instrumentierung aus?

Material und Methoden

Das OrthoPilot-Navigationssystem definiert die individuelle mechanische Beinachse über eine intraoperative kinematische Analyse. Die errechneten Zentren von Hüft- Knie- und Sprunggelenk werden zur navigierten Ausrichtung der Sägelehren verwandt.
Die ersten 50 mit dem OrthoPilot-Navigationssystem operierten Fälle werden im Rahmen einer prospektiven Studie mit 50 konventionell operierten Fällen verglichen. Die erreichten Beinachsen werden 3 Monate postoperativ radiologisch erfaßt.

Ergebnisse

Tabelle 1. Abweichung vom Idealwert

	Mechan. Achse		femoral a.p		femoral lat.		tibial a.p.		tibial lat.	
	Ortho-Pilot	Kontrolle	Ortho-Pilot	Kontrolle	Ortho-Pilot	Kontrolle	Ortho-Pilot	Control	Ortho-Pilot	Kontrolle
0°	13	9	16	18	12	12	26	19	31	8
1°, 2°	16	13	21	20	23	16	19	25	12	22
3°, 4°	19	24	13	10	10	15	4	4	1	18
>4°	2	4	0	2	5	7	1	2	2	2

Schlussfolgerung

Das OrthoPilot-Navigationssystem erleichtert eindeutig die akkurate Ausrichtung knieendoprothetischer Komponenten in Femur und Tibia. In den Parametern Mechanische Achse, Tibial lat. zeigen sich statistisch signifikant überlegene Ergebnisse nach dem Wilcoxon-Rangsummen Test. Erhebliche Abweichungen von einer optimalen Ausrichtung können bei Anwendung der Navigation weitgehend vermieden werden. Mit zunehmender Erfahrung steigt die Zuverlässigkeit und durch kontinuierliche Verbesserung des Systems werden Abweichungen reduziert.

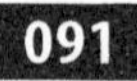

091 Rechnerunterstützte Implantation von Knie-Totalendoprothesen unter Verwendung des Robodoc-Systems

M. Börner (Frankfurt/Main), M. Tenbusch, U. Wiesel

Zielsetzung

Ein Operationsroboter (Robodoc®) wird zum totalen Kniegelenksersatz verwendet. Achs- und Rotationsfehler, bekannt von der konventionellen Operationstechnik, sollen vermieden werden. Diese Präsentation soll einen Überblick über das System und die Operations-durchführung geben, sowie erste Ergebnisse vorstellen.

Material und Methoden

Das Robodoc® Operationssystem beinhaltet drei Komponenten: Die Planungsstation Orthodoc®, der Fräsroboter und die Roboter-Kontrolleinheit, welche die Planungsdaten erhält und den Roboter steuert.
Gegenwärtig müssen noch 4 Meßschrauben, sogenannte Pins, vor dem endoprothetischen Eingriff eingebracht werden, jeweils 2 in den distalen Femurbereich und 2 in den proximalen Tibiaabschnitt. Diese Pins dienen als Landmarken.
Ein CT-Scan wird einschließend den Femurkopf, das distale Femur, die proximale Tibia und das Sprunggelenk im Spiralmodus durchgeführt, die Daten werden auf die Orthodoc®-Planungsstation übertragen.
Auf der Planungsstation mit dreidimensionaler Darstellung werden zunächst die Pins registriert. Desweiteren werden die Achsen von Femur und Tibia festgelegt und die Beinachse virtuell ausgerichtet. Anschließend erfolgt das Auswählen und Einsetzen der Prothesenmodelle aus einem Prothesenkatalog. Femur- und Tibiakomponente werden achsgerecht ausgerichtet, ein Tibiaplateau wird eingeplant. Zum Abschluß der Planung kann ein künstliches Röntgenbild mit Darstellung des postoperativen Ergebnis erzeugt werden, um die korrekte Achsausrichtung zu überprüfen.

Das Bein wird intraoperativ in einer speziellen Halterung auf dem Operationstisch mit einer Kniebeugung von mindestens 70° fixiert, es wird der herkömmliche Zugang in typischer Weise durchgeführt, nach Präparation wird das Bein über ein Hoffmann II Fixateursytem starr mit der Fräseinheit verbunden, die Registrierung der 4 Pins durchgeführt. Nach erfolgreichem Abschluß der Registrierung erfolgt das Fräsen der femoralen Gelenkfläche, anschließend der Tibiagelenkfläche.
Nach Abschluß des Fräsens wird die Oberflächenersatz-Endoprothese durch den Chirurgen in fast ausschließlich zementfreier Technik implantiert.

Ergebnisse und Schlussfolgerung

Das System erlaubt eine dreidimensionale präoperative Planung einer korrekten Achse und Rotation, sowie einer adaptierten Implantatgröße. Bis Januar 2001 wurden 100 Fälle geplant, in 95% der Fälle konnte die präoperative Planung intraoperativ exakt umgesetzt werden, die durchschnittliche Operationszeit betrug 90 Minuten, als Komplikation wurde in einem Fall ein Frühinfekt mit Etappenrevision ohne Prothesenverlust gesehen, weitere Komplikationen traten nicht auf. Die intraoperativ umgesetzte korrekte Ausrichtung und Rotation der Prothesenkomponenten konnte in einer prospektiven Studie nachgewiesen werden.

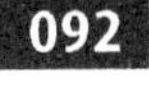

092 Die Arthrodese-Prothese am Kniegelenk – Alternative für komplizierte Verläufe

R. Ascherl (Leipzig), E. Lenz, H. Albersdörfer, A. Kölling

Zielsetzung

Mehrfache Wiederholungseingriffe bei der Alloplastik des Kniegelenkes werfen, vor allem beim Infekt, besondere Probleme hinsichtlich der Weichteile und besonders der knöchernen Verhältnisse (Defekte und Verlust von Patella und Streckapparat) auf. Aus diesem Grund wurde hierfür ein spezielles Arthrodese-Implantat entwickelt.

Material und Methoden

Zentrales Element ist der sog. „Schwalbenschwanz“, welcher aus einem proximalen und distalen Teilstück besteht (gesichert durch eine Madenschraube). An beiden Teilstücken sitzt ein Konus, über den verschiedene Stiele aufgesteckt werden können, die in Femur und Tibia implantiert werden. Diese sind in 5 Größen vorhanden, jeweils zementiert und zementlos. Das Implantat ist postoperativ belastungsstabil.

Ergebnisse

Bisher kam die Arthrodese- Prothese bei insgesamt 11 Patienten zur Anwendung. Es handelte sich in allen Fällen um Mehrfachrevisionen mit septischer Lockerung. Die Patienten waren zwischen 65 und 85 Jahre alt. Bei 3 der 11 Patienten mit fortgeschrittenen Infekten und gleichzeitiger Lockerung eines ipsilateralen Hüftimplantates (Z.n. Schenkelhalsosteosynthese) erfolgte die Implantation einer individuellen „Durchsteckprothese" mit modularem Hüftteil und Arthrodese- Prothese im Kniegelenksbereich. Der Wechsel bei allen Patienten erfolgte mehrzeitig. Dabei kamen programmierte Lavagen bis zur endgültigen Sanierung der Weichteile und des knöchernen Lagers zur Anwendung. Bei allen versorgten Patienten zeigten sich bisher rezidivfreie Einheilung und ausgezeichnete Primärstabilität. 2 mal war eine fasciokutane Lappenplastik zur Weichteilsanierung notwendig.

Schlussfolgerung

Die Stabilität scheint ein wesentlicher Faktor zur Beherrschung der Infektsituation zu sein. Die Indikation für das Arthrodese- Implantat ist in der infizierten Defektsituation nach mehrfachen Prothesenwechseln am Kniegelenk mit Verlust des Streckapparates zu sehen. Gerade bei diesen Patienten ist eine rasche Remobilisation wichtig. Die Versteifung wird in der Regel gut toleriert, da sie im Vergleich zur vorherigen Situation (Fistelbildung, Notwendigkeit von Orthesen) eine wesentliche Erleichterung mit sich bringt.

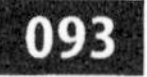

093 Die infizierte Knieendoprothese – diagnostischer und therapeutischer Algorhythmus – Resultate

E. W. Kollig (Bochum), F. Kutscha-Lissberg, B. Kroes, G. Muhr

Zielsetzung

Nach großen Sammelstatistiken muss derzeit in der Knieenedoprothetik in 3% der Fälle mit einem Infekt gerechnet werden. Vor dem Hintergrund der steigenden Implantationzahlen sieht sich die operative Medizin demzufolge vermehrt mit dieser Komplikation konfrontiert. An Hand des vorgestellten Kollektives sollen die Resultate eines diagnostischen und therapeutischen Algorhythmus vorgestellt werden.

Material und Methoden

Von 1993 bis 2000 wurden 59 Patienten mit infizierter Knieendoprothetik behandelt. Das Gros war mit einem Oberflächenersatz versorgt worden. Infektverursachender Keim war im Erstabstrich oder -punktat in 50% Staph. aureus, in 44% der Fälle lag ein

Mischinfekt vor. Die frühestmögliche mikrobiologische Untersuchung erbrachte zudem die resistogrammgerechte Antibiose. Das CRP war bei Aufnahme bei 68% der Patienten erhöht. Frühinfekte wurden mittels offenem Debridement, Lavage und hochdosierter Antibiose behandelt. Bei Spätinfekten wurde ein- oder zweizeitig der Prothesenwechsel oder die Arthrodese vorgenommen, abhängig von der lokalen wie systemischen Ausgangslage und den indidviduellen Anforderungen hinsichtlich der Lebensqualität. Ein antibiotikumhaltiger, temporärer Knochenzementspacer wurde bei 64% eingesetzt, in 27% der Fälle wurde dieser gewechselt. Insgesamt waren durchschnittlich 5.1 chirurgische Interventionen erforderlich. Die Antibiose wurde durchschnittlich für 9.25 Wochen angewandt. Das Infektmonitoring erfolgte lokal und systemisch (Klinik, CRP, Leukozyten, Sonographie, Punktionen).

Ergebnisse

Bei 17 Patienten mit Frühinfekt konnte der Prothesenerhalt erreicht werden (29%), bei 22 wurde ein Prothesenwechsel vorgenommen, davon in 60% erfolgreich. Bei 26 Patienten wurde eine Arthrodese durchgeführt (44%), diese konsolidierte bei 88% belastungsstabil. Als ultima ratio war bei 6 Patienten (10%) die Oberschenkelamputation notwendig.

Schlussfolgerung

Bei infizierter Knieendoprothese ist bei der Hälfte der Patienten unter Anwendung eines diagnostischen und therapeutischen Algorhythmus langfistig die Infektsanierung und der funktionelle Erhalt des Kunstgelenkes mit und ohne Wechsel möglich. Bei 39% der Fälle gelingen Infektkontrolle und Extremitätenerhalt mit einer belastbaren Arthrodese. Insbesondere ein ausgedehnter Knochenverlust, der kritische Weichteilmantel und der nicht beherrschbare Infekt erzwingt bei 10% der Patienten nach Ausschöpfen der therapeutischen Möglichkeiten die Amputation.

Donnerstag, 15. November 2001
10:15 – 12:25 Uhr (Saal 9)

B5.1 Computerassistierte Unfallchirurgie

094 Navigationsgestützte Instrumentierung der Wirbelsäule – eine prospektive klinische Studie

F. Gebhard (Ulm), L. Kinzl, M. Arand

Zielsetzung

Ziel der Studie ist die Überprüfung der Implantatlage bei CT und C- Bogen basierter Instrumentation der Wirbelsäule im Vergleich zum herkömmlichen Operationsverfahren.

Material und Methoden

Die Instrumentierung der Wirbelsäule erfolgt standardmäßig unter BV Kontrolle. Für die Navigation (Surgigate,) wurde entweder der CT basierte Modus mit präoperativer Planung oder die intraoperative C- Bogen Navigation (Iso, C-arm) eingesetzt. Alle Patienten wurden postoperativ CT kontrolliert. Als korrekt wurde nur die streng zentrale Lage im Pedikel gewertet. Jegliche Abweichung mit Perforation wurde als Fehllage interpretiert (Grad 1 = um Gewindetiefe, Grad 2 = mehr als Gewinde). Zur Instrumentation kam der Druckplatten- Fixateur (Litos) und das USS (Synthes) zur Anwendung.

Ergebnisse

Es wurden insgesamt 120 Pedikel navigationsgestützt instrumentiert (96 CT basiert, 24 C-Bogen). Im selben Zeitraum wurden 98 Pedikelschrauben auf konventionelle Weise unter Durchleuchtung eingebracht. In der CT-Kontrolle zeigte sich eine vollständige intrapedikuläre Implantatlage bei 88% der CT basierten und bei 89% der C-Bogen navigierten Pedikelschrauben. Die konventionelle Besetzung der Pedikel ergab im gleichen Zeitraum eine zentrale Platzierung von 79%. Die Analyse der beiden in der Studie verwendeten Implantatsysteme hinsichtlich der Präzision bei der Implantation zeigte im navigierten Kollektiv eine zentrale Lage der Schrauben des Druckplattenfixateur in 70% und des USS in 92% der Fälle, in der nicht navigierten Gruppe war die Verteilung ausgeglichen. Bei Nutzung des C-Armes ergab sich eine Bildqualität bezogene eingeschränkte Verwendung im Bereich der thorakalen Wirbelsäule und bei Osteoporose.

Schlussfolgerung

Die vorliegende Arbeit zeigt, dass mit der Anwendung der Computergestützten CT und C-Arm Navigation gute Ergebnisse bei der Pedikelinstrumentierung zu erreichen sind. Zu berücksichtigen ist eine Lernkurve und die Eignung des verwendeten Implantatsystems für die computerassistierte Anwendung. Die C-Arm Navigation besticht durch die einfache Handhabung und ausreichende Präzision mit der Einschränkung der reduzierten Bildqualität.

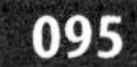

095 CT-basierte Navigation im Vergleich zur konventionellen Platzierung von Pedikelschrauben an der Brustwirbelsäule

K. J. Schnake (Berlin), B. König, R. J. Schroeder, F. Kandziora, D. van der Speek, U. Stöckle, N. P. Haas

Zielsetzung

Navigationsverfahren entwickeln sich zu Standardanwendungen in der Traumatologie und Orthopädie. Nach erfolgreichem Einsatz der CT-basierten Navigation an der LWS gilt es nun, die Überlegenheit der Navigation auch an der BWS zu beweisen. Geringere Pedikeldurchmesser, schwierigere anatomische Verhältnisse und schlechtere Darstellbarkeit im BV der BWS im Vergleich zur LWS erfordern für ebenso gute Ergebnisse eine höhere Genauigkeit des Systems. Dies setzt höchste Präzision insbesondere beim Matching voraus. Ziel der Arbeit war es, die anatomische Lage von navigierten und konventionell eingebrachten Pedikelschrauben bei Patienten zu vergleichen.

Material und Methoden

In einem Zeitraum von 12 Monaten wurden je 100 Pedikelschrauben an der BWS konventionell (Gruppe I) oder CT-basiert (Gruppe II) mit dem Navigationssystem der Firma Medivision® unter additiver Bildwandlerkontrolle im lateralen Strahlengang platziert. Die Verteilung der Patienten erfolgte randomisiert. Die postoperative Auswertung der Schraubenlage erfolgte subjektiv optisch anhand eines standardisierten Stufenschemas durch einen unabhängigen Radiologen. Gewertet wurden Fehlplatzierungen nach medial, lateral, caudal und cranial mit Perforation der Pedikelkorticalis von 0–2 mm, 2–4 mm und 4–6 mm.

Ergebnisse

In Gruppe I (konventionell) fanden sich 35 Schrauben fehlplatziert, in Gruppe II (navigiert) waren es 16 ($p<0,01$). Dabei perforierten 19 Schrauben aus der Gruppe I um mehr als 2 mm, in Gruppe II aber nur 1 Schraube (p<0,001). In Gruppe I perforierten 2 Schrauben um mehr als 4mm, in Gruppe II dagegen keine.

Schlussfolgerungen

Das CT-basierte Navigationssystem hat sich auch an der Brustwirbelsäule zur Senkung der Pedikelschraubenfehllage bewährt. Allerdings ist eine Bildwandlerkontrolle im seitlichen Strahlengang notwendig, um v.a. Abweichungen der Schrauben in der Sagittalebene zu erkennen und bei Problemen beim Matching eine Kontrolle zu gewährleisten.

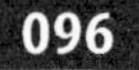

096 Neue 3D-Bildgebung mit einem rechnerunterstützten C-Bogen erhöht die diagnostische Sicherheit bei der Pedikelverschraubung

S. M. Heining (München), E. Euler, S. Wirth, Ch. Riquarts, W. Mutschler

Zielsetzung

Im Rahmen einer experimentellen Studie wurden die Anwendbarkeit, erreichbare Bildqualität und der Informationsgehalt einer neuartigen dreidimensionalen Bildgebung basierend auf einer Serie zweidimensionaler Aufnahmen während einer automatischen Orbitalbewegung des BV mit konventionellen Röntgenbildern, Durchleuchtungsmodus des BV und Spiral-CT am Beispiel der Pedikelverschraubung der BWS und LWS verglichen.

Material und Methoden

In einer experimentellen Leichenstudie waren bei 3 formalinfixierten Leichen insgesamt 80 Pedikelverschraubungen auf allen Niveaus der BWS und LWS unter simulierten Operationsbedingungen (Lagerung, Zugang, Technik, BV-Kontrolle) durchgeführt worden. Nach der Implantation wurden konventionelle Röntgenbilder und ein Spiral-CT angefertigt. Zusätzlich wurden mit einem Prototypen des Iso-C-3D-Bildverstärkers (Fa. Siemens), welcher während einer automatisierten Orbitalbewegung um 190° eine Serie von Durchleuchtungsbildern erzeugt, dreidimensionale Bild-Datensätze erzeugt und multiplanar rekonstruiert. Die Evaluation der Bildgebungsmodalitäten (konventionelles Röntgen, BV, Spiral-CT, Iso-C-3D) erfolgte verblendet durch je 3 Unfallchirurgen und Radiologen bezüglich Bildqualität, Beurteilbarkeit der knöchernen Begrenzungen (Pedikel, Spinalkanal, Wirbelkörper) sowie Schraubenlage. Nach der Beurteilung jeder Bildmodalität wurde die Frage nach Indikation zu einer Neuplazierung der Implantate beantwortet. Objektive Befunde wurden anschließend am Sektionspräparat erhoben. Die statistische Auswertung erfolgte mit dem Wilcoxon-Test für verbundene Stichproben.

Ergebnisse

Trotz der ungünstigen Weichteil/Knochen-Relation am Körperstamm ist die Bildgebung mit dem Iso-C-3D-Bildwandler an der Wirbelsäule möglich. Ausgeprägte Artefakte sind vorhanden, beeinträchtigen jedoch nicht die Identifikation der Knochengrenzen und die sichere Diagnostik von Schraubenlagen. Die subjektive Bildqualität wurde in absteigender Reihenfolge von konventionellen Röntgenbildern über Spiral-CT zu Iso-C-3D beurteilt. Umgekehrt wurden mit Iso-C-3D und CT die sichersten Diagnosen gestellt. Zwischen der CT- und der Iso-C-3D-Bildgebung ergab sich kein signifikanter Unterschied.

Schlussfolgerungen

Die neue C-Bogen basierte 3D-Bildgebung ist ein geeignetes Verfahren zur Darstellung von Hochkontrast-Objekten in der Traumatologie und ist auch im Bereich des Körperstamms einsetzbar. Die technisch einfache intraoperative Anwendung macht dieses Verfahren bei einer dem CT vergleichbaren Aussagekraft überlegen gegenüber dem bisherigen Standard. Das intraoperative Vorgehen und die Lagerungstische müssen für das neue Verfahren allerdings modifiziert werden. Im Zusammenspiel mit Navigationsverfahren wird die intraoperative Registrierung in quasi-Echtzeit möglich werden.

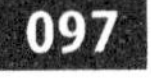

097 Präzision der computer-navigierten Pedikelbohrung in der frakturierten Wirbelsäule

U. Hahn (Köln), A. Prokop, A. Jubel, M. Siessegger, K. E. Rehm

Zielsetzung

Die Häufigkeit der Fehllage von Pedikelschrauben nach konventioneller, dorsaler Instrumentation wird von einigen Autoren mit bis zu 30% angegeben. Moderne Navigationstechnik im OP soll die Präzision der Instrumentation drastisch verbessern und Fehllagen der Schrauben künftig verhindern. In einer Studie soll deshalb die computer-navigierte dorsale Instrumentation mit einem historischen Kollektiv verglichen werden.

Material und Methoden

Einschlusskriterium der prospektiven Studie ist jeder unisegmentale Wirbelbruch mit herkömmlicher Operationsindikation zur dorsalen Instrumentation. Alle Patienten wurden in der üblichen chirurgischen Technik über einen dorsalen Zugang, ergänzt durch die computer-gestützte Navigation operiert. Grundlage der Navigation war jeweils ein Spiral CT mit einer Kollimation von 2, einem Pitch von 2 und einer Rekonstruktionsschichtdicke von 1mm. Es wurde in allen Fällen ein Universal Spine Fix System (Synthes) implantiert. Bei bislang n = 15 Patienten mit n = 60 Pedikelschrauben wurde die Pedikelschraubenlage in der postoperativen CT ausgemessen und mit den Ergebnissen eines eigenen historischen, konventionell operierten Kollektivs mit 212 Pedikelschrauben verglichen.

Ergebnisse

Eine Perforation der medialen Pedikelkortikalis wurde im historischen Kollektiv in 11% beobachtet, während in der computer-navigierten Gruppe 1,6% mediale Perforationen beobachtet wurden. Eine relevante Perforation von mehr als der Hälfte des Schraubendurchmessers wurde im historischen Kollektiv in 4,5% der Fälle, in der computer-navigierten Gruppe jedoch nicht beobachtet. Im Chi-Quadrat Test sind in der computer-navigierten Gruppe signifikant weniger mediale Schraubenfehllagen beobachtet worden als in der historischen Gruppe.

Schlussfolgerung

Die computer-navigierte dorsale Instrumentation erhöht die Präzision der Pedikelbohrung bei dorsaler Instrumentation.

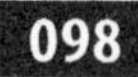

Möglichkeiten und Grenzen der intraoperativen Navigation mit dem offenen Kernspintomographen

M. Stoll (Leipzig), A. P. Verheyden, S. Glasmacher, S. Katscher, C. Josten

Zielsetzung

Klinische Anwendungen der offenen MRT Technologie in der Unfallchirurgie liegen vor allem für die minimalinvasive Wirbelsäulen- und Beckenchirurgie vor. Nach 3 Jahren der klinischen Anwendung läßt sich eine erste kritische Bilanz ziehen und weitere Perspektiven aufzeigen.

Material und Methoden

Der offene MRT ermöglicht neben der navigierten Pedikelschraubenplazierung durch die Darstellung der Weichteilstrukturen – insbesondere auch des hinteren Längsbandes – den geschlossenen Repositionsvorgang nahezu Real-Time darzustellen. Die Weite des Spinalkanales und der Zustand des Rückenmarks läßt sich unmittelbar visualisieren. Die Zugangsmorbidität läßt sich durch einen perkutanen dorsalen Kulissenzugang minimieren. Im Beckenbereich lassen sich die sacralen Nervenwurzeln gut darstellen und kanülierte Schrauben transiliosacral navigiert einbringen. Bisher wurden 26 thoracolumbale Wirbelfrakturen und 5 transiliosacrale Verschraubungen durchgeführt.

Ergebnisse

Die Narkosedauer war bei den Wirbelfrakturen um 30–50% im Vergleich zum konventionellen Vorgehen verlängert. Keine intraoperativen Komplikationen wurden beobachtet. Postoperativ fiel bei einem Patienten eine temporäre Plexusirritation durch Überkopflagerung der Arme auf. In 2 Fällen war im Verlauf eine Revision wegen einem aseptischem Serom erforderlich. Bei insgesamt 106 Pedikelschrauben wurde keine Fehllage festgestellt, bei entsprechend engen Pedikeln wurde eine mediale und vier laterale Perforationen der Pedikelwand beobachtet. Die Rolle des hinteren Längsbandes für die indirekte Reposition konnte bildlich dargestellt werden. Insbesondere konnte gezeigt werden, daß die indirekte Reposition effektiver ist, wenn zunächst distrahiert und dann lordosiert wird.
Bei den Beckenverschraubungen war die Narkosedauer um 80% verlängert. Die Plazierung der Schrauben war in allen Fällen exakt, keine intra- oder postoperative Komplikationen.

Schlussfolgerungen

Der Hauptvorteil der Navigation im offenen MRT ist die Tatsache, daß virtuelle Bilder der Navigation jederzeit mit den aktuellen Real-Time Bildern abgeglichen werden. Dadurch können Navigationsfehler z.b. durch Stellungsänderungen bei Frakturen vermieden werden. Nachteile sind die Notwendigkeit vieler Spezialinstrumente, die räumliche Enge im MRT und die zeitaufwendige Bildgebung. Als Standardverfahren wird sich die Navigation im offenen MRT in breitem Rahmen deshalb nicht durchsetzen. Weitere Perspektiven ergeben sich durch die Möglichkeiten Bildverschmelzung zwischen MRT- sowie CT- und Nativröntgenbildern. Überall wo Navigationssysteme keine ausreichende Genauigkeit garantieren oder die Darstellung der Weichteilstrukturen wichtig ist, bleibt die Navigation mit dem offenen MRT eine erfolgversprechende Alternative.

099 Erste Erfahrungen in der CT-freien computerassistierten Positionierung von Hüftpfannen mit Hilfe eines C-Arms

D. Schulte-Bocholt (Ludwigshafen), P. A. Grützner, F. Holz, U. Langlotz, E. Rose, L. P. Nolte, A. Wentzensen

Zielsetzung

Ziel der Untersuchung war die klinische Testung der Navigierten Implantation von Hüftpfannen, basiert auf intraoperativ erhobenen Daten mit einem navigierten C-Arm.
Die computergestützte Navigation zur Optimierung der Pfannenposition mittels CT gestützter Daten ist ein System das sich in der Praxis in unserer Klinik bewärt hat. Die Pfanne wird hier in Relation zu einer anatomisch definierten Beckenebene geplant und die intraoperative Position bestimmt.
Nachteil dieser Methode sind jedoch die Notwendigkeit präoperativ einen CT Datensatz zu gewinnen um eine Planung durchzuführen, die ca. 20 bis 30 Minuten in Anspruch nimmt. Ferner können einliegende Implantate, gerade in posttraumatischen Fällen, aufgrund der Artefakte eine CT Planung unmöglich machen. Ein weiterer Nachteil ist die Notwendigkeit diese Daten auf die intraoperative Situation mittels sogenanntem Matching zu übertragen. Durch osteoporotische Knochenstruktur, Artefakte oder Schwierigkeiten beim Definieren und Auffinden der Landmarken können hier Fehler entstehen.

Material und Methoden

Seit Februar 2001 haben wir in unserer Klinik begonnen an Hand von Daten die wir aus Bildwandlerbildern gewinnen, CAS gestützt die Hüftpfannen zu positionieren. Mit Landmarken die sowohl perkutan, als auch in Bildern eines navigierten C-Arms bestimmt werden, wird eine anatomische Beckenreferenzebene definiert.
In Relation zu dieser anatomischen Ebene wird die Inklination und Antetorsion der Pfanne mittels des SurgiGATE Navigationssystems von Medivision in Winkelgraden in Echtzeit angezeigt. Ferner werden Fräser- und Pfannenposition in einem C-Arm Bild des Acetabulum in virtueller Fluorskopie dargestellt.

Ergebnisse und Schlussfolgerung

Die ersten Erfahrungen haben gezeigt das dieses System die gleiche akkurate und reproduzierbare Platzierung von Hüftpfannen erlaubt wie die Navigation mit CT gestützten Daten. Das präoperative CT und die aufwendige Planung entfällt. Der zusätzliche intraoperative Aufwand beschränkt sich auf etwa 15 min. Das System hat sich in den ersten Wochen der Anwendung als sehr sicher, genau und praktikabel in der Routine Hüftendoprothetik erwiesen.

100 Chirurgische Navigation versus Freihandtechnik für die distale Verriegelung von Marknägeln: eine kontrollierte klinische Studie

N. Suhm (Basel), T. Beck, A. Jacob, P. Messmer, P. Regazzoni

Zielsetzung

Die distale Verriegelung von Marknägeln mit der sogenannten Freihandtechnik basiert auf dem Einsatz der Röntgendurchleuchtung. Um die notwendige Präzision zu erzielen sind oft minutenlange Durchleuchtungszeiten notwendig.
Die chirurgische Navigationstechnik ermöglicht dagegen eine kontinuierliche Visualisierung des Bohrvorganges auf Basis eines einzigen gespeicherten, intraoperativen Fluoroskopiebildes. Im Rahmen einer kontrollierten klinischen Studie wurden chirurgische Navigation und Freihandtechnik für die distale Verriegelung hinsichtlich Präzision, Durchleuchtungszeit und Operationszeit miteinander verglichen.

Material

In die Studie wurden prospektiv 41 Patienten eingeschlossen, bei denen Schaftfrakturen der unteren Extremität mit dem langen proximalem Femurnagel, dem unaufgebohrten Femur- oder Tibianagel (alle Implantate: Stratec, Oberdorf Schweiz) osteosynthetisch versorgt wurden. Bei den 18 Patienten der Kontrollgruppe wurden 38 Verriegelungslöcher mit der Freihandtechnik gebohrt. Bei den 23 Patienten der Studiengruppe wurden 42 Verriegelungslöcher mit chirurgischer Navigationstechnik (Surgigate, Medivision Oberdorf Schweiz) plaziert.

Methode

Das Vorgehen in der Studiengruppe bestand im Ausrichten des Bildverstärkers, Bildgewinnung und Übertragung auf das Navigationssystem, Bohren unter kontinuierlicher Visualisierung, Eindrehen der Bolzen und Verifikation der korrekten Bolzenlage mittels Durchleuchtung. Operations- und Durchleuchtungszeiten für die distale Verriegelung wurden intraoperativ für beide Methoden protokolliert. Die erzielte Präzision wurde als Fehlbohrung, Bohrung mit Kontakt beziehungsweise ohne Kontakt zwischen Bohrer und Implantat bewertet. Die statistische Analyse der Daten erfolgte mit dem Wilcoxon-signed-rank Test und dem X^2-Test.

Ergebnisse

In der Tabelle sind neben Angaben zur Präzision der Bohrungen die Medianwerte für Operationszeit und Durchleuchtungszeit pro Bohrung nach Verfahren getrennt aufgeführt.

Verfahren	Chirurgische Navigation	Freihandtechnik
Bohrung fehl/mit/ohne Kontakt	1/7/34	0/7/31
Durchleuchtungszeit [s]	7	107
Operationszeit [min]	18.25	12.5

Schlussfolgerung

Es wurde in beiden Gruppen eine vergleichbare Präzision erzielt. Eine Fehlbohrung in der Studiengruppe wurde bei der dritten Anwendung der Navigationstechnik für die distale Verriegelung beobachtet und ist auf die fehlende Erfahrung mit der neuen Technik zurückzuführen. Mit der chirurgischen Navigationstechnik musste hochsignifikant weniger durchleuchtet werden ($p<0.0001$). Neben des erheblichen technischen Aufwandes musste beim Einsatz der Navigationstechnik eine signifikante ($p= 0.01$) Verlängerung der Operationszeit in Kauf genommen werden.

Donnerstag, 15. November 2001
14:00 – 15:45 Uhr (Saal 15.2)

A3.2 Proximale Tibiafrakturen und Begleitverletzungen

101 Nagelung proximaler Tibiafrakturen – eine Technik mit Zukunft?

P. M. Rommens (Mainz)

Einführungsreferat

102 Plattenosteosynthese oder LISS als Versorgungsprinzip am Tibiakopf?

A. Wentzensen (Ludwigshafen)

Einführungsreferat

103 Versorgung der Mehretagenfraktur der proximalen Tibia mit/ohne Gelenkbeteiligung durch geschlossene Reposition und Stabilisation mit dem „Less Invasive Stabilization System – LISS (PLT)"

A. Gruner (Braunschweig), Th. Hockertz, B. Kleine, H. Reilmann

Zielsetzung

Die proximale Tibiafraktur als isolierte Verletzung oder in Kombination mit Tibiakopffraktur stellt die bisher verfügbaren Osteosyntheseverfahren vor große Probleme. Ziel der Versorgung muß die stufenlose Rekonstruktion der Gelenkfläche und Wiederherstellung der Unterschenkelachsen sein. Diese Studie ermittelt das Outcome nach Osteosynthese mit LISS (PLT-proximale laterale Tibia).

Einleitung und Problemstellung

Die stabile Versorgung der proximalen Tibiafraktur stellt auf Grund der Dislokationsneigung des proximalen Fragmentes ein großes Problem dar.

Bisher angewandte Osteosyntheseverfahren wie Platte, Marknagel oder Fixateur externe weisen z.T. erhebliche Nachteile, z.B. ausgedehnte Zugangswege, Störung der Periostdurchblutung, eingeschränkte Stabilität, Achs- und Rotationsfehler, sekundäre Dislokation, Pin-Infekte und erhöhte Pseudarthrosenraten auf.
Bei zusätzlicher Tibiakopffraktur erschwert die Rekonstruktion der Gelenkfläche die Versorgung.
Die Osteosynthese an der proximalen Tibia sollte als weichteilschonendes minimalinvasives und primär definitives Verfahren in der Lage sein, die Gelenkfläche des Tibiakopfes wiederherzustellen und mit dem Schaft zu verbinden.
Die frühfunktionelle Nachbehandlung muß möglich sein.

Material

Frakturart	N=25
proximale Tibiafraktur	14
Mehretagenfraktur mit Gelenkbeteiligung	11

Methoden

Wir haben im Zeitraum von Mai 1999 bis Februar 2001 25 Patienten (Alter ∅ 45,6 Jahre) mit proximalen Tibiafrakturen mit dem LISS (PLT) versorgt. Davon waren 11 Mehretagenfrakturen mit Tibiakopfbeteiligung.

Ergebnisse

Bei allen Patienten wurde ein gedecktes Verfahren mit geschlossener Reposition der Gelenkfläche und der Unterschenkelachse angewendet. Intraoperativ kam es zu keinen Komplikationen. Die mittlere OP-Zeit betrug 1,5 Std., die mittlere Bildverstärkerzeit 98 Sek. Bei den 11 Patienten mit begleitender Tibiakopffraktur wurden in 8 Fällen zusätzliche Spongiosazugschrauben zur Sicherung des Repositionsergebnisses eingebracht. Eine Spongiosaplastik war in keinem Fall erforderlich. Alle Patienten erhielten eine frühfunktionelle Nachbehandlung mit Physiotherapie und Mobilisation ab dem 2. post OP-Tag, soweit es das übrige Verletzungsmuster zuließ. Pseudarthrosen oder Achsfehlstellungen wurden nicht beobachtet. Eine Infektion trat in einem Fall (4%) auf.
Zum Zeitpunkt der Nachuntersuchung haben alle Patienten beschwerdefreie Vollbelastung und radiologisch korrekte Gelenkflächenstellung erlangt. 2 Patienten (8%) wiesen ein Beugedefizit auf.

Schlussfolgerung

Das LISS (PLT) liefert bei Versorgung von proximalen Tibiafrakturen mit oder ohne begleitender Tibiakopffraktur unter Berücksichtigung der Verletzungsschwere und

der biomechanische Besonderheiten über einen knapp zweijährigen Zeitraum sehr gute Ergebnisse.
Vorteile liegen im weichteilschonenden geschlossenen primär endgültigen Osteosyntheseverfahren, kurzer Operationszeit und frühfunktioneller falladaptierter Nachbehandlung mit sofortiger Mobilisation unter (Teil-) Belastung und CPM.

104 Das LISS PT System zur Versorgung von proximalen Tibiafrakturen – Prospektive Dokumentation von 26 Fällen

M. Schütz (Berlin), M. Kääb, A. Schmeling, M. Raschke, N. P. Haas

Zielsetzung

Unter Berücksichtigung biologischer und biomechanischer Aspekte wurde das LISS (Less Invasive Stabilization System) zur Versorgung proximaler Tibiafrakturen entwickelt. Der anatomisch vorgeformte Fixateur intern kann perkutan mittels Zielbügel epiperiostal eingeschoben werden und wird vorzugsweise monokortikal mit selbstbohrenden, selbstscheidenden Schrauben über Trokare am Knochen fixiert.

Material und Methoden

Seit Juli 1998 wurden in unserer Klinik 26 proximale intra- und extraartikuläre Tibiafrakturen mit dem LISS PT stabilisiert und prospektiv über einen Zeitraum von mindestens 12 Monaten verfolgt. Insgesamt wurden 17 proximale Tibiafrakturen (4× AO 41A, 13× AO 41 C) und 9 Frakturen des meta/diaphysären Übergangs (2× AO 42 A, 3× AO 42 B, 5× AO 42 C) in die Studie eingeschlossen. Bei 8 Frakturen lag ein offener und bei 18 Fällen ein geschlossener Weichteilschaden vor, bei denen in 12 Fällen primär eine Kompartmentspaltung erfolgen mußte.

Ergebnisse

In 12 Fällen wurde auf Grund der Gesamtverletzung primär eine Stabilisierung mit einem Fixateur extern durchgeführt, in 14 Fällen wurde die LISS als primäre Stabilisierungsmaßnahme angewandt. Bei intraartikulären Frakturen wurde in allen Fällen zunächst die Rekonstruktion des Gelenkblockes mit freien Zugschrauben durchgeführt und anschließend eine Ausrichtung des Gelenkblockes an den Schaft vorgenommen. Hierzu wurde in 12 Fällen der Fixateur als intraoperative Repositionshilfe genutzt, in den übrigen Fällen wurde die Reposition manuell vorgenommen und zum Teil temporär stabilisiert. Bei allen Versorgungen wurden mind. 4 monokortikale Schrauben pro Hauptfragment implantiert. Eine primäre Spongiosaplastik erfolgte in keinem der Fälle.

24 der 26 Frakturen (92%) konnten nachkontrolliert werden. 2 Patienten standen für die Nachuntersuchung bei begleitenden Schädelhirnverletzungen nicht zur Verfügung. 22 der 24 Frakturen waren zum Zeitpunkt der letzten Nachuntersuchung sicher konsolidiert. Bei 2 Patienten war die Fraktur zu diesem Zeitpunkt nur partiell durchbaut ohne klinische Beschwerden oder radiologischen Zeichen einer Implantatlockerung. In einem Fall kam es nach 9 Monaten zu einer Lockerung im Schaftbereich, die eine Refixation mit bikortikalen Schrauben notwendig machte. In einem Fall trat ein tiefer, in einem weiteren Fall ein oberflächlicher Wundinfekt auf. Beide Situationen konnten mit chirurgischen Maßnahmen bei liegendem Implantat saniert werden. 21 der 24 Frakturen heilten achsgerecht (Fehlstellung <5°) aus (ein Fall 6° Varus, zwei Fälle 5° bzw. 7° Valgus). Sekundäre Sinterungen oder Implantatversagen wurden in keinem der Fälle beobachtet. Bislang mußten keine sekundären Spongiosaplastiken erfolgen.

Schlussfolgerung

Der neue Fixateur intern LISS PT bietet die Möglichkeit in minimal invasiver Technik eine stabile Versorgung proximaler Unterschenkelfrakturen vorzunehmen. Die klinischen Ergebnisse weisen eine gute Anwendbarkeit mit sicherer Frakturkonsolidierung auf.

LISS als Rekonstruktionsmodul nach proximalen Tibiafrakturen

K. U. Mothes (Leipzig), O. Gonschorek, V. Hertel, C. Josten

Zielsetzung

Überprüfung der Einsatzmöglichkeiten des Less Invasive Stabilization System (LISS) bei Frakturen der proximalen Tibia bzw. daraus resultierenden Folgezuständen. Nachdem sich der Einsatz des LISS bei proximalen Tibiafrakturen bewährt hat, wird nun auch zunehmend auf dieses System als Rekonstruktionsmodul zurückgegriffen. Wir berichten über erste Erfahrungen.

Material und Methoden

Von Juli 1999 bis September 2000 wurden 15 LISS-Anwendungen bei proximalen Tibiafrakturen mit problematischen Weichteilverhältnissen bzw. bei Folgezuständen prospektiv erfaßt. Bei 11 Männern und 4 Frauen (Alter 23 bis 83, im Mittel 55, Jahre) lagen Zustände nach Tibiakopffrakturen (n = 7) bzw. proximalen Tibiaschaftfrakturen (n = 8) vor. Die Revisionen umfaßten sekundäre Rekonstruktionen des Tibiaplateaus bzw. Reosteosynthesen nach Pseudarthrosen. Bei der Verwendung von Einzelschrauben zur Gelenkwiederherstellung muß die spätere Lage des LISS miteingeplant werden muß. Ganz wesentliche Vorteile bietet das LISS beim Durchschieben unter den Weichteilen, sodaß hier eine minimalinvasive Technik auch bei langstreckigen Frakturen bzw. Defekten zum Einsatz kommen kann. Die winkelstabile Komponente verhindert sekundäre Achsverluste.

Ergebnisse

Die Röntgenverlaufskontrollen zeigten achsgerechte knöcherne Ausheilungen, lediglich in einem Fall wurde eine verzögerte Knochenbruchheilung bei Z.n. Segmenttransport beobachtet. Die Ergebnisse nach dem Knee and Ankle Score zeigten mit 83,6% bzw. 89,3% gute Werte. Eine unplanmäßige Nachoperation sowie 2 geplante Second looks waren erforderlich.

Schlussfolgerung

Das LISS hat sich als Osteosyntheseverfahren bei proximalen Tibiafrakturen bewährt. Die wesentlichen Vorzüge der minimalen Invasivität und der Winkelstabilität können auch vorteilhaft bei Revisionsoperationen eingesetzt werden. Der Stellenwert des LISS als Rekonstruktionsmodul bei Verletzungen des proximalen Unterschenkels konnte anhand der vorliegenden Erfahrungen herausgestrichen werden.

106 Erste Erfahrungen mit dem Less Invasive Stabilizing System für proximale Tibiafrakturen (LISS-PLT)

V. Roth (Luzern), R. Babst

Zielsetzung

Das winkelstabile perkutan applizierbare LISS-PLT erlaubt die Versorgung von proximalen Tibiaschaftfrakturen mit oder ohne Frakturausläufer ins Gelenk. Für diese Problemfrakturen bietet das LISS-PLT eine gute biologische und mechanische Lösung. In einer konsekutiven Beobachtungsstudie, haben wir die Operationstechnik, die Komplikationen und die Frakturheilung analysiert.

Material

Zwischen 10/98 und 02/00 wurden 16 Patienten mit Tibiafrakturen des proximalen Drittels mit dem LISS-PLT stabilisiert. Das Durchschnittsalter betrug 47 Jahre (20–77).

6 Patienten erlitten ihre Verletzung im Zusammenhang mit einem Polytrauma, 4 hatten Mehrfachverletzungen. 11 Frakturen waren geschlossen, 5 waren offen (II. Grades 4×, III A 1× nach Gustillo Anderson). Bei 6 Patienten lag eine Gelenkfraktur vor. Von 11 Schaftfrakturen waren 7 vom Typ 42 C, zwei davon 2-Etagenfrakturen.

Methode

Die Stabilisierung mit dem LISS-PLT erfolgte im Mittel nach 10 Tagen (3–42). 15 Patienten wurden initial mittels eines Fixateur externe stabilisiert. Der Distraktor kam bei 2 Patienten zum Einsatz. Die Nachbehandlung war frühfunktionell: Motorschiene, Mobilisation mit Teilbelastung. Postoperative Kontrollen fanden nach 6 und 12 Wochen, sowie nach 6 und 12 Monaten statt.

Ergebnisse

15/16 Patienten (94%) wurden nachuntersucht. Ein Polytraumapatient verstarb kurz nach dem Unfall. Die durchschnittliche Operationszeit betrug 90 Min (75–150), die Durchleuchtungszeit 230 sec (75–660). Alle Frakturen waren nach durchschnittlich 16 Wochen konsolidiert. 3 Patienten benötigten bei verzögerter Heilung eine Spongiosaplastik. In zwei Fällen wurde die Fraktur durch Nachspannen der Platte unter Kompression gesetzt. Wegen Osteonekrose eines Tibiakopfanteils nach Tibiaplateutrümmerfraktur wurde einem Patienten eine Knie-TEP eingesetzt. Nur bei einem Patienten trat ein oberflächlicher Weichteilinfekt auf. Zu Fehlstellungen (Achsabweichung von 5–10°) kam es bei 2 Patienten.

Schlussfolgerung

Das LISS-PLT hat die Stabilisierung des proximalen Tibiaschaftes mit oder ohne Gelenkbeteiligung vereinfacht. Sehr proximal gelegeneTibiaschaftfrakturen, die mit einem Marknagel schwierig zu behandeln sind, bikondyläre proximale Tibiaplateaufrakturen, periprothetische Frakturen und Segmentfrakturen mit einem engen Markkanal profitieren auch bei kompromittierten Weichteilen, von diesem Implantat. Die Rate an Heilungsverzögerungen kann durch Modifikation der Repositionstechnik mit dem Distraktor künftig wahrscheinlich reduziert werden.

107 Minimal-invasive Stabilisierung bicondylärer Tibiaplateaufrakturen – Eine biomechanische Vergleichstudie des Less Invasive Stabilizing System (LISS) und der konventionellen bilateralen Plattenosteosynthese

T. Gösling (Hannover), P. Schandelmaier, A. Marti, C. Krettek

Zielsetzung

Die bilaterale Plattenosteosynthese gilt weiterhin als das Standardverfahren zur Stabilisierung bicondylärer Tibiakopffrakturen. Speziell bei begleitendem Weichteilschaden ist sie jedoch nicht ohne Risiken. Eine moderne Osteosynthese sollte höchst mögliche Stabilität bei minimalem Operationstrauma bieten. Das kürzlich entwickelte LISS könnte diesen Anforderungen gerecht werden. Eine vergleichende Belastungstestung steht jedoch aus.

Material und Methoden

Es wurden standardisierte bicondyläre Frakturen mit metaphysärer Dissoziation mittels einer speziell entwickelten Schnittleere erzeugt. Für die Versuche wurden 8 Paar frischgefrorene, humane Tibiae nach Bestimmung der Knochendichte mittels pqCT ausgewählt. Die erzeugten Frakturen wurden entweder nach AO-Empfehlung mit lateraler Abstütz- und medialer Antigleitplatte (ORIF) oder mit dem LISS nach Reposition stabilisiert. Das mediale Plateau als Schwachpunkt des Konstruktes wurde dann zyklisch belastet. Jede Tibia wurde mit je 5 Zyklen bis maximal 400, 800, 1200 und 1600 N in einer Prüfmaschine belastet. Während der Belastung erfolgte die Aufzeichnung der Vertikalverschiebung des medialen Plateaufragmentes durch Lasermessung. Reversible wie auch irreversible Deformierung konnte erwartet werden. Zum Stabilitätsvergleich der beiden Verfahren wurden die irreversiblen Deformierungen benutzt. Zwei Nullhypothesen wurden getestet: 1. Die irreversible Verschiebung ist nicht von der Stabilisierungsmethode abhängig. 2. Beide Methoden unterscheiden sich in keinem Belastungsniveau. Die erste wurde mittels Varianzanalyse für wiederholte Messungen getestet, die zweite mittels des t-Tests für gepaarte Stichproben. Für beide Testungen wurde ein Signifikanzniveau von $p<0.05$ gewählt.

Ergebnisse

Bei einem Paar kam es in beiden Techniken bei der Einleitung des ersten 1200 N Zyklus zum Implantatversagen. Gleiches geschah bei einer Tibia (ORIF) bei Einleitung des ersten 1600 N Zyklus. Die durchschnittliche irreversible Vertikalverschiebung betrug 0,4 mm (LISS) bzw. 0,25 mm (ORIF) bei 400 N, 0,83 mm (LISS) bzw. 0,81 mm (ORIF) bei 800 N, 1,06 mm (LISS) bzw. 0,96 (ORIF) bei 1200 N und 1,54 mm (LISS) bzw. 1,14 mm (ORIF) bei 1600 N. Die Varianzanalyse zeigte keinen statistischen Unterschied zwischen den Methoden ($p=0{,}199$). Auch konnte für kein Belastungsniveau ein signifikanter Unterschied gefunden werden (p=0,231 bei 400 N; p=0,956 bei 800 N; p=0,533 bei 1200 N; p=0,120 bei 1600 N).

Schlussfolgerung

Beide Techniken zeigten sich selbst bei Belastungen oberhalb des durchschnittlichen Körpergewichts äußerst stabil. Zwischen beiden Methoden konnte kein signifikanter Unterschied gezeigt werden. Bei gleicher Stabilität im Vergleich zur konventionellen Plattenosteosynthese erlaubt das LISS eine rein unilaterale Implantatplazierung und minimiert so den zusätzlichen iatrogenen Weichteilschaden, was insbesondere in der Behandlung komplexer Tibiakopffrakturen und begleitendem schwerem Weichteilschaden von Bedeutung ist.

108 Minimal-invasive Osteosynthese von Tibiakopffrakturen. Eine prospektive Untersuchung des Less Invasive Stabilization System (LISS)

P. Kasten (Hannover), T. Gösling, P. Schandelmaier, C. Krettek

Zielsetzung

Die Osteosynthese proximaler Tibiafrakturen ist aufgrund der speziellen Weichteilsituation ein weiterhin ungelöstes Problem. Ziel sollte es sein, eine Osteosynthesetechnik zu finden, welche mit minimalem Operationstrauma eine optimale Stabilität erreicht. Seit 1997 verwenden wir das LISS zur Stabilisierung proximaler Tibiafrakturen. Die Vorteile liegen in seiner minimal-invasiven und unilateralen Applikationstechnik, sowie in seiner Winkelstabilität. Unklar ist derzeit, ob das LISS Vorteile in der Behandlung intraartikulärer Tibiafrakturen aufweist. Wir haben unser im Rahmen einer prospektiven Multicenterstudie dokumentiertes Patientengut unter anderem bzgl. Weichteilkomplikationen (Infekt und Kompartmentsyndrom), Repositionsverlust und postoperative Nervenschäden untersucht.

Material und Methoden

Seit August 1997 wurden in unserer Klinik 14 Patienten mit intraartikulären Tibiakopffrakturen mit dem LISS versorgt. Der Altersmedian lag bei 46 Jahren (Mittelwert 50; 22–83). Nach der AO-Klassifikation fanden sich 2 Frakturen vom Typ B (1× B1, 1× B3) und 12 Frakturen vom Typ C (2× C1, 3× C2, 7× C3). Als Weichteilschaden fanden sich 5× G1, 5× G2, 3× G3 und 1× O1 (Klassifikation n. Tscherne). Bei 2 Frakturen erfolgte die definitive Stabilisierung mittels LISS am Unfalltag. Die anderen 12 Frakturen wurden primär überwiegend durch einen gelenkübergreifenden Fixateur externe

(10×) stabilisiert. Das Intervall zwischen Unfall und LISS Osteosynthese lag im Median bei 8 Tagen (Mittelwert 8, 0–20). In drei Fällen erfolgte die Verwendung eines LISS Distales Femur über einen medialen Zugang. In allen anderen Fällen erfolgte die Einbringung des lateralen LISS proximale Tibia. Mit einer Ausnahme beschränkte man sich auf einen operativen Zugang.
Die Patienten wurden regelmäßig klinisch und radiologisch nachuntersucht. Als Komplikation wurden ein revisonspflichtiger Weichteilprozess, als Repositionsverlust eine Stellungsänderung >5° bzw. >1 mm im Röntgenbild definiert.

Ergebnisse

Zwei tiefe Weichteilinfekte traten als Frühinfekte im Rahmen des primären stationären Aufenthaltes auf. Die Operationszeiten bei diesen Fällen gingen mit 180 min und 300 min über den Median der Operationszeit von 132 min (Mittelwert 147, 75–300) hinaus. Die Infekte heilten bei liegenden Implantaten nach Revision und antibiotischer Therapie aus.
Ein Repositionsverlust war bei keinem Patienten klinisch und radiologisch zu finden. Eine Fraktur wurde primär in nicht anatomischer Stellung fixiert. Die Stellung dieser Fraktur änderte sich im Verlauf ebenfalls nicht.
Postoperativ wurde kein zusätzlicher Nervenschaden oder ein Kompartmentsyndrom festgestellt.

Schlussfolgerung

Das LISS bietet Vorteile bei der Stabilisierung intraartikulärer proximaler Tibiafrakturen. Seine Winkelstabilität erlaubt eine unilaterale Stabilisierung selbst komplexer Frakturen. Durch minmal-invasive Technik können postoperative Weichteilprobleme minimiert werden.

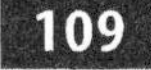

109 Indikation und Langzeitergebnisse zur lokalen Muskellappenplastik bei posttraumatischen Defekten an der proximalen Tibia

L.-U. Lahoda (Bochum), F. Kutscha-Lissberg, E. Kollig, G. Muhr

Zielsetzung

Weichteildefekte nach operativer Therapie von Schienbeinkopfbrüchen stellen eine schwerwiegende Komplikation dar. Eine suffiziente Weichteildeckung ist zur Vermeidung eines chronischen Infektes oder für das Ermöglichen eines symptomfreien Intervalls bei chronischer Osteomyelitis zwingend erforderlich.

Material und Methoden

Von 1992 bis 1995 wurden bei 32 Patienten eine lokale Muskellappenplastik zur Deckung von Weichteildefekten nach operativer Therapie von Schienbeinkopfbrüchen durchgeführt. In 17 Fällen wurde ein medialer, in 2 Fällen ein lateraler Gastrocnemiuslappen und in 13 Fällen ein Soleuslappen verwendet. Das Intervall zwischen Unfalltag und Defektdeckung betrug im Durchschnitt 17 Tage (6 d–72 d). Die Nachuntersuchung erfolgte durchschnittlich 30,5 Monate postoperativ.

Ergebnisse

Die Nachuntersuchung ergab tragfeste Hautweichteilsituationen bei allen Patienten. Ein Patienten erhielt eine zweite Lappenplastik, bei 9 weiteren kam es zum Auftreten einer nicht interventionspflichtigen Rezidivfistel. Hebedefekte wurden nicht beobachtet, funktionell war der Zehenstand immer vorzeigbar, subjektiv waren die Patienten zufrieden und konnten den Alltagerfordernissen nachkommen. Die Patienten mit Soleulappenplastiken neigten zu Weichteilödemen und subjektiver Kraftminderung. In zwei Fällen wurden Ausfälle im Versorgungsgebiet des N. saphenus diagnostiziert.

Schlussfolgerungen

Für die lokale Muskellappenplastik im Bereich des proximalen Unterschenkels ist der mediale Gastrocnemius der Lappen der ersten Wahl. Nach proximal reicht die Indikationsbreite bei konventioneller Technik bis zum distalen Drittel der Kniescheibe. Nach femoralen Ablösen des Ursprungsgebietes und Durchzug unter dem Pes anserinus, kann die gesamte Patella gedeckt werden. Der Soleuslappen ist nur mehr Ausnahmefällen vorbehalten. Unsere Nachuntersuchung hat gezeigt, daß ein Zusammenhang zwischen der Dauer der primären Fistulierung und dem Entstehen einer Rezidivfistel besteht. Für die Indikation zur Deckung einer Schienbeinkopfosteomyelitis ist das Ausmaß nekrotischer Knochenanteile der limitierende Faktor. Durch distales Splitting kann ein zweiteiliger Muskellappen gewonnen werden, der zur Hälfte für die Deckung der Knochenhöhle verwendet werden kann.
Um schwerwiegende Infektionen des Knochens bei Weichteildefekten zu vermeiden und stabile Deckung zu erzielen, empfehlen wir ein frühzeitiges gründliches Weichteildebridement mit konsekutiver Lappendeckung durch lokale Muskellappen.

Donnerstag, 15. November 2001
14:00 – 15:45 Uhr (Saal 14.2)

A5.2 Schultergelenkfrakturen im Alter

110 Wird die Indikation zur Schulterprothese zu eng gestellt?

V. Echtermeyer (Minden), S. Bartsch

Einführungsreferat

111 Sind Minimalosteosynthesen am Schultergelenk bei alten Menschen indiziert?

L. Kinzl (Ulm)

Einführungsreferat

112 Komplexe Brüche des Oberarmkopfes: welche Langzeitergebnisse sind zu erwarten?

O. J. Russe (Bochum), E. Kollig, B. Roetmann, G. Muhr

Zielsetzung

Ein einheitliches Behandlungskonzept für die komplexen Brüche des Oberarmkopfes lässt sich aus der aktuellen Literatur nicht herleiten. An Hand des hier vorgestellten Patientenkollektives sollen Langzeitresultate von drei Behandlungsregimes dargestellt werden.

Material und Methoden

41 Patienten mit drei- und vierfragmentären Brüchen des Humeruskopfes wurden bei einem durchschnittlichen Beobachtungszeitraum von 6.6 Jahren nach dem Trauma (min. 4.4 J., max. 9 J.) anhand dreier Scores klinisch und radiologisch nachuntersucht. Es handelte sich um 24 Frauen und 17 Männer mit einem Durchschnittsalter von 52

Jahren (min. 14, max. 71). Entsprechend der Neer-Klassifikation lag 14mal eine Typ IV-Verletzung zu Grunde, 25mal eine Kombination von IV und V und 2mal ein Typ VI. 9 Patienten waren konservativ behandelt worden (GruppeA). Bei 13 Patienten wurde primär operativ vorgegangen (Gruppe B). In 19 Fällen war nach initial konservativem Behandlungsansatz der Umstieg zur Operation erfolgt (Gruppe C). In diese Untersuchung nicht aufgenommen wurden die Patienten mit prothetischer Frakturversorgung.

Ergebnisse

Für die Gruppe A wurde beim Constant-Score ein Durchschnittswert von 82.0 Punkten für die verletzte und 95.3 für die unverletzte Seite gefunden. Somit lag ein gutes Ergebnis vor. Der HSS-Score betrug in dieser Gruppe durchschnittlich 73.6 Punkte, der Röntgenscore nach Neer 5.6. Bei Gruppe B lag ebenfalls ein gutes Resultat mit einem Constant-Durchschnitt von 72.1 genenüber 98.1 Punkten vor, der HSS-Score betrug hier im Durchschnitt 64.7. Der radiologische Score wies hier einen Durchschnitt von 4 Punkten auf. Gruppe C zeigte für Constant durchschnittlich 68.2 gegenüber 95.8 Punkten und für HSS durchschnittlich 59,5 Punkte. Dies entspricht nach Constant einem befriedigendem Resultat. Radiologisch wurde für C ein Durchschnittswert von 5.3 ermittelt. Es ließ sich kein Zusammenhang zwischen initialem Frakturtyp und Behandlungsresultat finden, ungeachtet der gewählten Therapieform. Dagegen bestand eine deutliche Korrelation zwischen den Ergebnissen des Constant- und des HSS-Scores. Unter der konservativen Patientengruppe trat keine Humeruskopfnekrose auf, bei den primär operativ versorgten Patienten war dies einmal der Fall (2.4% insgesamt). Unter den Umsteigern entwickelten vier eine Teilnekrose des Humeruskopfes (9.8% insgesamt).

Schlussfolgerung

Die aufgezeigten Daten belegen, daß auch komplexe Humeruskopfbrüche unter bestimmten Kriterien mit guten Langzeitresultaten konservativ behandelt werden können. Scheitert der nichtoperative Therapieansatz, bietet der rechtzeitige Verfahrenswechsel eine zuverlässige Alternative, deren funktionelle Resultate an die der primären Operation heranreichen. Der primäre, kopferhaltende Eingriff erzielt bei komplexen Frakturen ein gutes funktionelles Ergebnis und zeigt sich der Hemiarthroplastik zumindest ebenbürtig.

113 Minimalinvasive Osteosynthese proximaler Humerusfrakturen mittels Bündelnägeln

E. Weitknecht (Wuppertal), A. Pommer, A. Dávid

Zielsetzung

Die retrograde Bündelnagelung zur Versorgung proximaler extraartikulärer sowie dislozierter mehrfragmentärer Gelenkfrakturen hat ihren festen Platz. Mittels dieses Verfahrens lassen sich die Vorteile eines weichteilschonenden, minimalinvasiven, Übungsstabilität erreichenden Osteosyntheseverfahrens unter Vermeidung der sonst gefürchteten Nagelmigration kombinieren.

Material und Methoden

Vom 1.10.1997 bis 31.12.2000 behandelten wir in unserer Klinik 261 Patienten mit einer proximalen Humerusfraktur. 172 mit Bündelnägeln versorgte Patienten wurden in einer prospektiven Studie erfaßt. Nach der AO-Klassifikation handelte es sich in 24% um A-, in 28% um B- und bei rund der Hälfte um C-Frakturen.
Das Einbringen der Bündelnägel erfolgt retrograd nach dem Prinzip der elastischen Verklemmung nach erfolgter geschlossener Reposition. Die Spiralbündelnägel und die Füllnägel mit und ohne Kopf können, insbesondere im spongiosaarmen Humeruskopf des alten Menschen, durch die vor Ort erreichte Volumenzunahme und den Druck von innen gegen die Fragmente in der Summe als nahezu solitäres Implantat die Reposition halten. Abschließend erfolgt eine Auffüllung des verbliebenen Markraumes im Bereich des Einschlagfensters mit kurzen Rundnägeln. Bei C Frakturen oder relevanter Dislokation des Tuberculum majus führen wir zuvor eine Rekonstruktion des Kopfes mittels perkutan eingebrachter kanülierter Schrauben durch.

Ergebnisse

Das weichteilschonende, Übungsstabilität erreichende Verfahren erlaubt eine frühfunktionelle krankengymnastische Behandlung ab dem 1. postoperativen Tag. Eine Nagelmigration wurde in einem Fall beobachtet. Ein sekundärer Verfahrenswechsel (Humeruskopfprothese) bei Redislokation unter Krankengymnastik war in 4 Fällen erforderlich. Eine sekundäre, ergänzende Refixation des Tuberculum majus wurde in 4 Fällen durchgeführt. Die funktionellen und anatomischen Ergebnisse nach dem Neer-Score waren mit durchschnittlich 92 Punkten (90–100 Punkte = sehr gutes Ergebnis) unabhängig vom Frakturtyp.

Schlussfolgerung

Das vorgestellte Verfahren der Bündelnagelung weist eine große Indikationsbreite bei hoher Effizienz auf und leistet durch die Möglichkeit der frühfunktionellen Behandlung und schnelleren Rekonvaleszenz insbesondere beim geriatrischen Patienten den entscheidenden Beitrag zum Erhalt der Eigenständigkeit.

114 Bündelnagelung proximaler Humerusfrakturen – ein zuverlässiges Verfahren?

A. Anselmann (Mainz), P. Kirschner

Einleitung

Die Verspannungsnagelung der proximalen Humerusschaftfrakturen sowie der subcapitalen Humerusfrakturen ist eine gute Alternative zum UHN und der Plattenosteosynthese.

Material und Methoden

Der operationsbedingte Weichteilschaden liegt wie beim UHN fern ab der Frakturzone und auch Mehrfragmentfrakturen des Humeruskopfes lassen sich mit der Verspannungsnagelung versorgen. Die Operation erfolgt immer unter BW Kontrolle.
Vom distalen Zugangspunkt aus, kurz oberhalb der Fossa olecrani, werden mehrere, mit den Spitzen in verschiedene Richtungen gebogene und am Ende angeschränkte Rushpins von mindestens 3 mm Stärke nacheinander eingebracht. Durch ihre Gleichrichtung am distalen Ende spannen sie sich fächerförmig im Humeruskopf auf. Die distalen Enden werden im Knochenfenster verklemmt, so dass sie sich nicht gegeneinander verschieben können. Hierdurch wird eine Rotationsneutralisierung zwischen proximalem und distalen Humerussegment erzielt. Zusätzlich steigt die Biegungsstabilität mit der Anzahl der implantierten Stifte stetig an. Die Auffächerung in die verschiedenen Raumrichtungen führt weiterhin zum Fassen der Kopffragmente und so zu deren Fixierung.
Der Patient ist übungsstabil versorgt und kann ab dem 2.-3. postoperativen Tag krankengymnastische Übungsbehandlungen durchführen.

Ergebnisse

In unserem Haus wurden in den letzten 18 Jahren insgesamt 178 Patienten mit diesem Verfahren versorgt. In die Untersuchung gingen 153 Patienten ein.
Bei den Patienten mit **subkapitalen Frakturen (n = 79)** konnte **in 97,1%** (68) ein komplikationsloser Heilungsverlauf bei achsengerechter Stellung der Fraktur beobachtet werden. Bei einem Patient kam es zur Dislokation der Humeruskopffragmente, was eine Schulterprothesenimplantation erforderlich machte. Bei einem zweiten Patienten bildete sich eine Pseudarthrose aus, die mittels Plattenosteosynthese versorgt wurde.
Von den mit Verspannungsnagelung versorgten **65 Schaftfrakturen** wurden in zwei Fällen (3%) ein Bruch sämtlicher Nägel beobachtet mit nachfolgender Pseudarthrosebildung. In einem Fall entstand eine Pseudarthrose ohne sichtbare Ursache. Ein Patient verstarb einige Tage nach der Operation an einer internistischen Komplikation. Somit konnte bei **Schaftfrakturen in 93,8%** der Fälle ein komplikationsloser Verlauf beobachtet werden.

Schlussfolgerung

Beachtet werden sollten die bei der Methode gegebenen Kontraindikationen, nämlich primäre Nerven- oder Gefäßbeteiligung, sowie suprakondyläre Humerusfrakturen. Die vorliegenden Ergebnisse zeigen, dass die Verspannungsnagelung des Humerus ein zuverlässiges Verfahren ist.

115 Erste Erfahrungen bei der Versorgung proximaler Humerusfrakturen im hohen Lebensalter mit einem neuen Implantat – durchbohrte Winkelplatte 90

M. Fuchs (Göttingen), A. Losch, H. Burchhardt, K. M. Stürmer

Zielsetzung

Kritische Analyse der Behandlungsergebnisse der mit der durchbohrten Winkelplatte 90 Grad versorgten proximalen Humerusfraktur im hohen Lebensalter. Problem: Die proximale Humerusfraktur ist im Alter häufig. Bei stabiler Einstauchung und geringer Dislokation konservative Therapie, bei Instabilität hingegen bedarf sie der operativen Retention. Neben der Minimalosteosynthese kommt die T-Plattenosteosynthese zur Anwendung. Beide Verfahren gewährleisten aber gerade bei Osteoporose selten Übungsstabilität. Mit der Winkelplatte steht demgegenüber ein rotations- und winkelstabiles Implantat zur Verfügung, das eine funktionelle Nachbehandlung erlaubt.

Material

Von 6/98–12/00 wurde prospektiv bei 38 Patienten (26 weibl./12 männl.) mit einem Lebensalter >60 Jahre (Spanne 60–99 Jahre, ∅ 73 Jahre) eine proximale Humerusfraktur mit der Winkelplatte (4- bis 8-Loch Platte, 40 und 50 mm Klinge) versorgt.

Methoden

Disloziert frakturierte Tuberkula wurden additiv mit einer Cerclage fixiert. Folgende Frakturen lagen nach der AO-Klassifikation vor: 18× 11-A3, 11× 11-B1, 4× 11-B2, 1× 11-B3, 1× 11-C1 und 3× 11-C3. Um die Verankerung der Profilklinge im Humeruskopf zu verbessern und sie im Bereich dichtester Spongiosa zu plazieren, wurde die Klinge, entsprechend anatomischer Voruntersuchungen am Präparat, auf 120 Grad aufgebogen. Dadurch wird die Rotatorenmanschette geschont und einem implantatbedingten subakromialen Impingementsyndrom vorgebeugt. Die Patienten wurden frühfunktionell nachbehandelt. Die Nachuntersuchung erfolgte nach dem Constant Score 6–12 Monate post-op.

Ergebnisse

Komplikationen: 4× Klingenauslockerung (2× A3, 1× B2, 1× C3), 2× Klingenperforation (C3) und 1× Humeruskopfnekrose (A3). Diese Patienten wurden einem Revisionseingriff unterzogen: 2× Verbundosteosynthese mit der Winkelplatte (A3, B2), 1× endoprothetische Versorgung (C3) und 4x vorzeitige Metallentfernung (2× A3, 2× C3). Eine Infektion oder Gefäß-Nervenverletzung trat nicht auf. Zum Nachuntersuchungszeitpunkt waren 7 Patienten verstorben, 5 weitere multimorbide Patienten konnten nicht nachuntersucht werden. In der Score-Auswertung erreichten 26 untersuchte Patienten durchschnittlich 64 Punkte (Gegenseite 93 Punkte). Dies entspricht einem befriedigenden Ergebnis.

Schlussfolgerung

Die operative Versorgung der proximalen Humerusfraktur im hohen Lebensalter ist auch mit der durchbohrten Winkelplatte 90 Grad nicht unproblematisch. Um die Profilklinge in den oberen Kopfquadranten mit dichtestem spongiösen Knochen zu verankern, wird unser Standardimplantat (4-Loch Platte, 40 mm Klinge) auf 120 Grad aufgebogen. Dennoch bleibt die Komplikationsrate besonders bei den B- und C-Frakturen (4 von 20) durch Auslockerung und Perforation der Profilklinge hoch. Als gute Indikation sehen wir daher die A3- und mit Einschränkung die B1-Frakturen an. Bei stabiler Verankerung ist auch bei geriatrischen Patienten eine frühfunktionelle Nachbehandlung mit CPM möglich.

116 Schraubenosteosynthese proximaler Humerusfrakturen beim alten Menschen – Eine Alternative?

T. Rose (Leipzig), H. Lill, P. Hepp, J. Korner, Ch. Josten

Zielsetzung

Die Behandlung der dislozierten proximalen Humerusfraktur, insbesondere beim alten Menschen, stellt weiterhin ein ungelöstes Problem dar. In den letzten Jahren wird zunehmend die Minimalosteosynthese als Alternative zu größeren Implantaten propagiert.

Material und Methoden

Im Zeitraum zwischen 4/1997 und 10/1999 wurden 31 Patienten mit dislozierten proximalen Humerusfrakturen mit einer gekreuzten Schraubenosteosynthese operativ versorgt. Bei diesem Operationsverfahren werden 2–3 Kleinfragmentschrauben über einen deltoido-pectoralen Zugang vom Schaftfragment aus überkreuzend ventral und dorsal im Humeruskopf platziert. Bei den 2-Segmentfrakturen wird zusätzlich eine Zuggurtung (PDS-Kordel) angelegt, bei den 3-Segmentfrakturen das Tub. majus zusätzlich mit 2 Schrauben fixiert (Abbildung).

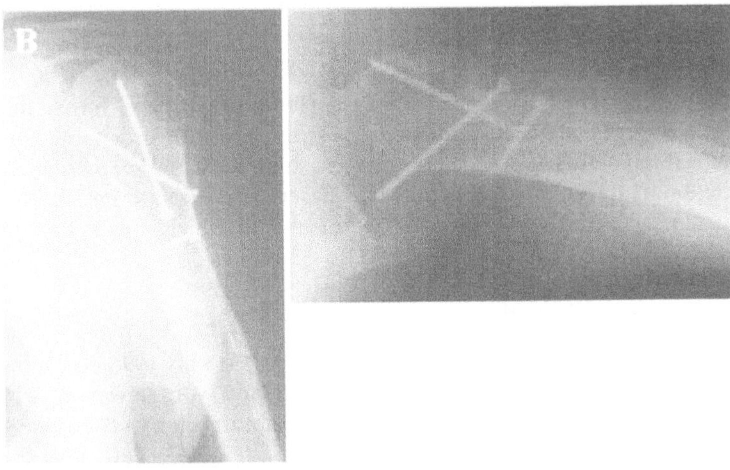

Abb. 1

Ergebnisse

21 Patienten (14 w., 7 m., Altersmedian 62 Jahre, 18–86) konnten nach einem medianen Follow-up von 18 Monaten (10–29) klinisch und radiologisch nachuntersucht werden. Dabei handelte es sich um 10 2-Segment- und 11 3-Segmentfrakturen. Die Ergebnisse im Constant-Score ergaben bei 15 sehr gute und gute Ergebnisse, in 2 Fällen befriedigende und bei 4 Patienten schlechte Ergebnisse (1 mal 2-Segment-, 3 mal 3-Segmentfrakturen). Die Komplikationsrate lag bei 29% (3 Patienten mit frühzeitiger Schraubenentfernung wegen Kopfperforation, 2 mit sekundärer Prothesenimplantation bei Humeruskopfnekrose und einer mit Redislokation der Fraktur).

Schlussfolgerung

Die gekreuzte Schraubenosteosynthese stellt eine Alternative bei der operativen Versorgung dislozierter zwei- und drei-Segment-Frakturen des proximalen Humerus – auch des alten Menschen – mit überwiegend guten Ergebnissen dar und ermöglicht eine frühfunktionelle Nachbehandlung. Die Komplikationsrate ist vergleichbar mit anderen minimalosteosynthetischen Verfahren.

117 Die Neer II-Endoprothesenversorgung bei komplexem Oberarmkopfbruch-funktionelle Spätergebnisse

J. Friese (Bochum), E. Kollig. E. Mielke, G. Muhr, P. M. Hahn

Zielsetzung

Die prothetische Frakturversorgung im Humeruskopfbereich wird in der Literatur als nicht unproblematisch angesehen. Als Gründe dafür werden angeführt das ungeeignete Implantatdesign, fehlende Längen- und Rotationskorrekturmöglichkeiten und die Reintegration der Tubercula. Vor diesem Hintergrund berichten wir über Ergebnisse nach Neer II-Prothetik des Oberarmkopfes im eigenen Patientengut.

Material und Methoden

45 Patienten wurden nachuntersucht, die von 1983 bis 1996 bei Humeruskopffraktur mit einer Endoprothese vom Typ Neer II versorgt worden waren. Es handelte sich um 34 Frauen und 11 Männer mit einem Durchschnittsalter von 60.2 Jahren (32–84). In 22 Fällen war die linke Seite betroffen, die rechte bei 23 Patienten. Entsprechend der Neer-Klassifikation lagen folgende Frakturtypen vor: ein Typ II, ein Typ IV, 11 mal Typ IV-4-Fragment und 36 mal Typ VI (dabei 8 ventrale Luxationen, 11 dorsale Luxationen). Bei 6 Patienten war eine Zuordnung der Fraktur nicht möglich. Die Untersuchung erfolgte durchschnittlich 5 Jahre (±2.85) nach der Operation entsprechend den Parametern des Constant Scores.

Ergebnisse

Es wurde ein durchschnittlicher Constant Score von 66.2 (±20.2) ermittelt bei einem Median von 66 und einem Range von 8 bis 98. Dabei erreichte der Parameter „Schmerz" einen Durchschnitt von 11.9 (±4.1, range 0–15). Für die Kraft wurde ein Durchschnittlich von 18 (±5.9, range 2–25) ermittelt. Funktionell konnte ein durchschnittlicher Bewegungumfang von 21 (±9.4) gemessen werden. Im Einzelnen betrugen: Flexion 5 (±2.5, range 0–10), Abduktion 4.8 (±2.4), Außenrotation 5.4 (±3.1), Innenrotation 5.7 (±2.6). Bei den 8 Patienten jünger als 50 Jahre betrug der durchschnittliche Constant score 75.9, während bei den 37 Patienten über 50 Jahren ein Durchschnittswert von 64.2. erzielt wurde.

Schlussfolgerung

Verglichen mit der primären Omarthrose oder der avaskulären Nekrose erreicht die endoprothetische Frakturversorgung im Humeruskopfbereich mit der Neer II-HEP mit einem Constant-Score von 66.2 deutlich schlechtere Resultate und signalisiert damit einen Optimierungsbedarf in der Prothetik und OP-Technik. nach Trauma. Dies gilt besonders im Hinblick auf die bislang mittelfristig erzielten Ergebnisse nach minimal-invasivem, operativem Kopferhalt.

118 Die Aequalis-Schulterprothese bei Humeruskopffrakturen – Ergebnisse der Frakturprothese und Vorstellung eines neuen Prothesendesigns

M. Runkel (Mainz), A. Noltze, P. M. Rommens

Zielsetzung

Prospektive Ermittlung der Ergebnisse nach Versorgung von 4-Fragment Humeruskopffrakturen mit der Aequalis Schulterprothese.

Material und Methoden

Unter 46 prospektiv erfassten Patienten mit Aequalis Schulterprothesen wurden 32 Fälle mit der Indikation frische, nicht rekonstruierbare 4-Fragmentfraktur in die Studie eingeschlossen. Bei 3 Patienten war zuvor eine Osteosynthese fehlgeschlagen. Das durchschn. Alter der Pat. betrug 70 Jahre (39–88 J). 24 Frauen und 8 Männer wurden operiert. Unter 65 Jahre (Gruppe 1) waren 8 Fälle, >65 J (Gruppe 2) 24 Fälle. Ein Follow up war bei 21/32 (66%) der Patienten möglich (Gruppe 1 n=6, Gruppe 2 n=15). Die Beobachtungszeit betrug durchschn. 21 Mon (12–42 Mon). Erfasst wurde der Constant Score (CS), alle Komplikationen und röntg. Ergebnisse.

Ergebnisse

Der CS betrug im ges. Krankengut durchschn. 57 Punkte (24–92 Pkt.), in Gr. 1 66 Pkt und in Gr. 2 52 Pkt. Die durchschn. Abduktion war bis 84° möglich (Gr. 1 119°, Gr. 2 69°). Die durchschn. Flexion gelang bis 88° (Gr. 1 126°, Gr. 2 72°). Insgesamt ergaben sich bei der Mobilität 18,9 Pkt (Gr. 1 25,7 Pkt, Gr. 2 16,1 Pkt.). Der postop. Schmerz wurde durchschn, mit 12,2 Pkt. (Gr. 1 14 Pkt., Gr. 2 11,5 Pkt) bewertet. Für die Aktivität konnten insgesamt durchschn. 12,5 Pkt ermittelt werden (Gr. 1 14,3 Pkt, Gr. 2 11,8 Pkt.). Für die Kraft konnten durchschn. 13,0 Pkt. vergeben werden (Gr. 1 12,3 Pkt, Gr. 2 13,3 Pkt.). Infektionen oder Luxationen wurden nicht beobachtet. Schlechte Ergebnisse fanden sich bei Patienten mit Alkoholabusus, Rotatorenmanschettendefekten und schwerer Cerebralsklerose. Bei eingeheilten Tuberkula betrug der CS 62 Pkt, bei Resorption nur 48 Pkt.

Schlussfolgerung

Die Ergebnisse im CS bei älteren Patienten > 65 Jahren sind insgesamt mäßig, hinsichtlich postoperativer Schmerzen jedoch recht befriedigend mit 11,5 von 15 Punkten. Daher sollte bei rekonstruierbaren Frakturen die Osteosynthese bevorzugt werden. Eine Verbesserung der Ergebnisse nach Prothese kann durch Optimierung der OP-Technik (Refixierung der Tuberkula, obligate Spongiosaplastik) und ein neues Prothesendesign, welches vogestellt werden soll, erhofft werden.

Donnerstag, 15. November 2001
14:00 – 15:45 Uhr (Saal 7)

C6.2 Experimentelle Unfallchirurgie

119 In-vivo-Mechanik der thorakolumbalen Wirbelsäule nach Fraktur

L. Rudig (Mainz), P. M. Rommens, H.-J. Wilke, L. Claes, J. Degreif

Zielsetzung

Prospektive Studie zur Bestandsaufnahme der segmentalen In-vivo-Mechanik instabiler thorakolumbaler Frakturen.

Material und Methoden

48 Patienten (∅ 40 Jahre, 36 männlich, 14 weiblich) mit 49 konsolidierten thorakolumbalen Wirbelfrakturen Typ A 3 und A 3 + B 1.2. Frakturversorgung mittels USS (bisegmental) ohne fusionierende Maßnahmen.
Flexibilitätsmessung als Meßprinzip mit Aufnahme des bisegmentalen Last-Bewegungs-Verhaltens. Untersuchungszeitpunkt: Implantatentfernung, sechs Monate nach Fraktur-stabilisierung. Nach Entfernung der Längsgestänge Einleitung reiner Momente (drei Zyklen) von Rotation, Flexion und Extension (10 Newtonmeter) auf die rechtsseitigen Schanz'schen Schrauben. Messung der resultierenden dreidimensionalen Segmentdeformation (drei Rotationen, drei Translationen) über die linksseitigen Schanz'schen Schrauben mittels Goniometer. Meßparameter: Range of Motion (ROM), Neutrale Zone (NZ). Analyse von Hauptbewegung und gekoppelten Bewegungen.

Ergebnisse

- keine signifikanten Parameterunterschiede zwischen A- und B-Frakturen
- biphasischer Verlauf der Last-Deformations-Kurven
- zumeist kontralaterale Koppelbewegungen zur Seite bei axialer Rotation
- Translationen maximal 2–3 mm
- Flexibilität vergleichbar mit der von intakten Wirbelsäulenpräparaten und den Resultaten radiologischer Untersuchungsverfahren an gesunden Probanden
- Resultate der Meßparameter ROM und NZ im einzelnen:

Tabelle 1. Median (1./3. Quartil) des ROM (°) der Hauptbewegung konsolidierter Frakturen

Abschnitt	n	einseitige axiale Rotation	Flexion	Extension
Th11–L1	12	2,9 (2,5/3,3)	4,3 (3,1/4,7)	3,4 (2,9/4,6)
Th12–L2	17	3,1 (2,5/4,1)	3,3 (2,6/5,3)	4,7 (2,4/5,4)
L1–L3	10	2,8 (2,2/3,3)	3,3 (2,7/3,9)	2,6 (1,9/3,1)
L2–L4	10	2,7 (2,1/3,2)	4,9 (3,6/5,5)	2,0 (1,5/2,2)

Tabelle 2. Median (1./3. Quartil) der NZ (°) der Hauptbewegung konsolidierter Frakturen

Abschnitt	n	einseitige axiale Rotation	Flexion	Extension
Th11–L1	12	0,4 (0,4/0,5)	0,7 (0,5/0,9)	0,8 (0,7/1,0)
Th12–L2	17	0,4 (0,4/0,5)	0,5 (0,4/0,8)	0,8 (0,6/1,0)
L1–L3	10	0,4 (0,3/0,5)	0,5 (0,4/0,6)	0,7 (0,4/0,8)
L2–L4	10	0,4 (0,3/0,4)	0,5 (0,4/0,6)	0,5 (0,4/0,6)

Schlussfolgerung

Nimmt man Quantität und Qualität einer Bewegung als Funktionskriterien, so lassen die Ergebnisse der vorliegenden Studie den Schluss zu, daß ein Bewegungssegment nach Fraktur und Ausheilung der Verletzung weiter funktionieren kann. Zwar erleiden ossäre und diskoligamentäre Strukturen des Bewegungssegmentes bei einer Fraktur morphologische Schäden, die funktionellen Auswirkungen sind jedoch erheblich weniger gravierend als bislang angenommen. Bei dieser Betrachtung sind eventuelle spätere Auswirkungen struktureller Umformungen, welche die einzelnen anatomischen Komponenten durch die Verletzung erfahren, nicht berücksichtigt, für das frühe mechanische Verhalten des Frakturabschnittes nach Ausheilung des Bruches scheinen sie jedoch weniger bedeutsam zu sein.

Einfluß einer Fibulafraktur auf die Knochenbruchheilung der Rattentibia

A. Beck (Ulm), F. Gebhard, P. Augat, L. Kinzl, L. Claes

Zielsetzung

In vitro Experimente haben gezeigt, daß die Stabilisierung der Fibula bei Unterschenkelfrakturen eine höhere Stabilität gibt gegenüber der alleinigen Tibiastabilisierung. Frakturen an der Rattentibia sind ein valides Model für die Knochenbruchheilung. Um zu überprüfen, ob zusätzliche Fibulafrakturen einen Einfluß auf die Knochenbruchheilung der Rattentibia haben, wurden Tibiaosteotomien mit und ohne Fibulafraktur verglichen.

Material und Methoden

31 männliche Wistar Ratten (Gewicht 300–350 g) wurden am Übergang proximales zum mittleren linken Tibiadrittel quer osteotomiert. Die Fraktur wurde mit einem intramedullären Marknagel (Kirschnerdraht ∅ 0,8mm) stabilisiert. Bei 11 Tieren wurde zusätzlich geschlossen die Fibula frakturiert. Die zugelassene Heilungsperiode war für alle Tiere 21 Tage.

Auswertung

Nach Tötung der Tiere wurde eine konventionelle Röntgenkontrolle des Unterschenkels durchgeführt. Nach Röntgen erfolgte die Explantation der Tibia, Entfernung des Nagels, Dichtemessung im Osteotomiebereich mittels Micro-CT, 3-Punktbiegeprüfung und histologische Aufarbeitung.

Ergebnisse

Die Röntgenuntersuchungen bestätigten bei 20 Tieren eine intakte, bei 11 Tieren eine frakturierte Fibula.
Tiere mit Fibulafraktur zeigten eine verzögerte Bruchheilung. In der 3-Punkt-Biegeprüfung war die Maximalkraft (F_{max} · [N]) um 47% geringer ($p = 0{,}0026$) bei bestehender Fibulafraktur (Median = 17,39 N, SD: 4,4) verglichen zu Tieren ohne Fibulafraktur (Median = 32,84 N, SD: 15,05). Die Biegesteifigkeit [Nmm/mm] war um 79% ($p = 0{,}0002$) niedriger bei Tieren mit Fibulafraktur (Median = 190,7 Nmm/mm, SD: 76,2) verglichen zur Kontrollgruppe (Median = 891,7 Nmm/mm, SD: 543,2).

Schlussfolgerung

Die Frakturheilung der Rattentibia war bei den isolierten Tibiafrakturen signifikant besser als bei Unterschenkelfrakturen.
Wir nehmen an, daß die fehlende Rotationsinstabilität bei gleichzeitig bestehender Fibulafraktur der Hauptgrund für die verzögerte Knochenbrucheilung in unserem Osteotomiemodell ist. Verglichen mit in vitro Ergebnissen (Höntsch et al 1993) ist die Stabilität der Fibula mit einer stabilisierten Tibia als Rahmen ein wichtiger Grund für eine bessere Frakturheilung.
Für die Klinik empfehlen wir aufgrund unserer Untersuchung eine Fibulastabilisierung bei
- instabilen Frakturtypen der Tibia
- einer verzögerten Frakturheilung, hierbei kann eine zusätzliche Fibulastabilisierung eine Pseudarthrose verhindern

121 Die instabile Fraktur des Dens axis beim Abnehmen eines Motorradhelms – Eine biomechanische Untersuchung

D. Richter (Greifswald), L. L. Latta, G. M. Varkarakis, E. Lignitz, A. Ekkernkamp, R. Laun

Zielsetzung

Verletzungen der Halswirbelsäule sind beim schweren Motorradunfall häufig und treten meist nicht isoliert, sondern im Rahmen des Polytrauma oder in Kombination mit einem schweren Schädelhirntrauma auf. Zur Intubation und Versorgung muß auch bei potentiellem Vorliegen einer instabilen HWS-Verletzung der Helm am Unfallort entfernt werden. In einer biomechanischen Studie soll untersucht werden, wieviel Bewegung an einer standardisierten Fraktur des Dens axis bei Abnahme eines Motorradhelms entsteht.

Material und Methoden

An 10 intakten Leichenpräparaten wurden die ersten drei Halswirbelkörper mit kanülierten Schrauben perkutan markiert und eine Andersson II Fraktur durch Osteotomie des Dens erzeugt. Das maximale Bewegungsausmaß der Halswirbelsäule im verletzten und darunter liegenden Segment wurden unter Bildwandler dokumentiert. Dann wurden alle Präparate mit einem üblichen Integralhelm versorgt, der nun von einem erfahrenen Unfallchirurgen in empfohlener Technik abgenommen wurde. Die Bewegungen im Segment C 1–2 wurden radiologisch mit digitalen Fotos sowie Videoaufnahmen dokumentiert.

Ergebnisse

Die Tabelle zeigt den Vergleich von maximalem Bewegungsausmaß der Halswirbelsäulen und den bei Helmabnahme auftretenden Bewegungen im verletzten Segment.

Tabelle 1

	Extension in °		Flexion in °	
	Mittelwert	SD	Mittelwert	SD
Maximal	19,4	± 10,3	6,6	± 10,2
Bei Helmabnahme	11,0	± 11,7	4,3	± 9,3

Die durchschnittliche Beweglichkeit bei Helmabnahme (Extension-Flexion) im Segment C 1–2 betrug 19°±7,9°. Im Gegensatz zur maximalen Bewegung der Halswirbelsäulen ohne Helm kam es beim Abnehmen des Helms bei 4 von 10 Fällen zu einer

(Sub-)Luxation im verletzten Segment. In einem Fall bestand mit Helm schon in Neutralstellung im Liegen eine Subluxation.

Diskussion

Die Untersuchungen an einer häufigen, instabilen Verletzung der oberen HWS zeigen eine überraschend hohe Mobilität beim Abnehmen des Motorradhelms. Die an der Leiche gemessen Werte sind dabei aufgrund der Leichenstarre erfahrungsgemäß eher niedriger als in vivo am bewußtlosen Patienten. Gerade bei diesen Patienten ist das Entfernen des Helms aber unumgänglich.
Auffallend ist die hohe Rate an Luxationen im betroffenen Segment mit der Gefahr sekundärer Neurologie. Hier wirken die Helme mit ihrem aktuellen Design offensichtlich als Hypomochlion.

Schlussfolgerungen

Auch bei sachgemäßem Entfernen des Motorradhelms besteht für den bewußtlosen Patienten mit instabiler Verletzung der (oberen) Halswirbelsäule eine bislang eher unterschätzte Gefahr sekundärer neurologischer Komplikationen. Wesentliche Verbesserungen durch Änderungen in der allgemein empfohlenen Technik der Helmabnahme durch den Notarzt sind nicht zu erwarten. Perspektiv sollte mit der Industrie diskutiert werden ob durch Veränderungen des Designs Möglichkeiten zur Helmabnahme ohne Anheben des Kopfes geschaffen werden können. Aus Sicht des Rettungsdienstes erscheint auch die Entwicklung eines vor Ort einsetzbaren Gerätes zum Aufsägen des Helms in Einzelfällen diskutierenswert.

122 Eine neue gradierte HAP-Beschichtung verbessert die Einheilung von Implantaten in das Ratten Femur

G. Schmidmaier (Berlin), B. Wildemann, P. Schwabe, R. Stange, N. P. Südkamp, M. Raschke

Zielsetzung

Experimentelle und klinische Studien beschreiben eine Verbesserung der Implantateinheilung von Hydroxylapatit-beschichteten Implantaten mit einer möglichen Reduktion der Lockerungsrate von beschichteten Prothesen (1, 2). Diese Beschichtungen weisen meist eine Schichtdicke von >100µm auf. Durch Abbauprodukte kann es zu unerwünschten lokalen und systemischen Reaktionen kommen (3). Ziel dieser Studie war die Untersuchung einer neuen, elektrochemisch aufgetragenen HAP-Beschichtung mit einer Schichtdicke von ca. 2 µm auf die Implantateinheilung.

Material und Methoden

36 weiblichen Spraque Dawley Ratten wurde retrograd ein unbeschichteter versus HAP-beschichteter (BoneMaster, Dresden) Titan-Kirschner Draht in das rechte Femur implantiert. Nach einer Standzeit von drei Monaten erfolgte die Tötung der Tiere. Mittels eines biomechanischen push-out-Tests (Zwick, Ulm) wurde die Implantateinheilung untersucht. Des weiteren wurden histologische Schliffe mit innenliegendem Implantat angefertigt (80 µm) und der neu gebildete Knochen und die direkte Knochen/Implantat-Fläche quantifiziert (BeckerCAD, Data Becker).

Ergebnisse

1. Der push-out Test ergab eine signifikant höhere initiale Kraft in der Gruppe mit HAP-beschichteten Implantaten gegenüber den unbeschichteten Implantaten. Die benötigte Kraft war ca. 3.5-fach über der Kontrollgruppe.
2. Die histologische Auswertung zeigte signifikant mehr direkte Knochen/Implantat-Kontaktflächen in der Gruppe mit HAP-beschichteten Implantaten im Vergleich zu der Kontrollgruppe.

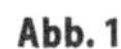

Abb. 1

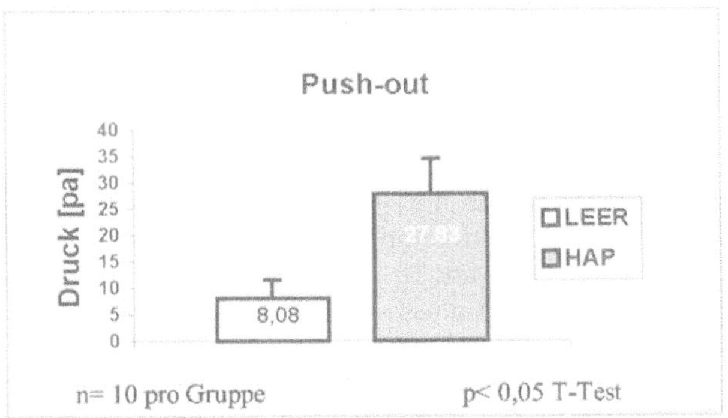

Kochen/Implantat -Kontaktfläche		
direkter Kontakt mit Implantat	Titan	7,2 ± 4,9 mm, 26 ± 18 %
	HAP	18,5 ± 5,7 mm, 68 ± 21 %

n= 8 pro Gruppe * p< 0.05 T-Test

Schlussfolgerung

Die elektrochemisch gestützt aufgetragene gradierte HAP-Beschichtung von Implantaten führt zur einer signifikant höheren Implantatverankerung mit mehr Kochen/Implantat-Kontaktflächen pro Implantat im Vergleich zur Kontrollgruppe. Die initale Einheilung von Implantaten und Prothesen könnte durch diese Beschichtung erhöht und die Lockerungsrate reduziert werden. Lokale und systemische Komplikationen durch HAP-Abbauprodukte könnten aufgrund der geringen Schichtdicke verringert werden.

123 Höhere Kräfte im Chopartgelenk als im OSG bei durch plantaren Impakt verursachten Fußwurzelfrakturen

M. Richter (Hannover), B. Wippermann, H. Thermann, G. Schroeder, D. Otte, C. Krettek

Zielsetzung

Fußwurzelfrakturen bereiten Probleme bei Diagnostik und Therapie und führen häufig zu hoher Langzeitmorbidität. Die Prävention spielt daher eine große Rolle. Ein Großteil der Fußwurzelfrakturen entsteht bei PKW-Insassen durch die Deformierung des Fußraums. Krafteinwirkung (Fußraumdeformierung) und Kraftauswirkung (Verletzungsmuster) sind bekannt. Die Vorgänge im Fuß selbst sind unbekannt und sollen experimentell an humanen Präparaten mit neuartiger Methodik analysiert werden. Damit soll auch die Funktionsweise des neuesten Fußdummys überprüft werden.

Material und Methoden

Elf unkonservierte intakte humane Präparate (Alter 36,8 (16–21) Jahre, männlich) wurden 24 bis 72 Stunden post mortem verwendet. Bei 3 Präparaten (5 Füße) wurde das Setup zur Erzeugung von Fußwurzelfrakturen optimiert: gesamtes Präparat gestreckt auf dem Rücken liegend fixiert; Fußstellung: 30° Plantarflexion im OSG, neutrale Inversion/Eversion, neutrale Unterschenkelrotation; plantar des Lisfrancgelenks auftreffendes Pendel mit Impaktorstange (Effektive Höhe: 2,3 m; Gewicht: 50 kg, Durchmesser Impaktorstange: 7 cm); OSG, Talonaviculargelenk (TN) und Calcaneocuboidgelenk (CC) mit Drucksensoren ausgestattet (Novel, München, OSG 3×3 cm, TN/CC je 2×2 cm, Auflösung 1 cm^2, Abtastrate 500 Hertz, Messfehler <5%). Kalibrierungsmessungen ergaben eine ausreichende Objektivität und Reliabilität der Drucksensoren. Auch bei fraglicher Validität aufgrund eines fehlenden Referenzverfahrens, wurde damit der Kraftvergleich *zwischen* Gelenken als suffizient angesehen.

Ergebnisse

Sechzehn Füße wurden gemessen. Fußwurzelfrakturen entstanden bei 11 Fällen. Der Maximaldruck betrug 1.22 bis 2.55 MPa (2.36±0.412) 0,005–0,195 Sekunden (0.067±0.059) nach dem Anprall. Der Maximaldruck trat in 8 (50%) Fällen im OSG, in 7 (44%) im TN and 1 (6%) im CC auf. Die Maximaldruckunterschiede waren nicht signifikant. Der Vergleich der ersten 200 Messungen nach dem Anprall (0–0,4 Sekunden) aller Sensorfelder ergab höhere Kräfte (d.h. Summe aller Druckmessfelder eines Gelenks zur selben Zeit) im Chopartgelenk (TN+CC) als im OSG (t-test: $p<0.001$). Diese Kraftunterschiede waren höher in Fällen mit Fußwurzelfrakturen (Gemischtes Modell der Varianzanalyse, zufälliger Effekt: Präparat, untersuchter Effekt: Fußwurzelfrakturinzidenz; $p=0.003$).

Schlussfolgerung

Mit dem vorgestellten Setup konnten erstmals reproduzierbar Fußwurzelfrakturen erzeugt werden. Der in etwa parallel zur Chopartgelenkfläche und senkrecht zur OSG Fläche gerichtete Anprall verursachte völlig unerwartet höhere Kräfte im Chopartgelenk als im OSG, und dies besonders bei auftretenden Fußwurzelfrakturen. Diese Unterschiede lassen sich nur mit der erstmals angewendeten permanenten Druckmessung mit hoher Abtastrate erkennen.
Eine zusätzliche Ausstattung des aktuellen Fußdummys mit einer bisher nicht vorhandenen Kraftmessdose im Fußbereich zur Registrierung von Kräften in der Fußlängsachse ist notwendig um alle Fuß(wurzel)frakturen zu detektieren.

124 Einfluss der Schraubenbesetzung auf die Übertragung der Lasten zwischen einem winkelstabilen Implantat und der proximalen Tibia

J. Seebeck (Davos), M. O. Heller, G. N. Duda, E. Schneider

Zielsetzung

Bei der Versorgung von osteoporotischen Frakturen mit schraubenverankerten Implantaten kommt es oft zum Ausreissen oder Schneiden der Schrauben durch den Knochen. Interne Fixateure mit winkelstabil im Implantat verankerten Schrauben sind ein neuer Ansatz der Frakturfixation. Es ist bisher jedoch ungeklärt, wie sich die Schraubenbesetzung auf die Kraftübertragung zwischen Knochen und Implantat auswirkt. Es sollten daher Vorschläge für eine mechanisch sinnvolle Schraubenbesetzung eines winkelstabilen Implantats in Knochen unterschiedlicher Qualität erarbeitet werden.

Material und Methoden

Aus 80 humanen Tibiae wurden durch eine Analyse der Knochendichte und Kortikalisdicke zwei repräsentative Knochen (gesund und osteoporotisch) ausgewählt. Anhand von QCT-Daten wurden individuelle Finite Elemente Modelle der Tibiae erzeugt, welche die osteoporosespezifischen Veränderungen einer geringeren Dichte und reduzierten Kortikalis abbildeten. Die physiologischen Lasten eines validierten Muskelmodells der unteren Extremität wurden in das Modell integriert. Pro Knochen wurden 8 unterschiedliche Schraubenbesetzungen für einen mit dem „Less Invasive Stabilization System“ (14 Schraubenlöcher) versorgten Knochendefekt in der proximalen Metaphyse anhand der, in den Schrauben wirkenden Kräfte untersucht. Neben einer vollen und einer verteilten Besetzung mit 8 Schrauben wurde die Schraubenanzahl pro Fragment zwischen 2 und 4, sowie der Abstand der Schrauben zum Knochendefekt variiert.

Ergebnisse

In allen Fällen war die mittlere Scherbeanspruchung der Schrauben höher als die axiale Ausreisskraft. Innerhalb der Schrauben eines Knochenfragments waren entgegengesetzte Richtungen der Schraubenscherkräfte festzustellen. Die Scherbelastung nahm dadurch bei beiden Knochen auch bei einer Erhöhung der Schraubenzahl von 3 pro Fragment auf ein mit 12 Schrauben voll besetztes Implantat nur um 20% ab. Die Schraubenlast im osteoporotischen Knochen war gegenüber dem gesunden um bis zu 87% höher. Die Verankerung der Fragmente mit je zwei Schrauben nah am Defekt und an den Enden des Implantats führte zu den geringsten axialen Ausreisskräften, während eine Positionierung von 4 Schrauben nahe dem Defekt die geringsten Scherbelastungen erzeugte.

Schlussfolgerung

Das Implantat überträgt nicht nur die Last zwischen beiden Knochenfragmenten sondern stützt auch die Deformationen der Fragmente selbst ab. Dies erzeugt eine zusätzliche Belastung der Schrauben und führt auch bei einer vollen Besetzung des Implantats zu keiner adäquaten Entlastung. Eine Anordnung von Schrauben nah am Knochendefekt und an den Enden des Implantats scheint dagegen eine Abstützung mit geringerer Schraubenlast zu ermöglichen. Das Wissen um das Zusammenspiel von Implantat und Knochen unter physiologischen Lastbedingungen im individuellen Fall könnte helfen, schon präoperativ die mechanischen Rahmenbedingungen der Heilung insbesondere bei komplexen Fraktursituationen und geschwächtem Knochen zu optimieren.

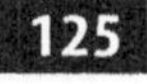

125 Computertomographische Bestimmung von Rotationsfehlern an Metacarpalia und Phalangen

A. Peter (Marburg), D. Berthold, G. Böhringer, K. J. Klose, L. Gotzen

Zielsetzung

Nach Fingerfrakturen kann es zu Rotationsfehlern kommen, die eine Behinderung des Faustschlusses verursachen.
Zur Korrektur kommt eine Rotationsosteotomie in Frage. Ziel dieser Studie war die Etablierung einer Methode zur Messung der Torsionswinkel von Metacarpalia und Phalangen im CT.

Material und Methoden

20 Leichenhände wurden untersucht. Nach einem Topogramm einer Hand (Scan-Parameter: 140 kV, 111 mA, Slice 2 mm) wurden Tomogramme in Höhe der Gelenkenden der Fingerknochen durchgeführt (Scan-Parameter: 140 kV, 111 mA, Slice 1 mm). Im

CT wurden die physiologischen Torsionswinkel bestimmt, indem an den Epiphysen der Mittelhand- und Fingerknochen Tangenten angelegt und deren Winkel zur Horizontalen gemessen wurden. Die Differenz ergab eine Supinations- oder Pronationsstellung.
Nach der Durchführung von artifiziellen Drehosteotomien erfolgten wieder Torsionswinkelbestimmungen im CT. Die Messungen wurden von vier unabhängigen CT-Untersuchern vorgenommen.

Ergebnisse

Die Meßergebnisse der vier Untersucher stimmen weitgehend überein: Bei 47% der Messungen ist die Differenz zwischen den Untersuchern 0°, bei 43% 1°; die maximale Differenz beträgt 4°.
Bei fast 72% aller Messungen sind die Winkel für einen Knochen einer rechten und der dazugehörigen linken Hand gleich. In 25% der Fälle ist die Differenz zwischen rechts und links 1°. Man kann also davon ausgehen, daß Symmetrie zwischen rechter und linker Hand besteht.
Trotz relativ großer interindividueller Unterschiede (4°–10°) der sich entsprechenden Knochen der zehn Leichenhände lassen sich für jeden Finger gewisse Rotationstendenzen der einzelnen Knochen erkennen: Der Zeigefinger ist im Metacarpale proniert, in Grund- und Mittelphalanx supiniert. Der Mittelfinger ist durchgehend supiniert. Der Ringfinger ist im Metacarpale supiniert, Grund- und Mittelphalanx zeigen fast keine Achsabweichungen. Der V. Finger ist in Metacarpale und Grundphalanx supiniert, in der Mittelphalanx proniert.
Zwischen den artifiziell angebrachten Rotationsfehlern und den danach im CT gemessenen Fehlern besteht eine hohe Übereinstimmung. Bei mehr als 50% der Messungen liegen die Unterschiede zwischen Ist- und Sollwert zwischen 0° und 3°. Die maximale Differenz beträgt hier 6°.

Schlussfolgerung

Als Ergänzung zur klinischen Untersuchung ermöglicht die computertomographische Bestimmung von Rotationsfehlern an Metacarpalia und Phalangen die quantitative Bestimmung eines Drehfehlers an Mittelhand- und Fingerknochen. Der Vergleich eines ermittelten Torsionswinkels mit dem entsprechenden gesunden Knochen der kontralateralen Hand erlaubt die präoperative Planung zur Korrekturosteotomie eines Rotationsfehlers an der Hand. Die CT-Messung ist präzise und reproduzierbar bei geringer Strahlenbelastung.

126 Transpedikuläre Applikation von Kalziumphosphat-Zement im Vergleich zur autologen Spongiosaplastik. Eine tierexperimentelle Untersuchung zur spinalen Fusion

T. R. Blattert (Würzburg), G. Delling, A. Weckbach

Zielsetzung

Dorso-ventrale Stabilisierungsverfahren nach Verletzungen der thorakolumbalen Wirbelsäule kombinieren üblicherweise die dorsale Zuggurtung mit ventralen Techniken, die eine primäre Stabilität in axialer Belastungsrichtung gewährleisten: trikortikaler Beckenkamm-Span, ventrale Plattensysteme, Cages. Preis hierfür ist eine erhöhte Morbidität des Zugangsweges gegenüber der rein dorsalen transpedikulären Spongiosaplastik. Diese konnte ihrerseits die in sie gesetzten klinischen Erwartungen nicht erfüllen, was u.a. wiederum auf die fehlende Primärstabilität zurückgeführt wird. Wir entwickelten daher im Tierversuch eine Methode, welche einerseits rein dorsal vorgeht, andererseits jedoch axiale Primärstabilität erzielt.

Material und Methoden

Bei 20 Schafen wurden nach dorsaler Instrumentierung von L4/L6 mittels eines bilateralen transpedikulären Zugangs unter transpedikulärer endoskopischer Kontrolle die Bandscheibe L4/L5 reseziert und die Endplatten dekortiziert. In 10 Fällen erfolgte die anschließende Defektauffüllung durch transpedikuläre Applikation eines Kalziumphosphat-Zements. Nach Kristallisation in situ erreicht dieser innerhalb weniger Minuten eine axiale Belastbarkeit, die über der eines unverletzten Wirbelkörpers liegt. Die übrigen 10 Tieren dienten als Kontrollgruppe und erhielten eine autologe Spongiosaplastik. Nach Tötung der Tiere 8 Wochen p.op. erfolgte die radiologische (Nativ-Röntgen, CT), histologische, histomorphometrische und fluorochromsequenzanalytische Auswertung der Präparate.

Ergebnisse

In der Versuchsgruppe kam es radiologisch in keinem Fall zur knöchernen Fusion des Bewegungssegments. Dreimal lag ein solider Zementblock vor, der beide Endplatten erreichte und histologisch lediglich entlang des Interface Zement/Knochen einmal vollständig, zweimal partiell integriert war. In allen übrigen Fällen zeigte sich der Zement stark fragmentiert, teilweise resorbiert und ohne Anzeichen einer ossären Integration.
In der Kontrollgruppe ließ sich bei allen zehn Schafen radiologisch ein Anschluß der transplantierten Spongiosa an die benachbarte Grundplatte nachweisen. Fünf Tiere zeigten eine durch die Spongiosaplombe vermittelte Überbrückung zwischen Grund- und Deckplatte, wobei es in einem Fall bereits zur soliden intervertebralen Fusion gekommen war.

Schlussfolgerung

Trotz Primärstabilität in axialer Belastungsrichtung ist Kalziumphosphat-Zement im Tierversuch der autologen Spongiosaplastik unterlegen. Offensichtlich erfolgt die ossäre Substitution des rein osteokonduktiv wirksamen Zements nicht schnell genug, um gegenüber der auch osteoinduktiv wirksamen Spongiosaplastik den Vorteil der Primärstabilität im Sinne des „Stress-shielding" zur spinalen Fusion nutzen zu können. Vielmehr scheint es im p.op. Verlauf zum Auftreten von Scherkräften zu kommen, denen der Zement häufig nicht standhält und die seine frühzeitige Fragmentation bewirken. Somit geht der ursprüngliche Vorteil der axialen Stabilität verloren.

127 Gekoppelte Bewegungen bei segmentaler Bewegungsanalyse der thorakolumbalen Wirbelsäule

E. Gercek (Mainz), L. Rudig, J. Degreif, P. M. Rommens

Zielsetzung

Im Bereich des thorakolumbalen Überganges treten die meisten Verletzungen der Wirbelsäule auf. Bisher liegen nur wenige in vivo Untersuchungen zur segmentalen Beweglichkeit der lumbalen Wirbelsäule vor. Zuverlässige in vivo Untersuchungen der thorakolumbalen Bewegungssegmente Th11–Th12, Th12–L1 und L1–L2 fehlen. Ziel dieser experimentellen Untersuchung ist die Entwicklung einer zuverlässigen reproduzierbaren Methode zur Beweglichkeitsmessung von thorakolumbalen Wirbelsäulensegmenten mit der Erfassung von gekoppelten Bewegungen. Diese Informationen können Behandlungsstrategien verändern und eine Grundlage für die Entwicklung von neuen spinalen Implantaten bilden.

Material und Methoden

21 wirbelsäulengesunde Probanden mit einem mittleren Alter von 24,3 Jahren (Spannweite 19–29) wurden untersucht. Es erfolgten dreidimensionale Bewegungsanalysen unter standardisierten Bedingungen (Flexion, Extension, Lateralneigung und axiale Rotation). Die Untersuchung wurde durch die Ethik Kommission zugelassen. Zur Messung der Beweglichkeit wurde das 3D-Echtzeit Bewegungsanalysesystem Zebris CMS 70P eingesetzt. Marker und Sensoren des Meßsystems wurden an 2 mm Kirschner-Drähten fixiert, die transkutan in den Dornfortsätzen Th11 bis L2 verankert wurden. Zeitgleich konnten dadurch bei einer vorgegebenen Bewegung die Begleitbewegungen im selben Segment und im benachbarten Segment erfasst werden.

Ergebnisse

Begleitrotationen von im Mittel 0,2° fanden sich im Bewegungssegment L1–L2, von 0,4° in TH12–L1 und von 0,3° in TH11–TH12 bei der Hauptbewegung Flexion. Begleitende Seitneigungen waren mit 0,5° im Mittel in den allen Segmenten zu finden. Bei der Hauptbewegung Extension fanden sich deutlich geringere Begleitbewegungen. Bei der Hauptbewegung Seitneigung fanden sich Rotationen im Mittel um 0,3° ohne Richtungsdominanz. Die begleitende Bewegung war überwiegend die Extension. Die Hauptbewegung Rotation war überwiegend mit der Flexion verbunden, eine begleitende Seitneigung ohne Richtungsdominanz wurde beobachtet.

Schlussfolgerung

Mit dieser Methode steht ein zuverlässiges Instrument zur genauen Erfassung von segmentalen Beweglichkeiten der thorakolumbalen Wirbelsäule zu Verfügung. Dabei können gekoppelte Bewegungen aufgezeichnet und beurteilt werden. Die in vivo erhobenen Daten können als Referenzwerte für Untersuchungen an Verletzten und Rückenschmerz Patient verwendet werden.

128 Mechanisch simulierte Muskelkräfte stabilisieren verletzte Halswirbelsäulenpräparate

A. Kettler (Ulm), E. Hartwig, H.-J. Wilke, L. Kinzl, L. Claes

Zielsetzung

Die Muskulatur wurde in biomechanischen In-vitro-Experimenten mit Halswirbelsäulenpräparaten bisher nur selten berücksichtigt, obwohl in vivo eine deutlich stabilisierende Wirkung angenommen wird. Insbesondere bei verletzungsbedingten Instabilitäten spielt die Muskulatur möglicherweise eine bedeutende Rolle. Im vorliegenden Projekt soll daher untersucht werden, ob simulierte Muskelkräfte eine stabilisierende Wirkung auf verletzte Halswirbesäulenpräparate ausüben.

Material und Methoden

Insgesamt 6 menschliche Halswirbelsäulenpräparate C0–C2 wurden in einem Wirbelsäulenbelastungssimulator zunächst ohne Muskelsimulation mit reinen Momenten bis ±1.5 Nm in Seitneigung und Flexion/Extension und bis ±0.5 Nm in axialer Rotation belastet. Bewegungsumfang (ROM) und Neutrale Zone (NZ) wurden ausgewertet. Anschließend wurden identische Flexibilitätstests unter gleichzeitiger Simulation eines Muskelgrundtonus durchgeführt. Hierbei wurden der M. semispinalis capitis (Zugkraft 5 N), der M. splenius capitis (5 N) und der M. longus capitis (15 N) in Form von Drahtzügen, die an den natürlichen Muskelinsertionsstellen der Präparate fixiert und in entlang des physiologischen Muskelverlaufes angespannt wurden, berücksichtigt.

Dieses Vorgehen wurden in den folgenden Defektzuständen wiederholt: Durchtrennung des linksseitigen Lig. alare, zusätzliche Durchtrennung des rechtsseitigen Lig. alare, zusätzliche basisnaher Osteotomie des dens axis.

Ergebnisse

Die beidseitige Durchtrennung der Ligg. alaria verursachte eine Flexibilitätszunahme vorwiegend in Seitneigung und axialer Rotation, während die Osteotomie des Dens die Stabilität insbesondere in Flexion/Extension beeinträchtigte. Bei maximalem Defekt betrug die verletzungsbedingte Flexibilitätszunahme ohne Muskelsimulation bei Seitneigung 169% (ROM) und 255% (NZ) (intaktes Präparat = 100%), bei Flexion/Extension 143% und 155% und bei axialer Rotation 126% und 148%. Mit Muskelsimulation lagen die Werte bei 163% und 173%, 135% und 145%, 119% und 152%.
Mechanisch simulierte Muskulatur verursachte eine meist signifikante ($p<0.05$, Wilcoxon signed rank Test) Reduktion des ROM und der NZ.

Schlussfolgerung

Die Durchtrennung der Ligg. alaria und die basisnahe Osteotomie des Dens axis verursachten charakteristische Instabilitätsmuster. Diese konnten mit mechanisch simulierten Muskelkräften (Zugkraft 5 N bzw. 15 N) deutlich stabilisiert werden. Auch wenn durch die stets konstante Zugkraft das natürliche Zusammenspiel zwischen Agonisten und Antagonisten unberücksichtigt blieb, scheint diese Art Simulation der Muskulatur die Versuchsbedingungen den physiologischen Lastbedingungen bereits näher zu bringen.
Dennoch führen Flexibilitätstests, die ohne Muskelsimulation durchgeführt werden, nicht unweigerlich zu einer Überschätzung einer defektbedingten Instabilität, da sich im vorliegenden Projekt die prozentuale verletzungsbedingte Flexibilitätszunahme mit und ohne Muskulatur in ähnlichen Größenordnungen bewegte.

129 Biomechanische Vergleichsuntersuchung eines neuentwickelten, thorakoskopisch implantierbaren Stabilisationssystems zur Frakturbehandlung an der Wirbelsäule

M. Schultheiss (Ulm), E. Hartwig, H.-J. Wilke, L. Claes, L. Kinzl

Zielsetzung

Neue operative Techniken wie endoskopisches Zwerchfellsplitting ermöglichen die thorakoskopische Versorgung von Frakturen der Wirbelsäule.

Ziel dieser Studie war es, ein vollständig endoskopisch implantierbares ventrales Stabilisationssystem zu entwickeln und dessen biomechanischen Eigenschaften im Vergleich zu konventionellen Systemen in vitro zu eruieren.

Material

Das neue winkelstabile System (MACS TL®) ist vollständig thorakoskopisch implantierbar, individuell anpassbar, komprimier-/distrahierbar und über ein polyaxiales Schraubsystem ventral im Wirbelkörper verankerbar. Das System ermöglicht die überbrückende Stabilisation und ventrale Abstützung mittels corticospongiösem Span nach ventraler Dekompression und Korpektomie mono- und bisegmental. Bei schlechter Knochenqualität kann die Haltefestigkeit durch spezielle Osteoporosedübel mittels nachträglicher endoskopischer Zementierung durch den eingebrachten Dübel hindurch im Wirbelkörper verbessert werden.

Methoden

Eine gemäß standardisierten Anforderungen durchgeführte biomechanische in vitro Testung an 12 Humanpräparaten ermöglichte den numerischen Vergleich der Primärstabilitätsparameter mit dem Ventrofix® und dem USS® dorsal.
Nach Nativ/- und Knochendichtemessung (mittlere BMD 145±40 mg/ccm, Durchschnittsalter 77±18 Jahre) wurden die Humanpräparate (T10–L2) an T12 korpektomiert und mit entsprechender Stabilisierung und Knochenspan in einem Wirbelsäulen-belastungssimulator mit reinen Momenten bis 3.75 Nm belastet; Range of Motion und Neutral Zone wurden mit einem Zebris® Ultraschallbewegungsanalysesystem gemessen. Zusätzlich wurde die Implantatvariante mit zementierbaren Osteoporosedübeln in Anwesenheit von dorsalen Defekten (Laminektomie und Facettektomie) unter Belastung in den drei Hauptbewegungsrichtungen geprüft.

Ergebnisse

Das neue endoskopisch implantierbare System zeigt gegenüber dem konventionellen implantierbaren Ventrofix eine vergleichbare (Flexion/Extension, Rotation) bzw. verbesserte ($p<0{,}05$) Primärstabilität (Seitneigung). Durch Verwendung der zementierten Osteoporosedübel läßt sich ein dorsaler Defekt hinsichtlich der Primärstabilität kompensieren.

Schlussfolgerung

Das neue System bietet, speziell auch im osteoporotischen Wirbelkörper mit verbesserter Haltefestigkeit, die Grundlage zur Anwendung der minimal invasiven, thorakoskopischen Technik in der Frakturbehandlung der Wirbelsäule.

Donnerstag, 15. November 2001
14:00 – 15:45 Uhr (Saal 8)

B2.1 Periprothetische Frakturen

130 Plattenosteosynthese oder Intramedulläre Schienung?

H. J. Oestern (Celle)

Einführungsreferat

131 Femurfrakturen bei einliegender Hüft- oder Kniegelenksendoprothese

F. Balz (Göppingen), G. Kelsch, J. Nothwang, Chr. Ulrich

Zielsetzung

Ziel dieser Studie war es, Indikationsbereiche für einen Prothesenwechsel oder eine Plattenosteosynthese bei periprothetischen Femurfrakturen aufzuzeigen sowie patientenindividuelle Osteosyntheseverfahren darzustellen. Besonderes Interesse richteten wir auf die Relevanz einer Spongiosaplastik. Parameter waren postoperative Komplikationen, knöcherne Heilung und die Gehfähigkeit der Patienten.

Material und Methoden

Von 1990 bis 2000 wurden 31 Patienten mit 32 periprothetischen Femurfrakturen operativ behandelt.
Die klinische und radiologische Nachuntersuchung erfolgte im Durchschnitt nach 3,5 Jahren. Mobilität, Beweglichkeit und Schmerzen wurde nach dem Score von Merle d'Aubigne beurteilt.

Ergebnisse

Bei 11 Patienten (=34%) zeigte sich radiologisch und intraoperativ eine Prothesenlockerung. Bei Prothesenlockerung führten wir einen Prothesenwechsel unter Verwendung einer überlangen Reoperationsprothese durch. Bei 21 Patienten (=66%) fanden sich keine Hinweise einer Prothesenlockerung, worauf eine Plattenosteosynthese durchgeführt wurde. In 10 Fällen (=31%) wurde autologe Spongiosa angelagert.

Postoperative Komplikationen traten bei 11 Patienten auf. 3 Serom/Hämatome, 3 mal kam es zu einer verzögerten Knochenheilungen bzw. zu einer Pseudarthrose. In 3 Fällen traten Wundinfekte mit Knochenbeteiligung auf. Bei 3 Patienten kam es während des stationären Aufenthaltes zu einem Plattenausbruch oder Plattenbruch. Insgesamt mußten 13 komplikationbedingte Reoperationen durchgeführt werden. In 3 Fällen eine Spongiosaplastik. 3 Hämatom/Seromausräumungen, 3 Knochen/Weichteildebridements, 3 Platten/Verfahrenswechsel. 3 Patienten verstarben während des stationären Aufenthaltes an kardiopulmonalen Komplikationen. Zum Zeitpunkt der Entlassung waren über 90% der Patienten gehfähig. 19 Patienten mit 20 Frakturen konnten nachuntersucht werden. 9 Patienten waren bis zum Zeitpunkt der Nachuntersuchung verstorben. Bewegungseinschränkungen betrafen am häufigsten die Innenrotation des Hüftgelenkes und die Kniegelenksbeugung. Nach dem Score von Merle d'Aubigne wiesen die Hälfte der Patienten ein zufriedenstellendes oder besseres Ergebnis auf.

Schlussfolgerungen

Bei Prothesenlockerung, schlechter Knochenqualität und Entlastungsunfähigkeit sehen wir die Indikation zum Prothesenwechsel auf ein defektüberbrückendes Modell, ansonsten ist eine Plattenosteosynthese mit autologer Spongiosaplastik indiziert. Hinsichtlich des älteren und multimorbiden Patientenkollektives ergaben sich hohe intra- und postoperative Komplikationsraten. Das funktionelle Ergebnis korreliert mit dem biologischen Alter des Patienten.

132 Die periprothetische Fraktur bei liegender Hüft- oder Knieprothese

R. Spitaler (Wien), A. Janousek, H. Hertz

Zielsetzung

Die Fraktur bei liegender Hüft- oder Knieendoprothese stellt eine schwerwiegende Komplikation dar. Der häusliche Sturz ist oft Unfallursache der sehr betagten Patienten. Diese Arbeit präsentiert unsere Operationsstrategien und Ergebnisse bei der Versorgung von periprothetischen Frakturen.

Material

Von Mai 1996 bis November 2000 wurden 30 periprothetische Frakturen stabilisiert. Bei 28 Patienten war der Sturz Unfallursache. Das Trauma ereignete sich durchschnittlich 4,8 Jahre (2 Wo–20 a) nach der primären Versorgung. In 26% der Fälle kam es zum Bruch innerhalb des ersten postoperativen Jahres. Es waren 26 Frauen und 4 Männer mit einem Durchschnittsalter von 80 (50–94a) Jahren davon betroffen.

Methoden

24 Patienten wurden retrospektiv klinisch nachuntersucht. Die ipsilateralen Frakturen ereigneten sich in 17 Fällen bei liegender Hüft-TEP, einmal bei liegender Hüfthemiprothese und sechsmal proximal von einer Knieendoprothese.
Die 18 hüftnahen Frakturen wurden nach Mont und Maar klassifiziert (Typ I: 0; Typ II: 5; Typ III: 7; Typ IV: 3; Typ V: 3). Bei den sechs Brüchen bei liegender Knieendo-prothese handelte es sich um A1.3. Frakturen nach der AO-Klassifikation. Die operative Stabilisierung erfolgte bei 6 Patienten mit einer breiten DCP, 7 mal mit DCP und Cerclagen, 4 mal mit Titanbändern, 4 mal durch den retrograden Femurnagel, 2 mal mit einer DCS und einmal mit einer Doppelplatte.

Ergebnisse

Bei den Frakturen distal des Prothesenschaftes handelt es sich meist um Drehfrakturen, bei jenen im Bereich der Prothesenspitze um kurze Schräg- und Querbrüche. Lange Schrägbrüche sind um den Prothesenschaft lokalisiert.
94% aller Frakturen waren bei der Nachuntersuchung geheilt. Eine Patientin verstarb vor der kallösen Durchbauung. Eine Pseudarthrose bildete sich bei liegendem retrograden Marknagel aus.
An weiteren Komplikationen traten je einmal ein DCP- und ein DCS-Plattenbruch auf. Einmal kam es zu einem Versagen von Titanbändern. Die Revisionsrate betrug daher 17%. Ein Prothesenwechsel musste nicht durchgeführt werden.
Die Patienten erreichten eine durchschnittliche Hüftflexion von 80 Grad. 25% der Patienten benötigten eine Gehilfe im Alltag. Der mittlere Merlé d'Aubigné Score betrug 8,9.

Schlussfolgerung

Wir konnten mit unserem Behandlungsregime die periprothetischen Frakturen zur Ausheilung bringen und die Stabilität der implantierten Prothesen gewährleisten. Eine rasche Mobilisierung der Patienten konnte dadurch erzielt werden.
Es sollten daher Frakturen ohne Lockerungszeichen der Prothese im Prothesenbereich mit einer Plattenosteosynthese und oder Cerclagen versorgt werden. Distal der Prothesenspitze ist die Verplattung der Fraktur indiziert. Supracondyläre Frakturen bei liegender Knieprothese können mit dem retrograden Femurmarknagel, mit dem LISS oder mit einer DCS versorgt werden. Bei Prothesenlockerung sollte diese gewechselt werden.

133 Evaluation der Versorgung periprothetischer Frakturen am distalen Oberschenkel

M. S. Huber-Lang (Ulm), S. Pokar, L. Kinzl, G. Hehl

Zielsetzung

Periprothetische Frakturen am distalen Oberschenkel stellen nach wie vor eine Herausforderung für den Unfallchirurgen dar, insbesondere in der Alterstraumatologie. Im Rahmen einer retrospektiven Studie sollen die Unterschiede der verschiedenen Verfahren vor allem im Hinblick auf das Outcome analysiert werden.

Material und Methoden

Im Zeitraum vom 01.01.1995 bis 01.02.2001 wurden in unserer Klinik 22 periprothetische Frakturen am distalen Oberschenkel behandelt. Darunter befanden sich 13 Frakturen bei liegender Kniegelenks- TEP und 7 Frakturen distal einer Hüftgelenks- TEP. Anhand klinischer Aufzeichnungen und einer Patienten Nachuntersuchung mit Bestimmung des AKSS („american knee society score") wurde die postoperative Kniegelenksfunktion evaluiert.

Ergebnisse

In 95% (21/22) der periprothetischen Frakturen am distalen Femur handelte es sich um weibliche Patienten während nur in einem Fall ein männlicher Patient behandelt wurde. Das Durchschnittsalter betrug 77,3 Jahre (Range 44–92 J). Die mittlere OP-Dauer betrug 106 min (Range 55–250 min). In jeweils 6/22 Frakturen kam eine Condylenplatte oder eine Plattenosteosynthese (mit oder ohne Verbund) zur Anwendung, in 5/22 Fällen wurde ein distaler Femurnagel (DFN) retrograd durch die Kniegelenksnotch implantiert, in 4/22 Fällen erfolgte ein TEP- Wechsel des Kniegelenks mit Langschaft oder abgesägtem AO-Marknagel als proximale Verrieglungsmöglichkeit. Die Komplikationsrate und die funktionellen Ergebnisse -basierend auf dem AKSS- des retrograden DFN zeigte sich mit den etablierten Verfahren vergleichbar oder günstiger.

Schlussfolgerung

Periprothetische Frakturen des distalen Oberschenkels bedürfen der sorgfältigen präoperativen Diagnostik (Frakturverlauf, in situ Osteosynthesenmaterial, Weichteile) und individueller Therapieplanung (Alter, Mobilitätsgrad, Comorbidität). An etablierten Verfahren kommen vorzugsweise Condylenplatten und DCP-Plattenosteosynthesen zur Anwendung. Intramedulläre Implantate, z.B. der retrograde distale Femurnagel (DFN) stellen oft eine gute und gewebeschonende Alternative dar.

134 Der Einsatz des LISS bei der Versorgung von periprothetischen Frakturen des distalen Femur

V. Hertel (Leipzig), O. Gonschorek, L. Schütz, C. Josten

Zielsetzung

Höhere Lebenserwartungen und zunehmende Zahlen der Kniegelenksendoprothetik ziehen auch deutlich zunehmende Zahlen periprothetischer Frakturen im Kniegelenksbereich nach sich. Zur Versorgung dieser Problemfrakturen steht mit dem winkelstabilen LISS eine Alternative zu retrogradem Nagel und DCS bzw. Winkelplatte zur Verfügung. Nachdem die Zahl der Anwendungen hier insgesamt noch klein sind, soll über die ersten Erfahrungen und hier insbesondere über erste auftretende Probleme berichtet werden.

Material und Methoden

Von September 1999 bis September 2000 kam das LISS bei insgesamt 14 Patienten mit Problemfrakturen am distalen Femur zum Einsatz. Neben Frakturen bei liegender Totalendoprothese waren v.a. auch Pseudarthrosen bei bereits fehlgeschlagenen Osteosyntheseversuchen problematisch.

Ergebnisse

Auch die Problemfrakturen konnten ausnahmslos zur Ausheilung gebracht werden. Hierzu war es jedoch in einem Fall erforderlich, im weiteren Verlauf auf eine Winkelplatte umzusteigen. Zweimal wurde Knochenzement aufgrund der schlechten Knochenqualität eingesetzt. Trotz mangelhafter Knochenqualität wurde in einem Fall der Bruch aller distaler Schrauben direkt auf Höhe der Schraubenköpfe im Gewindeanteil der Platte beobachtet.

Schlussfolgerung

Bei periprothetischen Frakturen nach Kniegelenksendoprothetik liegt in der Regel prinzipiell ein A-Fraktur vor und es geht bei der Versorgung um die sichere Verbindung zwischen Kondyle und Schaft. Hierbei bietet die Winkelstabilität des LISS ebenso Vorteile wie seine minimale Invasivität, indem das Durchschieben unter den Weichteilen durch die besondere Plattenform wesentlich erleichtert wird.
Das meist schmale distale Kondylenfragment und die Knochensubstanz stellen besondere Herausforderungen beim Platzieren des LISS. Anhand der ersten Einsätze können dem System bei dieser besonderen Situation gute Eigenschaften bescheinigt werden. Eine weitere Analyse bedarf das Versagen der Schrauben in einem Fall trotz massiver Osteoporose, in dem man eher ein Ausreißen der Schrauben erwartet hätte.

135 Suprakondyläre Femurfrakturen bei Knieendoprothesen: Stabilisierung mit einem retrograden Verriegelungsnagel

M. Wick (Bochum), E. J. Müller, G. Muhr

Zielsetzung

Die adäquate Behandlung einer suprakondylären Femurfraktur bei liegender Knieendoprothese ist nachwievor nicht unproblematisch und wird kontrovers diskutiert. Sowohl konservative als auch operative Therapieverfahren werden empfohlen Durch das meist höhere Lebensalter der Patienten mit oftmals multiplen Begleiterkrankungen ist eine lange Immobilisation aufgrund der möglichen Komplikationen mit einer hohen Komplikationsrate behaftet.

Material und Methoden

Wir berichten über 9 Patienten, deren periprothetische Fraktur mit einem retrograden intramedullären Verriegelungsnagel stabilisiert wurde. Das Durchschnittsalter der Patienten betrug 69,1 Jahre (57–85 Jahre). Die Fraktur ereignete sich durchschnittlich 40,4 Monate nach Implantation der Knieendoprothese.

Ergebnisse

Die durchschnittliche Operationsdauer betrug 92,48 Minuten, postoperative Infektionen waren nicht zu verzeichnen. Intraoperativ wurden keine Erythrozytenkonzentrate verabreicht. Die zeitgerechte Frakturheilung konnte ausnahmslos dokumentiert werden, eine primäre oder sekundäre Spongiosaplastik wurde nicht durchgeführt. Bei einem mittleren Nachbeobachtungszeitraum von 16,9 Monaten entsprach das postoperativ erreichte Bewegungsausmaß des betroffenen Kniegelenks bei 7 Patienten dem Status vor der Fraktur. Bei einem Patienten wurde ein Streckdefizit von 10° mit einer Valgusachsabweichung von ebenfalls 10°festgestellt, eine Patientin wies postoperativ eine Überstreckbarkeit von 10° auf.

Schlussfolgerung

Der retrograde Verriegelungsnagel ist eine geeignete Alternative in der Versorgung instabiler suprakondylärer Femurfrakturen bei liegender Knieendoprothese. Das Weichteiltrauma ist gering, die stabile Versorgung erlaubt eine frühfunktionelle Nachbehandlung mit Teilbelastung. Die achsgerechte Ausrichtung der Fraktur ist zu beachten.

136 Periprothetische Frakturen bei liegender Knie-TEP. Operative Therapie und Klassifikation

W. Nothofer (Regensburg), J. Dannheuser, R. Neugebauer

Zielsetzung

Retrospektive Analyse von operativ versorgten periprothetischen Frakturen bei Knie-TEP. Erstellen einer Klassifikation mit Therapieempfehlung.

Material und Methoden

Vom 1.1.1995–31.12.2000 wurden 131 periprothetische Frakturen operativ versorgt, davon 27 bei Patienten mit liegender Knie-TEP.
11× extramedulläre Stabilisierung, 4× intramedulläre Stabilisierung, 8× Prothesenwechsel, 4× Versorgung einer periprothetischen Patellafraktur.

Ergebnisse

Anhand der retrospektiven Analyse der Frakturen erfolgte die Erstellung einer eigenen Klassifikation. Diese berücksichtigt die Frakturlokalisation, Frakturausmaß, Knochenqualität und das Vorliegen einer evtl. Prothesenlockerung. Anhand der Klassifikation werden für jeden Frakturtyp entsprechende Behandlungsempfehlungen dargelegt.

Schlussfolgerung

Anhand der vorgestellten Klassifikation lassen sich konkrete operative Therapiekonzepte bei der Behandlung von periprothetischen Frakturen bei Knie-TEP ableiten.

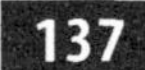

137 Die Behandlung der periprothetischen supracondylären Femurfraktur bei liegender Kniegelenksendoprothese

M. Kapella (Birkenwerder), R.Kreusch-Brinker

Zielsetzung

Frakturangepaßter Rückzug.

Kurzfassung

Die früher bevorzugte Plattenendoprothese ist durch die retrogerade Nagelung bzw. einem Frühwechsel in eine Stielprothese gewichen.

Material und Methoden

Zwischen 1993 und 99 wurden 17 supracondyläre Femurfrakturen bei liegender Kniegelenksendoprothese operativ versorgt. Es handelt sich dabei um Patienten im Alter zwischen 56 und 83 Jahren mit kompletten Oberflächenersatzprothesen in 14 Fällen und Stielprothesen bei 3 Patienten. Die Op-Technik war bei 5 Patienten mit liegender Oberflächenersatzprothese, 2 wurden mit einem anterogeraden Nagel nach Grosse-Kempf und 2 Patienten mit einem retrogeraden Nagel (SCN) operativ versorgt, ein Patient mit einer intracondylären Mehrfragmentfraktur bei liegender Endoprothese (AO-Klassifikation C 3.1) wurde primär in eine achsgeführte Prothese (Rotationsknie) übergeführt. Von den 3 peri-prothetischen Frakturen bei liegender Stielprothese erhielten 2 einen Primärwechsel in ein längerstieliges Modell und 1 Patient wurde primär mit einer Platte stabilisiert. Von diesen Patienten mußten 2 wegen einer nochmaligen Anschlußfraktur mittels einer Plattenosteosynthese versorgt werden. Alle Frakturen heilten primär oder nach Revisionseingriff aus. Die Kniegelenksbeweglichkeit war nach den operativen Maßnahmen bei vorbestehender max. Flexion bis 110° auf durchschnittlich 95° reduziert. Die Rehabilitationszeiten waren bei den operativ mit Platten versorgten Patienten mit einer verzögerten Belastungsfähigkeit im Schnitt 8 Monate, bei denen mittels Nagel oder Primärwechsel in achsgeführte Prothese versorgten Patienten im Schnitt 3 Monate.

Schlussfolgerungen

Das Behandlungsregime hat sich im Laufe der Behandlungszeit von der Plattenosteosynthese gewandelt zu bevorzugten intramedullären Methoden bzw. einem Primärwechsel in achsgeführtes Prothesenmodell bzw. einer längerstieligen Variante.

138 Die Versorgung periprothetischer Frakturen des Kniegelenkes durch Arthrodese mit dem UFN

F. A. Krappel (Saarbrücken), M. Hippchen, U. Harland

Zielsetzung

Ausgedehnte Frakturen bei liegender Knieprothese beim alten Patienten sind begünstigt durch schlechte knöcherne Verhältnisse. Oft ist es schwer bis unmöglich, bei schlechtem Knochenlager die Funktion des Gelenkes mit einer Osteosynthese oder einem schweren langstieligen Revisionsimplantat zu erhalten. Der Prothesenausbau und die Arthodese des Gelenkes mit einem intramedullärem Kraftträger erlaubt die schnelle Mobilisation bei guter Fusionschance. Ziel dieser prospektiven Teststudie war es, den Einsatz des UFN bei dieser Indikation zu prüfen.

Material und Methoden

Alle Patienten mit Frakturen des Knochenlagers bei liegender Knieprothese und schlechter Mobilisationschance wurden seit 01/2000 mit einem UFN versorgt.
Alle Operationen wurden von einem Operateur (M.H.) durchgeführt. Die Nägel wurden teils retro- teils antegrad eingebracht und anfänglich statisch verriegelt. Bei kritischer Stabilität wurden zusätzlich Poller- Schrauben eingebracht. Die Patienten wurden sofort postoperativ mobilisiert. Nach 6 Wochen Teilbelastung wurde die Belastung freigegeben. Die Verläufe wurden prospektiv erfasst. Bisher wurden sieben Patienten in dieser Weise versorgt.

Ergebnisse

Der Eingriff konnte mit durchschnittlichen Blutverlusten unter 1000 ml durchgeführt werden. Verzögerungen in Nachbehandlung und Mobilisation waren in keinen Fall durch die Operation bedingt, sondern korrelierten mit dem Allgemeinzustand des Patienten. In keinem Fall mußten wir einen Verfahrenswechsel duchführen,

Schlussfolgerung

Im Vergleich zu alternativen Verfahren wie Fixateur oder Platte bietet der Nagel den Vorteil des geringeren Aufwandes und der problemlosen Weichteildeckung insbesondere bei schlechtem Knochenlager. Wir sehen keine Notwendigkeit für einen speziellen Arthrodesennagel.

Donnerstag, 15. November 2001
14:00 – 15:45 Uhr (Saal 9)

B5.2 Computerassistierte Unfallchirurgie

139 Minimal invasive, Computerassistierte Plattenosteosynthese bei Frakturen langer Röhrenknochen

P. A. Grützner (Ludwigshafen), B. Vock, G. Zheng, L. P. Nolte, A. Wentzensen

Problembeschreibung

Die geschlossene Reposition und minimal invasive, durchgeschobene Plattenosteosynthese von Frakturen im metaphysären Bereich sind in der Regel mit langer Durchleuchtungszeit, schwieriger Reposition sowie verlängerter OP Dauer verbunden. Seit wenigen Jahren gibt es C-Arm basierte Navigationssysteme die eine virtuelle Dauerdurchleuchtung erlauben. Nachteilig bei den Systemen ist, dass bisher Repositionsvorgänge nicht erfasst wurden und nur lineare Vorgänge mit axialen Instrumenten dargestellt werden konnten.

Zielsetzung

Die Ziele der Entwicklung der Plattennavigation waren zum einen die Dynamisierung von konventionellen C-Arm Bildern, zum anderen die dreidimensionale Darstellung von Instrumenten und Implantaten in diesen Bildern.

Material und Methoden

Ein neues Softwaremodul zur C-Arm Navigation wurde an 5 Kunststoff Unterschenkelmodellen getestet. Eine Fraktur wurde standardisiert am Übergang vom mittleren zum distalen Drittel erzeugt. Im ersten Schritt wurde jeweils am proximalen und distalen Fragment eine Referenzbasis mit LED Markern fixiert. Nach Aufnahme von C-Arm Einzelbildern in je 2 Ebenen proximal, distal und im Frakturbereich erfolgte sowohl die Reposition der Fraktur als auch die Stabilisierung mit einer, dem Knochen anmodellierten 4,5 mm LCDCP ohne weitere Röntgenkontrolle. Zunächst erfolgte durch ein manuelles, semiautomatisches definieren der Knochenkonturen eine Segmentierung der C-Arm Bilder in die Hauptfragmente und somit eine virtuelle Kontrolle der Fragmentreposition. Die neu angepasste Kontur der LCDCP wurde digitalisiert und als dreidimensionale Struktur in die virtuelle Fuoroskopie eingeblendet. Sowohl das Einschieben der Platte, als auch die Fixation mit Schrauben einschließlich Bohrvorgang und Längenmessung konnte so navigiert erfolgen. Zur Kontrolle der Präzision wurden zum Abschluss C-Arm Bilder in 2 Ebenen, bei noch fixierten Referenzbasen am Knochen und der Platte, vom Frakturbereich aufgenommen. Somit konnte die Übereinstimmung zwischen Röntgenschatten und vom System visualisierter Reposition und Implantatposition überprüft werden. Der Kunststoffschaum wurde anschließend zur visuellen Überprüfung entfernt.

Ergebnisse

In allen 5 Testungen sind nur Abweichungen unter 2 mm zwischen virtueller und reeller Reposition und Implantatposition aufgetreten. Die erforderliche BV Zeit lag zwischen 2 und 10 Sekunden.

Schlussfolgerungen

Die Labortestungen zeigen dass die virtuelle Frakturreposition und Plattenosteosynthese ein wirkungsvolles intraoperatives Hilfsmittel zur Verminderung der Strahlenbelastung und Verbesserung der Präzision und Sicherheit werden kann. Die klinische Einführung steht unmittelbar bevor.

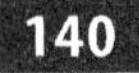

140 Bildwandler gestützte Navigation in der Beckenchirurgie – Klinische Erfahrungen

U. Stöckle (Berlin), B. König, M. Dahne, N. P. Haas

Problem

Perkutane Schraubenosteosynthesen bei Becken- und Acetabulumfrakturen sind technisch anspruchsvoll und werden zumeist unter Bildwandlerkontrolle durchgeführt. Hierbei können Durchleuchtungszeiten von mehreren Minuten resultieren. Deshalb werden zunehmend auch CT- basierte Navigationstechniken für Beckenverschraubungen angewandt. Nach Repositionsmaneuvern ist jedoch jeweils ein neuer CT Datensatz erforderlich mit entsprechenden logistischen Problemen.

Zielsetzung

Nach erfolgreichen Testreihen am Kunststoff Beckenmodell und am Humanpräparat sollte die neue Technik der Bildwandler gestützten Navigation im klinischen Einsatz für perkutane Schraubenosteosynthesen am Becken evaluiert werden.

Material und Methoden

Bei der Bildwandler gestützten Navigation können bis zu vier Bildwandlerprojektionen in das Navigationssystem eingelesen werden. Ein matching ist nicht notwendig.

Mit der C-Arm-Navigation wurden 12 SI-Verschraubungen (5× Trauma, 5× SI-Arthrose) und 3 vordere Pfeiler- Schrauben appliziert. Intraoperativ erfolgte neben der Navigation die Kontrolle mit dem C- Arm. Die Schraubenpositionierung wurde im postop. Röntgen und CT kontrolliert.

Ergebnisse

Alle 15 Schrauben wurden korrekt platziert.
Einmal war infolge eingeschränkter Bildqualität die Reposition ungenügend, so daß eine Revision erforderlich war. Dreimal musste bei SI- Schrauben intraoperativ zur konventionellen Technik gewechselt werden, da das Instrumentarium unzureichend war.

Schlussfolgerung

Mit der Bildwandler gestützten Navigation ist bei guter Bildqualität eine sichere Plazierung perkutaner Schrauben am Becken möglich. Limitierend ist neben der Bildqualität noch das Instrumentarium. Bei Sakrumdysplasie ist die CT gestützte Navigation vorzuziehen.

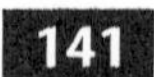

141 „Rapid-Prototyping" zur 3-D-Rekonstruktion im Beckenbereich

C. Hommel (Leipzig), E. Lenz, H. Albersdörfer, J. Hartung, R. Ascherl

Zielsetzung

Während des präoperativen Intervalles lassen gerade in der Region von Becken und Hüfte zweidimensionale Verfahren nicht immer ausreichende Möglichkeiten hinsichtlich Planung, technischer Durchführung und Erstellung von Sonderimplantaten entstehen. Deswegen sind bei entsprechend komplexen Ausgangssituationen dreidimensionale Darstellungsmöglichkeiten in der Lage, Lösungsvorschläge zu derartigen Fragestellungen zu optimieren.

Material und Methoden

Die Möglichkeit der dreidimensionalen Darstellung wird im vorliegenden Verfahren mittels einer CT- Untersuchung der betreffenden Region eingeleitet. Dieses CT wird standardisiert aufgezeichnet: Schichtdicke: 2–4 mm/Schichtabstand: 0,4–1,0 mm (detailreiche Regionen, z.B. Acetabulum)); bis zu 15 mm (detailarme Regionen, z.B. Femurschaft)/Tischvorschub/Matrix/usw. Die CT-Untersuchung wird auf einer Magnet-Diskette in standardisiertem Format aufgezeichnet. Der Datensatz kann somit in eine CNC-Fräsmaschine eingelesen werden, welche normalerweise nicht in der Klinik, sondern im entsprechend ausgerüsteten Industriebetrieb steht. Diese Fräsmaschine erstellt nach den importierten Daten ein Modell (z.B. des Beckens) aus Schaumstoff im Maßstab 1:1. Anhand dieses Modells wird vom Operateur der anstehende Eingriff geplant, kann, sofern notwendig, auch am Schaumstoffmodell simuliert werden, oder entsprechende Instrumentarien oder Implantate können nach Planung präoperativ erstellt werden.

Ergebnisse

Vor allem bei komplizierten Fällen kann durch derartige Planungshilfen eine günstige Ausgangssituation geschaffen werden, da intraoperativ entsprechende Custom-Made-Implantate zur Verfügung stehen, welche zudem präoperativ bereits getestet werden konnten. Die maßstabsgetreuen 1:1-Abbildungen erhöhen dabei die planerische Sicherheit. Auch intraoperativ können durch die Anwesenheit der Modelle im OP zusätzlich die dreidimensionalen Gegebenheiten überblickt werden (z.B. Fragmentlage, Repositionsmöglichkeiten usw.).

Schlussfolgerung

Durch die schnelle Verfügbarkeit von Modell und Custom-Made-Implantat hat diese Methode auch ihre Berechtigung in der Traumatologie gefunden, wo aufgrund der vorliegenden Gesamtkonstellation (Intensivmedizin, Polytrauma, sekundäre, mehrzeitige Versorgung) häufig von vornherein Intervalle entstehen, welche eine entsprechende Planungszeit für obige Verfahren einräumen.

142 Implantation transiliosakraler Schrauben durch CT-basierte Navigation. Eine prospektive klinische Studie

M. Arand (Ulm), L. Kinzl, F. Gebhard

Zielsetzung

Die Behandlung von Beckenfrakturen erfordert oft ausgedehnte Zugangswege, welche einen zusätzlichen Schaden zur Folge haben. Reposition und Kontrolle der Implantatlage ist mittels C- Bogen nur eingeschränkt möglich. Um den operativen Zugangsweg zu minimieren, wurden in den letzten Jahren Computer assistierte Navigationsverfahren (CAS) entwickelt, die derzeit auf präoperativen CT Daten beruhen. Voraussetzung für die CT basierte Navigation ist die gute Reposition der Fragmente im CT Datensatz. Mit dieser Voraussetzung bietet sich die CAS unterstützte Verschraubung im Beckenbereich an für die ISG Stabilisierung.

Material und Methoden

Die CAS unterstützte Verschraubung wurde nach folgendem Schema angewandt: Bei Beckenfrakturen vom C Typ erfolgte zunächst die Stabilisierung des ventralen Ringes und indirekte Reposition der dorsalen Strukturen. Gleichzeitig wurden am Beckenkamm sogenannte Fiducial- Schrauben implantiert. Im anschließenden CT wurde die korrekte Reposition überprüft und der Datensatz zur Navigation aufbereitet. Die intraoperative Navigation für die ISG Verschraubung nach Matta erfolgte mit dem Surgigate, System. Die Operation wurde in Rückenlage über Stichinzisionen durchgeführt.

Ergebnisse

Insgesamt wurden bei 5 Patienten 12 iliosakrale Schrauben implantiert. Mit Verwendung der Fiducial- Schrauben war ein guter intraoperativer Abgleich der Datensätze (matching) möglich. Bei den Patienten konnten die Schrauben in das ISG jeweils über Stichinzisionen eingebracht werden. Die intraoperative Anwendung des Systems war relativ problemfrei. Die postoperativen CT Kontrollen verifizierten die korrekte Platzierung aller 12 Schrauben, der präoperativen Planung entsprechend.

Schlussfolgerung

CAS Verfahren in der Beckenchirurgie können operative Zugangswege minimieren und die Präzision der Implantatlage deutlich erhöhen. Ein wesentlicher Nachteil der derzeitigen zu Verfügung stehenden Systeme ist die Bedingungen der korrekten prä- (CT) operativen Reposition. Zukünftige Entwicklungen wie der navigierte C-Arm oder intraoperative Trackingsysteme für Fragmente werden die Anwendungsgebiete deutlich erweitern.

143 Beckenchirurgie: Die Registrierung über einen Fixateur externe ist präzise

J. Geerling (Hannover), T. Hüfner, M. Citak, T. Pohlemann, C. Krettek

Zielsetzung

Entwicklung eines Konzepts zur extraanatomischen Registrierung bei der Beckenosteosynthese.

Material

Je ein intaktes Kunststoffbeckenmodell und Anatomiepräparat wurden verwendet. Die CT Datenakquisition erfolgte je einmal mit und ohne Fixateur externe (Rohrspanner, Mathys, Bochum). Navigationssystem: Surgigate, Medivision, Oberdorf, Schweiz.

Methoden

Für das Kunststoff- und Anatomiebecken wurde jeweils einmal eine anatomiebasierte- (i. e. auf der Knochenoberfläche) und einmal eine fixateurbasierte Registrierung durchgeführt. Für letztere wurden die Karbonstangen mit unregelmäßig verteilten 1 mm Titandrähten mit zentraler Mulde versehen. Weiterhin erfolgte zusätzlich zur ventralen Querverbindung die Montage einer nach dorso-lateral ausgerichteten Fixateurstange. Die Registrierung erfolgte bei der anatomiebasierten Registrierung in 1–5 Regionen: Spina iliaca ant. sup. (SIAS) rechts, SIAS links, Symphyse, SI-Gelenk rechts, SI-Gelenk links, bei der fixateurbasierten Registrierung entsprechend der Anordnung der Stangen in 1–6 Regionen: ventral links/rechts, ventral bds., ventral und dorsal unilateral und -bilateral. Zur Überprüfung der Präzision wurde auf einem neu entwickelten Messplatz das Messinstrument der Verifikation verwendet, d. h. die Abweichung der virtuellen Darstellung eines navigierten Zeigeinstruments vs. der realen Position. Die Verifikation erfolgte in allen Versuchen an folgenden Lokalisationen, welche die Beckenanatomie repräsentieren: Symphyse, SIAS beidseits, SI-Gelenk beidseits, Promontorium.
Auswertung: Virtuelle vs. reale Verifikation, Abweichung in mm Statistik: Levene Test, t-Test.

Ergebnisse

Wurde in nur 1 Region registriert, fanden sich Abweichungen bis 50 mm an weit entfernten Lokalisationen. Beide Registrierungsarten waren nur unter Verwendung aller Regionen hoch präzise mit Abweichungen <0,1 mm. Zwischen Kunststoffbecken und Anatomiepräparat fanden sich keine signifikanten Unterschiede. Metallartefakte durch den Fixateur beeinflussten die Ergebnisse nicht.
Ein klinisches Beispiel wird demonstriert (CAS gestützte SI-Verschraubung bei einer Becken-C-Verletzung).

Schlussfolgerung

Eine präzise Navigation im gesamten Beckenbereich ist nur durchführbar, wenn eine Registrierung ubiquitär, d. h. im vorderen und hinteren Beckenring durchgeführt wurde. Das führt jedoch möglicherweise zu einer erhöhten Morbidität durch zusätzliche Knochenexposition. Eine Alternative stellt die extraossäre Registrierung mit dem modifizierten supraacetabulären Fixateur externe dar. Die Präzision ist äquivalent, Voraussetzung ist jedoch die absolut sichere Konnektierung der Schanzschrauben im Knochen.

144 Computerassistierter Hüftprothesenwechsel mit dem Robodoc-Verfahren

M. Pröbstel (Frankfurt/M), C. Börner, M. Börner

Zielsetzung

Die steigenden Implantationen von Hüftgelenk-Totalendoprothesen (TEP) führen zwangsläufig zu einer Zunahme der Revisionseingriffe. Das bedeutet für den Patienten häufig eine erhebliche operative Belastung mit deutlich erhöhtem periop. Risiko im Vergleich zum Ersteingriff. Es sollte daher ein Verfahren angestrebt werden, was das op. Risiko möglichst minimiert und eine schonendere Vorgehensweise für den Patienten bedeutet.

Material und Methoden

Das zur primären zementfreien TEP-Implantation eingesetzte ROBODOC-System enthält eine Revisionssoftware, mit der Wechseloperationen geplant und durchgeführt werden können. Das Programm verwendet eine spezielle Technik, mit der die CT-Schnitte so bearbeitet werden können, dass der evtl.vorhandene Knochenzement zwischen Knochen und Prothese klar sichtbar wird. Außerdem werden Metallartefakte durch die Prothese minimiert. So kann ein Fräsweg geplant werden, der bei vorhandenem Knochenzement diesen ausfräst, bei zementfreier Voroperation das neue Prothesenlager schafft. Dann wird am präop. Planungsmodell der Sitz der neuen Prothese geplant. Intraop. fräst der Roboter den vorhandenen Knochenzement aus und schafft gleichzeitig das neue Lager für die geplante Prothese. Die Vorteile sind offensichtlich. Es erlaubt zum einen eine optimierte präoperative Planung und die fibröse Membran und die Sklerosezone um die alte Prothese herum sowie der eventuell vorhandene Knochenzement werden intraoperativ durch den Fräser sicher entfernt. Die Operationsdauer bei dieser Methode ist im Vergleich zur herkömmlichen Vorgehensweise mit der mühsamen Zemententfernung von Hand deutlich verringert. Das intraop. Risiko von Frakturen besteht praktisch nicht. Das Verfahren eignet sich sowohl zum Wechsel primär zementfrei als auch vor allem mit Zement eingebrachter Prothesen.

Ergebnisse

Bisher wurden 64 Wechseloperationen so durchgeführt, 46 bei primär zementfreien und 18 bei zementierten Prothesen, bei 40 Männern und 24 Frauen. Die ursprüngliche Standzeit der zementierten wie auch der zementfreien Prothesen lag bei 5,5 Jahren, die durchschnittliche Nachuntersuchungszeit beträgt 22 Monate. 40x erfolgte der Wechsel von zementfrei wieder auf zementfrei, 6x von zementfrei auf zementiert, 4x von zementiert auf zementfrei und 14x von zementiert auf zementiert. Intraoperative Komplikationen oder Infekte gab es keine. In einigen Fällen wurde zur Planung der Gegenseite ein postoperatives CT gefahren. Hierbei zeigte sich beim Prothesensitz eine exakte Übereinstimmung mit der Planung ggf. die komplette Zemententfernung. Bei der Nachuntersuchung fand sich ein durchschnittlicher Harris-Hip-Score von 70,7 Punkten, der Score nach Merle-D'Aubigne lag durchschnittlich bei 13,5 Punkten.

Schlussfolgerung

Die computer-assistierte Schaftauffräsung mit präoperativer Planung beim Wechsel, insbesondere primär zementierter Hüftendoprothesen stellt eine für den Patienten schonende, exakte, effektive Methode mit niedriger Komplikationsrate dar.

145 Reproduzierbarkeit der VKB-Tunnelplatzierung mit Traditioneller- und Roboter-assistierter Chirurgie

V. Musahl (Pittsburgh), A. C. Burkart, A. Van Scyoc, R. E. Debski, P. J. McMahon, F. H. Fu, S. L.-Y. Woo

Zielsetzung

Roboter-Technologie wurde in der Orthopädischen Chirurgie eingeführt um die Reproduzierbarkeit und Genauigkeit von operativen Eingriffen zu verbessern. Dadurch wird eine Maschinierung oder Bohrung von Knochen entsprechend den technischen Angaben des Chirurgen ermöglicht. Im Vergleich zu traditioneller Chirurgie wird von der Roboter-assistierten Chirurgie eine wesentlich genauere Übereinkunft mit einem präoperativen Plan erwartet. Das Ziel dieser Studie war es, die Reproduzierbarkeit der Tunnelplatzierung für die vordere Kreuzband (VKB) Rekonstruktion zwischen CASPAR® (ortoMAQUET, Rastatt) und vier Chirugen unterschiedlichen Erfahrungsgrades zu vergleichen.

Material und Methoden

50 linke Knie (Sawbones®) wurden aus einer Form hergestellt. Für den Roboter wurde die Tunnelplatzierung mit Hilfe der handelsüblichen Software und CT-Daten präoperativ geplant. Beruhend auf diesem Plan, führte der Roboter die Tunnelbohrung für Tibia und Femur autonom durch (n = 10). Die vier Chirurgen wurden gebeten ihre bevorzugte Technik anzuwenden (n = 10). Die Bestimmung der Tunnelposition erfolgte bezüglich einer Referenzmarkierung und mit Hilfe eines „Tunnelzylinders" (Abb. 1). Ein Digitalisierungs Apparat (Microscribe-3DX®) wurde benutzt um die dreidimensionale Position der Tunnel Eintritts- und Austrittspunkte zu ermitteln. Der Radius des Bereiches der die Mittelpunkte aller 10 Tunnel in einem 95% Konfidenzintervall beinhaltete, wurde verwendet um das Maß der Reproduzierbarkeit anzugeben. Die Signifikanz wurde auf $p<0{,}05$ gesetzt.

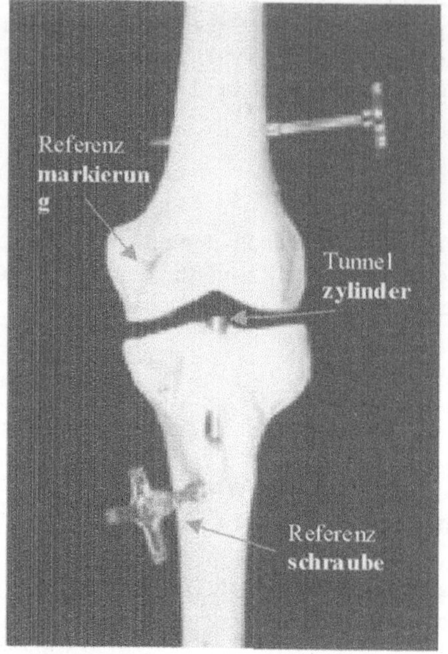

Abb. 1. Sawbone

Ergebnisse

Der Bereich der die Verteilung der femoralen Tunneleintrittspunkte beinhaltete hatte einen Radius von 2,1 mm, 2,3 mm, 3,0 mm, 4,5 mm, and 4,1 mm für CASPAR®, Chirurg 1, Chirurg 2, Fellow 1 und Fellow 2. Die Unterschiede waren nicht signifikant. Die Tibialen Tunnelaustrittspunkte waren innerhalb eines Bereiches mit dem Radius 2,0 mm (CASPAR®), 3,4 mm (Chirurg 1), 2,0 mm (Chirurg 2), 2,1 mm (Fellow 1) and 2,4 mm (Fellow 2). Unterschiede bestanden zwischen Chirurg 1 und CASPAR®, Chirurg 1 und Chirurg 2 und Chirurg 1 und Fellow 1 ($p<0.05$).

Schlussfolgerung

Aufgrund der Ergebnisse dieser vergleichenden Studie scheint die femorale Tunnelplatzierung von dem Erfahrungsgrad eines Chirurgen stärker abzuhängen als die Tibiale. Der Roboter hingegen weist identische Werte für Tibia und Femur auf. Da die femorale Tunnelplatzierung die Isometrie deutlicher beinflußt als die Tibiale wird angenommen, daß Roboter-assistierte Chirurgie Vorteile gegenüber traditioneller Chirurgie aufweist. Jedoch muß berücksichtigen werden, daß die Genauigkeit von Tunnelplatzierungen letztendlich nicht nur von der Reproduzierbarkeit des Robotersystems abhängt, sondern auch von der Fähigkeit des Chirugen eine Roboter-Planungsstation zu bedienen.

146 Bildverstärkergestützte, computerassistierte Navigation der Bohrkanäle bei der Rekonstruktion des vorderen Kreuzbandes

J. Höher (Berlin), H. Bäthis, S. Shafizadeh, B. Bouillon, T. Tiling

Zielsetzung

Die korrekte Plazierung der Bohrkanäle gilt als ein entscheidender Faktor für den Operationserfolg beim Ersatz des vorderen Kreuzbandes des Kniegelenks. Es war das Ziel der Studie, die Machbarkeit einer innovativen, fluoroskopisch-gestützten und computer-assistierten Methode bei der Plazierung der Bohrkanäle im Leichenmodell zu überprüfen.

Material und Methoden

Es wurde ein Bildverstärker (Fa. Ziehm) und ein computerbasiertes Navigationssystem incl. 3D Infrarotkamera (FluroNav, Medtronic Inc.) verwendet. Nach rigider Fixation von optischen Referenzbögen an Femur und Tibia wurde je zwei fluoroskopische Bilder (exakt AP und seitlich) von Femur und Tibia erstellt und in digitaler Form auf den Navigationscomputer transferiert. Für die femorale Navigation wurde die Quadrantenmethode nach Bernard et al. verwendet, nach der sich der femorale Zielpunkt anhand des seitlichen Röntgenbild bestimmen läßt. Eine navigierbare Bohrhülse wurde durch einen anteromedialen Zugang ins Kniegelenk eingeführt und mit Hilfe des Computerbildes auf die Innenseite der lateralen Femurkondyle plaziert. Ein Bohrdraht wurde dann bei maximaler Kniebeugung in das Femur eingebracht. Für die tibiale Navigation wurde die Methode von Stäubli et al. verwendet, die den korrekten Zielpunkt bei 43% der radiologischen Längsausdehnung des Tibiaplateaus definiert. Hierzu wurde die Spitze eines navigierbaren, tibialen Zielgerätes an der gewünschten Position des Tibiaplateaus plaziert und der Zieldraht dann ins Kniegelenk eingebracht. Der Zeitaufwand der für die Navigation notwendigen Operationsschritte wurde dokumentiert. Die Analyse der tatsächlichen Bohrdrahtposition erfolgte an den seitlichen Röntgenbildern des von allem Weichteilgewebes freipräpariertem Knochens mit Hilfe einer Computersoftware.

Ergebnisse

An 8 Leichenkniegelenken wurde diese innovative Technologie getestet. Der zusätzliche Zeitaufwand der Navigation betrug 22±5 min. In allen Fällen konnten die Zieldrähte computerassistiert plaziert werden. Bei der femoralen Zieldrahtplazierung fand sich eine mittlere Abweichung vom Idealpunkt in der Längsausrichtung (parallel zur Blumensaatlinie) von 3,3±2,4 mm und in der Querausdehnung von 2,2±0,8 mm. Bei der tibialen Position fand sich eine systematische Abweichung vom Idealpunkt nach ventral von 5,3±2,9 mm.

Schlussfolgerung

In dieser Studie am Leichenkniegelenk wurde die Machbarkeit einer innovativen bildverstärkergestützten Navigation für die Bohrkanalplazierung bei der vorderen Kreuzbandrekonstruktion gezeigt. Diese Methode ist einfach, erspart eine präoperative Planungsphase und gewährt dem Operateur zu jeder Zeit die vollständige Kontrolle beim Bohrvorgang. Für eine klinische Applikation muß die Präzision der Methode jedoch noch verbessert werden.

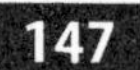

147 Die Quadrantenmethode und ihre Reliabilität zur Bestimmung des femoralen Insertionspunktes in der navigierten Kreuzbandchirurgie

S. T. Shafizadeh (Köln), H. Bäthis, T. Tiling, B. Bouillon, J. Höher

Zielsetzung

In der navigierten Kreuzbandchirurgie dient die Quadrantenmethode der Auffindung der femoralen Insertionsstelle des vorderen Kreuzbandes im seitlichen Röntgenbild. Vorraussetzung für die Anwendung dieser Methode in der der BV-gestützten Computernavigation ist die reproduzierbare Bestimmung dieses Punktes in der Planungsphase. Ziel dieser Untersuchung war die Reproduzierbarkeit des femoralen Zielpunkts anhand eines seitlichen Röntgenbildes im intra- und interindividuellen Vergleich zu überprüfen.

Material und Methoden

An fünf gesunden Probanden (P1–P5) wurde ein exakt seitliches Rö-Bild mittels Röntgenbildverstärker (Fa. Ziehm) angefertigt. Dieses wurde digitalisiert und in eine Graphiksoftware überführt. Mithilfe der Quadrantenmethode wurde von 10 Untersuchern (davon 4 mit der Methode vertraute Untersucher) der femorale Zielpunkt in den Röntgenbildern ermittelt. Die Zielpunkte wurden anschließend mit Hilfe eines Rasters vermessen und univariat ausgewertet. Innerhalb von 14 Tagen erfolgte eine weitere Bestimmung durch dieselben Untersucher.
Zielkriterien waren die Reliabilität (Test-Retest-Vergleich) sowie die Streuung des Meßergebnisses im interindividuellen Vergleich.

Ergebnisse

In jedem Kniegelenk ergab sich aus den von den Untersuchern angelegten Quadranten eine Streuung der femoralen Insertionspunkte. Das Konfidenzintervall für P1 be-

trug in der x-Achse 3,76 mm, in der y-Achse 2,7 mm, für P2 3,64/3,57 mm, P3 4,35/3,12 mm, P4 3,65/3,92 und für P5 3,02/3,72 mm (x-/y-Achse). Das Konfidenzintervall des Gesamtkollektivs in dem 95% der ermittelten Messwerte lagen betrug 3,68 mm in der x-Achse und 3,24 mm in der y-Achse.
Im Test-Retestverfahren betrugen die Differenzen der ermittelten Punkte für die Patienten P1 0,63/0,67 mm, für P2 1,39/0,69 mm, für P3 0,46/0,49 mm, für P4 0,81/0,75 mm und für P5 0,6/1 mm (x-/y-Achse). Im Intraobserver Gesamtkollektiv betrug der Mittelwert der Differenz in der x-Achse 0,72 mm und in der y-Achse 0,7 mm bei einer STD von 0,6/0,5 (x-/y-Achse) für die entsprechenden Untersucher.

Schlussfolgerungen

Die Bestimmung des femoralen Zielpunktes nach der Quadrantenmethode weist mit einer Streuung von 0,7 mm im intraindividuellen Vergleich eine hohe Untersucher-Reliabilität auf.
In der Interobserver-Analyse ist die Streuung mit einem Radius von 1,8 mm für die operative Planung und postoperative Ergebnisanalyse zu diskutieren. Eine weitere Analyse zur Verbesserung dieser Streuung ist anzuregen, zumal ergänzend zur untersucherbedingten Streuung die Abweichung der Navigationgeräte zu berücksichtigen ist. Dennoch ist die Quadrantenmethode in der computerassistierten Kreuzbandchirurgie ein geeignetes Verfahren zur Bestimmung des femoralen Insertionspunktes.

148 Anatomische Grundlagen für computer-assistierte Positionierung des femoralen Transplantattunnels in der Rekonstruktion des vorderen Kreuzbandes

A. Pashmineh-Azar (Marburg), A. Krüger, T. von Garrel, J. Petermann, L. Gotzen

Zielsetzung

Die voranschreitende Entwicklung in der computer-assistierten Rekonstruktion des vorderen Kreuzbandes, welche auf neue bildgebende Verfahren basiert, bedarf anatomisch-basierte Planungsgrundlagen. Das Ziel dieser Studie war mit präzisen Methoden die Lage der femoralen Insertionstelle des nativen vorderen Kreuzbandes und deren Beziehung zu knöchernen Landmarks quantitativ zu erfassen.

Material und Methoden

An 10 frischen Kniepräparaten wurde der Umriss der femoralen Insertionsstelle des nativen Vorderen Kreuzbandes mittels kleinen Titanmarkern gekennzeichnet. Nach

Anfertigung eines dreidimensionalen CT mit Hilfe einer Visualisierungssoftware wurde das Zentrum der femoralen Insertionsstelle und die Lage der Linea intercondylaris im Bezug auf den sagittalen Diameter des Lateralen Kondylus in Prozentwerten ermittelt. Das Zentrum der femoralen Insertionsstelle wurde durch zwei Prozentwerte entlang und senkrecht zur Blumensaatchen Linie beschrieben.

Ergebnisse

Die relative Lage der Linea Intercondylaris zum lateralen Kondylus lag bei 28% (Rang 24%–32%; SD±2.3). Das Zentrum der femoralen Insertionstelle wurde bei 29% (Rang 27%–33%; SD± 1.9%) entlang und 20% (Rang 15%–25%; SD±4%) senkrecht zu der Blumensaatchen Linie lokalisiert. Die proximale Titanmarkierung der femoralen Insertionsstelle befand sich bei allen Kniepräparaten exakt in der Höhe der Linea intercondylaris.

Schlussfolgerung

Unsere Ergebnisse zeigten, dass zwischen der femoralen Insertionsstelle und dem sagittalen Durchmesser des lateralen Kondylus keine feste Korrelation vorliegt. Auch die Lage der Linea intercondylaris zeigte keine annährend feste Korrelation zum lateralen Kondylus. Jedoch kann die Linea intercondylaris aufgrund ihrer Lage zu der femoralen Insertionsstelle als proximale Begrenzung des femoralen Bohrkanals in die Planung einbezogen werden. Die Anwendung von festen Prozentwerten zur Planung des femoralen Bohrkanals ist wegen der fehlenden festen Korrelation zwischen der anatomischen Insertionstelle und der jeweiligen Kondylengröße nicht geeignet.

Freitag, 16. November 2001
10:15 – 12:15 Uhr (Saal 3)

C2.1 Qualitätssicherung und -management in der Unfallchirurgie

149 Evidenz-basierte Unfallchirurgie – Anspruch und Wirklichkeit

E. Neugebauer (Köln)

Einführungsreferat

150 Die Bedeutung von EBM in der Gesundheitspolitik

G. Ollenschläger (Köln)

Einführungsreferat

151 Evidenz-basierte Leitlinienentwicklung – das Konzept der AWMF

W. Lorenz (Marburg)

Einführungsreferat

152 Umsetzung evidenz-basierter Unfallchirurgie im Stations-und Ambulanzbetrieb

S. Sauerland (Köln)

Einführungsreferat

153 Das „missing data" Problem oder: Was ich nicht weiß, macht mich nicht heiß

D. Stengel (Berlin), K. Bauwens, J. Sehouli, F. Porzsolt, A. Ekkernkamp

Zielsetzung

Die Wirksamkeit einer neuen Therapie ist als klinisch relevant anzusehen, wenn trotz zahlreicher Einflußfaktoren ein positiver Effekt im Vergleich zur bisherigen Standardbehandlung erkennbar bleibt. Zu den Spielarten eines dieser Faktoren, der Verzerrung (bias), gehören fehlende Datenmengen.
Ziel dieser Untersuchung war die Quantifizierung des Einflusses von Datenverlusten auf die Interpretation von klinischen Studienergebnissen.

Material und Methoden

In einer randomisierten, doppelverblindeten Studie von Eriksson et al. (*N Engl J Med* 1997; 337: 1329) zur Thromboseprophylaxe konnte durch die Therapie mit einem Hirudinderivat (Desirudin 2×15 mg/die) die post-operative Rate proximaler Thrombosen nach elektiver Hüft-Totalendoprothesen-Implantation im Vergleich zur Standardtherapie (Enoxaparin 40 mg 1×/die) um 2,7% gesenkt werden (p=0,01). Es fiel auf, dass nur 75% aller randomisierten Patienten für diesen Endpunkt ausgewertet wurden.
In einem „Standard-Gamble"-Experiment wurde daraufhin das Szenario des besten (alle Thrombosen im Standardarm) mit dem des schlechtesten Falles (alle Thrombosen im Desirudin Arm) unter schrittweisem Einbringen der aus der Studie ausgeschlossenen Patienten verglichen. Die 95% Konfidenzintervalle (CI) der absoluten Risikoreduktion (ARR) wurden mit Hilfe von 1000fachen Bootstrapping-Rechenroutinen konstruiert. Zudem wurden für alle Annahmen Binomial-Wahrscheinlichkeitskurven berechnet.

Ergebnisse

Unter der Annahme des schlechtesten Falles kehrte sich die ARR zugunsten von Enoxaparin um (3,5%, 95% CI 3,1–3,8%). Die Konfidenzintervalle näherten sich bei Einschluß von Patienten, die nach Randomisierung nicht operiert wurden und/oder bei denen Verletzungen des Studienprotokolls auftraten, eine Überlappung war jedoch in keinem Fall zu beobachten. Die Wahrscheinlichkeit für die beobachteten Ergebnisse lag bei 82%. Die Wahrscheinlichkeit für das Szenario des besten Falles lag bei 68%, die des schlechtesten bei 66%.
Dies bedeutet, dass bei annähernd identischer Wahrscheinlichkeit für beide Annahmen der vermutete Therapieeffekt von Desirudin durch die hohe Ausschlußquote (drop-out rate) vollständig aufgehoben wird.

Schlussfolgerungen

Fehlende Datenmengen sind eine häufig unbeachtete Störgröße, die die Polarität eines Therapieeffektes verändern können. Studienergebnisse müssen trotz statistischer Signifikanz kritisch beurteilt werden, wenn der therapeutische Benefit in Form der ARR kleiner als die drop-out rate ist.

154 Die randomisiert-kontrollierte Studie in der Unfallchirurgie: Aufzeigen und Diskussion von Problemen bei der Durchführung am Beispiel einer laufenden multizentrischen klinischen Studie zur Behandlung von Humerusschaftfrakturen

R. Moser (Davos Platz), M. Müller, G. Melcher

Zielsetzung

Die randomisiert-kontrollierte Studie genießt in der klinischen Forschung derzeit die größte wissenschaftliche Anerkennung. Es wird davon ausgegangen, dass sie einen unvoreingenommenen Vergleich von verschiedenen Einflussfaktoren bei gleicher Indikation ermöglicht. Probleme bei der Durchführung werden am Beispiel einer laufenden klinischen Studie diskutiert.

Material und Methoden

Im Jahre 2000 wurde durch die Autoren eine multizentrische, randomisiert-kontrollierte Studie vorbereitet und gestartet. Ziel ist der Vergleich des funktionellen Outcome von Humerusschaftfrakturen des Typs AO 12 A2, A3 und B2 nach konservativer und nach operativer Behandlung. Die Randomisierung erfolgt zentral für jeden einzelnen Patienten.

Ergebnisse

In den ersten 5 Monaten konnten 4 Patienten rekrutiert werden. 5 weitere Patienten, welche die Einschlusskriterien erfüllten, verweigerten die Teilnahme aus verschiedenen Gründen. Die bisher beobachteten Probleme betreffen einerseits die Studienvorbereitung als auch die Durchführung.

1. Studienvorbereitung

Ist die Durchführung der Randomisierung ethisch vertretbar? Bei der beschriebenen Studie waren sich alle beteiligten Chirurgen einig, dass dies der Fall ist. Problematisch ist weiterhin die Akzeptanz der Randomisierung durch die beteiligten Kliniken und

behandelnden Ärzte. Trotz vorheriger Umfrage und Zusage durch ca. 20 Kliniken kam es in den ersten 6 Wochen zur Absage von 4 Zentren. Diesen war erst nach Erhalt des definitiven Studienplanes klar geworden, was unter Randomisierung zu verstehen ist. Teilweise konnte dieses Vorgehen innerhalb der Klinik durch die Chefärzte nicht durchgesetzt werden.
2. Studiendurchführung
Bei der Durchführung zeigt sich die Aufklärung und Teilnahmebereitschaft der Patienten als zentrales Problem, was sich in der sehr schleppend verlaufenden Patientenrekrutierung wiederspiegelt. Es ist schwer zu kommunizieren, dass es hinsichtlich der Behandlung zwei derzeit gleichwertige Verfahren gibt und vor allem, dass der behandelnde Arzt die Entscheidung darüber nicht selber trifft.

Schlussfolgerungen

Nach Klärung der ethischen Vertretbarkeit muss die Randomisierung an sich und auch deren Umsetzung von Beginn an mit allen beteiligten Ärzten eingehend besprochen werden. Die Einbeziehung und Motivation der Patienten ist schon hierbei zu klären. Die unserer Meinung nach wichtigste zu klärende Frage ist jedoch, welches Studiendesign das optimale ist. Muss es eine randomisierte Studie sein oder kann man auch ein anderes Studiendesign, z.B. das einer Kohortenstudie, wählen?

155 Ist die präklinische Intubation von Patienten mit schwerem Thoraxtrauma ohne manifeste respiratorische Insuffizienz nützlich? Eine Matched-Pair-Analyse auf Basis des Traumaregisters der DGU

C. Waydhas (Essen), S. Ruchholtz, C. Ose, D. Nast-Kolb,
AG-Polytrauma der DGU

Zielsetzung

Die präklinische Intubation schwerverletzter Patienten ohne dringliche Indikation wird nach wie vor kontrovers diskutiert. Auf Basis der Daten einer Multicenterstudie sollte deshalb die Bedeutung der präklinischen Intubation bei Patienten mit schwerem Thoraxtrauma ohne manifeste respiratorische Insuffizienz analysiert werden.

Material und Methoden

Die Datenerhebung erfolgte prospektiv im Rahmen des Traumaregisters der Deutschen Gesellschaft für Unfallchirurgie. Anhand einer Matched-Pair-Analyse wurden präklinisch *intubierte* bzw. *nicht intubierte* Patienten mit schwerem Thoraxtrauma

(AIS-Wert=4) ohne schwere respiratorische Insuffizienz (>10 Atemzüge/min) oder andere Intubationsindikation gegenübergestellt. Die Patienten wurden paarweise nach Alter, Verletzungsschwere und –mechanismus, sowie Prognose (TRISS) zugeordnet und statistisch (Wilcoxon-Vorzeichentest) analysiert.

Ergebnisse

Aus dem Gesamtkollektiv von 3814 Patienten konnten zwei Gruppen von je 44 Patienten mit vollständigen präklinischen und klinischen Daten, vergleichbarem Alter (36 vs. 35 Jahre, Median), Geschlechtsverteilung, Verletzungsmuster, ISS (29 vs. 29) und TRISS (95,2 vs. 95,3% Überlebenswahrscheinlichkeit) verglichen werden. Keiner der Patienten war am Unfallort bewusstlos (GCS >7) bzw. wies eine schwere respiratorischen Insuffizienz auf. Jeweils 2 Patienten jeder Gruppe hatten einen initialen systolischen Blutdruck unter 90 mmHg.
Die Dauer zwischen Unfall und Klinikaufnahme war in der primär intubierten Gruppe signifikant länger (73 vs. 47 min). Die primär intubierten Patienten erhielten signifikant mehr Flüssigkeit bis zu Klinikaufnahme (3,0 vs. 1,0 l). Mit Ausnahme von 2 Patienten der primär nicht Intubierten wurden alle anderen in der Notaufnahme oder auf der Intensivstation intubiert.. Trotz vergleichbarem Verletzungsmuster und Verletzungsschwere war eine Massentranfusion (9 vs. 4 Patienten) und eine Notfalloperation zur Blutstillung (10 vs. 4 Patienten) in der Gruppe der präklinisch Intubierten häufiger notwendig.Der klinische Verlauf und das Ergebnis sind in der Tabelle 1 dargestellt.

Tabelle 1

	N	Respir. Insuff.	Renale Insuff.	Leber-Insuff.	Zirkulat. Insuff.	Beatmungs-tage	ICU-Tage	Letal.
Intubiert	44	17	6	10	13	7	11	6
Nicht-intubiert	44	14	2	3	5	7	11	2

Schlussfolgerung

Die präklinische Intubation geht mit längeren Versorgungszeiten und größerer Volumensubstitution einher. Entgegen unserer ursprünglichen Arbeitshypothese füht die nicht durchgeführte präklinische Intiubation bei Patienten mit schwerem Thoraxtrauma ohne manifeste respiratorischen Insuffizienz nicht zu einer Verschlechterung der Prognose in Bezug auf Organversagen, Behandlungszeit oder Sterblichkeit.

156 Verbesserung der Prozessqualität im Rahmen eines Qualitätsmanagement-Systems für die Notfalldiagnostik schwerverletzter Patienten

M. Aufmkolk (Essen), S. Ruchholtz, A. Block, D. Nast-Kolb

Zielsetzung

Das Outcome schwerverletzter Patienten wird maßgeblich durch den Ablauf der primären diagnostischen und therapeutischen Maßnahmen beeinflußt. Zur Optimierung des innerklinischen Versorgungsablaufs wurde zuerst ein standardisiertes, regelmäßig evaluiertes Protokoll im Rahmen eines Qualitätsmanagement-Systems eingeführt. Nachdem zunächst die Röntgendiagnostik außerhalb des Schockrraumes erfolgte, wurde im April 2000 eine Röntgenanlage im Schockraum installiert, deren Einfluß auf die Zeitdauer der Versorgungsabläufe dargestellt werden soll.

Material und Methoden

In die prospektive Untersuchung wurden 859 Schockraumversorgungen (Alter 40±22 J, ISS 21±17, Zeitraum 01/05/98 bis 31/01/01) in 3 Gruppen eingeteilt. Gruppe A (n=115) schloss den Zeitraum 01/05/98 bis 31/08/98 ein, in dem das Protokoll eingeführt wurde. Gruppe B (n=498) umfasste den Zeitraum 01/09/98 bis 30/04/00, in dem das Protokoll etabliert war. Gruppe C (n=246) schloss den Zeitraum nach Installation der Röntgenanlage im Schockraum ein (01/05/00–31/01/01). Mittelwert±Standardabweichung, $p<0,05$, einfaktorielle ANOVA, Scheffe-Test.

Ergebnisse

Die Zeitdauer bis zur Anfertigung eines Sono Abdomen und des Röntgen HWS verringerte sich in jedem Beobachtungszeitraum signifikant und damit auch die Gesamtdauer der Basisdiagnostik (Sono-Abdomen, Röntgen HWS seitlich, Becken ap und Thorax ap). Die Zeitdauer bis zur erweiterten Röntgendiagnostik (BWS und LWS in je 2 Ebenen, Extremitäten in 2 Ebenen bei Verletzung) verkürzte sich zur Gruppe C hin signifikant, wie auch die Verweildauer während der erweiterten Diagnostik. Dies bedeutete eine signifikante Zeitersparnis um die Hälfte bis zum Beginn einer Notfall-Operation, eine Verkürzung von 40 Minuten bis zum Beginn der Früh-OP oder von 30 Minuten bis zur Aufnahme auf die Intensivstation bei fehlender operativer Intervention (s. Tabelle 1).

Schlussfolgerung

Bereits durch die Einführung eines standardisierten und evaluierten Protokolls und der Schulung des Personals im Rahmen des Qualitätsmanagement-Systems verkürzte sich die Zeitdauer bis zur definitiven Therapie signifikant. Die größte Beschleunigung

Tabelle 1

Maßnahmen	A	B	C
Sono Abdomen	9 ± 9	7 ± 5	5 ± 4
Röntgen HWS	20 ± 10	16 ± 10	7 ± 5
Dauer Basisdiagnostik	24 ± 11	15 ± 8	12 ± 6
Beginn der erweiterten Röntgendiagnostik	54 ± 21	52 ± 23	15 ± 9
Dauer der erweiterten Röntgendiagnostik	16 ± 15	16 ± 12	10 ± 9
Beginn Notfall OP	66 ± 40	40 ± 7	33 ± 18
Beginn Früh-OP	127 ± 47	124 ± 41	85 ± 39
Primäre Aufnahme Intensivstation	105 ± 49	96 ± 61	73 ± 36
Zeitdauer in Minuten			

des diagnostische Prozesses konnte jedoch erst mit der im Schockraum installierten Röntgenanlage erzielt werden. Neben dem Zeitgewinn verringert sich auch das Gefährdungs-Risiko durch den damit vermiedenen Transport.

157 Die postoperative Kontroll CT nach Azetabulumfraktur – sinnvolle Qualitätskontrolle oder unnötige Strahlenbelastung?

R. Eberl (Bochum), E. J. Müller, F. Kutscha-Lissberg, G. Muhr

Zielsetzung

Wegen der komplexen Verletzungsmuster des Acetabulums, mit häufig mehreren Fragmenten und sekundären Frakturlinien, wird die konventionelle radiologische Diagnostik in der Regel durch ein Computertommogramm, ggf. mit 3D-Rekonstruktion ergänzt. Aber auch zur postoperativen Kontrolle der Fragmentreposition und Rekonstruktion der Gelenkfläche, der Implantatlage sowie dem Verbleib von intraartikulären Fragmenten, erscheint die Computertommographie als eine sinnvolle Ergänzung zur konventionellen radiologischen Diagnostik.

Material und Methoden

Bei allen Azetabulumfrakturen mit offener Repsition und interner Stabilisierung erfolgte seit 1995 routinemäßig postoperativ eine axiale Kontroll CT in Nativtechnik mit einer Schichtdicke und einem Rekonstruktionsindex von jeweils 5mm. Von 1995 bis 1999 wurden 154 Patienten mit Azetabulumfraktur operativ versorgt, davon 114 männliche und 40 weibliche Patienten. Die Altersspanne reichte von 7 bis 82 Jahren mit einem Durchschnittsalter von 39 Jahren. Die Einteilung der Frakturen erfolgte nach Judet und Letournel in Pfannenrandfrakturen, Frakturen des vorderen und/oder hinteren Pfeilers, Querfrakturen und den möglichen Kombinationen.

Ergebnisse

Bei 13 der 154 versorgten Azetabulumfrakturen war aufgrund der postoperativ durchgeführten Kontroll CT die Indikation zur Revision gegeben. 4 der Patienten zeigten eine intraartikuläre Implantatlage, wovon bei dreien die Schraubenspitze den Femurkopf im Gelenk tangierte, bei einem Patienten verlief die Schraube quer durch den Gelenksspalt, woraus eine Subluxationsstellung resultierte. Eine Subluxationsstellung im Gelenk ergab sich bei 3 Patienten wegen im Gelenksspalt verbliebener Fragmente, bei einem dieser Patienten war zusätzlich eine Fragmentredislokation vorhanden. Weitere 5 Patienten wurden wegen ungenügender Frakturreposition einer Revision mit zusätzlicher Stabilisierung des vorderen oder hinteren Pfeilers unterzogen. Bei einem Patienten zeigte sich eine mangelnde Frakturadaptation mit einem Klaffen des Frakturspaltes in der Belastungszone von 8mm.

Schlussfolgerung

Das Hüftgelenk ist eine im Aufbau komplexe dreidimensionale Struktur. Zur Kontrolle des postoperativen Ergebnisses erfolgte seit 1995 routinemäßig bei allen Azetabulumfrakturen eine axiale CT Darstellung. Bei 13 von 154 (8.4%) operativ versorgten Frakturen zeigte sich ein nicht zufriedenstellendes Ergebnis mit Indikation zur Revision. Dabei handelte es sich in allen Fällen um eine kombinierte Frakturform nach Judet und Letournel. Das Durchschnittsalter unseres Patientenkollektives von 39 Jahren und die nachhaltigen Folgen einer posttraumatischen Coxarthrose bei unzureichender operativer Versorgung rechtfertigen die erhöhte Strahlenbelastung durch den routinemäßigen Einsatz der postoperativen CT-Darstellung. Zur Qualitätskontrolle zeigte sich das genannte Vorgehen bei kombiniert-komplexen Verletzungsmustern des Hüftgelenkes besonders geeignet.

158 Praktische Anwendung der Qualitätskontrolle nach schwerem Trauma- ein wissenschaftliches Instrument zur Outcomeevaluation

M. Stalp (Hannover), M. Panzica, H. C. Pape, C. Krettek,
AG Polytrauma der DGU

Zielsetzung

Bei Patienten im späten Verlauf nach Polytrauma ist in neuerer Zeit nicht mehr das Überleben, sondern die späte Lebensqualität oberstes Behandlungsziel. Zahlreiche bisherige Scoresysteme stützten sich auf Untersuchungen an Arthritikern oder internistischen Patienten, des weiteren wurden entweder patientenorientierte, oder objektive Parameter eingeschlossen. Wir haben deshalb ein Rehablitationsinstrument entwickelt, welches sowohl subjektive als auch objektive Parameter an ehemals Schwerverletzten einschließt.

Material und Methoden

Entwicklung durch Unfallchirurgen und Sozialmediziner anhand vorhandener Erfahrungen und Scoresysteme. Es wurde ein 2 teiliges Nachuntersuchungsinstrument entwickelt, in dessen 1. Teil der Patient nach seinen subjektiven Beschwerden, sozialem Umfeld und der jetzigen Situation befragt wird (113 Fragen). Im zweiten Teil des Scores wird der Patient einer standardisierten körperlichen Untersuchung unterzogen. Es werden alle verletzten Regionen in ihrer Funktion beurteilt und anhand bereits publizierter Messinstrumente zusätzlich eingestuft (z.B. Frankel-, Tegner Activity-, Olerud-Karlström Score). Um eine begleitende Analyse mittels bereits etablierter Scoresysteme durchzuführen, wurden zusätzlich Musculo Functional Assesment (MFA), Glasgow Coma Outcome Scale (GCO), Functional Independence Measurement (FIM) und SF 12 eingearbeitet und können separat ausgewertet werden. Um eine abschließende Einstufung zu erhalten, errechnet man aus den gewonnenen Daten einen Punktwert für den Nachuntersuchungsscore. Die Evaluation wurde anhand von 150 multizentrisch untersuchten Patienten des Traumaregisters der DGU durchgeführt. An weiteren 150 Patienten wurde die Validierung ebenfalls abgeschlossen.

Ergebnisse

Diese Arbeit beschreibt die Entwicklung, den Aufbau des Scores, sowie die quantitative Erfassung des Outcomes. Hierzu zählt insbesondere die Möglichkeit einer regionenspezifischen Auswertung des Rehabilitationsergebnisses. Er ermöglicht mittels auf diese Patienten genauestens zugeschnittener Instrumente Rehabilitationsdefizite im subjektiven und objektiven Bereich aufzudecken. Implementiert sind anerkannte Instrumente zur Beantwortung spezieller Fragen und um einen Vergleich der eigenen Ergebnisse mit denen anderer Scoresysteme zu ermöglichen. Erste Ergebnisse zeigen im SF 12, dass über 60% der Patienten subjektiv mit ihrem Rehabilitationsergebnis zufrieden sind. Weiterhin klagten über 50% der Patienten mit Verletzungen unterhalb des Kniegelenkes über mittlere bis schwere Einschränkungen im täglichen Leben (MFA). Beide Ergebnisse können mit unserem Rehabilitationsscore bestätigt werden.

Schlussfolgerung

Mit dem hier vorgelegten wissenschaftlichen Nachuntersuchungsscore können nun standardisierte Ergebnisse über das Outcome nach schwerem Trauma erarbeitet werden. Gegenüber bekannten Scoresystemen ist mit diesem Score die genaue regionenspezifische Analyse des Rehabilitationsergebnisses möglich.

Freitag, 16. November 2001
10:15 – 12:15 Uhr (Saal 15.2)

A1.1 Proximale Femurfrakturen

159 Osteosynthesetechniken für die stabile Versorgung von Schenkelhalsfrakturen

V. Bühren (Murnau), G. O. Hofmann

Einführungsreferat

160 Endoprothesenversorgung proximaler Femurfrakturen

H. U. Langendorff (Dortmund)

Einführungsreferat

161 Intramedulläre Stabilisierung proximaler Femurfrakturen

K. Weise (Tübingen)

Einführungsreferat

162 Extramedulläre Versorgung pertrochantärer Oberschenkelfrakturen

P. Broos (Leuven/Belgien)

Einführungsreferat

163 Alter und Versorgungsprinzip als Prädiktoren der Mortalität hüftgelenksnaher Frakturen

F.-X. Huber (Heidelberg), L. Herzog, P.-J. Meeder, J. Buchholz

Zielsetzung

Die Mehrzahl hüftgelenksnaher Frakturen wird operativ versorgt. Wir analysierten die postoperative 6-Monats-Sterblichkeit an einem Kollektiv von 330 Patienten im Rahmen einer prospektiv-randomisierten Multicenter-Studie, deren hüftgelenksnahe Frakturen operativ mittels Totalendoprothese (TEP) zementiert/unzementiert, Gammanagel, Dynamischer Hüftschraube (DHS) oder Duokopfprothese (HEP) versorgt wurden.

Material und Methoden

330 Patienten im Alter von 60 bis 97 Jahren (mittleres Alter 81 Jahre) wurden mit der Diagnose hüftgelenksnaher Fraktur stationär aufgenommen. Die Mehrzahl der Patienten (n = 304; 92%) wurden mit einer medialen Schenkelshalsfraktur aufgenommen (laterale Schenkelhalsfraktur 16, 4,8%; pertrochantäre Femurfraktur 9, 2,7%; subtrochantäre Femurfraktur 1, 0,3%). Alle Patienten wurden operativ versorgt. 131 Patienten (39,7%) erhielten eine zementierte TEP, 191 (57,9%) Patienten eine Duokopfprothese und 8 Patienten (2,4%) eine unzementierte Totalendoprothese.

Ergebnisse

Die Halbjahresmortalität in unserem Patientengut betrug 15,5%, abhängig vom Alter der betroffenen Patienten ($p<0,001$; one-way ANOVA). Ein Korrelation zur gewählten operativen Strategie (DHS/Gammanagel/HEP/TEP; zementiert/unzementiert) konnte dabei nicht nachgewiesen werden (Chi^2-Test mit $p = 0,368$).

Schlussfolgerung

Allgemein geht man davon aus, daß Patienten älter als 70 ein erhöhtes Operationsrisiko haben. Ebenso wird postuliert, das eine unzementierte Endoprothese das Risiko eines Fettemboliesyndroms drastisch reduziert. Auch in unserer Untersuchung korrelierte die Halbjahresmortalität mit dem Lebensalter der Patienten. Erstaunlicherweise konnten wir jedoch keinerlei Korrelation zwischen der Mortalität und der verwendeten Osteosynthese/Prothesenform etablieren. Die Handhabung perioperative Morbidität und Mortalität gewinnt, mit der zunehmenden Überalterung der Bevölkerung und steigender Inzidenz endoprothetischer Eingriffe, stetig an Bedeutung. Das Patientenalter alleine kann lediglich als Anhalt für altersassoziierte Morbidität gelten. Eine differenzierte perioperative Evaluation mit der nachfolgenden Erstellung von Risikoprofilen und Algorithmen wird benötigt. Die differenzierte Therapieentscheidung scheint dagegen keine direkte Bedeutung für die peripoperative Mortalität zu haben und gibt dem Unfallchirurgen relativ freie Hand in der Wahl der zu verwendenden Methode.

164 Ist die Rehabilitation ein Prognosefaktor, der mit der Alltagsaktivität (Barthel-Index) von Patienten mit hüftgelenksnaher Fraktur korreliert. Ergebnisse einer prospektiven Beobachtungsstudie über ein Jahr

Chr. Simanski (Köln), B. Bouillon, R. Lefering, N. Zumsande, T. Tiling

Zielsetzung

Ziel der Studie war es, Prognosefaktoren für das post OP Outcome bei Patienten ein Jahr nach hüftgelenksnaher Fraktur zu finden und zu untersuchen, inwieweit eine postoperative Reha Auswirkungen auf die Alltagsaktivitäten (Barthel-Index) hat.

Material und Methoden

Es wurden ein Jahr lang alle Patienten mit hüftgelenksnaher Fraktur prospektiv erfasst (Beobachtungsstudie) und nach 3, 6 und 12 Monaten nachuntersucht. Hauptzielkriterium war der Barthel-Index. Die Variablen Alter, Geschlecht, ASA, Fraktur-, OP-Art, Liegedauer und Reha wurden univariat untersucht und mit dem Barthel-Index korreliert. Multivariat wurde in einer schrittweisen logistischen Regression versucht, prädiktive Faktoren für das post OP Outcome (Barthel-Index) zu identifizieren.

Ergebnisse

93 Patienten wurden eingeschlossenen, die Letalitätsrate betrug (33%). Es konnten 56 der verbleibenden 62 Patienten (90%) nachuntersucht werden. Bei 27 Patienten (48%) wurde eine postoperative Reha durchgeführt. Reha-Patienten hatten prätraumatisch einen 11 Pkt. höheren Barthel-Index, (88±18 vs. 77±29 Pkt.;p = 0,06;U-Test). Post OP blieben die Patienten mit Reha im Mittel 7–13 Pkt. über dem Aktivitätsniveau der übrigen Patienten (12 Monate: 77±33 vs. 64±36 Pkt.), jedoch waren die Unterschiede nicht signifikant (U-Test). Patienten mit einem Alter < 75 Jahre erreichten 12 Monate später mit und ohne Reha ihr prätraumatisches Aktivitätsniveau (prä vs. post mit Reha (n = 11): 99 vs. 99 Pkt.; ohne Reha (n = 10): 94 vs. 91 Pkt.). Patienten ab 75 Jahre zeigten mit und ohne Reha eine deutliche Reduktion des ADL um ca. 20 Pkt., wobei die Ausgangslage der Patienten ohne Reha schlechter war (prä vs. post mit Reha (n = 16): 82 vs. 62 Pkt.; ohne Reha (n = 19): 68 vs. 51 Pkt.). Die multivariate Analyse zeigte, dass

der prä OP erhobene Barthel-Index der beste Prädiktor für den postoperativen ADL-Wert war. Weitere Prädiktoren: ASA, Verweildauer, OP- und Frakturart, jedoch nicht die Variable Reha.

Schlussfolgerung

Da die Entscheidung zur Durchführung von Reha-Maßnahmen von mehreren Faktoren abhing (Patientenzustand,-einwilligung), ist der Vergleich bd. Gruppen vorsichtig zu interpretieren (Selektion). Der intraindividuelle Vergleich zeigt jedoch, dass nach einem Jahr Patienten mit hüftgelenksnaher Fraktur (<75 Jahre) ohne Reha ihren Ausgangs-ADL-Wert erreichen, während bei älteren Patienten erhebliche Einbußen zu beobachten waren. Die Ergebnisse hängen jedoch auch von der geringen Fallzahl ab (kleine Subgruppen). Der Barthel-Index ein Jahr post Trauma hängt wesentlich stärker vom Prätraumatischen ab und dem Patientenalter. In der multivariaten Analyse des postoperativen Aktivitätsniveaus spielte die Reha eine untergeordnete Rolle. Inwieweit der Barthel-Index die in der Reha erreichbaren Verbesserungen messen kann, bleibt zu diskutieren. Trotzdem sollte man sich im Kliniksalltag die Frage stellen, ob eine Reha in jedem Fall sinnvoll ist. Der prätraumatische Barthel-Index sollte dabei mehr mitberücksichtigt werden.

165 Vergleichende Analyse des Querschnittprofils auf das Durchwanderungsverhalten und Ausbruchsrisiko des Schenkelhalskraftträgers bei pertrochantären Femurfrakturen.

W. Friedl (Aschaffenburg), J. Gruß, J. Gehr

Zielsetzung

Das cut out ist eine der häufigsten und insbesondere die schwerwiegendste Komplikation in der Behandlung proximaler Femurfrakturen. Dieses Risiko ist gerade bei alten Patienten mit Osteoporose eine typische Komplikation. Sie erfordert in der Regel die Implantation einer Hüftgelenkstotalendoprothese. In dieser Untersuchung soll das relative Ausbruchrisiko unterschiedlicher Kraftträgerprofile untersucht werden.

Material und Methoden

Zur Untersuchung wurden Kunststofffemora und 3 Paare von Leichenfemora von über 60J alten verstorbenen verwendet. Die Femora wurden entsprechend einer A2 Fraktur mit komplettem medialem Corticalisdefekt osteotomiert. Die Versorgung erfolgte entsprechend den angegebenen Techniken mit der 12 mm Einzelschraube des Gammanagels, der 11+6 mm Doppelschraube des PFN und die Doppel T Profil Klinge des Gleitnagels. Die Kunststofffemora (je 3 pro Implantattyp) wurden über 1000 Lastwechsel bei 1000 N und 1500 N getestet, die Leichenpaare wurden in 500 N Stufen von 1000 N bis 3500 N getestet. Bei den Leichenknochen wurde zum Ausschluss der biologischen Streuung ein rechts gegen links Vergleich aller 3 Implantate gegeneinander untersucht um ein Ranking zu ermöglichen. Die gesamt (GV) und plastische Verformung wurden kontinuierlich registriert.

Ergebnisse

Bei den Kunststoffknochen war die geringste Durchwanderung mit großem Abstand bei der Doppel T Profil Klinge festzustellen(GV 1 mm nach 1000 N und 2 mm bei 1500 N Belastung). Für die Gammanagelschraube waren dies 2 mm respektive 5 mm bei 1500 N. Bei dem PFN kam es in einem Fall bei 1000 N und in den beiden anderen bei 1500 N zum cut out. Bei den Leichenknochen sind die Verhältnisse analog. Nach 2000 N Wechseldruckbelastung betrug die GV beim Gleitnagel 0,5 mm bei Gammanagel 1,2 mm und bei Vergleich zum PFN Gleitnagel 0,5 mm und PFN 2 mm. Analoge Unterschiede finden sich über alle Belastungsstufen.

Schlussfolgerung

Das Querschnittsprofil ist für die Durchwanderung und cut out Risiko von entscheidender Bedeutung. Die ungünstigeren Ergebnisse der Doppelschraube des PFN auch im Vergleich zum Gammanagel können nur dadurch erklärt werden dass die beiden Schrauben nicht in gleicher Weise Last aufnehmen und die daraus resultierende Verklemmung zu einer hohen Belastung der relativ dünnen und sehr weit kranial liegenden proximalen Schraube. Nur diese Verklemmung kann auch die bekannte Zentralwanderung dieser Schrauben erklären. Das Doppel T Profil ist den Rundprofil eindeutig überlegen.

166 Validität verschiedener moderner Operationsverfahren bei der hüftgelenknahen Femurfraktur des alten Menschen

H. Dorow (Jena), H. Nestmann, E. Markgraf

Zielsetzung

Die Therapie der prospektiv zu erwartenden hohen Fallzahl an Patienten mit Frakturen des proximalen Femurendes setzt eine Qualitätskontrolle der angewandten Operationsverfahren voraus. Durch eine vergleichende Analyse soll die Wertigkeit der verschiedenen intra- und extramedullären Verfahren untersucht werden, um Standards für die Versorgung zu erarbeiten. Weiterhin sollen Risikofaktoren herausgearbeitet werden, die eine Voraussage zur Morbidität und Rehabilität erlauben.

Material und Methoden

Im Zeitraum vom 1.1.1995 bis zum 31.12.2000 wurden 962 Patienten mit intra- und extraartikulären proximalen Femurfrakturen während des gesamten stationären Aufenthaltes mittels Einzelfallanalyse EDV-gerecht dokumentiert und ausgewertet.

Ergebnisse

Die bevorzugt im 8. und 9. Dezennium auftretenden Frakturen des proximalen Femurs zeigten in unserem Patientengut ein Durchschnittsalter von 77,8 Jahren. Die Polymorbidität zeigte sich mit einem Anteil von 69,4% der Patienten, die Vorerkrankungen in der Anamnese aufwiesen (ASA-Durchschnittswert 2,55). Die Duokopfprothese wurde durchschnittlich in 69 Minuten implantiert, der stationäre Aufenthalt benötigte 11,7 Tage, 87% der Patienten konnten wieder mobilisiert werden, die Komplikationsrate und die Letalität lagen bei 4,9%. 61 Minuten wurden für die Osteosynthese der DHS benötigt, die Patienten mußten 12,2 Tage hospitalisiert werden, 92,3% konnten selbständig laufen, verstorben sind 1,4%, die Komplikationshäufigkeit war 5,7%. Der PFN konnte in 75 Minuten eingebracht werden, die Dauer des stationären Aufenthaltes war mit 11,3 Tagen die kürzeste im Vergleich, Komplikationen wurden bei 4,5% beobachtet bei einer Letalität von 0% und einem Mobilisierungsgrad von 93%. Der Gammanagel, der vom PFN in den letzten Jahren verdrängt wurde, hatte eine mittlere Implantationszeit von 72 Minuten, mit 14,7 Tagen stationären Aufenthalt eine längere Dauer, ebenfalls eine höhere Komplikationsrate von 8,7%, 2,2% Letalität und die Mobilisierbarkeit von 92% sind mit den anderen Verfahren vergleichbar. Eine Korrelation zwischen der Anzahl der systemischen Komplikationen sowie der Graduierung der Patienten nach der ASA und der Letalität konnte bei allen Verfahren nachgewiesen werden. Nach Auswertung aller Parameter kann festgestellt werden, daß das Alter der Patienten nur im Zusammenhang mit Mobilisierungsgrad, Begleiterkrankungen, Operationsverfahren, Operationszeitpunkt und Komplikationen prognosebestimmend ist.

Schlussfolgerung

Die minimalinvasive und rasche Operation sowie die sofortige konsequente Rehabilitation der geriatrischen Patienten ist von entscheidender Bedeutung für das Outcome. Bei der Standardversorgung der medialen Schenkelhalsfraktur beim multimorbiden Patienten ist die Duokopfprothese das Mittel der Wahl, bei den extrakapsulären Frakturtypen sind die Dynamische Hüftschraube für die stabilen und der PFN mittlerweile für die instabilen Verletzungen als etablierte Verfahren zu empfehlen.

167 CRP – zuverlässiger Verlaufsparameter nach operativer Versorgung hüftgelenksnaher Frakturen des alten Menschen?

O. Gonschorek (Leipzig), B. Petermann, A. Tiemann, C. Josten

Zielsetzung

Anhand einer prospektiven Studie soll überprüft werden, ob das C-reaktive Protein (CRP) als Verlaufsparameter bei hüftgelenksnahen Frakturversorgungen dienen kann. Gibt es darüberhinaus Hinweise auf unterschiedliche Weichteiltraumatisierung in Abhängigkeit der OP-Technik beim alten Menschen?

Material und Methoden

Vom 1.1.1999 bis 31.12.2000 wurden 346 Operationen nach hüftgelenksnahen Frakturen bei alten Menschen (70–101, im mittel 82, Jahre) vorgenommen. Neben den üblichen Verlaufsparametern wurde das CRP routinemäßig bestimmt. Neben 168 PFN-Versorgungen (A) und 154 Duokopfimplantationen (B) wurden 24 Hüftschrauben (C) in die Studie aufgenommen.

Ergebnisse

Es wurden keine Unterschiede bzgl. des Alters und der Geschlechtsversteilung gefunden. PFN-Operationen (44 ± 12 min) waren kürzer als Duokopfimplantationen (60 ± 17 min, $p<0{,}01$) und als DHS-Versorgungen (50 ± 12 min, $p>0{,}05$). BSG-Verläufe und Leukozytenzahlen zeigten keinen spezifischen postoperativen Verlauf und konnten auch keine Komplikationen diskriminieren. Das CRP zeigte eine typische Kinetik mit einem Peak ($p<0{,}01$) am 2. postop. Tag (A 134,8 ± 21,7 mg/l; B 122,9 ± 19,8 mg/l; C 119,8 ± 19,3 mg/l) und wieder signifikant gesunkenen Werten ($p<0{,}01$) am 6. postop Tag (A 64,9 ± 17,4 mg/l; B 78,7 ± 13,2 mg/l; C 58,6 ± 17,1 mg/l). Signifikante Unterschiede unter den Gruppen konnten dabei nicht beobachtet werden ($p>0{,}05$). Bei Auftreten von Komplikationen stiegen die CRP-Werte auch nach dem 2. postop Tag weiter an, am 6. Tag wurden dann signifikant höhere Werte gemessen (186,3 ± 15,1 mg/l; $p<0{,}01$). Die Leukozytenzahlen zeigten hier im Verlauf keine Unterschiede (praeop 9,1 ± 3,8 10^9/l; 2. postop Tag 9,7 ± 2,5 10^9/l; 6. postop Tag 7,7 ± 2,6 10^9/l; $p>0{,}05$).

Schlussfolgerung

Das C-reaktive Protein stellt einen zuverlässigen Verlaufsparameter nach operativen Versorgungen hüftgelenksnaher Frakturen dar. Nach dem 2. postop. Tag weiter ansteigende Werte weisen auf einen komplizierten Verlauf hin und können als Entscheidungshilfe zur Revision dienen. Ein signifikanter Unterschied als Hinweis auf eine erhöhte Weichteiltraumatisierung durch eine der Versorgungsarten konnte nicht gefunden werden.

168 Messung des Operationstraumas bei proximalen Femurfrakturen mit dem C-reaktiven Protein

G. Metak (München), A. Hecker, S. Schlander, Ch. Dannöhl

Zielsetzung

Das C-reaktive Protein (CRP) wird nicht nur zur Diagnostik von Infektionen eingesetzt, dieses Akutphasen-Protein hat sich auch als Parameter zur Messung des Operationstraumas bewährt. An hüftgelenknahen Femurfrakturen soll untersucht werden, ob zwischen verschiedenen Operationsverfahren (Endoprothese, Osteosynthese mittels DHS bzw. PFN) hinsichtlich des Operationstraumas durch das CRP Unterschiede festgestellt werden können.

Material und Methoden

In einer prospektiven Studie wurde bei Patienten, die sich ab Januar 2000 einer Operation wegen einer frischen Fraktur des coxalen Femurendes (n = 195) unterzogen haben, das C-reaktive Protein (CRP) präoperativ und am 1., 2., 4. und 7. Tag bestimmt. Folgende Gruppen wurden miteinander verglichen: Hüfttotalendoprothese (HTEP, n = 66), proximaler Femurnagel (PFN, n = 76), und dynamische Hüftschraube (DHS, n = 53). Ausschlußkriterien waren Mehrfachverletzungen, Komplikationen und CRP-Erhöhungen anderer Genese. Statistische Auswertung mit Wilcoxon Rangtest bzw. Mann-Whitney Test.

Ergebnisse

Bei statistisch nicht signifikant unterschiedlichen präoperativen Werten (Gesamtmittelwert 21.1 mg/l) zeigen sich die höchsten CRP- Werte in allen Gruppen am 2.postoperativen Tag (HTEP 172.5 mg/l, DHS 157.6 mg/l, PFN 143.0 mg/l). Die Osteosyntheseverfahren am coxalen Femurende zeigen einen niedrigeren Kurvenverlauf als die Hüftgelenksendoprothesen, wobei der Anstieg des CRP beim PFN geringer ausfällt als bei der DHS. Die Hüfttotalendoprothesen haben am 1. postoperativen Tag hochsignifikant ($p<0,01$) höhere CRP-Werte als die Dynamischen Hüftschrauben. Die CRP-Verläufe hinsichtlich der Frakturlokalisation (mediale Schenkelhalsfraktur versus pertrochantäre Femurfraktur) von mit DHS versorgten Patienten unterscheiden sich zu keinem Zeitpunkt.

Schlussfolgerungen

Selbst unter Berücksichtigung des Unfalltraumas weisen die bei Endoprothesen höheren CRP-Werte im postoperativen Verlauf auf ein größeres Operationstrauma hin. Da Frakturen des coxalen Femurendes besonders häufig im Alter vorkommen, ist bei den oft polymorbiden Patienten damit eine größere Gefährdung verbunden.

Freitag, 16. November 2001
10:15 – 12:15 Uhr (Saal 14.2)

A2.1 Frakturen langer Röhrenknochen bei Kindern

169 Wie ist der Versorgungsstandard bei kindlichen Frakturen langer Röhrenknochen?

H. G. Dietz (München)

Einführungsreferat

170 Ergebnisse der intramedullären Osteosynthese kindlicher Femurschaftfrakturen

A. Jubel (Köln), A. Prokop, U. Hahn, K. E. Rehm

Zielsetzung

Das Ziel dieser prospektiven Anwendungsbeobachtung ist es, die klinischen und radiologischen Ergebnisse, sowie den Patientenkomfort dieser Operationstechnik zu dokumentieren.

Problembeschreibung

Die Therapie der kindlichen Femurfraktur wird weiterhin kontrovers diskutiert. Neben der konservativen Behandlung konkurrieren bei den operativen Verfahren die Plattenosteosynthese und der Fixateur externe mit der intramedullären Osteosynthese.

Material und Methoden

Seit Januar 1997 wurden an unserer Klinik bei 26 Kindern im Alter zwischen 12 Monaten und 13 Jahren Femurschaftfrakturen mit elastischen Titannägeln stabilisiert. Es handelte sich um 23 Jungen und 3 Mädchen. Das mittlere Alter betrug 6 Jahre. Neben 22 Schaftfrakturen beobachteten wir 4 subtrochantäre Femurfrakturen. In Anlehnung an die AO-Klassifikation handelte es sich um 16 A3, vier A1, zwei B1 und vier B3 Frakturen. Acht Kinder waren polytraumatisiert. Postoperativ erfolgte eine schmerzorientierte Belastung des verletzten Beines.

Ergebnisse

Je nach Alter und Frakturform war eine schmerzfreie Belastung des verletzten Beines nach 2 bis 16 Tagen möglich. Die mittlere Dauer des stationären Aufenthaltes der nicht polytraumatisierten Kinder betrug 5,2 Tage. Alle Frakturen heilten. Bei einem Kind sahen wir eine Dislokation der Nägel nach proximal. Bei einer Spiralfraktur beobachteten wir einen sog. „telescoping"-Effekt. In einem Fall kam es beim Einbringen der Nägel zu einer Längsfraktur des Femurschaftes, so dass hier die eine Plattenosteosynthese durchgeführt werden musste. Die Metallentfernung erfolgte im Mittel nach 6,3 Monaten. Die mittlere Beinlängendifferenz 12 Monate nach dem Unfall betrug 0,8 cm. Funktionelle Einschränkungen, sowie klinische Achs- oder Rotationsfehler sahen wir nicht. Alle Eltern waren mit dem funktionellen und kosmetischen Ergebnis zufrieden.

Schlussfolgerungen

Unter Berücksichtigung des minimal-invasiven Vorgehens, der kurzen Hospitalisierung und des Patientenkomforts halten wir die intramedulläre Osteosynthese mit elastischen Titannägeln für eine biologische, ökonomische und kindgerechte Therapie der subtrochantären und diaphysären Femurfraktur im Kindesalter.

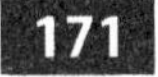

171 Die intramedulläre Prevotnagelosteosynthese bei kindlichen Frakturen der unteren Extremität – Ein Standardverfahren ?

K. Ruße (Wuppertal), S. Bolte, R. Müller-Rath, A. Pommer, A. Dávid

Zielsetzung

Die intramedulläre Osteosynthese mit Prevotnägeln bei Femurfrakturen und Unterschenkelfrakturen im Kindesalter stellt eine minimal-invasive Alternative zur konservativen Behandlung dar. Die konservative Therapie umfaßt zum Teil mehrfache Achskorrekturen auch in Narkose und kann durch die lange Immobilisation zu funktionellen Einbußen führen.

Material und Methoden

In der Zeit von Mai 1998 bis August 2000 wurden insgesamt 27 Kinder mit Frakturen der unteren Extremität mit Prevotnägeln versorgt (13 Unterschenkelfrakturen, 14 Oberschenkelfrakturen).

Tibia (n = 13)		
Geschlecht	Jungen Mädchen	9 4
Alter (in Jahren)	Mittel Minimum Maximum	9,2 7 11
Frakturseite	Links Rechts	6 7
Frakturtyp	Unterschenkelfraktur Tibiafraktur traumatisch pathologisch	5 8 10 3
Metallentfernung		8

Femur (n = 14)		
Geschlecht	Jungen Mädchen	8 6
Alter (in Jahren)	Mittel Minimum Maximum	5,6 2 10
Frakturseite	Links Rechts	8 6
Frakturtyp	A1 A2 A3	1 3 4
Metallentfernung		5

Alle Patienten wurden in einer prospektiven Studie radiologisch und klinisch erfaßt. Die aufgetretenen Wachstumsstörungen wurden nach der Klassifikation von Jani und Morscher eingeteilt und die funktionellen Ergebnisse nach Ekeland et al. bzw. Leung et al. klassifiziert.

Ergebnisse

Bei allen Kindern bestand zum Zeitpunkt der Nachuntersuchung freie Beweglichkeit der angrenzenden Gelenke. Es traten keine Infektionen auf. Alle Frakturen waren nach 8 Wochen vollständig knöchern durchbaut. Bei einem Fall einer sekundär dislozierten langen Oberschenkelschrägfraktur führten wir eine Reoperation durch. In der Gruppe der Femurfrakturen sahen wir bei 3 Patienten eine Längendifferenz zur Gegenseite von durchschnittlich 1,3 cm. Nach Metallentfernung bestand eine Varusfehlstellung von 5° und eine Retrokurvation von 7°. In der Gruppe der Unterschenkelfrakturen sahen wir ebenfalls bei 3 Patienten eine Längenzunahme, eine Varusfehlstellung von 6° und eine Antekurvation von 8°.

Schlussfolgerung

Die operativ erzielten Repositionsergebnisse sind dauerhaft und führen in der Regel ohne Wiederholungseingriffe zu guten bis sehr guten klinischen Ergebnissen. Es entfallen die Nachteile der konservativen Therapie wie lange Immobilisationszeiten, Korrekturen der Frakturstellungen in Narkose oder Verfahrenswechsel. Die intramedulläre Osteosynthese mit Pevotnägeln stellt eine sichere Therapiealternative bei Femurfrakturen und Frakturen des Unterschenkels im Kindesalter dar.

172 Langzeitergebnisse nach Femurschaftfrakturen im Wachstumsalter

F. Hahn (Aalen), M. del Pilar Rosenberg, A. Razazi

Zielsetzung

Die Langzeitfolgen von Femurschaftfrakturen sind im Hinblick auf Spontankorrekturfähigkeit während des weiteren Wachstums, auf Wachstumsschub durch Trauma und/oder Behandlungsmaßnahme sowie Kompensationsfähigkeit von Fehlstellungen verschiedenen Schweregrades Gegenstand kontroverser Diskussionen.

Material

Im eigenen Röntgenbildarchiv konnten Femurschaftfrakturen bis in das Jahr 1962 zurückverfolgt werden. Es konnten 113 Patientinnen und Patienten mit verheilten Femurschaftfrakturen mindestens 7 Jahre nach der Verletzung eingehend befragt und nachuntersucht werden. Im beobachteten Zeitraum von fast 30 Jahren kamen an Behandlungsverfahren zur Anwendung: Gipsruhigstellung, z. Teil mit Spickdrähten, Extension, Markraumnagelung, Rushpin, Fixateur externe und Plattenosteosynthese.

Methode

Die Nachuntersuchung erfolgte klinisch mit Beinlängenmessung,langen Röntgenaufnahmen in 2 Ebenen(18 Patientinnen und Patienten lehnten eine Röntgenaufnahme wegen Strahlenrisiko oder Kinderwunsch ab).
Von 4 Patienten lagen bereits Beinlängenmessungen mit CT vor.

Ergebnisse

Die genannten Behandlungsverfahren wurden in dem beobachteten Zeitraum unterschiedlich häufig angewendet, außerdem bestanden Indikationsunterschiede vom Lebensalter, von der Frakturform und der Dislokation. Deshalb ließen sich nur wenige Patientengruppen miteinander vergleichen mit signifikanten Aussagen. Markraumnagelung nach KÜNTSCHER versus Plattenosteoynthese. Die Markraumnagelung kam bis 1984 23 mal zur Anwendung. 8 mal war eine wesentliche Folge die Ausbildung einer Coxa valga.
Beinverlängerungen von mehr als 2 cm (6 mal) traten nur nach Marknagelungen auf. Demgegenüber kam die Plattenosteosynthese vor 1985 nur 3 mal zur Anwendung. Danach 26 mal. Sie zeichnen sich aus durch absolute Vermeidung von Rotationsfehlern. Insgesamt sind 4 Beinverlängerungen zwischen 1 und 2 cm zu beobachten, die allesamt durch Sekundärversorgung nach konservativer Anbehandlung zu erklären sind. 3 Komplikationen, 2 Plattenbrüche, 1 (ausgeheilte) Osteitis sind bei dem kleinen Kollektiv nicht sicher statistisch zu werten. Sie traten in den früheren Anwendungen auf.

Insgesamt sind die Ergebnisse der primären Osteosynthese komplikationsärmer und anatomisch präziser.

Schlussfolgerung

Die primäre Versorgung einer Oberschenkelschaftfraktur bei Kindern und Heranwachsenden durch Plattenosteosynthese am Unfalltag ist eine zuverlässige komplikationsarme Methode mit kurzen Krankenhausaufenthalten,geringer Strahlenbelastung und hohem Komfort für Kindern und Eltern. Entscheidungsschwäche für das zu wählende Therapieverfahren am Unfalltag erzeugt unnötige Schmerzen, Zeitverlust und Fehlheilungen. Das Verlassen der Marknagelung nach KÜNTSCHER am wachsenden Skelett wird aufgrund der eigenen Langzeitergebnisse bestätigt. Neuere Behandlungsmethoden wie die elastische Markraumschienung nach PREVOT müssen an den Langzeitergebnissen der optimalen Plattenosteosynthese gemessen werden. Gute Indikationen zur Extensionsbehandlung im Säuglingsalter sind davon unberührt.

173 Verriegelungsnagelosteosynthese des Femurs beim Heranwachsenden – Tabu oder Chance

J. Cramer (Berlin), D. Richter, P. A. W. Ostermann, A. Ekkernkamp

Zielsetzung

Die weitverbreitete Verwendung von elastischen Markraumschienen hat die konservative Behandlung in der Therapie von Femurschaftbrüchen im Kindesalter nahezu vollständig abgelöst. Problematisch bleiben jedoch Brüche des Adoleszenten mit noch unverschlossen Wachstumsfugen. An Größe und Gewicht schon einem Erwachsenen gleich, sind die Titanschienen hier nicht mehr ausreichend rotationsstabil, Trümmerzonen können nicht mehr adäquat retiniert werden. Alternativ zur Plattenosteosynthese, deren Nachteil die einzuhaltene Teilbelastung darstellt und einem Fixateur externe, mit am Femur nicht selten beobachteter protrahierter Konsolidierung, soll hier die Verriegelungsnagelung vorgestellt werden. Die gefürchteten Komplikationen der Marknagelosteosynthese am Femur sind die Beschädigung der Wachstumsfugen, besonders aber die Läsion der hüftkopfversorgenden Gefäße mit resultierender Hüftkopfnekrose. Letztere droht vor allem durch den üblicherweise gewählten Zugang des Nagels über die Fossa piriformis.

Material und Methoden

Es wird ein 8,5 mm starker kanülierter Titannagel mit verstärkter proximaler Krümmung verwendet. Hierdurch ist es möglich das Implantat über die Trochanter major-Spitze einzubringen. Die dort befindliche Apophysenfuge ist meist im Alter von 12 Jahren bereits verschlossen.

Ergebnisse

Zwischen dem 1.1.2000 und dem 31.7.2000 wurden drei Kinder im Alter von 12 und 13 Jahren mit vier Femurfrakturen auf diese Weise versorgt. Alle drei waren polytraumatisiert (ISS = 22–50) und wiesen Verletzungen weiterer Extremitäten auf. In einem Fall wurde primär, in den übrigen nach vorübergehender Fixateurbehandlung, die Marknagelosteosynthese durchgeführt. Drei Brüche wurden geschlossen, ein subtrochantärer Bruch limitiert offen reponiert. Vollbelastung wurde nach 2–6 Wochen erlaubt. Die Ausheilungszeit betrug bis zu 6 Wochen. Eine Schädigung der Wachstumsfugen konnte in allen Fällen vermieden werden. Die angrenzenden Gelenke sind allesamt frei. Hinweise auf eine Hüftkopfnekrose fanden sich nach durchschnittlich 9 Monaten nicht.

Schlussfolgerung

Die Verriegelungsnagelosteosynthese des Femurs, mit speziell geformten Implantaten, stellt bei sorgfältiger Indikationsstellung eine komplikationsarme, früh belastbare Alternative bei heranwachsenden Menschen dar. Die variable Möglichkeit der proximalen Verriegelung erlaubt es auch subtrochantäre Brüche zu versorgen. Länge und Rotation können entsprechend der Reposition stabil retiniert werden.

174 Längendifferenzen nach Wachstumsende bei plattenosteosynthetischer Versorgung von Femurfrakturen im Kindesalter

C. Eisold (Mannheim), S. Lucke, M. Aufmkolk, U. Obertacke

Zielsetzung

Diaphysäre Femurfrakturen bei Kindern über 4 Jahren wurden in der eigenen Klinik nach Aufklärung der Eltern regelhaft mit einer Plattenosteosynthese mit epiperiostalem Implantatlager behandelt. In Kenntnis des prinzipiellen posttraumatischen/-postoperativen Längenzuwachses des ehemals frakturierten Knochens stellte sich für die vorliegende Studie die Frage nach ggf. verbleibenden Längendifferenzen nach Abschluß des Knochenwachstums.

Material und Methoden

Aus einer Grundgesamtheit von n = 91 operierten Kindern (≥4 ≤ 14 Jahre) konnten insgesamt 42 junge Erwachsene nach durchschnittlich 18,6 Jahren wieder erfasst werden. 20 ehemalige Patienten lehnten eine formale Nachuntersuchung mit Hinweis auf Beschwerdefreiheit und Irrelevanz ab, 22 wurden standardisiert nachuntersucht (Beinlänge, Rotation, Muskulatur, Beschwerden) und die Ergebnisse mit der einer Gruppe gleichaltriger gesunder Erwachsener ohne OP der unteren Extremitäten in der Anamnese verglichen.

Ergebnisse

Bei 11 der ehemals 22 Patienten lag ein isoliertes Trauma vor, die häufigste Begleitverletzung war in 10/22 Fällen ein SHT. Die operative Versorgung erfolgte im Mittel nach 4,5 Tagen (0–49, Median 0). Die ehemals frakturierte untere Extremität zeigte eine Beinlängenvermehrung von +0,7 cm (−1,5 bis +3 cm) im Vergleich zu dem Extremitäten-Längenunterschied (rechts-links-Vergleich) von ebenfalls 0,7 cm in der Kontrollgruppe. Nur ein Patient berichtete über ein subjektives Gefühl der Längenvermehrung (+1,0 cm). In den täglichen Aktivitäten war kein Patient hinsichtlich Beruf, Schuhversorgung und Freizeit eingeschränkt. 8 von 22 beklagten eine störende Narbe. Alle angrenzenden Gelenke zeigten eine im Seitenvergleich uneingeschränkte Funktion, in 3 Fällen lag eine Muskelverschmächtigung von ≥2 cm auf der operierten Oberschenkelseite vor (Kontrollgruppe: 1 Fall ungeklärter Differenz ≥2 cm).

Schlussfolgerung

Bei plattenosteosynthetischer Versorgung kindlicher Femurschaftfrakturen ist eine ggf. auftretende Wachstumsvermehrung des betroffenen Knochens nach Abschluß des Längenwachstums nicht mehr von Relevanz. Die Plattenosteosynthese hat bei dieser Versorgung ausschließlich Defizite hinsichtlich der verbleibenden, subjektiv störenden Narbe.

175 Die minimalinvasive, biologische Osteosynthese der kindlichen Tibiaschaftfraktur – intramedulläre Schienung im Vergleich mit externer Monofixation

M. G. Baacke (Marburg), D. Mann, M. Schnabel, L. Gotzen, J. Petermann

Zielsetzung

Die Tibiaschaftfraktur gilt als Domäne der konservativen Therapie. Mit einer Immobilisationsdauer von 5–6 Wochen und der Möglichkeit sekundärer Dislokation kann dieses Verfahren nur bedingt als kindgerecht angesehen werden. Der operative Anspruch eines primär definitiven, immobilisationsfreien und somit kindgerechten Verfahrens wird sowohl von Verfechtern der elastischen Markraumschienung (EMS), als auch von Befürwortern der externen Fixation (EF) erhoben.

Material und Methoden

Von 6/94–6/00 wurden 42 Patienten mit einem Durchschnittsalter von 9 Jahren (5–17) mit Frakturen des Unterschenkels operativ behandelt. 3 waren polytraumatisiert, 9 mehrfachverletzt, 30 wiesen eine isolierte Tibiafraktur auf. 32 Typ-A-Frakturen und 10 Typ-B-Frakturen nach AO. 14 Patienten wurden mittels EMS, 28 mit EF stabilisiert. Im Vergleich beider Verfahren wurden OP-Dauer, Durchleuchtungszeiten, Dauer des stationären Aufenthaltes, Art und Dauer postoperativer Immobilisation, sowie Belastbarkeit erfaßt. Im Zeitraum von 3–24 Monaten wurden als Komplikation Infekte angesehen, die einer Intervention bedurften, oder sekundäre Dislokationen, die eine Neuanlage oder einen Verfahrenswechsel erforderten. Weiterhin wurden Zeitpunkt und Modalität der Implantatentfernung erfasst. Die Belastbarkeit der stabilisierten Extremität wurde anhand des Frakturtyps festgelegt und war somit verfahrensunabhängig.

Ergebnisse

Die mittlere OP-Zeit war bei der EF im Mittel um 9min kürzer als bei der EMS. Die Durchleuchtungszeit zeigte sich bei EMS im Mittel dreimal länger als bei der EF. Der stationäre Aufenthalt war mit ca 5 Tagen nahezu gleich. An Komplikationen wurden 6 oberflächliche Pin-Infekte beobachtet, die keine chirurgische Intervention oder einen Verfahrenswechsel erforderten. Bei einem Patienten wurden eine Neuanlage des Fixateurs bei sekundärer Dislokation erforderlich. Bei der EMS beobachteten wir bei der radiologischen Kontrolle in zwei Fällen eine Rotationsverkürzung, die klinisch jedoch keinen Verfahrenswechsel erforderte. Zweimal wurde bei drohender Hautperforation eine Früh-ME nach (vor der 8. Woche) erforderlich. Keine Achsenfehlstellungen >10° oder klinisch evidente Rotationsfehlstellungen. Die Entfernung der Implantate wurde bei EMS stationär in Vollnarkose durchgeführt, bei der EF ambulant ohne Analgesie.

Schlussfolgerungen

Sowohl in der elastischen Markraumschienung, als auch in der externen Monofixation sehen wir den Anspruch an ein kindgerechtes Verfahren durch primär definitive Fixation bei relativer Risikoarmut erfüllt. Vorteile sehen wir in der externen Monofixation, da die intraoperative Strahlenbelastung deutlich geringer ausfällt und dem Kind ein weiterer traumatisierender Eingriff mit stationärem Aufenthalt erspart bleibt. In der primären Mobilisationsphase sind die Patienten deutlich schmerzärmer.

176 Die Prévotnagelung der Humerusschaftfraktur beim Kind als minimalinvasive Alternative zur konservativen Therapie

S. Bolte (Wuppertal), R. Müller-Rath, K. Ruße, A. Pommer, A. Dávid

Zielsetzung

Die Humerusschaftfraktur wird beim Kind als benigne Fraktur angesehen und daher meist konservativ behandelt. Bei Mehrfachverletzungen, beidseitigen Frakturen, offenen Frakturen, erheblicher Adipositas oder schwerem Weichteilschaden bei geschlossenen Frakturen ist auch im Kindesalter die Operation zu erwägen. In unserer Untersuchung werden die Ergebnisse der intramedullären Osteosynthese mit Prévotnägeln bei derartigen Verletzungsmustern vorgestellt.

Material und Methoden

Im Zeitraum von September 1998 bis August 2000 wurden 16 kindliche Humerusfrakturen mit Prévotnägeln operativ behandelt. Es handelte sich um 11 Jungen und 5 Mädchen mit einem Durchschnittsalter von 10,7 Jahren (Spannbreite 4–14 Jahre).In 12 Fällen war die linke Seite betroffen, in 4 Fällen die rechte. Ursache war in der Mehrzahl der Fälle (13) ein Sturz beim Spielen, in 3 Fällen ein Verkehrsunfall. Gemäß AO-Klassifikation handelte es sich um 10 A2 und 6 A1 Frakturen. Bei allen Kindern war zum Zeitpunkt der Nachuntersuchung die Metallentfernung bereits durchgeführt.
Die Frakturen wurden in der bekannten Operationstechnik über 1 Stichinzision mit 2 intramedullären Kraftträgern versorgt, in 4 Fällen wurden die Nägel durch ein Kortikalisfenster von distal nach proximal durchgeschoben. Die postoperativen Kontrollen umfaßten sowohl radiologische als auch klinische Ergebnisse. Als Bewertungskriterien dienten die Scores nach Jupiter et al. und Kwasny et al.

Ergebnisse

Zum Zeitpunkt der Nachuntersuchung hatten alle Kinder freie Beweglichkeit in Ellenbogen- und Schultergelenk. Nach Metallentfernung innerhalb von 10 Wochen zeigte sich 1 Varusfehlstellung von 4° und Retrokurvation von 1×6° und 1×4°. Es traten weder Weichteilinfektionen noch Nervenläsionen auf. Bei 4 Kindern kam es zu einer Längenzunahme von durchschnittlich 0,9 cm im Vergleich zur Gegenseite. Alle Frakturen waren 8 Wochen postoperativ durchbaut. Im Jupiter-Score erreichten 13 Patienten ein exzellentes und 3 Patienten ein gutes Resultat, im Score nach Kwasny 12 ein sehr gutes und 4 ein gutes Ergebnis.

Schlussfolgerung

Aufgrund der sehr guten klinischen Ergebnisse stellt die intramedulläre Osteosynthese mit Prévotnägeln eine sichere minimalinvasive Alternativtherapie bei Humerusfrakturen im Kindesalter dar. Die häufig angewandten langen Immobilisationszeiten, vielfach notwendige Korrekturen der Frakturstellungen und Verfahrenswechsel können unter dieser Therapie entfallen.

177 Humerusschaftfrakturen im Kindes- und Jugendlichenalter

P. Knorr (München), M. Lehner, H. G. Dietz

Humerusschaftfrakturen im Kindes- und Jugendalter waren eine absolute Domäne der konservativen Behandlung, hierbei lassen sich in der Regel funktionell hervorragende Ergebnisse mittels Desault-Verband, Gilchrist-Verband, hanging-cast oder Oberarmbrace erzielen. Wachstumsstörungen, Fehlstellungen und posttraumatische Längendifferenzen spielen funktionell nur eine geringe Rolle.

Zielsetzung

der retrospektiven Studie ist die Überprüfung der Indikationsstellung und die Analyse der Ergebnisse der konservativ und operativ behandelten Humerusschaftfrakturen.

Material

Im Zeitraum von 1/90 bis 12/99 behandelnden wir 41 Kinder und Jugendliche mit Humerusschaftfrakturen.

Methoden

Hierbei wurden 15 Patienten konservativ mittels Desault- oder Gilchristverband behandelt, während bei 26 Kindern eine Osteosynthese (3× Plattenosteosynthese, 23× elastisch stabile Markraumnagelung) erfolgte.

Konservativ: Indikation: beim Säugling immer, bei Kindern und Jugendlichen Fehlstellung ad latum kleiner Schaftbreite, ad axim kleiner 20–25°;
N = 15, Alter 1–14 Jahre (Med. 5 Jahre), AO: 3x 12-A1, 5x 12-A2, 7x 12-A3, 4x Geburtstrauma, 1x Osteogenesis imperfecta

Operativ: Indikationen: Polytrauma, pathologische Fraktur, Fehlstellung ad latum größer Schaftbreite mit Verkürzung oder Fehlstellung ad axim >20–25°, neurologische Grunderkrankung, primäre Läsion N. radialis, II°-III° offene Frakturen;
N = 26, Alter 2–17 (Med. 10,4), AO: 16× 12-A1, 6× 12-A2, 6× 12-A3, 14× pathologische Fraktur, 2× Läsion N. radialis, je 1× Tetraspastik und Polytrauma

Ergebnisse

Konservativ: bei allen Kindern funktionelle restitutio ad integrum, 3× sichtbare Achsfehlstellung (10°–15°), kein neurologisches Defizit, seitengleiche Beweglichkeit in Schulter und Ellenbogen, keine Wachstumsstörung, keine Komplikationen.
Operativ: bei allen Kindern funktionelle restitutio ad integrum, keine Achsfehlstellung, kein neurologisches Defizit, seitengleiche Beweglichkeit in Schulter und Ellenbogen, keine Wachstumstörung
Komplikationen: 1× Plattenausriß, 1× Zweitfraktur nach Plattenosteosynthese, 1× Refraktur mit liegenden Nägeln bei juveniler Knochencyste

Schlussfolgerung

Die nicht statistisch wertbaren Ergebnisse zeigen, daß die konservative Therapie bei der unkomplizierten Humerusschaftfraktur, vor allem des Kleinkindes, ihren höchsten Stellenwert hat. Die hervorragenden Ergebnisse der operativen Therapie mittels elastisch stabiler Markraumschienung bei oben genannten Indikationen bestätigen die Wertigkeit dieser minimal invasiven Osteosynthesemethode.
Hierbei ist unserer Meinung eine bewußte Inkaufnahme einer äußerlich sichtbaren Fehlstellung, auch wenn sie funktionell unbedeutend ist, in der heutigen Zeit nicht mehr gerechtfertigt, da sich diese durch die schonende und risikoarme elastisch stabile Markraumschienung sicher verhindern läßt.

178 Sekundäreingriffe bei Extremitätenfrakturen im Kindesalter als (Miß-) Erfolgskontrolle zum Anspruch primär definitiver Frakturversorgung

P. Schmittenbecher (Regensburg)

Zielsetzung

Fehleranalyse bei verzögerten oder sekundären Repositionen, Osteosynthesen oder Revisionen.

Kurzfassung

Sekundäreingriffe bei Extremitätenfrakturen im Kindesalter.

Problembeschreibung – Material, Methoden, Ergebnisse

In den Jahren 1998 bis 2000 wurden 1497 Extremitätenfrakturen im Kindesalter behandelt. 163 Frakturen wurden reponiert (10,9%), bei 358 Patienten erfolgte eine

Osteosynthese (23,9%). 359 Frakturen betrafen die langen Röhrenknochen, 889 die epi-/metaphysären Abschnitte und 249 das Hand- und Fußskelett.
Einer Fehleranalyse unterzogen wurden alle Therapieverläufe, bei denen die erste Intervention in Narkose mehr als vier Tage nach dem Unfall erfolgte (verzögerte Entscheidung) zur Reposition oder Osteosynthese), oder bei denen mehr als eine Narkose erfolgte (sekundäre Osteosynthese oder Revision einer Osteosynthese).
Bei 62 Patienten erfolgte eine verzögerte oder sekundäre Intervention (4,1% aller Frakturen). Die Erstbehandlung war 18× auswärts und 44x im eigenen Haus erfolgt. 17 sekundäre Osteosynthesen nach initialer Gipsruhigstellung (1,7% aller ausschließlich ruhiggestellten Frakturen), 15 sekundäre Osteosynthesen nach Reposition (9,2% aller Repositionen) und 8 Verfahrenswechsel nach primärer Osteosynthese (2,2% aller Osteosynthesen) wurden registriert, zudem 22 Revisionen nach Osteosynthese ohne Verfahrenswechsel (8,4% aller Osteosynthesen). 36 sekundäre Maßnahmen betrafen Schaftfrakturen (9,8% der diaphysären Frakturen), darunter 21 sekundäre Osteosynthesen, 6 Verfahrenswechsel und 8 Revisionen.

Schlussfolgerungen

Der Anspruch primär definitiver Frakturversorgung wird in 95,9% aller Frakturen und 90,2% der Schaftfrakturen erfüllt. Am Unterarm wird die Instabilität unterschätzt, an der unteren Extremität sind suboptimale operative Erstversorgungen Hauptursache sekundärer Eingriffe.

179 Die postoperative Schmerztherapie nach elastischer Markraumschienung von kindlichen Femurschaftfrakturen

P. Keppler (Ulm), D. G. Maier, F. Gebhard, L. Kinzl

Zielsetzung

Viele Analgetika sind für Kinder nicht ausreichend geprüft oder zugelassen. Dennoch können diese den Kinder zur Bekämpfung des postoperativen Schmerzes nicht vorenthalten werden. Die Kenntnis der optimalen Dosierung ist deshalb von besonderer Bedeutung.Das Ziel der retrospektiven Studie war es, den postoperativen Analgetikabedarf der als besonders kindgerecht geltenden intramedullärer Schienung (ESIN) von isolierten Femurschaftfrakturen zu erfassen und das günstigste Therapieschema zu ermitteln.

Material und Methoden

Im Zeitraum von 8/91 bis 2/01 wurden 60 Oberschenkelschaftfrakturen durch eine EISN stabilisiert. Das Durchschnittsalter der 60 Patienten betrug 6 Jahre (Spanne 2–12 Jahre).

Die Überprüfung der Schmerztherapie erfolgte durch einen Schmerztherapeuten, die adäquate Analgesie wurde ab dem 6. Lebensjahr mit einer visuellen Analogskala ermittelt, bei jüngeren Patienten wurde die Dosierung nach dem Verhalten des Kindes festgelegt.

Ergebnisse

Der gesamte Analgetikabedarf während des stationären Aufenthaltes betrug: Paracetamol 1310mg (250–6000 mg) (n=56), Diclofenac 212 mg (25–900 mg) (n=34), Piritramid 2,7 mg (1–5 mg) (n=11), Metamizol 317 (3–500 mg) (n=6). Pethidin und Tramadol wurde nur je einmal mit einer Gesamtdosis von 11 mg bzw. 100 mg appliziert. Als Monotherapie wurde in 24 Fällen Paracetamol und in 7 Fällen Diclofenac verabreicht. Die häufigste Kombinationstherapie und Standardtherapie ab 1/97 war die Kombination von Paracetamol mit Diclofenac (n=27). Dadurch konnte der Gesamtbedarf signifikant reduziert werden. Bei 7 Kindern mußte diese Analgesie mit einem weiteren Analgetikum kombiniert werden. Vierfach-Kombinationen (n=2) müssen Außnahmefällen vorbehalten bleiben.

Schlussfolgerung

Die postoperative Schmerztherapie bei Kindern hat sich in den letzten Jahren grundlegend geändert. Als Standardtherapie sollte nach der ESIN von Oberschenkelschaftfrakturen Paracetamol als Monotherapie und ab dem 6. Lebensjahr die Kombination mit Paracetamol und Diclofenac in den ersten 2–4 postoperativen Tagen appliziert werden.

Freitag, 16. November 2001
10:15 – 12:15 Uhr (Saal 7)

C6.5 Experimentelle Unfallchirurgie

180 Die intrakompartimentelle Druckmesstechnik in der Extremitätenchirurgie – Eine vergleichende experimentelle Studie

H.-U. Völker (Ulm/Donau), J. Sterk, A. Hargens, H. Gerngross, C. Willy

Zielsetzung

Die intrakompartimentelle Druckmessung gilt als Methode der Wahl zur Objektivierung eines akuten Kompartmentsyndroms der Extremitäten. Hierfür werden in den USA und Europa in ca. 60–80% flüssigkeitsgefüllte Mess-Systeme eingesetzt. Weitaus seltener (ca. 10–15%) kommen elektronische Messverfahren, die auf dem piezoresistiven Widerstandsprinzip basieren, zum Einsatz. Die vorliegende Studie untersucht die Validität beider Messtechniken. Sind piezoresistive Messverfahren zur Objektivierung des intrakompartimentellen Druckmessung im Muskel geeigneter als die herkömmlich eingesetzten flüssigkeitsgefüllten Verfahren.

Material und Methoden

In-vitro-Studie und klinisch-experimentelle *in-vivo*-Studie an 23 Freiwilligen (gen. d. Ethikkommission der LÄK Bad.-Württ.). Messtechnik: flüssigkeitsgefülltes System (Stryker), piezoresistives Messverfahren (Millar und PiCo). *In-vitro*-Studie: Messwertvergleich in kalibrierter Wassersäule zwischen 0 und 300 mmHg. *In-vivo*-Studie: Gleichzeitige Implantation der Messsonden in den m. tibialis anterior, Druckausübung mittels RR-Manschette zwischen 0 und 100 mmHg. Vergleich der gemessenen Druckwerte mit extern ausgeübten Druck über einen Messzeitraum von 60 Sekunden.

Ergebnisse

In-vitro-Studie: Im Druckbereich zwischen 0 und 300 mg betrug die durchschnittliche Abweichung vom tatsächlichen Druck beim flüssigkeitsgefüllten System 4mmHg, beim piezoresistiven Messverfahren 3 mmHg. *In-vivo*-Studie: Die Druckübertragung auf den m. tibialis anterior erfolgte mit einer Korrelation zwischen extern angelegten und gemessenem Druck von r = 0,9775 (vgl. mit piezoresistiven Messverfahren). Die Abweichung vom tatsächlichen Druck betrug beim piezoresistiven Messverfahren initial im Median -2 mmHg (25%/75% Quartile: -7/2 mmHg), nach 30 Sekunden -1 mmHg (25%/75% Quartile: -6/2.5 mmHg) und nach 60 Sekunden -1 mmHg

(25%/75% Quartile: -5.5/0.5 mmHg); beim flüssigkeitsgefüllten System bestehen initial im Median mit 12 mmHg (25%/75% Quartile: 18.5/-1.5mm Hg) falsch hohe Werte, nach 30 Sekunden -7 mmHg (25%/75% Quartile: -19.5/-2 mmHg) und nach 60 Sekunden im Median mit -13 mmHg (25%/75% Quartile: -26.5/-4 mmHg) falsch negative Werte.

Schlussfolgerung

1. Unter *in-vitro* Bedingungen zeigen die unterschiedlichen Messverfahren keine Validitätsunterschiede.
2. Im Muskel zeigen sich jedoch erhebliche Unterschiede. Flüssigkeitsgefüllte Systeme erzeugen initial falsch hohe Werte (>10 mmHg), infolge eines steten Abfalls bereits in einem klinisch relevanten Messzeitraum von 30-60 Sekunden falsch negative Werte (mehr als -10 mmHg).
3. Im Vergleich zu flüssigkeitsgefüllten Systemen ist das elektronische Messverfahren im Muskel zur Objektivierung des intrakompartimentellen Druckmessung die Methodik der Wahl.

181 Langzeitergebnisse nach Verwendung allogener Spongiosaplastik in der Hüftendoprothetik

M. Reith (Mainz), B. Römer, H. Römer, P. Kirschner

Zielsetzung

In einer retrospektiven Studie sollten die Langzeitergebnisse nach Verwendung autoklavierter Spongiosa in der klinischen Anwendung im Rahmen der Hüftendoprothetik nachuntersucht werden.

Material und Methoden

Es wurden 45 Patienten, denen zwischen 1986 und 1990 im Rahmen eines Prothesenwechsels eine Hüftendoprothese unter Zuhilfenahme autologer Spongiosaplastik implantiert wurde, ca. viereinhalb Jahre nach Operation erneut untersucht. Die klinische Auswertung basiert auf dem Score nach Merle d'Aubignè, die radiologische Auswertung erfolgte nach standardisierten Kriterien. Weiterhin wurde in einem zweiten Schritt versucht die DEXA-Methode als ein Verfahren zur Validierung der Transplantateinheilung zu überprüfen.

Ergebnisse

Bei 4,4% des nachuntersuchten Patientengutes ergaben sich Komplikationen wie septische oder aseptische Lockerungen. Das entspricht der in der Literatur angegebenen

Komplikationsrate bei der Verwendung von allogenem Knochenmaterial. Auch die postoperative Infektionsrate war nicht erhöht. Bei der radiologischen Kontrolle zeigte sich in 51,2% kein Hinweis für die Lageveränderung oder Lockerung der Prothese bei vollständiger, strukturierter oder homogener Einheilung der Transplantate. Die klinischen Resultate dieser Patientengruppe waren in 65,3% ausgezeichnet und in 34,7% mittelmäßig, was jedoch durch die Koexistenz anderer Erkrankungen erklärbar war. In 22,2% des Gesamtkollektives zeigte sich eine ausreichende Einheilung des Transplantates bei gutem bis sehr gutem klinischem Resultat. Nur insgesamt 15,6% der Fälle wiesen radiologisch eine deutliche Lageveränderung der Prothese mit überwiegender oder vollständiger Verdichtung oder Resorption der transplantierten Spongiosa auf. Das klinische Resultat dieser Patientengruppe war überwiegend ausreichend bis schlecht. Für 6,7% der Patienten konnte kein Gesamtergebnis erstellt werden, wobei keiner dieser Patienten eine radiologische Prothesenlockerung aufwies.
Insgesamt findet sich bei 73,4% aller Patienten ein gutes bis ausgezeichnetes Ergebnis mit langfristiger Defektkonsolidierung des Prothesenlagers unter Ausbildung eines neuen, stabilen Beckenbodens durch die autoklavierte Spongiosa.

Schlussfolgerung

Nach unserer Studie ist die Verwendung autoloklavierten Knochens ein valides, kostengünstiges und ubiquitär anwendbares Verfahren zur Defektauffüllung von ersatzschwachen Lagern in der Hüftgelenksendoprothetik. Die Festlegung einheitlicher Nachuntersuchungskriterien zur Erzielung vergleichbarer Ergebnisse unterschiedlicher Autoren sollte ein erstrebenswertes Ziel sein.

Fetales Kälber Serum versus autologem Serum als Mediumzusatz für die Kultivierung humaner artikulärer Chondrozyten

M. A. Grasslober (Wien), Z. Naemi, B. Tichy, V. Vécsei, S. Marlovits

Zielsetzung

Für den klinischen Einsatz der autologen Chondrozytentransplantation werden Knorpelzellen in vitro mit autologem Serum (AS) oder mit fetalem Kälber Serum (FCS) kultiviert. Ziel des vorliegenden Projektes war es, den Einfluß von AS und FCS auf die Proliferations- und Stoffwechselrate humaner artikulärer Chondrozyten (HAC) zu bestimmen.

Material

Für die Testreihen wurden getrennt nach zwei Altersgruppen (Gruppe 1: Durchschnitt 80 Jahre; Gruppe 2: Durchschnitt 30 Jahre) von jeweils fünf Patienten HACs aus Hüftgelenksflächen kultiviert. Zur Bestimmung der Proliferationsrate wurde der Cell Proliferation ELISA, BrdU (Böhringer Mannheim) und zur Beurteilung der metabolischen Aktivität der Zytotoxizitätstest Ez4U (Biomedica) verwendet.

Methodik

Die Zellen wurden durch enzymatische Verdauung makroskopisch unveränderter Gelenkknorpelareale aus Hüftgelenksflächen gewonnen und nach Standardmethoden kultiviert. Es folgte die Inkubation der Zellen in Mikrotiterplatten mit AS bzw. FCS in Konzentrationen von 0, 5, 10, 15 und 20% für 10 Tage in Dreifachansätzen. Die Bestimmung der metabolischen Aktivität erfolgte mit Ez4u, durch den photometrischen Nachweis der reduzierenden Wirkung des endoplasmatischen Retikulums auf Formazansalze. Die Proliferationsrate wurde ebenfalls photometrisch über die Menge des in die DNA eingebauten Thymidin-Analogons, 5-Bromo-2′-Deoxyuridin (BrdU), bestimmt. Die statistische Auswertung erfolgte mittels t-Test im Hinblick auf Unterschiede zwischen den Altersgruppen und den verwendeten Seren.

Ergebnisse

Die Stoffwechselaktivität ergab für FCS und AS in den verwendeten Konzentrationen in beiden Altersgruppen keine statistisch signifikanten Unterschiede.
Die Proliferationsrate zeigte unterschiedliche Ergebnisse in den beiden Altersgruppen. Während in der Gruppe 1 (Durchschnitt 80 Jahre) kein statistisch signifikanter Unterschied beobachtet wurde, konnten in der Gruppe 2 (Durchschnitt 30 Jahre) in den beiden höchsten Konzentrationen (15 und 20%) durch den Zusatz von AS höhere Proliferationsraten als durch den Zusatz von FCS erreicht werden ($p<0.05$).
Die Analyse der Stoffwechselaktivität und der Proliferationsraten nur getrennt nach Altersgruppen zeigte für beide Bestimmungen signifikante Unterschiede ($p<0.05$).

Schlussfolgerung

Humane artikuläre Chondrozyten von jüngeren Patienten zeigen ein statistisch signifikant besseres Wachstumsverhalten als Zellen von älteren Patienten. Durch den Zusatz von autologen Seren als Ersatz von FCS ist keine Verminderung der Proliferationsrate nachzuweisen, wobei bei hohen Konzentrationen in der jüngeren Altersgruppe sogar eine Steigerung derselben zu erzielen ist. Zur Verhinderung der Übertragung infektiöser Erkrankungen ist bei der klinischen Anwendung der autologen Chondrozytentransplantation die Verwendung von AS vorzuziehen.

183 Hämostaseologische Auswirkungen nach Tourniquetischämie der unteren Extremität

S. Steegmüller (Ulm), H. Gerngross, C. Willy

Zielsetzung

Untersuchungen zur Quantifizierung hämostaseologischer Veränderungen nach einer isolierten Extremitäten-Tourniquetischämie liegen bisher nicht vor. Tritt nach einer Tourniquetischämie der unteren Extremität lokal oder systemisch eine Aktivierung des Gerinnungs- und Fibrinolysesystems auf?

Material und Methoden

Prospektive, klinische Studie (pos. Votum Ethikkommission); n = 20 Patienten; Operation: Kreuzbandplastik (Blutleere 60–170 min). Blutentnahme: vor Tourniquet und 0, 5, 15, 30 und 120 Minuten nach Reperfusionsbeginn aus Fußrückenvene an operierter und nicht operierter Extremität. Parameter: Quick, PTT, PTZ, [Fibrinogen], AT-III-Aktivität, Faktor VIII-C-Aktivität, [Thrombin-Antithrombin-Komplex], [Tissue-Plasminogen-Aktivator-Antigen], [Plasminogen-Aktivator-Inhibitor], [Prothrombinfragmente], [D-Dimer]. Statistik: Kruskal-Wallis-Test mit Bonferroni-Korrektur. Angaben als Median in% des Basiswertes (BL).

Ergebnisse

Quick, PTT und Thrombinzeit zeigen keine ausgeprägten Änderungen. AT-III-Aktivität leichter Abfall (ns). [t-PA-Ag] zeigt bereits in der Frühphase einen Anstieg ($p<0.05$ vs. BL), die [PAI] einen ausgeprägten Abfall ($p<0.05$ vs. BL). TAT-Komplex und Prothrombinfragmente F1 und F2 sowie D-Dimere zeigen einen ausgeprägten signifikanten Konzentrations-Anstieg 15 bis 30 min nach Beginn der Reperfusionsphase ($p<0.001$ vs. BL): TAT auf 1588.2% der BL (25%/75% Quartile: 531.8%/3954.4%), Prothrombinfragmente auf 2 351.8% der BL (25%/75% Quartile 198.9%/600.6%) und D-Dimere auf 840.9% der BL (25%/75% Quartile 419.8%/2053.6%). Die Faktor VIII-C-Aktivität zeigt einen signifikanten Abfall auf 33.9% der BL (25%/75% Quartile: 26.4/74.2, $p<0.05$).

Schlussfolgerung

Nach Tourniquet-Ischämie besteht schon in der Frühphase der Reperfusion eine pathologische Gerinnungsaktivierung und gleichzeitiger Fibrinolyse-Aktivierung. Im Vergleich zur Polytraumasituation, in der mit einer bis zu 100-fachen Erhöhung des TAT-Komplex zu rechnen ist, zeigt sich in dieser Studie trotz des „geringen" Operations- und Reperfusionstraumas ein bis zu 30-facher Anstieg des Ausgangswertes. Wesentlicher Unterschied zwischen beiden Traumaformen ist, daß das Fibrinolysesystem im Vergleich zur Polytraumasituation in weit geringerem Ausmaß aktiviert wird.

184 Tissue-Engineering mit Zell-Matrixkomposits zur Reparatur von Meniskusdefekten im avaskulären Bereich

P. Angele (Regensburg), J. Zellner, H. Faltermeier, R. Kujat, M. K. Angele, C. Englert, M. Nerlich

Zielsetzung

Zell-Matrixkomposits zur Reparatur von Meniskusdefekten im avaskulären Bereich

Einleitung

Einen vielversprechenden Ansatz zur Therapie von Meniskusläsionen stellt das Tissue-Engineering dar. Während für Meniskusdefekte mit Anschluß an das Gefäßsystem in ersten klinischen Studien zellfreie Kollagenimplantate zur Defektreparatur verwendet werden, existiert für Meniskusdefekte im avaskulären Bereich zur Zeit klinisch keine Möglichkeit zur Defektreparatur. Zu diesem Zweck soll in diesem Projekt die Heilungstendenz einer Meniskusläsion im avaskulären Bereich unter Einsatz eines Matriximplantates und eines Zell-Matrixkomposits untersucht werden.

Material und Methoden

In beide Außenmenisken von adulten New Zealand White Rabbits wurde im avaskulären Bereich der Pars intermedia jeweils ein kreisrunder Defekt (2mm) gesetzt. Der Defekt wurde in einem Knie mit einer zellfreien Matrix auf Kollagen-Hyaluronsäure-Basis gefüllt (Gruppe B). Die kontralaterale Seite wurde wie folgt aufgefüllt:

Gruppe A: Leerdefekt.

Gruppe C: In vitro vorkultiviertes Zell-Matrixkomposit. Hierfür wurde die Matrix (siehe Gruppe B) mit $2*10^6$ mesenchymalen Stammzellen (MSC)/Matrix besetzt und vor in vivo Implantation für 2 Wochen in chondrogenem Medium (DMEM +ITS + Pyruvat + Ascorbinsäure + Dexamethason + TGFbeta1) kultiviert. Makroskopische, histologische und immunhistochemische Analyse der in vivo Ergebnisse (6 Wo./3Mon.-Werte).

Ergebnisse

Gruppe A: nach 6 Wochen und 3 Monaten zeigt sich der Defekt klar, durchsichtig und inkomplett gefüllt. Die histologische und immunhistochemische Auswertung ergab ein narbenartiges zellreiches Reparaturgewebe.

Gruppe B: Nach 6 Wochen zeigte sich der Defekt leer. Nach 3 Monaten waren die Defekte zu 80% mit weichem durchsichtigen Gewebe gefüllt. Die histologische und immunhistochemische Auswertung ergab ein narbenartiges zellreiches Reparaturgewebe.

Gruppe C: Defekte waren nach 6 Wochen bzw. 3 Monaten mit einem stabilen, knorpelähnlichem proteoglykanreichen Gewebe gefüllt. Meniskustypische Zellmorphologie mit perizellulärer Vakuolisierung war erkennbar. Partiell war ein meniskustypischer Dreischichtaufbau nachweisbar. In der immunhistochemischen Auswertung zeigte sich meniskusähnliches Gewebe (nachgewiesen durch Färbungen gegen Kollagen I/II). Problematisch war die Interaktion zwischen nativen und behandeltem Meniskus mit nur partieller Verankerung des Tissue Engineering Implantats im Defekt.

Schlussfolgerung

Zellfreie Matrix führt zu keiner Verbesserung eines Meniskusdefekts in der avaskulären Zone im Vergleich zum Leerdefekt und schränkt hiermit den klinischen Einsatz von zellfreien Matrizes bei der Meniskusdefektreparatur ein. Matrizes auf Kollagen-Hyaluronsäure-Basis mit mesenchymalen Stammzellen ermöglichen die Bildung von meniskusähnlichem Gewebe und stellen einen vielversprechenden Therapieansatz für diese Meniskusdefekte dar. Jedoch muß eine Optimierung der Implantatintegration in den nativen Meniskus noch erzielt werden.

185 Histomorphologische Veränderungen durch langsam resorbierbare Nähte: PDS® versus Panacryl®

C. Burger (Bonn), M. Müller, A. Prokop, C. Paul, C. Rangger

Zielsetzung

Die Biodegradation ist immer von einer Gewebereaktion begleitet. Diese kann sowohl zu einer schnellen und guten Heilung.als auch zu Lysen oder Komplikationen wie Granulomen und Abszessenführen. Das neue Nahtmaterial aus hauptsächlich Polylaktid sollte im Tierversuch mit dem am Markt befindlichen PDS® prospektiv kontrolliert verglichen werden.

Material

Es wurde ein Radiärschnitt des rechten medialen Meniskus gelegt und anschließend zwei vertikale Nähte mit Panacryl® und PDS® an je 12 Schafen durchgeführt, während der Schnitt bei weiteren 12 Schafe als Kontrollgruppe belassen wurde.

Methoden

Es wurden die histologischen Veränderungen des Meniskus, der Synovialmembran und der Lymphknoten sowie rasterelektronenmikroskopisch die Knorpelveränderungen der Femurkondylen und des Tibiaplateaus beurteilt.

Ergebnisse

Die Menisken, die mit PDS® refixiert wurden, zeigten ein signifikant größeres Narbenvolumen als die der anderen beiden Gruppen. Die Zellzahl der Menisken sank, die Entwicklung von fibrösem Knorpel stieg, während die Kollagenstruktur aller Gruppen zunächst ein irreguläres Bild zeigte. Die Kollagenfasern richteten sich im Laufe der Zeit nach der Hauptbelastungsrichtung aus, das Narbengewebe wurde histologisch dem originären Meniskusgewebe immer ähnlicher. Neovaskularisationen zeigten sich signifikant mehr nach 6 als nach 12 Monaten. Hyaline Knorpelzellen wurden in den medialen Menisken der Kontrollgruppe nach 6 Monaten und in größeren Herden aller drei Gruppen nach 12 Monaten beobachtet. In der Panacryl®-Gruppe war die Synovialmembran signifikant geringer hypertrophiert und die Größe der Lymphknoten signifikant kleiner. Die Zellzahl der Eosinophilen und der Plasmazellen der Lymphknoten war geringer nach 12 als nach 6 Monaten ohne signifikante Unterschiede der drei Gruppen. Beide Nahtmaterialien waren gut gewebeverträglich. Es zeigten sich keine Entzündungsreaktionen und keine Granulombildung. Die Ergebnisse der REM korrelierten gut mit den makroskopischen Einschätzungen der Chondromalazie, aber die Veränderungen konnten erwartungsgemäß deutlicher, differenzierter und früher herausgearbeitet werden.

Schlussfolgerungen

Es zeigte sich eine deutliche Tendenz zu besseren Gewebereaktionen der Panacryl®-, als der PDS®-Gruppe. Aufgrund der langsameren Abbaugeschwindigkeit wurde bei Panacryl® eine geringere Weichteilgewebe- und Entzündungsreaktion sowie deutlich längere Haltbarkeit beobachtet. Panacryl® war nach 6 Monaten noch stabil und begann sich erst nach 12 Monaten langsam aufzulösen, während die PDS®-Naht nach 6 Monaten fast komplett resorbiert war. Die Biokompatibilität der PDS®-Naht ist gut, die von Panacryl® besser.

186 Statische, dynamische und strukturelle Histomorphometrie verschiedener Spongiosaproben in einem Osteoporosemodell beim Schaf

C.A. Lill (Davos), E. Winterstein, C. Eckhardt, B. Rahn, E. Schneider

Zielsetzung

Im Rahmen der Etablierung eines Tiermodells für Osteoporose beim Schaf interessieren besonders die histomorphometrischen Veränderungen im Rahmen der Osteoporoseinduktion. Diese sollen die signifikante Abnahme der Knochendichte (–20%) und der mechanischen Knocheneigenschaften nach Osteoporoseinduktion mittels Ovarektomie (OVX), Steroidapplikation (S) und Ca- und Vit.D-reduzierter Diät (D) ergänzen (Lill et al. JOT 2000).

Material und Methoden

Es wurden 8 gesunde Schafe (Gruppe 1, unbehandelt, Alter 3–5 Jahre) und 10 osteoporotische Schafe (Gruppe 2, OVX+S+D über 7 Monate, Alter 7–9 Jahre) in die Studie aufgenommen. Nach in-vivo labelling wurden die Tiere getötet. Es wurden Biopsien vom Beckenkamm (Bk), Wirbelkörper (Wk) und Femurkopf (Fe) entnommen und unentkalkte Längs- und Querschnittpräparate mit Giemsa-Eosin Färbung (Dicke 100 μm) angefertigt. Histomorphologisch wurden qualitative Resorptions- und Formationsparameter bestimmt. Histomorphometrisch wurden nach Digitalisierung der Schnitte mit Hilfe von PC_Image statische Knochenparameter (O.Th, ES/BS, OS/BS, ES/TV, OS/TV) und dynamische Parameter (sL.Pm, dL.Pm, MS/BS, MS/OS) ermittelt. Die strukturellen Parameter der Spongiosa (B.Pm, B.Ar, BS/BV, BV/TV, Tb.N, Tb.Th, Tb.Sp, SMI) wurden mittels 2D- bzw. 3D-μCT bestimmt. Zur Vergleichsprüfung zwischen den Gruppen wurden Varianzanalysen bzw. der Student-t-Test verwendet (Signifikanzniveau unter 5%).

Ergebnisse

Histomorphologisch fand sich bei den behandelten Schafen eine Mischform aus postmenopausaler- und steroidinduzierter Osteoporose. Bei den osteoporotischen Tieren zeigte sich eine signifikante Zunahme der Resorptionstätigkeit (ES/BS: +8%) und eine signifikante Abnahme der Formationstätigkeit (OS/BS: −10%). Die Osteoiddicke (O.Th) war am Bk signifikant erniedrigt (Gruppe 1: 15±3 μm, Gruppe 2: 8±1,5 μm). Die mittlere Länge der single label und der Anteil der Mineralisationsfläche an der Knochenoberfläche (MS/BS) war in Gruppe 2 signifikant reduziert. Die Mineralisation des Osteoids (MS/OS) zeigte keine signifikanten Unterschiede. Die gemittelte absolute Knochenfläche und Trabekeldicke nahmen generalisiert ab (B.Ar: −37%, Tb.Th: −32%). Im Beckenkamm nahm die Grenzfläche zwischen Knochen und Knochenmark und die Trabekelanzahl signifikant ab (B.Pm: −19%, Tb.N: −18%), der Trabekelabstand signifikant zu (Tb.Sp: +40%). Der Structure Model Index (SMI) zeigte einen Wechsel vom Plate- zum Rod Model.

Schlussfolgerung

Die Verminderung der Knochensubstanz (verminderte Tb.Th) sowie die erhöhte Resorptionstätigkeit sind neben der Ovarektomie vornehmlich auf die Glukokortikoid-Therapie zurückzuführen. Die Ursache für den Wechsel von plattenartigen zu säulenartigen Strukturen sowie die verminderte Formationstätigkeit liegt in erster Linie in der Ovarektomie. Die Veränderungen der Knochenmorphometrie im Rahmen der Osteoporoseinduktion beim Schaf lassen sich mit alters- oder osteoporosebedingten Veränderungen beim Menschen vergleichen.

187 Ausbreitungsdynamik und Genexpression humaner osteoblastärer Vorläuferzellen in Bohrkanälen von Titanimplantaten

K.-H. Frosch (Göttingen), F. Barvencik1, V. Viereck, J. Breme, K. Dresing, K. M. Stürmer

Zielsetzung

Die Oberflächenbeschaffenheit und Zusammensetzung eines Implantatmaterials beeinflusst neben Proliferation und Differenzierung auch die morphologische Struktur von Osteoblasten. Die Makrostruktur von Implantaten fand bisher auf Zellkulturebene keine Beachtung. Welche charakteristischen Wachstumsmuster osteoblastäre Vorläuferzellen in Korrelation zur Genexpression von Osteocalcin in Bohrkanälen definierter Durchmesser von Titanimplantaten zeigen, ist deshalb Gegenstand der vorliegenden Untersuchung.

Material und Methoden

Probekörper aus Titan wurden zu humanen osteoblastären Vorläuferzellen gegeben, und das Einwachsverhalten in definierte Porenkanäle mit den Durchmessern 300, 400, 500, 600, und 1000 μm mitttels inverser Durchlichtmikroskopie untersucht. Nach 6 Wochen wurde die Gesamt-RNA aus den Bohrkanälen jedes Durchmessers isoliert und der Gehalt an Osteocalcin-mRNA mittels quantitativer RT-PCR nach Abgleich mit dem house keeeping gene L7 bestimmt. Insgesamt wurden von 5 gesunden Traumapatienten osteoblastäre Vorläuferzellen aus Spongiosaresten gewonnen und untersucht.

Ergebnisse

Die Osteoblasten wachsen unter Ausbildung von füßchenartigen Fortsätzen vom Boden der Zellkultur in die Porenkanäle des Implantates ein. Anhand der Ausbreitungsdynamik der Zellen in den Porenkanälen wurden die Porenkanäle in 3 Typen eingeteilt. Bei einem Durchmesser von 300 μm fand sich ein speichenartiges Wachstum der Zellen (Typ 1). Bei Durchmessern von 400 bis 600 μm richteten sich die Osteoblasten an den Wänden diagonal aus, so dass ein netzartiges Wachstum entstand (Typ 2). Bei Durchmessern von 1000 μm zeigte sich ein randständiges Wachstum (Typ 3). Zellen in 600 μm Poren produzierten am meisten Osteocalcin-mRNA und wiesen damit die höchste osteoblastäre Differenzierung auf. In 600 μm Bohrkanälen fand sich durchschnittlich 3,11 (+1,04) mal mehr Osteocalcin-mRNA als in 300 μm Porenkanälen ($p<0,02$) und 3,56 (+0,36) mal mehr als in 1000 μm Poren ($p<0,05$). Zwischen den Bohrkanälen der Durchmesser 400 bis 600 μm konnten keine signifikanten Unterschiede nachgewiesen werden.

Schlussfolgerung

Das vorgestellte Osteoblastenkulturmodell zeigt, dass die Makrostruktur von Titanimplantaten enormen Einfluss auf das Einwachsen von Osteoblasten in chirurgisch relevante Implantate haben kann. Dabei wird die osteoblastäre Differenzierung der Zellen sowohl durch den Bohrkanaldurchmesser selbst als auch durch die Einwachsdynamik der Zellen in die Bohrkanäle beeinflusst. Bei Typ 2-Porenkanälen konnte ein netzartiges Wachstum der Zellen nachgewiesen werden mit der signifikant höchsten Osteocalcin-Genexpression. Signifikante Unterschiede zwischen der Porendurchmessern des Typ 2 konnten nicht festgestellt werden, tendenziell zeigten Zellen in 600 µm Poren jedoch die höchste Differenzierung. Zellen in 300 und 1000 µm Bohrkanälen wuchsen speichenartig oder wandständig und hatten abhängig davon eine signifikant niedrigere osteoblastäre Differenzierung.

188 Die systemische Verteilung von Verschleißpartikeln: Eine vergleichende in-vivo Untersuchung mit Titan- und Edelstahlabrieb

B. Burian (Davos), M. A. Wimmer, J. Kunze, C. N. Kraft

Zielsetzung

Durch Fretting von Ostensynthesematerialien, z.B. zwischen Schraubenkopf und Platte, entstehen Abrieb- und Korrosionsprodukte, die eine Reihe von biologischen und biochemischen Reaktionen hervorrufen. Ziel dieser Studie war es, die systemische Verteilung von implantierten rostfreien Stahl- und Titanpartikeln quantitativ zu beschreiben.

Material und Methoden

Mit einem speziellen Prüfstand wurde aus Reintitan (Ti) bzw. Implantatstahl (St) Abrieb mit einer Partikelgröße von 0,63±0,61 µm (Ti) bzw. 0,28±1,27 µm (St) in Ringerlösung erzeugt.
2 mm^3 des jeweiligen Abriebmaterials wurden in je 6 Rückenhautkammern von Goldhamstern subkutan implantiert. 6 Tiere mit einer leeren Rückenhautkammer dienten zur Kontrolle. Die lokale Gefäßperfusion und das Leukozytenverhalten wurden mittels intravitaler Fluoreszenzmikroskopie über einen Zeitraum von zwei Wochen beobachtet. Blutproben wurden unmittelbar vor der Operation, nach 24 h, sowie nach 14 d entnommen. Anschließend wurden die Tiere euthanasiert. Die Implantatstelle, sowie die Organe Leber, Milz, Lunge, Herz und Nieren wurden entnommen und letztere halbiert. Eine Hälfte der Organe wurde gefriergetrocknet und mittels spektrometrischer Verfahren (ICP-OES, AAS) analysiert. Die Elemente Titan, Chrom und Nickel wurden für

jede Probe quantitativ ermittelt. Die jeweils andere Organhälfte und die Implantatstelle dient für histologische Untersuchungen.

Ergebnisse

Im Vergleich zur Kontrollgruppe führte die Implantation der körperfremden Materialien in beiden Abriebgruppen zur Aktivierung von Leukozyten mit Anstieg der Endothelzell-Interaktion. Die Entzündungsreaktion fiel bei der St-Gruppe sehr heftig aus und führte zu einem Ödem innerhalb der ersten 8h. In der Ti-Gruppe zeigte sich der Anstieg transient mit Erholung nach 3d. In beiden untersuchten Gruppen (jeweils im Vergleich zur leeren Kontrollgruppe) konnten wir eine meist signifikant erhöhte Konzentration der Elemente Titan, Chrom und Nickel in den Organen nachweisen. Hierbei war die Milz das Organ mit den höchsten Werten. (Titan vs. Kontrolle: 1289±71 vs. 55±38 µg/kg; Chrom vs. Kontrolle: 2258±1469 vs. 95±62 µg/kg und Nickel vs. Kontrolle: 520±248 vs. 265±91 µg/kg). Bei den Blutproben zeigten sich innerhalb der Ti-Gruppe im Vergleich zur Kontrollgruppe zu allen Zeitpunkten keine signifikanten Unterschiede. Der Chrom- und Nickelgehalt im Blut der St-Tiere war jedoch im Vergleich zu den Kontrolltieren zu allen Zeitpunkten erhöht (Chrom stets signifikant). Chrom erreichte 24h nach Implantation seinen höchsten Wert.

Schlussfolgerungen

Die Ergebnisse zeigen, dass eine systemische Verteilung von Abriebpartikeln aus Ostensynthesematerial stattfinden kann. Der Nachweis der Abriebstoffe im Blut legt die Blutbahn als Transportweg nahe. Die Histologie muss klären, ob die Abriebpartikel eine Gewebereaktion in den jeweiligen Organen hervorrufen. Weiterhin erhoffen wir uns Aufschluss über den genauen Transportmechanismus.

189 Der Einfluß des chirurgischen Zuganges auf die Frakturheilung: Histomorphometrischer Vergleich an einer Tibiaschaftfraktur beim Schaf nach minimal invasiver und konventioneller Applikation eines Fixateur intern

M. J. Kääb (Berlin), K. Ito, G. Bodmann, H. Bail, A. Schmeling, M. Schütz

Zielsetzung

Ein Nachteil der konventionellen Applikation eines Fixateur intern ist der iatrogen induzierte Weichteilschaden, der zu einer verminderten Perfusion der Frakturzone und somit zu einer verzögerten Frakturheilung führen kann. Ziel war es zu untersuchen, ob sich ein minimal invasiver chirurgischer Zugang vorteilig auf den Frakturheilungsverlauf auswirkt.

Material und Methoden

Bei 12 Schafen wurde an beiden Hinterläufen eine standardisierte Tibiaschaftfraktur mit definiertem Weichteilschaden[1] erzeugt. Die Stabilisierung der Fraktur erfolgte ipsilateral mit einem Fixateur intern (PC-Fix II) in minimal invasiver Operationstechnik (MIS, geschlossene Reposition, epiperiostale Applikation) und kontralateral in konventioneller Operationstechnik (ORIF, offene Reposition, Freilegung der Frakturzone). Zweiwöchentlich erfolgten Röntgenkontrollen. Je 6 Tiere wurden nach 6 bzw 12 Wo eingeschläfert. Nach Implantatentfernung wurden die Tibiae biomechanisch und histologisch untersucht (longitudinale 6 mm Sagittalschnitte, van Kossa/Safranin O-Färbung, Kallushistomorphometrie) sowie statistisch ausgewertet (Signifikanzniveau $p<0.05$).

Ergebnisse

Biomechanisch zeigte sich kein signifikanter Unterschied zwischen der MIS und ORIF behandelten Gruppe nach 6 oder 12 Wo postop. Zudem zeigte sich kein Unterschied in der Fraktursteifigkeit nach 6 und 12 Wo postop, jedoch war die Festigkeit der Fraktur 12 Wo postop signifikant erhöht ($p<0.001$).

6 Wo postop schien die Kallusbildung peri- sowie endostal in der ORIF behandelten Gruppe zu überwiegen. Weitere 6 Wo später nahmen die periostalen (MIS $p=0.004$/ ORIF $p=0.010$) und mineralisieren (MIS $p=0.006$/ORIF $p=0.025$) Kallusflächen ab, wohingegen die prozentuale mineralisierte Kallusfläche (MIS $p=0.004$/ORIF $p=0.004$) zunahm. Ähnliche, nicht signifikante Trends wurden beim endostalen Kallus beobachtet. 12 Wo postop hatten die MIS im Vergleich zu den ORIF versorgten Frakturen signifikant weniger periostalen Kallus, welcher jedoch zu einem höheren Anteil mineralisiert war. 6 Wo postop bestand kein Unterschied zwischen den Gruppen hinsichtlich einer mineralisierten Überbrückung der Frakturenden.

Schlussfolgerung

Diese Studie zeigt keine eindeutig überlegene Frakturheilung nach minimal invasivem Vorgehen im vergleich zur konventionellen Technik, obwohl die Kallusresorption und -konsolidierung zwischen der 6. u. 12. postop Wo in der MIS Gruppe erhöht war. Trotz der hohen Varianzen war in der ORIF Gruppe ein Trend zu ausgeprägterer früher Kallusbildung zu verzeichnen. Einerseits könnte das gewählte Fraktur- und Traumamodell nicht sensitiv genug sein um Gruppenunterschiede zu offenbaren, anderseits könnten unsere bisherigen Ergebnisse - insbesondere bei einfachen Frakturen - auch eine Überbewertung der minimal invasiven Operationstechnik darstellen. Die beschleunigte Frakturheilung in der Spätphase könnte jedoch Vorteile des minimal invasiven operativen Zuganges besonders bei komplizierteren Frakturen aufweisen.

190 IGF-I und TGF-β1 stimulieren die intervertebrale Spondylodese

F. Kandziora (Berlin), G. Schmidmaier, G. Schollmeier, H. Bail, R. Pflugmacher, Th. Görke, M. Wagner, T. Mittlmeier, M. Raschke, N. P. Haas

Zielsetzung

In vitro und in vivo Untersuchungen haben einen osteoinduktiven Effekt der Wachstumsfaktoren IGF-I und TGF-β gezeigt. Ziel dieser Untersuchung war es in einem zervikalen Schafsmodell die Wirksamkeit dieser Faktoren auf die intervertebrale Spondylodese nachzuweisen.

Material

Bei 32 Merino-Schafen wurde eine intervertebrale cervikale Fusion C3/C4 mit 4 verschiedenen Stabilisierungsverfahren (n=8) durchgeführt. Gruppe 1: trikortikaler Beckenkammspan; Gruppe 2: Harms Cage; Gruppe 3: Harms Cage mit einer PDLLA-Beschichtung; Gruppe 4: Harms Cage mit einer PDLLA-Beschichtung und IGF-I (5% w/w) und TGF-β1 (1% w/w).

Methoden

Blutproben, Körpergewicht und Körpertemperatur wurden analysiert. Prä- und postoperativ, sowie nach 1, 2, 4, 8 und 12 Wochen wurden Röntgenbilder angefertigt anhand derer Intervertebral (IVA)-,Lordosewinkel und Bandscheibenraumhöhen vermessen wurden. Nach 12 Wochen wurden die Tiere getötet und funktionsradiologische Flexions/Extensions-Untersuchungen durchgeführt. Quantitative computertomographische Untersuchungen zur Bestimmung von Knochendichte (BMD), Mineralsalzgehalt (BMC) und Kallusvolumen (BCV) wurden vorgenommen. Biomechanische Testungen in Flexion/Extension, Rotation und Neigung wurden durchgeführt um die Steifigkeit, den Bewegungsumfang (ROM) und die neutrale (NZ) und elastische Zone (EZ) des Bewegungssegmentes zu ermitteln. Histomorphologische, histomorphometrische Untersuchungen und polychrome Sequenzmarkierungen wurden vorgenommen.

Ergebnisse

Für Blutprobenanalytik, Körpergewicht und Körpertemperatur konnte kein Unterschied zwischen den Gruppen gefunden werden. Im Untersuchungszeitraum zeigten die Cagegruppen (Gruppe 2–4) signifikant höhere Werte für den IVA als das Beckenkammspanimplantat. In Gruppe 4 fand sich eine signifikant geringere Restbeweglichkeit in den Funktionsaufnahmen als in allen anderen Gruppen. In Gruppe 4 zeigten sich die signifikant höchsten Werte für BMD, BMC and BCV. In Gruppe 4 war die Steifigkeit in Rotation und Neigung signifikant höher und die ROM, NZ und EZ in Rotation signifikant geringer als in allen anderen Gruppen. Histomorphologische und -metrische Analysen zeigten eine progrediente Kallusformation und polychrome Sequenzanalysen wiesen eine beschleunigte Knochenneubildung in Gruppe 4 nach.

Schlussfolgerung

Die PDLLA-Beschichtung ist als Carrier für Wachstumsfaktoren sicher und effektiv. Die IGF-I und TGF-β1 Applikation mittels PDLLA-beschichteten intervertebralen Cage verbessert ohne lokale und systemische Nebenwirkungen die Resultate der intervertebralen Spondylodese signifikant. In dieser neuen Kombination (Cage+PDLLA+Wachstumsfaktoren) fungiert das Implantat nicht nur als mechanischer Stabilisator sondern gleichzeitig auch als Carrier für Wachstumsfaktoren.

191 Die Wachstumsfaktoren IGF-I und TGF-beta1 haben einen sysergistischen Effekt auf die Frakturheilung

B. Wildemann (Berlin), G. Schmidmaier, J. Heeger, T. Gäbelein, A. Stemberger, M. Raschke

Zielsetzung

Zahlreiche in vitro und in vivo Versuche konnten zeigen, dass Wachstumsfaktoren (WF) wie IGF-I und TGF-beta1 eine Wirkung auf Knochenzellen haben und eine entscheidende Rolle bei der Frakturheilung spielen (1). Ziel dieser Studie war die Untersuchung eines möglichen synergistischen Effekts von IGF-I und TGF-β1 in einem Frakturmodel an der Ratte.

Material und Methoden

Bei 5 Monate alten weiblichen Sprague Dawley Ratten (n = 80) wurde unter standardisierten Bedingungen eine geschlossene Fraktur der rechten Tibia erzeugt und mit Titan-K-Drähten intramedullär stabilisiert. Hierbei wurden folgende Gruppen miteinander verglichen

Gruppe I (n = 20):	Implantat unbeschichtet (Kontrollgruppe)
Gruppe II (n = 20):	Implantat beschichtet mit PDLLA & r-hTGF-β1 (1% w/w)
Gruppe III (n = 20):	Implantat beschichtet mit PDLLA & r-hIGF-I (5% w/w)
Gruppe IV (n = 20):	Implantat beschichtet mit PDLLA & r-hIGF-I (5%) + r-hTGF-β1 (1%)
PDLLA:	Poly (D,L-Laktid), Trägermaterial für lokale Applikation von WF

Es erfolgten Röntgenuntersuchungen in 2 Ebenen im zeitlichen Verlauf. Nach 4 Wochen wurden die Implantate entfernt und die frakturierten Tibiae im Vergleich zur unbehandelten Gegenseite biomechanisch torsional getestet. Die histomorphometrischen Untersuchungen (Safranin O/Lichtgrün & v. Kossa) der Kalli wurden mit einem Bildanalysesystem (Zeiss KS 400) quantifiziert.

Ergebnisse

In der radiologischen Auswertung zeigte sich in der Gruppen IV die meisten vollständig konsolidierten Frakturen. Die biomechanischen Untersuchungen ergaben ein signifikant ($p<0,05$/t-Test) höheres maximales Drehmoment und eine höhere torsionale Steifigkeit aller Versuchsgruppen im Vergleich zur Kontrollgruppe, wobei die höchste Stabilität in der Gruppe IV gemessen wurde. Histologisch fand sich in den Gruppen IV ein fortgeschritteneres Kallusremodeling mit weniger knorpeligen Strukturen im Vergleich zur Kontrollgruppe (Tabelle 1).

Tabelle 1

Gruppen	Maximales Drehmoment (%)	Torsionale Steiffigkeit (%)
I Kontrolle	29,6 ± 9,3	51,2 ± 3,4
II TGF-β1	81,6 ± 7,5[a]	86,1 ± 10,5[a]
III IGF-I	100,4 ± 11,9[b]	97,9 ± 9,0[b]
IV IGF-I & TGF-β1	125,2 ± 9,5[c]	138,8 ± 12,7[c]

Prozentangaben in Vergleich zur unfrakturierten Gegenseite
[a]: $p<0,05$ zu Gruppe I; [b]: $p<0,05$ zu Gruppe I, II, [c]: $p<0,05$ zu Gruppen I, II, III

Schlussfolgerung

Die lokale Applikation der Einzelfaktoren IGF-I oder TGF-β1 führt zu einer signifikanten Beschleunigung der Frakturheilung. Die kombinierte Gabe der Faktoren IGF-I und TGF-β1 zeigt hierbei einen synergistischen Effekt. Immunhistologische und zellbiologische Untersuchungen sollen weiteren Aufschluß über die Rolle der WF bei der Frakturheilung aufzeigen.

[1] Lind, Acta Orthop Scan Suppl 69, 1998

192 Dedifferenzierung und Redifferenzierung menschlicher Gelenkknorpelzellen in Vitro

M. Shakibaei (Berlin), H. Villegas Castrejon, T. John, H.-J. Merker, M. Rahmanzadeh, R. Rahmanzadeh

Zielsetzung

Ein Ziel der modernen gelenkchirurgischen Forschung ist die Therapie der an Häufigkeit zunehmenden Defekte des Gelenkknorpels durch Füllung mit Knorpelzellen. Dafür sind besonders in vitro Methoden, die eine Vermehrung (Dedifferenzierung) und Redifferenzierung ermöglichen, geeignet.

Material und Methoden

Dazu wurden humane Gelenkknorpelzellen isoliert und in sog. Alginat-Kulturen (Dreidimensional) für längere Zeit (Wochen) gezüchtet. Die aus dem Alginat emigrierenden dedifferenzierten und fibroblastenähnlichen Zellen vermehren sich und bilden nach 3 Tagen eine konfluente *Monolayer-Kultur.* Diese Monolayer-Zellen wurden über 8 Passagen (zu je 3 Tagen) weiter gezüchtet. Die Zellen wurden entweder als *Alginat-Kultur* oder als *„High-density"-Kultur* weitergezüchtet.

Ergebnisse

In diesen in vitro-Systemen beginnen die Zellen der 1. bis 5. Passage eine Chondrogenese, die nach 4 Tagen deutlich morphologisch sichtbar ist. Es wird eine knorpelspezifische Matrix mit Kollagen Typ II – Filamenten gebildet. Die typischen Proteoglykane (Aggrecan) lassen sich mit Alcianblau nachweisen. Die Zellen aus der 6. bis 8. Passage zeigen dagegen weder in der *Alginat-* noch in der *„High-density"-Kultur* Zeichen einer Knorpelbildung. Der größte Teil dieser Zellen stirbt sogar ab.

Schlussfolgerung

Auf der Basis dieser Befunde würde also zur Retransplantation von autologen Knorpelzellen zur Deckung von Knorpeldefekten folgendes Vorgehen vorzuschlagen sein: Entnahme von Knorpelstücken – Isolierung der Zellen – Kultivation in Alginat der Knorpelzellen für Wochen Herstellung von *Monolayer-Kulturen* für 1 bis 5 Passagen mit Vermehrung der Zellen. Rekultivation dieser Zellen in *„High-density"*- oder *Alginat-Kulturen* zur Redifferenzierung – Nutzung zur Therapie von Knorpeldefekten (Retransplantation).

Freitag, 16. November 2001
10:15 – 12:15 Uhr (Saal 8)

B4.1 Schädelhirntrauma

193 Muss das leichte und mittelschwere Schädel-Hirn-Trauma stationär behandelt werden?

I. Marzi (Frankfurt)

Einführungsreferat

194 Identifikation von Hoch-Risiko-Patienten nach geringgradigem Schädel-Hirn-Trauma (SHT I): Validierung der Bestimmung von S-100B und Ermittlung eines Grenzwertes

P. Biberthaler (München), T. Mussack, K. G. Kanz, U. Linsenmaier, W. E. Mutschler, M. Jochum

Zielsetzung

Die diagnostische Bedeutung der Messung des glialen Proteins S-100B im Serum zur Identifikation der ca. 5% Hoch-Risiko-Patienten nach SHT I, die durch akute lebensbedrohliche intracranielle Läsionen in der Cranialen Computer Tomographie (CCT) charakterisiert sind, wurde mehrfach klar aufgezeigt. In diesen Studien wurde das Testsystem LIA-mat® (Byk-Sangtec) verwendet, das aufgrund seiner langen Durchführungszeit (>3h) allerdings nicht als *bed-side*-Methode geeignet ist. Seit kurzem steht eine Version (LIAISON®) zur Verfügung, die die Bestimmung von S-100B innerhalb von 30 min erlaubt. Eine weitere Verkürzung der Zeit zwischen Blutabnahme und Testergebnis könnte durch den Einsatz von Plasma anstatt Serum erreicht werden. Ziel unserer Studie war es daher, die mittels LIA-mat® bzw. LIAISON® erhaltenen S-100B Konzentrationen in Serum und Plasma zu vergleichen, und einen möglichst sicheren Grenzwert zur Identifikation von Hoch-Risiko-Patienten nach SHT I zu berechnen.

Material und Methoden

In unsere prospektive Studie wurden 105 Patienten nach SHT I eingeschlossen, wobei durch Routine-CCT Patienten mit akuten Blutungen, Kontusionen und Frakturen (=

Hoch-Risiko-Gruppe) als CCT+, Patienten ohne Läsion als CCT– gewertet wurden. Konzentrationen von S-100B in Serum und Plasma wurden mittels LIA-mat® und LIAISON® bestimmt und anhand linearer Regression verglichen. Zur Berechnung eines sicheren Grenzwertes wurden ROC-Analysen durchgeführt.

Ergebnisse

Die in der Tabelle 1 aufgeführten Resultate zeigen eine hochsignifikante Korrelation beider Nachweismethoden, wobei die LIA-mat®-Werte um 25%-30% über den LIAISON®-Werten lagen, und Citrat-Plasma etwa 35% höhere Werte als Serum ergab.

Tabelle 1

	S-100B in ng/ml; MW±SEM		Regression	r^2	Spearman
	LIA-mat®	LIAISON®			
	Serum				
CCT+ (n=24)	0,74±0,17	0,56±0,11	y=0,67x+0,07	0,95	<0,001
CCT– (n=81)	0,37±0,70	0,26±0,09	y=0,56x+0,07	0,96	<0,001
	Citrat-Plasma				
CCT+ (n=24)	0,99±0,20	0,72±0,20	y=0,77x-0,04	0,96	<0,001
CCT– (n=81)	0,50±0,09	0,38±0,05	y=0,70x+0,05	0,90	<0,001

Der Grenzwert zur Identifikation von Hoch-Risiko Patienten lag bei der LIA-mat®-Version für Serum bei 0,12 ng/ml, für Plasma bei 0,19 ng/ml; die LIAISON®-Methode ergab 0,13 ng/ml für Serum und 0,18 ng/ml für Plasma Proben. Für beide Grenzwerte war die Sensitivität 96% und die Spezifität 46%.

Schlussfolgerungen

Unsere Studie demonstriert somit, daß die Konzentration von S-100B nicht nur im Serum, sondern auch im Plasma von Patienten nach SHT I valide mittels der schnellen LIAISON® Version bestimmt werden kann. Dies wird derzeit an einer 5000-Patienten Studie weiter abgesichert. Ziel ist es, die Anzahl kostenintensiver radiologischer Verlaufs-Untersuchungen bei unauffälligen Patienten reduzieren zu können.

195 Reicht der GCS zur Abschätzung intrazerebraler Läsionen beim Schwerverletzten mit leichtem und mittelschwerem SHT?

C. A. Kühne (Essen), S. Ruchholtz, C. Waydhas, AG-Polytrauma DGU, D. Nast-Kolb

Zielsetzung

Die Korrelation von initialem GCS (Glascow Coma Scale) und dem Vorliegen intrakranieller Läsionen (AIS (Abreviated Injury Score)) bei SHT-Patienten ist für das schwere SHT (GCS<9) nachgewiesen. In der vorliegenden Studie sollen die Genauigkeit mit welcher der GCS die Inzidenz leichter und schwerer intrakranieller Läsionen vorhersagen kann sowie die Prädiktoren, die Einfluß auf das Auftreten solcher Läsionen nehmen, untersucht werden.

Material und Methoden

Die Datenerhebung erfolgte prospektiv i.R. des Traumaregisters der DGU. Zuerst wurden Patienten mit leichtem (GCS 15–13) und mittelschwerem (GCS 12–9) bzgl. der Inzidenz intrakranieller Läsionen untersucht. Anschließend erfolgte die Evaluierung unterschiedlicher Faktoren (ISS, TRISS, AIS der einzelnen Regionen, Alter, Transportdauer, primäre Einschätzung des Notarztes am Unfallort, Intubation vs. Nicht-Intubation, $RR_{systol.}$, Quick-Wert und Base excess) auf ihre Relevanz hinsichtlich des Auftretens intrazerebraler Läsionen.

Ergebnisse

Insgesamt konnten von 5353 Patienten 2567 Personen (Gruppe I) mit leichtem SHT und 569 Personen (Gruppe II) mit mittelschwerem SHT mit vollständigem Datensatz analysiert werden. Hierbei wiesen 79.5% der untersuchten Patientenin Gruppe I keine oder geringe intrakraniellen Läsionen (AIS<3) auf; bei 20.5% der Verunfallten waren diese hingegen erheblich (AIS≥3). In Gruppe II lagen bei 48.2% ein niedriger (AIS<3) und bei 51.8% ein hoher AIS-Wert (≥3) vor.
Die Untersuchung der möglichen prädiktiven Parameter wie Verletzungsmuster, TRISS, AIS der einzelnen Regionen, Alter, Transportdauer, primäre Einschätzung des Notarztes am Unfallort, Intubation vs. Nicht-Intubation, $RR_{systol.}$, Quick-Wert und Base excess zeigten keine signifikanten Unterschiede in den Subkollektiven der Gruppen I und II. Patienten mit größerer intrazerebraler Läsion wiesen allerdings in beiden Gruppen ein geringfügig höheres Durchschnittsalter auf (Gr. I: 38 vs. 41; Gr. II: 39 vs. 43). Dagegen zeigte die Einschätzung des Notarztes am Unfallort hinsichtlich der Schwere der Schädel-Hirn-Verletzung eine deutliche Übereinstimmung mit dem späteren AIS-Wert auf (Tabelle 1).

Tabelle 1

	$AIS_{Schädel}$ <3		$AIS_{Schädel}$ ≥3	
Gruppe I (GCS 15–13)	kein - leicht[a] mittel - schwer[a]	72.8% 27.2%	kein - leicht[a] mittel - schwer[a]	33.1% 66.9%
Gruppe II (GCS 12–9)	kein - leicht[a] mittel - schwer[a]	40.4% 59.6%	kein - leicht[a] mittel - schwer[a]	16.2% 83.8%

[a] primäre Einschätzung der Schwere des SHT durch den Notarzt

Schlussfolgerungen

1. Auch bei initial hohem GCS-Wert lassen sich bei einem Fünftel der Verunfallten schwere intrazerebrale Läsionen finden.
2. Beim schwerverletzten Patienten lassen sich eine Reihe von Outcome-Prädiktoren nicht als Risikofaktoren für das Auftreten einer intrazerebralen Läsionen identifizieren. Jedoch zeigte die primäre Einschätzung des Notarztes am Unfallort - über den GCS-Wert hinausgehend - eine deutliche Übereinstimung bezüglich des Vorliegens einer intrazerebralen Läsion.

196 Hinweis auf intrazerebrale Komplikationen bei alkoholisierten Patienten mit leichtem Schädel-Hirn-Trauma durch S-100B im Plasma mittels LIAISON®

T. Mussack (München), P. Biberthaler, K. G. Kanz, U. Linsenmeier, W. Mutschler, M. Jochum

Zielsetzung

Ziel der Studie an alkoholisierten Patienten mit leichtem Schädel-Hirn-Trauma war es, die Plasmaspiegel des Neuroproteins S-100B als Indikation intrazerebraler Schäden unmittelbar nach Aufnahme mit dem neuen Testsystem LIAISON® zu bestimmen, das Ergebnisse bereits nach einer Testzeit von 45 Minuten ermöglicht. Parallel dazu sollten die Plasmaspiegel der Neuron-spezifischen Enolase (NSE) sowie die Blutalkoholwerte ermittelt und mit den Befunden der cerebralen Computertomographie (CCT) verglichen werden.

Material und Methoden

Im Rahmen dieser prospektiv während des Münchener Oktoberfestes 2000 durchgeführten Studie wurden 139 Patienten mit leichtem Schädel-Hirn-Trauma (GCS 13–15, zusätzlich kurzzeitige Erinnerungslücken, Kopfschmerzen, Amnesie, Übelkeit, Erbrechen, Schwindel) eingeschlossen.

Neben der neurologischen Eingangsuntersuchung und der Erfassung des Glasgow-Coma-Scale-Scores wurden gleichzeitig die S-100B- (LIAISON® Sangtec®100) und NSE-Spiegel (ROCHE Diagnostics® Elecsys® NSE) im Plasma mit vollautomatischen Assays gemessen, sowie der Serumalkohol-Spiegel quantifiziert. Die Normwertbestimmung aller Blutwerte erfolgte an 20 gesunden Probanden. Pathologische Befunde (akute Blutung, Hirnödem, Fraktur, Kontusion) im routinemäßigen CCT wurden als CCT+, unauffällige Befunde als CCT– gewertet.

Ergebnisse

Die medianen S-100B-Plasmaspiegel der CCT+ Gruppe waren gegenüber der CCT– Gruppe hochsignifikant erhöht (siehe Tabelle 1). Beide Gruppen unterschieden sich zudem signifikant zur Kontrollgruppe. Im Gegensatz dazu zeigten die NSE-Plasma-Konzentrationen und die Serumalkohol-Spiegel (SAK) keine signifikanten Gruppenunterschiede innerhalb des Patientenkollektivs.

Tabelle 1

Parameter	Kontrolle (n=20)	Gesamt (n=139)	CCT+ (n=19)	CCT– (n=120)	p[a]
Alter (Jahre)	24.3 (22.8–28.9)	36.0 (28.0–60.1)	56.2 (33.8–67.9)	34.2 (26.9–58.5)	0.027
S-100B (ng/ml)	0.06 (0.05–0.09)	0.36 (0.28–0.49)	0.94 (0.39–1.43)	0.22 (0.14–0.39)	<0.001
NSE (ng/ml)	15.55 (14.90–17.00)	17.50 (14.40–21.34)	18.43 (15.31–26.03)	17.46 (14.31–20.77)	0.227
SAK (‰)	0 (0–11)	182 (59–235)	206 (2–233)	176 (64–237)	0.823

[a] p-Wert, bezeichnet signifikante Unterschiede zwischen CCT+ und CCT– Patienten

In der ROC-Analyse konnte ein Cutoff-Wert von 0,21 ng/ml mit einer Fläche unter der Kurve von 0,864 (95% KI 0,786–0,941) klar zwischen CCT+ und CCT– Patienten unterscheiden. Die Sensitivität lag bei 100%, die Spezifität bei 50,0% (95% KI 41,1–58,9) und das positive Wahrscheinlichkeitsverhältnis bei 2,00 (95% KI 1,70 –2,44). Der S-100B-Spiegel wurde durch die SAK nicht beeinflusst. Für nüchterne Patienten lagen die medianen Konzentrationen bei 0.22 ng/ml, für Patienten mit SAK 0,01–0,80‰ bei 0.15 ng/ml, mit SAK 0,81–2,50‰ bei 0.23 ng/ml und mit SAK 2,51–5,00‰ bei 0.23 ng/ml.

Schlussfolgerung

Mit dem neuen Testsystem LIAISON® scheinen S-100B-Spiegel im Plasma unterhalb des Cutoff-Wertes von 0,21ng/ml bei alkoholisierten Patienten nach leichtem Schädel-Hirn-Trauma das Vorhandensein intrazerebraler Komplikationen ausschließen zu können.

197 Welche Bedeutung haben systemische Zytokinspiegel bei Schädel-Hirn-Trauma mit und ohne Begleitverletzung

F. Hildebrand (Hannover), M. van Griensven, A. Seekamp, H.-C. Pape

Zielsetzung

In vorherigen Studien wurde die Rolle der Zytokine beim SHT herausgestellt. Es stellt sich aber weiterhin die Frage, ob ein Unterschied im Bezug auf die Zytokinspiegel im Vergleich zwischen SHT, Polytrauma ohne SHT und der Kombination aus Polytrauma und SHT besteht.

Material und Methoden

Einschlußkriterien: isoliertes SHT (AIS>3), ISS>20, Alter: 16–70 Jahren. Serum wurde direkt bei Aufnahme in unsere Klinik und anschließend über einen 14 tägigen Zeitraum gewonnen. Die Zytokin-Konzentrationen wurden mittels ELISA bestimmt. Der MOD-Score nach Moore wurde täglich bestimmt.

Ergebnisse

Bei Patienten mit einem isolierten SHT lagen die IL-6 Konzentrationen in den ersten 48h nach dem Trauma zwischen 100–200 ng/ml. Es folgte ein kontinuierlicher Abfall bis auf Werte <100 ng/ml über den Beobachtungszeitraum. Nur bei den Patienten dieser Gruppe, die nicht überlebten, konnte ein signifikanter Anstieg (p<0,05) der IL-6 Spiegel vom 10. Tag an bis auf Werte von 400 ng/ml registriert werden. Im Gegensatz zum isolierten SHT waren die IL-6 Serumkonzentrationen der polytraumatisierten Patienten ohne SHT direkt nach dem Trauma mit Werten zwischen 300–400 ng/ml signifikant erhöht (p<0,05). Es folgte ein kontinuierlicher Abfall über den anschließenden Beobachtungszeitraum. Bei den Patienten, die ein Polytrauma mit SHT erlitten hatten, waren die IL-6 Spiegel im Vergleich zu den Patienten mit einem isolierten SHT über den gesamten Beobachtungszeitraum signifikant erhöht (p<0,05). Dieser Zusammenhang galt nicht im Vergleich zu den polytraumatisierten Patienten ohne SHT. Die IL-8 und IL-10 Serumkonzentrationen zeigten einen ähnlichen Zusammenhang.
Der MOD-Score zeigte keine signifikanten Unterschiede im Vergleich aller drei Studiengruppen. Eine Ausnahme bildeten die Patienten der Gruppe mit isoliertem SHT, die überlebten. Diese wiesen konstant einen signifikant (p<0,05) niedrigeren Score auf.
Die Mortalität lag beim isolierten SHT bei 31%, beim Polytrauma ohne SHT bei 0% und bei der Kombination aus Polytrauma und SHT bei 51%.

Schlussfolgerung

Zusammengefaßt läßt sich feststellen, daß ein SHT die posttraumatische inflammatorische Antwort nicht signifikant verstärkt. Die hohe Mortalität beim Polytrauma mit SHT ist nicht die Folge einer höheren MOD-Inzidenz, sondern verursacht durch das SHT. Das SHT selbst wird wiederum durch das Polytrauma negativ beeinflußt. Zytokine sind gute diagnostische Marker im Rahmen eines PTs. Die Begleitverletzung bestimmt die Stärke der Zytokinveränderung, unabhängig von einem SHT.

198 Hat der Schweregrad des Schädelhirntraumas einen Einfluß auf die systemische Freisetzung von mineralisationsspezifischen Hormonen des Knochenstoffwechsels?

M. Panzica (Hannover), H.C. Pape, M. van Griensven, G. Brabant, C. Krettek

Zielsetzung und Einleitung

Schädelhirntraumata (SHT) sind häufig mit einer hohen Inzidenz an heterotopen Ossificationen (HO) assoziiert. Als Ursache für das Auftreten HO werden lokale Gewebsalterationen und metabolisch hormonelle Veränderungen diskutiert, deren Genese auch als sekundäre, traumainduzierte Dysregulation der hypothalamo-hypophysären Achse hervorgerufen werden. In dieser klinischen Studie wurde untersucht, ob eine Veränderung der am Knochenmetabolismus beteiligten Hormone mit einem erhöhten Risiko an heterotopen Ossificationen bei Patienten mit SHT verbunden war.

Material und Methoden

Einschlusskriterien: Polytrauma (ISS >20 Punkte), Primärversorgung und Operationen in unserer Klinik. Definitionen: SHT mit Alterationen im CCT. Heterotope Ossifikation in konventionellen Röntgenbildern sichtbar, klassifiziert gemäß der Kriterien nach Hambden (>20 Wochen nach Trauma). Zentralvenöse Blutentnahmen zur Bestimmung von Vitamin D, Parathormon, Calcitonin und Serum-Ca^{++} um 8:00 Uhr morgens und abends, der klinische Verlauf wurde dokumentiert.

Statistik

SPSS Datenanalyse, t-test, Mann-Whitney-test, $p<0,05$.

Ergebnisse

Durchschnittsalter 33,8 Jahre, Mittelwert ISS 31,2 Punkte, Gruppe PT: Polytrauma ohne SHT n = 10, Gruppe PT-SHT: Polytrauma mit SHT n = 7, keine Gruppenunterschiede hinsichtlich Alters-, ISS- oder Geschlechtsverteilung (Tabelle 1).

Tabelle 1

	Gruppe	Tag 1		Tag 3		Tag 5		Tag 7		Tag 14		Tag 28	
		a.m.	p.m.	a.m.	p.m.	a.m.	p.m.	a.m.	p.m.	a.m.	p.m.	a.m.	p.m.
Vit. D	PT-SHT	11,9	12,4	14,1	12,2	13,2	11,8	12,1	11,9	11,2	11,2	13,2	12,6
[ng/ml]	PT	12,3	8,3	13,0	11,8	10,3	13,2	13,0	9,7	13,8	10,9	6,1	6,7
PTH	PT-SHT	26,9	15,4	27,6	26,7	35,2	26,8	27,2	30,8	37,3	27,8	51,1	56,3
[pg/ml]	PT	26,1	18,9	28,7	27,0	36,0	19,5	28,4	39,8	26,6	26,4	52,0	45,0
Calcit.	PT-SHT	7,23	5,72	3,46	2,61	2,29	2,60	4,17	1,82	3,30	2,40	5,70	7,60
[pg/ml]	PT	5,13	4,14	1,18	0,75	0,78	1,93	1,82	1,46	6,38	1,93	8,50	7,70
S-Ca^{++}	PT-SHT	1,98	2,06	2,06	1,97	2,08	1,97	1,99	1,91	1,99	1,96	2,10	2,17
Mmol/l	PT	1,97	1,88	2,03	1,98	2,01	1,90	2,03	1,94	2,14	2,07	2,16	

In Gruppe PT-SHT betrug die Inzidenz für die Ausbildung heterotoper Ossifikationen 43%, in Gruppe PT 10%.

Schlussfolgerung

In dieser prospektiven klinischen Studie konnte zwischen den Patientengruppen mit oder ohne SHT keine Differenz bei den für die Knochenmineralisation verantwortlichen Hormonen oder in der osteoblastischen Aktivität festgestellt werden. Für die beobachtete Differenz in der Inzidenz heterotoper Ossifikationen beider Gruppen müssen weitere Faktoren verantwortlich sein, die direkt mit dem SHT assoziiert sind.

199 Strategie zur Behandlung von leichten bis mittelschweren SHT nach Versorgung von Kopfplatzwunden. Hat das konventionelle Röntgenbild noch eine Bedeutung?

S. Christoph (Lübeck), A. Woltmann, H. P. Bruch

Zielsetzung

Zur Routineversorgung einer Kopfplatzwunde gehört häufig die konventionale Röntgenaufnahme des Schädels in mindestens 2 Ebenen. Dies ist ein nicht unerheblicher Aufwand, dem ein fraglicher Nutzen gegenübersteht. Während bei beatmeten Patienten die konventionelle Röntgenuntersuchung der Durchführung eines CCTs gewichen ist, sollte in einer Studie überprüft werden, in welchen Fällen der zusätzliche Informationsgehalt zu einer entscheidenden Änderung der Behandlungsstrategie geführt hat.

Material

Retrospektiv wurden 1720 Patienten nach Versorgung einer Kopfplatzwunde untersucht. Dabei wurden Daten erhoben hinsichtlich der Art der Versorgung der durchgeführten Röntgenuntersuchung, der klinischen, neurologischen Symptome und der anschliessenden Behandlung.

Methoden

Mittels Chi-Quadrat-Tests und Korrelationsprüfung wurden jeweils positive Konventionelle Röntgenbefunde mit den neurologischen Symptomen mit positiven CCT-Befunden verglichen. Ebenso wurde überprüft, ob die konventionelle Röntgenaufnahme zur Änderung der Behandlungsstrategie geführt hat. Ausschlusskriterien waren Patienten die zur Fremdkörpersuche geröngt worden sind.

Ergebnisse

Die konventionelle Röntgenaufnahme während der Behandlung einer Kopfplatzwunde ist nicht richtungsweisend für die Behandlungsplanung. In nur 5,12% der Fälle konnte aus der konventionellen Aufnahme eine zusätzliche Information gewonnen werden. Die Gruppe der Patienten ohne neurologische Symptome *und* behandlungspflichtigen Befunden ist mit 1,13‰ extrem klein.

Schlussfolgerung

Die statistischen Zahlen legen nahe, im Rahmen der Behandlung einer Kopfplatzwunde auf eine konventionelle Röntgenaufnahme zu verzichten und im Falle von neurologischen oder körperlichen Symptomen primär ein CCT durchzuführen.
Durch gründliche körperliche und neurologische Untersuchung kann die Zahl der notwendigen Aufnahmen deutlich reduziert werden. Zu diesem Zweck haben wir eine Checkliste erarbeitet, die nach intersdisziplinärer Diskussion die Anzahl der durchgeführten Aufnahmen reduzieren soll, ohne die Risikogruppe der Patienten ohne auffälligen aber behandlungspflichtigen Befund zu vernachlässigen.

200 Kritische Evaluation der craniellen CT-Diagnostik beim kindlichen SHT

B. Maier (Frankfurt am Main), A. Maier-Hemming, I. Marzi, S. Rose

Zielsetzung

Das kindliche Schädelhirntrauma (SHT) ist wegen der oftmals schwierig oder nicht zu erhebenden Anamnese schwer zu beurteilen. Kinder werden deshalb in einem über-

durchschnittlich hohen Prozentsatz bereits bei geringer klinischer Beeinträchtigung oder Unsicherheit des behandelnden Arztes einer craniellen Computer-Tomographie (CCT) unterzogen.
Ziel einer retrospektiven Studie war, die therapierelevante Bedeutung der Primärdiagnostik beim SHT im Kindesalter zu analysieren.

Material und Methoden

Die Daten der zwischen 1993 und 1997 behandelten kindlichen SHT wurden verwandt. Neben Unfallart, Anamnese, initialer klinischer Befund, und Verletzungsmuster, wurde die Art und das Ergebnis der durchgeführten Diagnostik untersucht.

Ergebnisse

Insgesamt erhielten 246 Kinder ein CCT. Hauptunfallursache waren Stürze, Verkehrs- und Fahrradunfälle mit einem Häufigkeitsgipfel in der Gruppe der 4–12-Jährigen. 178 Kinder boten einen initial normalen Glascow-Coma-Scale (GCS) von 15–13; 7 Kinder einen GCS von 12–9 und 22 Kinder einen GCS von ≤8. Initiale Bewußtlosigkeit oder sekundäre Eintrübung ist bei 125 Patienten dokumentiert. Eine vegetative Begleitsymptomatik wurde bei 173 Kindern beobachtet. 9 Kinder waren polytraumatisiert, 5 Kinder verstarben am SHT. In 98 Fällen wurde eine neurochirurgische Konsilaruntersuchung veranlaßt. Bei 87 Kindern wurde nur eine CCT-Untersuchung, bei den übrigen 159 Fällen wurde sowohl ein Nativ-Röntgen des Schädels als auch ein CCT durchgeführt. Insgesamt fanden sich in 17,5% pathologische Befunde. Im CCT wurde bei 17 Kindern eine intracranielle Blutung und bei 16 Kindern eine Blutung mit Schädelfraktur diagnostiziert. Bei 10 Kindern fand sich eine isolierte Schädelfraktur. 29 der 33 Kinder mit Blutung im CCT boten einen initialen GCS von ≤12 Punkten, 22 davon einen GCS ≤8. Im Gegensatz dazu konnte bei nur 4 von 178 Kindern (2%) mit einem initialen GCS ≥ 13 eine pathologische intracranielle Veränderung diagnostiziert, wobei sich aus diesen Fällen keine therapeutische Konsequenz ergab.

Schlussfolgerung

Aufgrund dieser Daten ist eine differenzierte Indikationsstellung zur radiologischen Diagnostik sowie die großzügige Entscheidung zur stationären Überwachung des Kindes zunächst ohne CCT erforderlich. Dies sollte im Rahmen einer prospektiven Multizenter-Studie evaluiert werden.

201 CT-geleitete percutane ICP-Anlage in der Schockraumversorgung

K.-G. Kanz (München), M. Kroetz, B. Stumpf, U. Linsenmaier, K. J. Pfeiffer, W. Mutschler

Zielsetzung

Das Monitoring des intracraniellen Druckes mittels Ventrikelkatheter ist ein Standardverfahren bei der Behandlung des Schädelhirntraumas. Unter dem Gesichtspunkt einer besseren Praktikabilität erfolgt eine CT-geleitete percutane ICP-Anlage bereits in der Schockraumphase.

Material und Methoden

Die prospektiv erhobenen Daten von 52 konsekutiven Patienten von 01/98 bis 02/00 wurden mit einer retrospektiven Kontrollgruppe von 14 Patienten verglichen. Hierbei wurde im Operationssal über eine klassische Trepanbohrung der Katheter blind plaziert und anschliessend CT-kontrolliert.

Ergebnisse

In der Kontrollgruppe wurden eine Fehlplazierung und eine Infektion beobachtet (jeweils 7%, 95/CI 0–20%). Die CT-gesteuerte ICP-Anlage war in allen Fällen erfolgreich (95% CI 94–100%), in einem Fall entwickelte sich nach einer inital erfolglosen Punktion eine geringe Blutung im Nucleus caudatus. Eine Infektion wurde in keinem Fall beobachtet (95% CI 0–6%).
Die percutane ICP-Anlage führte zu einer signifkanten Verkürzung des Eingriffs, der Zeitintervalle zwischen initalem CCT und dem Eingriff zwischen CCT und ICU-Aufnahme ($p<0{,}05$, Mann-Whitney-U-Test) (Tabelle 1).

Tabelle 1

	OP-Dauer	CCT-	CCT-ICU
PCT-ICP	20±17 min	28±11 min	69±34 min
Bohrloch	45±11 min	78±33 min	138±37 min

Schlussfolgerungen

Die CT-gesteuerte percutane ICP-Anlage im Rahmen der Schockraumversorgung stellt eine sichere Methode dar, die neben der sofortigen Kontrollmöglichkeit zudem einen eindeutigen Zeitgewinn erbringt.

Freitag, 16. November 2001
10:15 – 12:15 Uhr (Saal 9)

C7.1 Innovationen

202 Recombinant human bone morphogenetic Protein-2 (RhBMP-2; Dibotermin alpha) in the management of open tibia fractures: a prospective, randomized, controlled study in 450 patients

M. Raschke (Berlin), C. Csimma, A. Valentin-Opran

Purpose

Tibial shaft fractures are difficult to treat and often result in re-operations. This clinical study evaluated the osteoinductive potential of rhBMP-2 to improve outcomes in patients with open tibia fractures.

Material and Methods

450 patients were enrolled in this prospective, controlled, randomized trial. All patients received standard care (SC: intramedullary nail fixation and routine soft tissue management) and were randomized to 1of 3 groups: SC or SC plus rhBMP-2 (0.75 or 1.5 mg/mL) implanted on an absorbable collagen sponge (ACS), at the time of definitive wound closure. The primary efficacy endpoint was the proportion of patients requiring secondary interventions to promote fracture healing within 12 months post OR. Other outcome measures included fracture and soft tissue healing rates and safety assessments.

Results

94% of patients completed the 12-month follow-up. Patients treated with rhBMP-2/ACS experienced sig. fewer secondary interventions (dose-dependent overall rate reduction; P = 0.0017). Patients receiving rhBMP-2/ACS (1.50 mg/mL) had a 44% reduced risk of secondary intervention compared to SC control patients (RR = 0.56; 95% CI = 0.40 to 0.78; pairwise P = 0.0005). The rhBMP-2/ACS 1.50 mg/mL group showed a 59% reduction in the number of invasive interventions (bone grafting and exchange nailing) compared with SC controls (P = 0.0264; chi-square test for goodness of fit). Sig. fewer secondary interventions were required for Gustilo IIIB injuries among pa-

tients who received rhBMP-2 1.50 mg/mL (52% reduction; P = 0.0074) and rhBMP-2 0.75 mg/mL (49% reduction; P = 0.0157) compared with SC controls. rhBMP-2 was effective across all groups irrespective of recent smoking history. A sig. greater proportion of patients in the rhBMP-2/ACS 1.50 mg/mL group was healed compared with SC controls at all visits, from 10 to 52 weeks postoperatively.
Fracture healing time (Kaplan-Meier analysis) was sig. reduced among rhBMP-2/ACS 1.50 mg/mL patients compared to SC controls (probability of healing for 50% of patients was observed at 145 days vs.184 days; P = 0.0022 [Wilcoxon]). Infection rates were comparable between groups. A sig. decreased incidence of infections in the limb under study was observed among Gustilo IIIA and IIIB fractures in the rhBMP-2/ACS 1.50 mg/mL group compared with standard care (P = 0.0219). The rhBMP-2/ACS 1.50 mg/mL group also experienced sig. reductions in hardware failure (P = 0.0174), and pain after the first month of follow-up (P = 0.0343), and a sig. higher rate of wound healing at 6 weeks (83% vs. 65%; P = 0.001) compared with SC controls.

Conclusion

This study demonstrated that rhBMP-2/ACS (1.50 mg/mL) improves the probability and rate of bone and soft tissue healing. rhBMP-2/ACS (1.5 mg/mL) was safe and significantly more effective than current standard of care. The observed reduction in infection rate, acceleration in soft-tissue healing, and reduction in pain may relate to an increased vascular supply in newly induced bone.

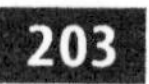

Wirkung eines neuartigen Antiseptikum auf die bakterielle Besiedelung kontaminierter Weichteilwunden

W. Fabry (Essen), Ch. Bettag, H. Hirche, H.-J. Kock

Zielsetzung

Nachweis der bakteriziden Wirkung des Antiseptikum Lavasept an akuten, bakteriell kontaminierten Weichteilwunden bei gleichzeitig guter Gewebeverträglichkeit.

Kurzfassung

Nachweis, dass Lavasept in vivo eine antiseptische Wirkung bei guter Gewebeverträglichkeit besitzt.

Material und Methoden

In einer prospektiven, randomisierten Doppel-Blind-Studie wurden 50 Patienten mit akuten, bakteriell kontaminierten Weichteilwunden mit 0,2%iger Lavaseptlösung im Vergleich zu Ringerlösung topisch behandelt. Bei 2xtgl. Aufbringen der Lösungen wurden an den Tagen 0, 2, 8 und 15 nach dem Verbandswechsel standardisierte Wundabstriche für die bakteriologische Untersuchung entnommen. Zur quantitativen Beurteilung der Keimzahlen wurde die Anzahl der koloniebildnenden Einheiten mit einer Seriendilution bestimmt und statistisch (Log-Rank-Test) evaluiert. Die Gewebeverträglichkeit wurde nach jeweisl 4 ordinalen Kategorien (sehr gut, gut, mäßig, schlecht) mit dem Cochran-Mantel-Haenszel-Test verglichen.

Ergebnisse

Der häufigste Keim war Staph. aureus (n = 13) bei ansonsten unterschiedlicher Besiedelung mit gramnegativen und grampositiven Keimen. Nach Lavaseptbehandlung wurden sowohl die grampositiven als auch die gramnegativen Keime in der Lavaseptgruppe signifikant schneller reduziert (p = 0,0001) und die Anzahl der koloniebildenden Einheiten nahm ab. Die Gewebeverträglichkeit in der Lavaseptgruppe wurde signifikant besser beurteilt (p = 0,001).

Schlussfolgerung

Lavasept 0,2% weist eine effektive antiseptische Wirkung bei guter Gewebeverträglichkeit an bakteriell kontaminierten Weichteilwunden auf.

204 Vergleich von 4 Knochenersatzstoffen in der chiurgischen Behandlung von verschobenen Knochendefektbrüchen des Schienbeinkopfes und des Fersenbeines

W. Ditzen (Frankfurt/M), Martin Börner

Zielsetzung

Vergleichende Darstellung verschiedener struktureller Knochenersatzmaterialien bezüglich Applikationskomfort, Biomechanik und Osteoregeneration zur Stabilisierung frakturbedingter Defektzonen an Schienbeinkopf und Fersenbein.

Material und Methoden

Es wurde im Rahmen einer prospektiv randomisierten Studie die verbliebenen Spongiosadefekte von Schienbeinkopf- und Fersenbeinfrakturen nach vorangegangener osteosynthetischer Versorgung unter analogen Bedingungen mit 4 verschiedenen Knochenersatzstoffen (2 endotherm reagierende Tricalcium-Phosphatzemente, 2 „modifiziert" bearbeitete bovine Knochenchips, eines hiervon zusätzlich mit allogenen Knochenanteilen vermischt) komplett aufgefüllt und die Ergebnisse gegeneinander verglichen. Die Nachuntersuchungsergebnisse erfolgten anhand des Schemas von Merle d'Aubigné, des Maryland-Foot-Scores (MFS) und des American Orthopedic Foot- and Ankle-Society Scoring Systems (AOFAS) bei Calcaneusfrakturen sowie des Rasmussen Scores bei den Tibiakopffrakturen.

Ergebnisse

In einem Zeitraum von 9 Monaten wurden 18 Calcaneusfrakturen Typ II bis IV nach Sanders und 17 Tibiakopffrakturen der Typen B II, B III und C II mit zusätzlicher Metallimplantat-Versorgung kombiniert.In allen 35 bisher operierten Fällen war, unabhängig vom Frakturausmaß, keine sekundäre Sinterung zu verzeichnen. Die Dauer der Entlassungszeit varierte jedoch teils produkt-, teils frakturbezogen zwischen 6 bis 12 Wochen, wobei mit einem TCP-Zement im Durchschnitt 22 Tage früher belastet wurde als mit allen 3 anderen Ersatzstoffen.Die TCP-Zemente zeichneten sich durch hohen Applikationskomfort aus, während das bovin-allogene Kombinationsprodukt der breitesten Frakturexploration bedurfte. Hingegen ergab sich bei letzterem Ersatzmaterial mit der zur Verfügung stehenden makro-strukturellen Diagnostik (Röntgen, Osteodensitometrie, CT, MNR) bereits vereinzelte Zeichen einer kontinuierlich voranschreitenden spongiösen Migration, eine entsprechende mikroskopische Bestätigung steht derzeit noch aus.Die quantifizierten Ergebnisse der obigen Beurteilungsscores zeigten implantatunabhängig jedoch zeitbezogen ansteigende Behandlungserfolge. An peri- bzw. post-operativen Komplikationen zeigten sich lediglich einmal eine 3 Wochen persistierende oberflächliche Rötung eines mit der bovin-allogenen Kombination versorgten Calcaneusfraktur sowie zweimal leichtgradige nervale Irritationen und temporärer Druckschmerz über der Fersenbeinaußenkante.

Schlussfolgerung

Die 4 Knochersatzmaterialien können mit unterschiedlichen Profilen ihrer biomechanischen wie auch osteo-regenerativen Potenz jedoch mittelfristig vergleichbarer Funktionalität spongiöse Defektzonen dislozierter Calcaneus- und Tibiakopffrakturen erfolgreich unterstützen.

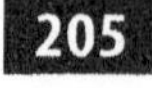

Ergebnisse der Kombination von Vakuumversiegelung und Alginatauflagen bei komplizierten Defektwunden mit freiliegendem Knochen

J. Hensel (Göttingen), T. Radebold, H. Burchhardt, K. M. Stürmer

Zielsetzung

In einer prospektiven Studie sollte die Leistungsfähigkeit der Vakuumversiegelung in Kombination mit Alginatauflagen bei komplizierten Defektwunden mit freiliegendem Knochen untersucht werden.

Kurzfassung

Vakuumversiegelung und Alginatauflagen als alternative Behandlungsmethode bei Defekten mit freiliegendem Knochen.

Problemstellung

Therapie der Wahl bei posttraumatischen oder -operativen Wundheilungsstörungen mit freiliegendem Knochen ist das radikale Debridement und die Deckung mit vitalem Gewebe. Bei begrenztem Weichteilmantel, Infektion oder großen Defekten sind alternative Behandlungsmethoden gefordert. Eigenschaften der Vakuumversiegelung sind Granulationsinduktion und Dekontaminationspotenz. Alginatauflagen fördern die Granulation im feuchten Milieu.

Material und Methoden

Im Zeitraum 08/99–02/01 behandelten wir 23 Patienten mit Defektwunden mit freiliegendem Knochen. 11 Defekte bestanden im Sprunggelenkbereich, 4 über der Tibia, 4 im Fußbereich, 3 am Rücken und 1 über dem distalen Radius. Alle Defekte boten klinische oder bakteriologisch gesicherte Infektionen. Die Geschlechtsverteilung betrug m : w 16 : 7 mit einem Altersdurchschnitt von 55,6 J (30–85). Die Behandlung erfolgte in 3 Phasen: Phase1: Nach chirurgischem Debridement Vakuumversiegelung. Ziel: Infektsanierung und Granulationsinduktion. Phase 2: Alginatauflagen. Ziel: Bildung von Granulationsgewebe zur Defektauffüllung. Phase 3: Epithelisierung oder plastische Deckung. Ziel: Hautverschluß.

Ergebnisse

Eine infektfreie Abheilung des Defektes war bei 21 Patienten (91,3%) möglich. Nach radikalem chirurgischem Debridement betrug die Versiegelungszeit im Mittel 12,3 Tage (4–39). Alginatauflagen erfolgten im Mittel über 51,9 Tage (1–209). Der Hautverschluß wurde erreicht durch Epithelisierung (n = 12), Mesh-graft-Plastik (n = 6), Sekundärnaht (n = 1) und lokale Verschiebelappenplastik (n = 2). Die Demarkierung eines nekrotischen Knochenfragmentes und die Dekompensation der Wundheilung bei schwerer arterieller Verschlußkrankheit führten bei je 1 Patienten zum Behandlungsabbruch.

Schlussfolgerung

Das von uns vorgeschlagene abgestufte Vorgehen mit Vakuumversiegelung und Alginatauflagen ermöglicht zuverlässig die Heilung komplizierter Defektwunden mit freiliegendem Knochen. Voraussetzung ist ein radikales chirurgisches Debridement und eine ausreichende Durchblutung.

206 Die Anwendung von niederenergetischem, gepulstem Ultraschall im Falle des drohenden Regeneratversagens bei der Kallusdistraktion – klinische Ergebnisse

S. A. Esenwein (Bochum), F. Hopf, A. Pommer, F. Kutscha-Lissberg, E. Kollig, G. Muhr

Zielsetzung

Durch die Anwendung von niederenergetischem, gepulstem Ultraschall konnte in klinischen und experimentellen Studien eine Verbesserung der Frakturheilung sowie eine Beschleunigung der Kallusbildung und Knochenreifung nachgewiesen werden. Ziel der vorliegenden Untersuchung war es festzustellen, ob sich durch Anwendung von niederenergetischem, gepulstem Ultraschall im Falle der ausbleibenden Knochenneubildung beziehungsweise der zeitverzögerten Knochenreifung bei der Kallusdistraktion eine Stimulation der Regeneratbildung erzielen läßt.

Material und Methoden

20 Patienten, bei denen ein drohendes Regeneratversagen im Rahmen der Kallusdistraktion vorlag, konnten in diese Studie integriert werden. 16 Patienten wurden primär aufgrund von Unterschenkelfrakturen und 2 Patienten wegen Oberschenkelfrakturen mit resultierender Verkürzung der betroffenen Extremität behandelt. Ein Patient litt primär unter einer chronischen Osteitis des Unterschenkels mit Segmentresektion und eine Patientin an einer juvenilen Osteitis des Oberarmes ohne stattgehabtes Trauma. Alle Patienten, die in diese Studie aufgenommen wurden, konnten als Negativselektion betrachtet werden und wurden sekundär mit niederenergetischem, gepulstem Ultraschall (Frequenz 1,5 MHz, gepulst mit 1 kHz, Signaldauer 200 µs, Intensität 30 mW/cm^2, Zeitdauer 20 min/täglich) behandelt. Die Indikation zur Durchführung dieser Therapie ergab sich in allen Fällen bei ausbleibender Knochenneubildung oder zeitverzögerter Knochenreifung. Die Beurteilung der Knochenneubildung erfolgte alle 3 – 4 Wochen in Form von sonographischen und radiologischen Kontrolluntersuchungen im Rahmen der ambulanten Wiedervorstellung der Patienten in unserer Klinik.

Ergebnisse

Eine Beschleunigung der Knochenneubildung konnte bei 15 von 20 Patienten herbeigeführt werden. Raucher wiesen eine niedrigere Heilungsrate als Nichtraucher auf. 2 Patienten, bei denen eine Osteitis der Tibia und letztendlich eine ausbleibende Regeneratbildung vorlag, mußten amputiert werden. Bei 3 weiteren Patienten waren zusätzliche operative Maßnahmen einschließlich Spongiosaplastik aufgrund einer fehlenden Knochenneubildung indiziert. Ein negativer Einfluß der Therapie mit niederenergetischem, gepulstem Ultraschall konnte in unserer Patientengruppe nicht beobachtet werden.

Schlussfolgerung

Die Therapie mit niederenergetischem, gepulstem Ultraschall kann die Knochenreifung und Knochenneubildung bei der Kallusdistraktion teilweise auch in Fällen des drohenden Regeneratversagens herbeiführen. In 75% der Fälle unseres Krankenguts, bei denen vor Behandlungsbeginn eine zeitverzögerte Knochenneubildung im Rahmen der Kallusdistraktion vorlag, war das Verfahren erfolgreich. Daher kann die Behandlung mit niederenergetischem, gepulstem Ultraschall als komplikationsarmes Therapiekonzept zur Stimulation der Kallusbildung im Regenerat betrachtet werden. Insbesonders in kritischen Fällen stellt sie ein sinnvolles Adjuvans dar.

207 Die percutane Aufrichtung und Zementierung kyphotischer Osteoporose-Wirbelkörper mittels einer neuen Ballontechnik („Kyphoplastik")

U. Berlemann (Hannover), T. Franz, P. F. Heini

Einleitung

Die Vertebroplastik als Zement-Augmentierungstechnik osteoporotischer Wirbelkörper findet zunehmende Verbreitung, da die klinischen Ergebnisse v.a. im Hinblick auf die Schmerzreduktion sehr vielversprechend sind. Diese Technik ist jedoch nicht in der Lage, gesinterte Wirbelkörper in ihrer Höhe zu reponieren und damit das Alignement positiv zu beeinflussen. Die perkutane Technik der Vertebroplastik wurde daher zur „Kyphoplastik" weiterentwickelt, bei der vorgängig zur Zement-Injektion der Wirbelköper mit Hilfe von expandierenden Ballons aufgerichtet werden soll. Wir berichten hier über unsere Erfahrungen mit dieser Technik unter besonderer Berücksichtigung der Frage, ob und wann eine Wirbelkörperaufrichtung tatsächlich gelingt.

Material und Methoden

Es wurden 20 Patienten (11 männlich, 9 weiblich) mit 23 thorakalen und lumbalen Wirbelkörperaufrichtungen analysiert. Alle Eingriffe wurden unter Intubationsnarkose durchgeführt. Auf konventionellen Roentgenbilder wurde die prae-op Kyphosierung des frakturierten Wirbelkörpers verglichen mit dem Status nach Augmentierung sowie im 3- oder 6-Monats-Verlauf.

Resultate

Alle Eingriffe verliefen ohne peri- oder post-operative Komplikationen. Radiologisch liess sich in 8 von 23 Kyphoplastiken keine nachweisbare Aufrichtung erzielen. Bei 11

Wirbelkörpern wurde die Kyphose zwischen 5° und 10° verbessert, bei weiteren 4 Wirbelkörpern um 10° oder mehr. Im weiteren Verlauf konnten keine Re-Sinterungen festgestellt werden.

Diskussion

Durch die Kyphoplastik ist eine Verbesserung der Wirbelkörper-Kyphose möglich, in Einzelfällen um mehr als 10°. Diese Repositionmöglichkeit scheint v.a. vom Alter der Fraktur abzuhängen, wobei von einem Grenzwert von 4 bis 6 Wochen auszugehen ist. Ob diese radiologische Verbesserung sich auch in einem vorteilhaften klinischen Verlauf im Vergleich zur wesentlich kostengünstigeren Vertebroplastik äussert, bleibt abzuwarten.

208 Einfluß von Dopexamin auf den Intensivverlauf von polytraumatisierten Patienten mit Risiko für ein Multiorganversagen (MOV)

M. Grotz (Hannover), H. Baur, H.-C. Pape, C.Krettek

Zielsetzung

Die intestinale Ischämie spielt eine wesentliche Rolle in der Pathogenese des MOV beim schwerstverletzten Patienten. Dopexamin soll als β_2-Mimetikum zu einer Verbesserung der Hepato/Splanchnikusoxygenierung führen. Weiterhin wird Dopexamin eine anti-inflammatorischer Effekt zugeschrieben. Diese prospektiv klinische Studie sollte klären, ob Dopexamin bei schwerstverletzten Patienten im Sinne einer Pathogenese orientierten Therapie eingesetzt werden kann.

Kurzfassung

Dopexamin führt zu keiner Verbesserung des intensivmedizinischen Verlaufs schwerstverletzter Patienten.

Material und Methoden

In dieser prospektiven Doppelblindstudie wurden 30 polytraumatisierte Patienten (1996–2000) in 2 Gruppen randomisiert: A: Dopamin 2 μg/kgBW·min (n = 15); B: Dopexamin 1 μg/kgBW·min (n = 15) für 48 Std. Einschlußkriterien: PTS >20, Alter >18 Jahre, keine Laparotomie, RRsyst. bei ICU-Aufnahme >100 mmHg, keine Epinephrin-/Norepinephringabe vor ICU-Aufnahme, kein Versterben in den ersten 48

Std. Epidemiologische Daten (Alter, PTS, GCS), Behandlungsdauer, der tägliche ICU-Verlauf (PaO_2/FiO_2, PAHR, Bilirubin (µmol/l), Kreatinin (µmol/l), Thrombozyten (×1000/µl), CRP (mg/l)) und Parameter der Splanchnikusoxygenierung (Laktat (mmol/l), MEGX-Test (µg/l), pHi (intramukosaler pH-Wert)) wurden dokumentiert. Statistik: Daten als Mittelwerte±SD; Student-t Test; * $p<0.05$ vs. Dopamin.

Ergebnisse

Die epidemiologischen Daten zeigten keinen signifikanten Unterschied (Alter: A: 30,2±9,8 - B: 34,7±11,2; PTS: A: 33,4±5,9 - B: 34,3±9,7; GCS: A: 12,1±4,3 - B: 13,7±3,6). Behandlungsdauer: Operation (Min) A: 188±79 - B: 200±121; Beatmung (Tage): A: 10,9±5,8 - B: 16,3±11,9*; ICU (Tage): A: 17,3±10,4 - B: 21,3±14,4*. In keiner der Gruppen verstarb ein Patient während der Studie (Tabelle 1).

Tabelle 1. ICU Verlaufsdaten

	Dopamin (Kontrollgruppe)			Dopexamin		
	Tag 0	Tag 2	Tag 6	Tag 0	Tag 2	Tag 6
PaO_2/FiO_2	347±160	362±164	366±93	380±125*	335±121*	316±83*
PAHR	13,0±5,6	10,4±4,5	7,5±5,3	12,8±8,1	14,4±5,9*	11,3±6,3*
Bilirubin	27,4±17,0	25,8±21,7	24,2±23,7	17,5±7,1*	21,6±12,4	46,5±31,2*
Kreatinin	80,8±29,0	73,3±30,1	59,7±14,3	73,0±14,8*	71,1±15,4	66,5±14,2*
Thrombozyten	106±47	130±42	314±121	99±44	131±55	230±62*
Laktat	1,6±0,5	0,9±0,2	0,8±0,3	1,6±1,0	1,1±0,3*	1,3±0,3*
MEGX-Test	81,1±13,5	68,6±18,2	77,5±13,0	83,5±22,3	48,0±20,0*	50,4±19,9*
pHi	7,28±0,07	7,26±0,11	7,25±0,03	7,30±0,08	7,25±0,12	7,10±0,10*
CRP	176±52	162±71	120±64	185±75	198±75*	199±114*

Schlussfolgerungen

Die früh-posttraumatische Gabe von Dopexamin war in unserer Studie bei gleicher Ausgangslage der Patienten mit einem signifikant ungünstigeren ICU-Verlauf und somit mit einer Verlängerung der Beatmungs-/Intensivdauer vergesellschaftet. Dopexamin hatte keinen anti-inflammatorischen Effekt. Die postulierte Verbesserung der Hepato/Splanchnikusoxygenierung durch Dopexamin muß aufgrund des verminderten pHi, der verminderten MEGX-Bildung sowie der erhöhten Laktatkonzentrationen - zumindestens für die gewählte Dosierung in Frage gestellt werden.

209 Analyse verschiedener Wege der Kinetischen Therapie, bezogen auf pulmonales Outcome, Komplikationsincidenz und Rekrutierung von Personal- und Sachressourcen

T. R. Neubert (Marburg), M. Baacke, R. Stiletto, E. Freyenhagen, L. Gotzen

Zielsetzung

ARDS und ALI sind trotz großer Fortschritte in der Intensivmedizin durch eine hohen Letalität von bis zu 60% gekennzeichnet. Der positive Effekt der Kinetischen Therapie auf die Lungenfunktion ist in zahlreichen Untersuchungen nachgewiesen worden. Die Beobachtung, Pflege und Behandlung von Patienten in Kinetischer Therapie ist jedoch nicht unproblematisch. Ziel dieser prospektiven Beobachtungsstudie ist die Analyse drei unterschiedlicher Methoden kinetischer Therapie unter den Gesichtspunkten Verbesserung der Oxygenierung, Betrachtung der Kosten-Nutzen-Risikobilanz und Praktikabilität im gesamttherapeutischen Behandlungskonzept.

Material und Methoden

Patienten mit ARDS/ALI und einem Oxygenierungsindex von <250 wurden mit Kinetischer Therapie behandelt. Die Patienten wurden entweder in 180° Bauchlage-Position (FDPP), in 135°-150° Bauchlageposition (NSPP) dorso-ventral gelagert oder sie wurden in kontinuierlicher Rotationstherapie (CRT) behandelt. Demographische Daten, APACHE-II-Score, TISS und Ventilatorsetting wurden dokumentiert. Erfassung von Blutgasanalysen und Kreislaufsituation zeigten die pulmonalen und cardiovaskulären Effekte der Lagerung. Weiterhin erfassten wir mit der kinetischen Therapie assoziierte Komplikationsrate, Dekubitusincidenz, Personal- und Sachressourcen.

Ergebnisse

10 Patienten wurden in Rotationstherapie, 10 Patienten in NSPP (135°-150° Bauchlagerung) und 8 Patienten in FDPP (180° Bauchlagerung) behandelt und der klinische Verlauf analysiert. Die Messungen von TISS und APACHE II – Score zeigten vergleichbare Daten. Sowohl FDPP als auch NSPP hatten ähnlich positive Auswirkungen auf die FiO_2/PaO_2-Ratio, wobei sich bei den Patienten in Rotationstherapie die Verbesserung der Lungenfunktion weniger ausgeprägt darstellte. Die FDPP zeigt im Zusammenhang mit der Lagerungstherapie die höchste Komplikationsincidenz. Die Variabilität der NSPP ermöglicht die Anpassung der Bauchlage an anatomische/pathophysiologische und therapeutische Charakteristika der Patienten. Mindestens 5–6 Personen sind für eine sichere Lagerung in FDPP notwendig, Für die Umlagerung in die NSPP sind 2–3 Pflegekräfte notwendig. Für die Positionierung in das Rotationsbett und die speziellen Anforderungen an die Pflege ist die ständige Anwesenheit von 1–2 im kinetischen System erfahrenen Pflegekräften erforderlich.

Schlussfolgerung

Zusätzlich zur kinetischen Rotationstherapie und der 180° Bauchklage (FDPP) konnte sich bei Patienten mit ARDS/ALI die NSPP als wirksames kinetisches Lagerungsverfahren mit niedriger Komplikationsrate und geringer Notwendigkeit von Sach- und Personalressourcen im klinischen Alltag etablieren. Es ist ein effizientes und sicheres Lagerungsverfahren, daß sich im Aufbau und Durchführung an der Pflege- und Behandlungsproblematik anderer Lagerungsformen orientiert und durch gute pulmonale Ergebnisse und Praktikabilität im Behandlungsteam eine hohe Akzeptanz gefunden hat.

210 Die Bestimmung des Myoglobins im Serum als Routinescreening zur frühzeitigen Erkennung der Schwere und Prognose eines Kompartmentsyndroms

P. Voeltz (Hamburg), W. Hasse, M. Faschingbauer

Zielsetzung

Die Bestimmung der Kreatinkinase gehört zu den Routinemaßnahmen bei Vorliegen eines Kompartmentsyndromes. Erfahrungsgemäß steigen die Werte jedoch erst ca. 24 Stunden nach einem manifesten Muskeltrauma an. Eine frühzeitige Bestimmung der Schwere der Muskelnekrose und damit eine bessere Aussagemöglichkeit über die Prognose könnte durch die Bestimmung von Serum-Myoglobin möglich sein.

Material

In den vergangenen 2 Jahren erfolgte bei 37 Patienten nicht nur die Bestimmung der Kreatinkinase sondern auch des Serum-Myoglobins bei schweren Weichteiltraumen mit Muskelquetschungen oder Kompartmentsyndromen. Bei 24 Patienten lag eine Mehrfachverletzung vor. Das Alter der Patienten lag zwischen 13 und 81 Jahren, 30 waren Männer, 7 Frauen.

Methode

Die Untersuchung erfolgte routinemäßig bei Aufnahme sowie in 4- bzw. 8-stündlichen Intervallen. Es wurde unterschieden zwischen nierengesunden sowie niereninsuffizienten Patienten. In einer dritten Gruppe wurden anurische Nierenversagen aufgenommen.

Ergebnisse

Die Serum-Konzentrationskurven von Myoglobin sowie von S-Kreatinkinase ergaben eine deutliche zeitliche Verschiebung. Beim S-Myoglobin erkennt man einen raschen Anstieg mit maximalen Werten innerhalb der ersten 6–12 Stunden. Die Spitzenwerte der Kreatininkinase lassen sich dagegen erst nach 12–36 Stunden nachweisen. Dabei wurden maximale Werte von S-Myoglobin innerhalb der ersten 12 Stunden von über 11.274 ng/ml gefunden, während das Maximum der S-Kreatinkinase nach einem Zeitraum von 36 Stunden 18.046 U/l betrug. Der Kurvenverlauf des Serum- Myoglobins im Serum gibt wichtige Hinweise auf die Schwere des Prozesses sowie prognostische Faktoren. Gerade unter dem Gesichtspunkt des drohenden Nierenversagens und notwendiger therapeutischer Maßnahmen ist ein rasches Erkennen der Einschwemmung von Myoglobin im großen Kreislauf von essentieller Bedeutung. Nach den bisherigen Erfahrungen unserer Studie kann davon ausgegangen werden, daß durch die Bestimmung des Serum-Myoglobins dem behandelnden Arzt ein zeitlicher Vorsprung im Hinblick auf eine notwendige Nierenprotektion gegeben wird. Weiterhin geben die Höhe der Werte und der Kurvenverlauf eine zusätzliche Entscheidungshilfe für evtl. notwendige chirurgische Maßnahmen (Amputation).

Schlussfolgerung

Die Bestimmung des Serum-Myoglobins erscheint gegenüber der Bestimmung der Serum-Kreatinkinase vorteilhaft, da frühzeitiger die Schwere der Muskelschädigung beurteilt werden kann.

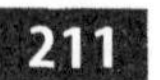

C-Bogen-basierte 3D-Bildgebung – Vergleichende Untersuchungen zur Bildqualität und Qualität der Bildinformation

E. A. H. Euler (München), S. Wirth, U. Linsenmaier, W. Mutschler

Zielsetzung

Die subjektive Bildqualität und die Qualität der Bildinformation einer neuen dreidimensionalen Bildgebung, erzeugt durch eine Serie zweidimensionaler C-Bogenbilder während einer Orbitalbewegung des C-Arms, sollen mit konventionellen Röntgenbildern, Durchleuchtungen und Spiral-CTs am Beispiel simulierter Schraubenosteosynthesen bei Talusfrakturen verglichen werden.

Material und Methoden

Für die Studie stand ein Prototyp des Iso-C-3D-Bildwandlers (Fa. Siemens) zur Verfügung, mit dem während einer automatisierten orbitalen Rotation um 190° eine feste

Anzahl von Durchleuchtungsbildern erzeugt und daraus simultan dreidimensionale Tomogramme (C3D) errechnet werden können. Zum Vergleich wurden konventionelle Röntgenbilder in 2 Ebenen (Rö) und Spiral-CTs (CT) der Studienobjekte angefertigt und dieselben durchleuchtet (C) (4 Untersuchungsmodalitäten). Studienobjekte waren 4 Tali mit je 2 Osteosyntheseschrauben in anatomischen Unterschenkelpräparaten (simulierte Frakturversorgung). Die Schraubenlage war in einem Talus korrekt (intraossär), in einem Talus inkorrekt (Schraubenperforation), und in 2 Tali fraglich (unbekannt während den Röntgen-Untersuchungen). 10 Unfallchirurgen und 10 Radiologen evaluierten die Abbildungsqualitäten, diagnostizierten die Schraubenlagen im Talus und gaben an, wie sicher sie sich ihrer Diagnosen waren. An den Sektionspräparaten der 4 Tali wurden objektive Befunde der Schraubenpositionen erhoben. Statistische Auswertung mit Wilcoxon-Test für verbundene Stichproben (* $p<0,05$; ** $p<0,01$; *** $p<0,001$).

Ergebnisse

Subjektive Bildqualität: Rö >*** C = CT >*** C3D: Die konventionellen Röntgenbilder wurden höchst signifikant als am besten beurteilt. Zwischen Durchleuchtung und CT ließ sich kein Unterschied feststellen. Die geringste Bildqualität wurde der 3D-Bildgebung mittels C-Bogen (C3D) zugeschrieben.

Qualität der Bildinformation: CT = C3D >*** C >* Rö: Die korrektesten Befunde wurden mit dem CT und dem 3D-C-Bogen (C3D) erhoben. Die mittels einfacher Durchleuchtung erhobenen Befunde waren deutlich schlechter, anhand konventioneller Röntgenbilder waren sie am schlechtesten.

Schlussfolgerung

Die C-Bogen-basierte 3D-Bildgebung ist zur Darstellung von Hochkontrast-Objekten am Extremitätenskelett, z.B. Lagekontrolle von Osteosynthesematerial in Bezug zu gekrümmten Knochenoberflächen, sehr gut geeignet und dem bisherigen Verfahren (intraoperative Bildwandler- und postoperative CT-Kontrolle) überlegen. Das Verfahren wird voraussichtlich einen hohen Stellenwert bei minimal-invasiven Osteosynthesetechniken und bei der Navigation erhalten.

212 Comparative results between conventional and computer-assisted pedicle screw insertion in the thoracic, lumbar and sacral spine

F. Kleinod (Berlin), M. Putzier, H. Zippel

Purpose

The aim was to compare the accuracy of computer assisted pedicle screw implantation using an electromagnetic device (NAVITRACK) vs. conventional insertion of the screws.

Material and Methods

We studied the data of 300 patients, from an unselected clientele, who underwent spinal fusions in our department in case of degenerative instability, tumors, fractures, or spondylodiscitis. In 150 patients, the pedicle screws were inserted conventionally (114 thoracic, 712 lumbo-sacral) and in another 150 cases the screws were implantet using a CT-scan-based electromagnetic navigation system (164 thoracic and 748 lumbo-sacral screws).
The position of the titanium screws has been controlled by MRI. Sagittal and transversal planes were used to determine exactly the degree and direction of a possible malposition of a screw. A grading system was developed for the assessment of positioning of the screws (0 = central position of the screw within the pedicle; 1 = cortical arrosion without perforation; 2 = cortical perforation less than 2 mm; 3 = cortical perforation from 2 to 4 mm; 4 = cortical perforation more than 4mm). Screw-positions grade 1 to 4 have been considered as malposition.
In addition to this, a clinical neurologic examination was performed before the operation and six months afterwards.

Results

In the conventional group, 116 of 826 screws have been malpositioned (14,0%) vs. 47 of 912 in the computer assisted group (5,2%; $p < 0.001$ Chi square test). Furthermore severe malpositioning (grade 3 or higher) was found in 17 screws in the conventional group, but there was no malposition in the computer assisted group.

Conclusion

We found in our study that using an electro-magnetic navigation device the accuracy of pedicle screw positioning was markedly improved.

213 Televisite zur poststationären Betreuung

H. Veigel (Bochum), B. Clasbrummel, N. Reckwitz, A. Bolz, G. Muhr

Zielsetzung

Durch ein Televisite zur poststationären Betreuung sollen stationäre Behandlungszeiten verkürzt und Patienten häuslich auf qualitativ hohem Niveau betreut werden. Analysiert wird das technische Handling und die Validität dieser noch neuen Betreuungsform, insbesondere das Maschine-Mensch-Interface.

Material und Methoden

In einer prospektiven Pilotstudie wurden in einem Zeitraum von 4 Monaten 38 Patienten nach unfallchirurgischen Eingriffen mittels Televisite poststationär betreut. Zur Kommunikation mit dem betreuenden Arzt bekamen die Patienten eine hochauflösende Digitalkamera und einen mobilen PC mit integriertem Telefon (HSCSD) und Touch-Screen mit nach Hause. Die Patienten konnten so klinisch relevante Daten einschließlich Fotos von Wunden und Videos von Bewegungsabläufen regelmäßig übermitteln. Ärztlicherseits erfolgte regelmäßig eine Datensichtung und eine Televisite oder ambulante Vorstellung nach Bedarf.

Ergebnisse

Durch die einfache, selbsterklärende Bedieneroberfläche konnte ein reibungsloser Informationsfluß gewährleistet werden. Die Patientenzufriedenheit war sehr groß, bei niedrigem ärztlichem Arbeitsaufwand. Es kam zu keinen technikbedingten Komplikationen mit gesundheitlichen Auswirkungen und zu einer Reduktion der Krankenhausliegedauer.

Schlussfolgerung

Die Televisite eignet sich zur poststationären Betreuung von unfallchirurgischen Patienten. Inwieweit die Zeit bis zur Erlangung der Arbeitsfähigkeit verkürzt werden kann und ob effektiv Kosten eingespart werden können, muß in größeren Studien gezeigt werden.

214 Normwerte muskulärer Parameter dreidimensionaler Schulterbewegungen am linearen isokinetischen System

M. Schierl (Marburg), J. Petermann, L. Gotzen

Zielsetzung

Die Schultermuskulatur sichert in Synergie mit dem Kapselbandapparat das Schultergelenk. Bei primären muskulären Verletzungen oder in Folge von ossären und ligamentären Verletzungen und auch nach Operationen der Schulter wird die Funktionskapazität der Schultermuskulatur gestört. Die Wiedererlangung der Faktoren Kraft, Flexibilität und Koordination der Muskulatur stellt daher ein Schwerpunkt der Schulterrehabilitation dar.
Bisher liegen lediglich Daten muskulärer Parameter an rotatorischen isokinetischen Systemen vor. Normwerte dreidimensionaler Schulterbewegungen, die am linearen System getestet werden können, sind nicht beschrieben.
Zielsetzung der Studie ist, Normwerte modifizierter PNF-Pattern der Schulter am linearen isokinetischen System zur Verbesserung der Funktionsdiagnostik der Schultermuskulatur, Optimierung der Rehabilitation des Schultergelenkes und Standardisierung des Testverfahrens zu evaluieren.

Material

66 gesunde Männer ohne Erkrankungen oder Verletzungen des Schultergürtels im Alter zwischen 18 und 46 (Mittel 29,7±7,2 a).

Methoden

Der Test wird am Moflex® System für zwei dreidimensionale Schulterbewegungen mit kon- und exzentrischer Bewegungsphase durchgeführt. Die erste Bewegung erfolgt im ROM von 0° Abduktion, 70° Innenrotation, 20° Flexion bis 90°Abduktion, 80° Außenrotation und 0° Extension und zurück. Die zweite Bewegung stellt die reziproke zur ersten dar. Der Test umfasst 10 Testzyklen, die Geschwindigkeit beträgt 0,4 m/s. Die statistische Auswertung erfolgt mit dem SPSS-Programm. Sie schließt die Parameter „Spitzenkraft", „Arbeit", „Leistung" und „Ausdauerverhältnis" der Testbewegungen und die Verhältnisse der nicht dominanten zur dominanten Seite, der Konzentrik zur Exzentrik und der beiden Schulterbewegungen untereinander ein.

Ergebnisse

Sämtliche untersuchten Parameter sind normal verteilt. Die „Spitzenkraft" der dominanten Seite beträgt für die PNF-Patter „D2fl" konzentrisch 181,9 N, exzentrisch 192,3 N. Die „Arbeit" erzielt konzentrisch Werte von 897,7 J, exzentrisch 677,1 J. Die

„Leistung“ beträgt 45,7 W bzw. 31,5 W. Für die „D2ex“-Patter betragen die entsprechenden Werte 204,5 N und 213,5 N, 1085,6 J und 875,6 J sowie 55,4 W und 40,3 W. Die „D2fl“-Patter ist auf der dominanten Seite signifikant kräftiger. Die „D2ex“-Patter zeigt keine signifikanten Seitenunterschiede ($p<0,05$).
Die Kombinationsbewegung Innenrotation/Adduktion/Flexion ist kräftiger ($p<0,05$) als die Kombinationsbewegung Abduktion/Außenrotation/Extension.
Die Parameter „Spitzenkraft“ sind exzentrisch, die Parameter „Arbeit“ und „Leistung“ konzentrisch größer.

Schlussfolgerung

Die Messung der muskulären Parameter am Moflex®-Gerät ist gut standardisierbar und ergibt für alle untersuchten Parameter und Verhältnisse normal verteilte Ergebnisse. Die evaluierten Daten können als Basis für Diagnostik, für Therapieplanung und -kontrolle und für zukünftige wissenschaftliche Fragestellungen dienen.

Freitag, 16. November 2001
14:00 – 15:45 Uhr (Saal 3)

B1.2 Condylenplatte versus Nagel bei distalen Femurfrakturen

215 LISS und Achsenfehlstellung – wie kontrollieren und vermeiden?

N. P. Haas (Berlin)

Einführungsreferat

216 Wiederherstellungsoperation am distalen Femur

G. Muhr (Bochum)

Einführungsreferat

217 Die Osteosynthese distaler Femurfrakturen durch LISS – Platte bzw. distalen Femurnagel (DFN) – erste Ergebnisse einer prospektiv vergleichenden Studie bezüglich des funktionellen und radiologischen Outcome

M. Markmiller (Freiburg), C. Jaschke, N. Südkamp

Zielsetzung

Vergleich zweier minimalinvasiver Versorgungstechniken der distalen Femurfraktur bezüglich funktionellem und radiologischem Ausheilungsergebnis im Rahmen einer prospektiv erfassenden Studie

Material und Methoden

Frakturen des distalen Femur sind zumeist Folge von Hochenergietraumen und profitieren als solche in besonderem Maße von minimalinvasiven Versorgungstechniken. Frakturen der Gruppe AO 33 C1–3 erfordern in den meisten Fällen unverändert die präzise Rekonstruktion des Gelenkblockes in offener Technik. Die diaphysäre Verankerung wie auch die Versorgung metaphysärer Frakturtypen haben jedoch durch die

Einführung minimalinvasiver Implantate (DFN, LISS) eine erhebliche Verbesserung bezüglich der Weichteilschonung und der Operationsdauer erfahren.
Von 06/2000 bis 02/2001 wurden 22 Patienten mit Frakturen des distalen Femur durch eines der beiden o.g. minimalinvasiven Verfahren versorgt. Bei 11 Patienten (4× Typ A-Fraktur, 7× Typ C-Fraktur) kam die LISS-Platte zur Anwendung. 11 Frakturen bei 9 Patienten (4× Typ A-Fraktur, 1× Typ B-Fraktur, 6× Typ C- Fraktur) wurden mit einem distalen Femurnagel stabilisiert.

Ergebnisse

Das Durchschnittsalter des Gesamtkollektives betrug 59 Jahre (33–77 Jahre).
Die durchschnittliche OP-Dauer betrug bei den meist polytraumatisierten Patienten 190 Minuten (78–325 Minuten). Der durchschnittliche stationäre Aufenthalt betrug 51 Tage (13–119 Tage).
Die Auswertung nach dem LYSHOLM-Score erbrachte in beiden Gruppen vergleichbare Ergebnisse mit guten und sehr guten Ergebnissen (50 Punkte und mehr) in 85% der LISS-Gruppe und in 77% der DFN-Gruppe.
Tendenziell zeigen sich bei den mit der LISS – Platte versorgten Patienten kürzere Ausheilungszeiten bis zur knöchernen Konsolidierung und eine geringere Neigung zu postoperativen Achsenfehlern. Eine signifikante Bestätigung bedarf jedoch noch größerer Fallzahlen.
Eindeutige Verfahrensvorteile bietet das LISS – Instrumentarium im Falle periprothetischer Frakturen des Knie- und Hüftgelenkes (5 Patienten). Das intramedulläre Fixationsprinzip des DFN kann bei diesen Frakturen aufgrund der bereits einliegenden Prothesen meist nicht genutzt werden.

Schlussfolgerung

Die Versorgung distaler Femurfrakturen in minimalinvasiver Technik über LISS-Platte bzw. DFN führt mit beiden Implantaten zu guten Behandlungserfolgen. Das LISS-Instrumentarium bietet eindeutige Vorteile im Falle der periprothetischen Fraktur.

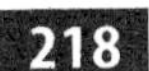

Funktionelle Resultate nach Behandlung distaler und metaphysärer Frakturen des Femurs mit ante- bzw. retrograder Marknagelung

D. G. Maier (Ulm), R. Reisig, P. Keppler, L. Kinzl, F. Gebhard

Zielsetzung

Die Frakturversorgung distaler Femurfrakturen durch die retrograde Marknagelung bietet einige Vorteile wie die hohe axiale Steifigkeit und der damit bedingten frühzeitigen funktionellen Nachbehandlung. Das minimal-invasive Vorgehen bedeutet weniger Weichteildefekt und durch die winkelstabile Verankerung ist eine bessere Lastverteilung gewährleistet. Erste Untersuchungen erbrachten ausgezeichnete Ergebnisse im Hinblick auf intraoperative Komplikationen und postoperative Ergebnisse. Ziel unserer Untersuchung war es die funktionellen Resultate retrograder Marknagelung im Vergleich zu einer mit antegrader Marknagelung versorgeten Kontrollgruppe zu analysieren.

Material

In den Jahren 1999 und 2000 wurden 60 Patienten mit distalen und metaphysären Frakturen in unserer Klinik behandelt, wovon 32 mit einem retrograden Marknagel (DFN) versorgt wurden. 37 der 60 Patienten waren männlich. Das Durchschnittsalter betrug 45 Jahre. Der Nachuntersuchungszeitraum betrug im Schnitt 16 Monate, die Zeit zwischen Unfall und Versorgung 5,4 Stunden.

Methoden

Für die Analyse der funktionellen Resultate führten wir die navigierte Ultraschallvermessung der unteren Extremität zur Bestimmung von Achsen- und Torsionsfehlstellung und der Beinlänge durch. Die allgemeine Untersuchung wurde anhand des herkömmlichen Funktionsbogen der unteren Extremität vorgenommen. Die Aktivitätsbefragung wurde anhand des Lysholm- und Neer-Scores durchgeführt.

Ergebnisse

Die Untersuchung ergab sowohl nach ante-, als auch retrograder Marknagelung eine pathologische Beilnlängendifferenz (13–47 mm) in 20% der Fälle. Torsionsabweichungen traten bei 15% nach antegrader und 10% nach retrograder Marknagelung auf. Eine pathologische Abweichung der mechanischen Beinachse trat in beiden Gruppen lediglich in 5% der Fälle auf, wobei jeweils die Achsabweichung mit der Ausprägung der Oberschenkelverkürzung korrelierte.

Schlussfolgerung

Die Funktionsuntersuchungen hinzugenommen, läßt sich zusammenfassen, daß die funktionellen Resultate nach Versorgung mit ante- oder retrograder Marknagelung keine signifikanten ($p < 0,05$) Unterschiede ergeben. Ebenso lagen die Komplikationsraten in vergleichbarer Häufigkeit vor.

219 Erleichterte Repositions- und Retentionstechnik für das Less Invasive Stabilizing System am distalen Femur (LISS-DF)

R. H. Babst (Luzern), V. Roth, D. Geismann

Zielsetzung

Die perkutane Repositions- und Retentionstechnik bei Anwenung des LISS-DF kann mit erheblichen Bildverstärkerzeiten und mit Fehlstellungen assoziiert sein. In einer prospektiven Serie haben wir eine modifizierte leichtere Repositions- und Retentionstechnik mit Hilfe des Distraktors validiert und mit einer historischen Kontrolle aus der eigenen Klinik vor Anwendung der modifizierten Technik verglichen.

Material und Methoden

Vom 5/00–12/00 wurden 8 Patienten mit 9 distalen Femurfrakturen (A0 32 A1 = 1, A2 = 2, A3 = 1, 32 B3 = 1, 33 C1 = 3, C3 = 1) mit einer modifizierten Repositions- und Retentionstechnik mit Hilfe des Distraktors (LISSTractor) behandelt.
Die Operationszeiten, die Durchleuchtungszeiten wurden prospektiv erfasst und mit einer historischen Kontrolle (n = 7), bei der die konventionelle LISS-DF Technik angewandt wurde, verglichen. Die Fehlstellungen wurden anhand von Topogrammen im Vergleich zur gesunden Gegenseite beurteilt. Abweichungen von >5°, ad latus Verschiebungen >1 cm und Verkürzungen >1 cm wurden als Fehlstelllungen regisitriert.

Ergebnisse

	Op-Zeit(Min)	BV-Zeit(Min)	nF
LISS Tractor n = 9	108.7 (67–220)	2.5 (0.46–5.58)	3
Historische Kontrolle n = 7	133.8 (80–170)	3.5 (1.55–5.1)	7

Schlussfolgerungen

Die modifizierte Repositions- und Retentionstechnik (LISS Tractor) konnte die Operations- und Bildverstärkerzeiten tendenziell reduzieren (p = 0.07). Die Rate an Fehlstellungen nahm ab. Vorteil dieses Vorgehens ist, neben der direkten Krafteinleitung in der Längsachse, die Reposition der frakturierten Fragmente gegen die Platte. Die Kontrolle und die Korrektur aller Achsen wird durch Verwendung des Distraktors erleichtert. Zudem kann bei Bedarf eine interfragmentäre Kompression appliziert werden.

220 Die retrograde Nagelung bei intraartikulärer, distaler Femurfraktur

R. Wagner (Würzburg), T. R. Blattert, Ch. Weißer, A. Weckbach

Zielsetzung

Während die retrograde Femurnagelung sich bei extraartikul. Frakt. zunehmend etabliert, wird sie bisher für intraartikul. Frakt. wegen der „Sprengwirkung" auf das bereits restaurierte Gelenkmassiv eher skeptisch beurteilt. Genügt daher eine retrograde Nagelung auch bei intraartikul. Frakt., die neben der Gelenkrekonstruktion eine übungsstabile, achsengerechte Verbindung von Gelenkblock u. Schaft erfordern unter Weichteilschonung der metaphysären Problemzone?

Material und Methoden, Ergebnisse

Gelenkfrakt. des dist. Femurendes sind anspruchsvoll, da sie neben der Gelenkflächenrekonturierung eine stabile, achsengerechte Verbindung von Gelenkmassiv u. Schaft unter gleichzeitiger Respektierung des vulnerablen Weichgewebsmantels erfordern.
Zwischen Jan. 98 u. Febr. 01 wurden bei 40 Pat. (16–86 J., Med: 50 J.) 45 retrograde, dist. Femurnägel („DFN", Fa. Synthes) bei folgenden Indikationen implantiert: 12 extraartikul. (Typ A), 21 intraartikul. (Typ C1: 1, Typ C2: 11, Typ C3: 9) Frakt., 2 suprakondyläre Pseudarthrosen, eine supraprothetische Femurfraktur (Knie-TEP) u. 9 Schaftfrakt., bei denen aus technischen Gründen (z.B. Hüftprothese) eine antegrade Nagelung nicht möglich oder aus taktischen Gründen (z.B. offene Patellafraktur) nicht opportun war.
Bei den 21 C-Frakt. zeigte sich 11× ein geschlossener, 13× ein offener Weichteilschaden. Eine Komplexverletzung fand sich bei 14 Frakt. 7 Pat. hatten Zusatzverletzungen, 8 waren polytraumatisiert. Bei allen 21 C-Frakt. wurde eine offene, transartikuläre Gelenkrekonstruktion u. offene Nagelinsertion durchgeführt.
Sekundäroperationen waren nötig in Form von Infektrevision (1), Arthrolyse (1), Implantatkorrektur (2) u. Reosteosynthese (1). Eine Korrekturosteotomie oder Spongiosaplastik waren in keinem Fall nötig, wir sahen auch keine Pseudarthrose, aber einmal ein sekundäres „Auswandern" des Nagels in das Kniegelenk.
15 Pat. (16 Frakt.) wurden zwischen 4 u. 27 Mon. klinisch u. radiolog. nachuntersucht (einschl. Ganzbeinstandaufnahme zur exakten Messung von Beinlänge u. -achse), wobei nach dem Bewertungsschema nach Neer (Maximum: 100 P) durchschnittl. 84 P erreicht wurden. 9× fand sich ein ausgezeichnetes (> 85 P), 5× ein befriedigendes (>70 P) u. 2× ein unbefriedigendes (>55 P) Ergebnis. Im Detail stellten wir fest: eine Beinverkürzung >1 cm bei 5, eine Varus- oder Valgusstellung >5° bei 3, ein Streckdefizit >5° bei einem, eine Beugefähigkeit <90° bei 2 Pat.

Schlussfolgerung

Wir halten das Prinzip der retrograden Nagelung für ein ideales Verfahren auch bei C-Frakt., da die zur Gelenkrekonstruktion ohnehin nötige transartikuläre Exposition eine problemlose Nagelinsertion ermöglicht, falls der Gelenkblock stabil versorgt ist u. mit der Schraubenlage die „Einflugschneise" des Nagels vorausschauend freigehalten wird. Damit ist eine genügende Primärstabilität zwischen Gelenkblock u. Schaft u. simultan die Weichteilschonung der metaphysären „Jammerzone" gewährleistet.

221 Klinische Ergebnisse operativ versorgter distaler Femurfrakturen mittels Distalem Femurnagel

S. Barthel (Dresden), R. Grass, A. Biewener, H. Zwipp

Zielsetzung

Klinische Ergebnisse nach Osteosynthese mit Distalem Femurnagel

Material und Methoden

Im Studienzeitraum von November 1997 bis Dezember 2000 wurden 52 Patienten mit 56 operierten Frakturen (AO-Klassifikation 33A-Frakturen (32%), 33C-Frakturen (43%), 32X-Frakturen (21%), Pseudarthrosenversorgung (4%)) prospektiv erfasst.
Im Rahmen einer klinischen und radiologischen Nachuntersuchung im Mittel 1,2 Jahre post operationem (0,4–2,8) wurde das vorläufige klinische Endergebnis ermittelt und in einem standardisierten Nachuntersuchungsprotokoll niedergelegt.

Ergebnisse

Die Patienten mit einem durchschnittlichen Alter zum Zeitpunkt des Unfalls von 43,9 Jahren (17–85) wurden im Mittel nach 2,3 Tagen operiert. Mehr als 2/3 der Patienten erlitt die Fraktur im Rahmen eines Hochrasanztraumas, entweder im Rahmen eines Verkehrsunfalls oder nach Sturz aus großer Höhe. Zum Zeitpunkt der Nachuntersuchung konnten 95% der Patienten bei einer mittleren Kniebeugung von 120° (60–140) das operierte Bein voll belasten. Ein Streckdefizit von >10° fand sich bei 5,4% der Patienten. Bei einer Spongiosaplastik, einem Weichteilinfekt, einem partiellen Korrekturverlust und einem Implantatbruch waren zur Nachuntersuchung alle Frakturen konsolidiert und infektfrei. Eine signifikante Fehlstellung der Beinachse lag bei 17%, eine Lockerung der distalen Verriegelungsmethodik bei 7,4% der Patienten vor. Das Behandlungsergebnis wurde von Patienten und Operateuren subjektiv gleichermaßen in 91% als sehr gut und gut eingestuft.

Schlussfolgerungen

Der DFN imponiert gegenüber lateral platzierten Kraftträgern dadurch, dass für die Ausheilung der suprakondylären Fraktur trotz fehlender medialer, knöcherner Abstützung primäre und/oder sekundäre Spongiosaplastiken nicht notwendig werden, überzeugt durch das minimal invasive Vorgehen, sowie bisher nicht beobachtbaren, zugangsbedingten Gelenkinfektionen.

222 Retrograde Verriegelungsnagelung versus eingeschobener Plattenosteosynthese bei Frakturen des distalen Femur

E. J. Müller (Bochum), M. Wick, A. Kaminski, G. Muhr

Zielsetzung

Supra- und intracondyläre Frakturen des distalen Femur sind ernsthafte Verletzungen und die klinischen Ergebnisse sind unabhängig von der Therapieform unbefriedigend. In einer retrospektiven Analyse wurden zwei zur konventionellen Plattenosteosynthese alternative, minimalinvasive Stabilisierungsverfahren hinsichtlich der Komplikationen und der funktionellen Ergebnisse gegenübergestellt

Material und Methoden

Zwischen Juni 1993 und Dez. 1999 wurden bei 54 Patienten – 28 Frauen und 26 Männer, Durchschnittsalter 60,3 Jahre (20–95 Jahre) – akute Frakturen des distalen Femur mit einem retrograden Verriegelungsnagel (n = 28) oder einer minimalinvasiven Plattenosteosynthese (n = 26) – „durchgeschobene" Platte – versorgt. Entsprechend der AO-Klassifikation wurden 21 A1-, 5 A2-, 7 A3-, 3 C 1-, 13 C 2- und 4 C 3-Verletzungen diagnostiziert. Vier der Frakturen waren offene Verletzungen. Alle Patienten wurden frühfunktionell behandelt und mit Abrollbelastung sowie aktiv-assistierten Bewegungsübungen ab dem 2. postoperativen Tag mobilisiert.

Ergebnisse

Intraoperativ waren keine Komplikationen zu verzeichnen. Postoperativ waren in der Gruppe mit retrograder Verriegelungsnagelung zwei Reoperationen (7,1%) bei Implantatlockerung, bei Instabilität, erforderlich. In der Gruppe mit minimalinvasiver Plattenostesynthese war ein tiefer Infekt (3,8%) bei einer III°-offenen Fraktur zu verzeichnen. Bei einem weiteren Patienten (3,8%) wurde eine signifikante Rotationsstellung in einem Zweiteingriff korrigiert. Alle Frakturen waren nach durchschnittlich 11,6 Wochen konsolidiert, eine Spongiosaanlagerung war nicht notwendig. 49 Patienten – 25 Pat. mit einem retrograden Nagel und 24 Pat. mit einer Plattenosteosynthese

– konnten nach mindestens 6 Monaten (durchschnittliche Nachuntersuchungszeit 16,3 Monate) nachuntersucht werden, 2 Patienten waren unfallunabhängig vor dem 6 Monatsintervall verstorben, 3 weitere Patienten standen nicht mehr zur Verfügung. In der Gruppe mit Marknagelosteosynthese wurde bei 3 Pat. (12%) eine signifikante Achsabweichung dokumentiert, bei einem Pat. wurde bei signifikanter Varusstellung eine Korrekturosteotomie durchgeführt. In der Gruppe mit einer Plattenosteosynthese wurde bei zwei Pat. (8,3%) eine signifikante Achsabweichung festgestellt, welche bei einem Patienten operativ korrigiert wurde. Der durchschnittliche Bewegungsumfang für Extensio/Flexion betrug 103° für Patienten mit einer Marknagelung und 107° für die Patienten mit einer minimalinvasiven Plattenosteosynthese.

Schlussfolgerung

Beide Verfahren stellen eine gute Alternative zur konventionellen Plattenostesynthese bei distalen Frakturen des Femur dar, mit einer geringen Komplikationsrate und einem guten funktionellen Ergebnis. Zwar wird mit der minimalinvasiven Plattenosteosynthese als auch der retrograden Marknagelung das Weichteiltrauma verringert, trotzdem unterscheidet sich das funktionelle Ergebnis nicht wesentlich von dem konventioneller Plattenosteosynthesen.

223 Korrekturosteotomien suprakondylärer Femurdeformitäten mittels retrogradem Marknagel

W. Strecker (Bamberg), P. Keppler, L. Kinzl

Zielsetzung

Minimal-invasive Korrektur komplexer suprakondylärer Femurdeformitäten mit oder ohne Kallusdistraktion. Deformitäten des distalen Femur werden meist suprakondylär korrigiert. Die Osteotomie erfolgt hierbei „in klassischer Technik“ mit der oszillierenden Säge, die Osteosynthese mittels Winkelplatte. Nachteile dieser Technik liegen zum einen im ausgedehnten Operationstrauma, zum anderen in der Beschränkung der räumlichen Korrekturoptionen. Die suprakondyläre Knochendurchtrennung mittels Domosteotomie bzw. Bohrlochosteoklasie/Stabilisierung mit retrogradem Marknagel (RMN) bietet hierzu eine vielversprechende Alternative.

Material und Methoden

An einem Kollektiv von 12 prospektiv erfaßten Patienten mit mehrdimensionalen Deformitäten des distalen Femur werden erstmalig die Erfahrungen mit dieser minimalinvasiven Korrekturtechnik ausgewertet. Einzelheiten der räumlichen Analyse der Deformität, der Operationsplanung, der Korrekturtechnik und der Nachbehandlung werden angegeben. Bei allen Patienten erfolgte prä- und postoperativ eine umfassende Analyse der Beingeometrie sowie der Kniegelenksfunktion. 7 Korrekturen wurden einzeitig durchgeführt. In 5 Fällen schloß sich der suprakondylären Akutkorrektur eine Kallusdistraktion bzw. ein Segmenttransport über den RMN mittels unilateralem Distraktions-Fixateur externe an.

Ergebnisse

Bei 11 Patienten wurde das präoperativ definierte Korrekturziel erreicht, in einem Fall war das Ausmaß der frontalen Korrektur ungenügend. Die funktionellen Ergebnisse waren insgesamt gut. Die knöcherne Heilung im Bereich der Osteotomien und des Distraktionskallus war zeitgerecht. Bei einem Patienten entwickelte sich 6 Monate nach Abschluß der Kallusdistraktion eine Markraumphlegmone, die nach vorzeitiger Metallentfernung ausheilte. Sonstige Komplikationen traten nicht auf.

Schlussfolgerung

Die vorgestellte Operationstechnik ist planerisch und operativ anspruchsvoll, bietet andererseits eine wertvolle Bereicherung in der Korrektur komplexer suprakondylärer Femurdeformitäten. Ein zusätzlicher unilateraler Fixateur externe erlaubt Femurverlängerungen durch Kallusdistraktion.

Freitag, 16. November 2001
14:00 – 15:45 Uhr (Saal 15.2)

A1.2 Proximale Femurfrakturen

224 Wird die mediale Schenkelhalsfraktur endoprothetisch übertherapiert?

F. Bonnaire (Dresden), Th. Hohaus, R. Cyffka

Zielsetzung

Es soll anhand von prospektiv erfassten und extern ausgewerteten Daten ein Algorhythmus zur Behandlung von medialen Schenkelhalsfrakturen unter Berücksichtigung gesundheitlicher und finanzieller Gesichtspunkte erarbeitet werden.

Material und Methoden

Vom 01.01.2000–31.12.2000 wurden in unserer Klinik 124 Patienten mit medialen Schenkelhalsfrakturen behandelt.
Die Datenerfassung bezüglich Alter, Komorbidität, Frakturtyp, Versorgung und Komplikationen erfolgte im Rahmen einer externen Qualitätssicherung mittels standardisiertem Fragebogen.

Ergebnisse

124 Patienten wurden insgesamt 76 Prothesen (60 Duokopf- und 16 Totalendoprothesen) implantiert. 48 Patienten wurden hüftgelenkerhaltend funktionell mit oder ohne Osteosynthese (Verschraubung/DHS) behandelt. Die prothetische Versorgung lag durchschnittlich 1,8 Tage nach dem Bruchereignis, die Osteosynthese wurde durchschnittlich 11 h nach dem Frakturereignis vorgenommen Von den primär gelenkerhaltend operierten Patienten wurde bei 4 ein Reeingriff erforderlich, 2 wurden mit einer Totalprothese versorgt. Die Dauer des stationären Aufenthaltes war mit 17,7 Tagen nach Prothese signifikant länger im Vergleich zur Osteosynthese mit 13,5 Tagen. Die durchschnittlichen Implantatkosten für die prothetische Versorgung liegen bei 1367 DM resp. 359 DM für die Osteosynthesen. Die Patienten mit Schraubenosteosynthesen waren schneller zu mobilisieren und brauchten keine Erythrozytenkonzentrate zur Behandlung des operativ bedingten Blutverlustes (Prothesen 1,2 EK). Prothesen wurden mit 3 ärztlichen Mitarbeitern, Osteosynthesen mit 2 Mitarbeitern durchgeführt. Unabhängig von den Personalkosten errechnet sich ein finanzieller Vorteil für die gelenkerhaltende Operation im Fallpauschalsystem von 3439 DM pro Fall (einschließlich tagesgleicher Pflegesätze). Spätergebnisse liegen noch nicht vor, aber die funktio-

nellen Frühergebnisse unterscheiden sich nicht. Geht man von einer Versagensrate der Osteosynthese für Frakturen Typ Garden I–III von 10% aus und versorgt man alle Garden IV Verletzung (23%) mit einer Prothese, so errechnen sich im vorgestellten Krankengut bei gleichem funktionellen Ergebnis finanzielle Vorteile von 271.991 DM über ein Jahr, ohne personelle Kosten zu berücksichtigen.

Schlussfolgerung

Der differenzierte Einsatz der Osteosynthese bei Schenkelhalsfrakturen.für Frakturtypen Typ Garden I-III und der prothetische Ersatz für die Typ IV Frakturen ist ökonomisch günstig und geht nicht mit einer Qualitätseinbuße für den Patienten einher.

225 Ergebnisse nach minimal invasiver Schraubenosteosynthese der medialen Schenkelhalsfraktur bei 205 betagten Patienten

T. Schreiber (Hannover), J. Zeichen, C. Krettek, U. Bosch

Zielsetzung

Analyse der Komplikationsrate nach Schraubenosteosynthese der medialen Schenkelhalsfraktur (SHFx)

Einleitung

Die Zunahme der Lebenserwartung führt zu einer Zunahme von geriatrischen Frakturen, insbesondere der medialen SHFx. Die häufigste Behandlungsart dieser Verletzung ist der endoprothetischen Hüftgelenksersatz. Als alternatives Verfahren steht die osteosynthetische Versorgung dieser Frakturen zur Verfügung.

Material und Methoden

In einer offenen prospektiven Beobachtungsstudie untersuchten wir die Häufigkeit und Art der Komplikationen nach einer kostengünstigeren, minimal invasiven, femurkopferhaltenden Versorgung der medialen SHFx nach dem Prinzip der Dreipunktabstützung. Zwischen 06/1997 und 06/2000 wurden 205 mediale SHFx bei betagten Patienten (mittleres Alter: 78,1±11,8 Jahre) mit kannülierten Schrauben stabilisiert. Ausschlusskriterien: vorbestehende Coxarthrose, primär chronische Polyarthritis, pathologische Frakturen und geschlossen nicht reponierbare Frakturen. Grad der Dislokation: Garden I 32 (15,6%), Garden II 15 (7,3%), Garden III 154 (75,1%) und Garden IV 4 (2%). Pauwels-Klassifikation: Pauwels I 43 (21%), Pauwels II 135 (65,8%) und Pauwels III 27 (13,2%). Der Nachuntersuchungszeitraum betrug median 12,3 Monate (Range: 1,1–27,1 Monate).

Ergebnisse

Im Nachuntersuchungszeitraum verstarben 52 (25,4%) der Patienten. Bei 38 Patienten (18,5%) war nach median 5,1 Monaten (0,2–16,7 Mon.) eine Zweitoperation notwendig. Bei 31 Patienten (15,1%) erfolgte nach median 4,2 Mon. (0,2–16,7 Mon.) die sekundäre Implantation einer Prothese infolge einer Redislokation (14×), Hüftkopfnekrose (10×) oder einer Pseudarthrose (7×). In einem Fall wurde eine Wundrevision wegen eines Wundhämatoms notwendig. Bei intraartikulärer Schraubenfehllage wurde ein Schraubenwechsel bei 2 Patienten durchgeführt. Die übrigen Gründe für eine Reoperation waren Schmerzen im Bereich der lateralen Schraubenenden, die zu einer Implantatentfernung (2×) und Schraubenwechsel (2×) führten.
Der Zeitraum zwischen Unfall und Operation sowie die Frakturklassifikation nach Pauwels und Garden hatten keinen statistisch signifikanten Einfluss auf die Reoperationsrate. Frakturen der Klassifikation Garden 3 und 4 sowie Pauwels 3 hatten eine erhöhte Reoperationsrate, die jedoch nicht Signifikanzniveau erreichte.

Schlussfolgerung

Die minimal invasive Schraubenosteosynthese der medialen SHFx des betagten Patienten ist eine wenig belastende und kostengünstige Behandlungsoption. Die genaue Analyse der Frakturpathologie, die korrekte Reposition der Fraktur und Platzierung der Schrauben sind jedoch Voraussetzung für eine erfolgreiche Behandlung dieser Frakturen und für die Vermeidung von Revisionsoperationen.

226 Klinik und Lebensqualität nach medialer Schenkelhalsfraktur. Unterschiede nach Schraubenosteosynthese oder Prothese?

K. Dresing (Göttingen), C Orthey, KM Stürmer

Zielsetzung

Die Schenkelhalsfraktur (*SHF*) im hohen Lebensalter ist ein einschneidendes Ereignis für den alten Menschen. Für den häufig multimorbiden Patienten ist entscheidend, ob er wieder in sein gewohntes Lebensumfeld zurückkehren kann.

Material und Methoden

Zwischen 12/94 und 3/98 wurden alle Patienten (*P*) mit (*SHF*) erfasst.
Analyse: Unfallhergang (*U*); Frakturklassifikation nach Pauwels, Garden, AO. Singh-Index; Begleiterkrankungen (*RF*); Operationszeitpunkt; Op-Verfahren; intra- und postoperative Komplikationen; Mobilisation. Nachuntersuchung (*NU*) anhand von standardisierten Untersuchungsbögen: klinische Untersuchung, Beschwerden, Lebensqualität (*LQ*), häusliches Umfeld. Alle P wurden prä- und postoperativ analysiert; die NU wird hier nur für p>60 J vorgestellt.

Ergebnisse

207P mit 211SHF (4P beidseitige SHF), 138Frauen (66,7%), 69Männer (33,3%), Alter 74,4±16,8 [13–97] Jahre, Anteil <60 J 33 P (15,8%). *U:* p>60 J: 72,2% häuslicher Sturz, 15,3% Unfall als Fußgänger; p<60 J: 21% HS, 30,3% PKW-Unfall, 18% Polytrauma, 36,4% ArbeitsFreizeitunfälle. *RF:* bei <60 J 0,3/P, >60 J 2,9/P; führend: 67,6% cardiale Erkrankungen (*Erkr*), 34,1% cerebrale Erkr, 17,3% Diabetes, 5,8% anamnestisch bekannte Osteoporose (Tabelle 1).

Tabelle 1

Pauwels	n	%	Garden	n	%	AO	n	%
I	8	4,5	1	26	14,8	31-B1	26	14,8
II	142	80,7	2	14	8,0	31-B2	100	56,8
III	26	14,8	3	49	27,8	31-B3	50	28,4
			4	87	49,4			

Singh	VI	V	IV	III	II	I
p<60J [%]	14	25	7	25	25	4
p>60J [%]			10	39	43	8

Nach Singh hatten 89,5% der p>60 J eine Osteoporose (III, II, I). Op-Zeitpunkt: 82,7% innerhalb von 24h nach Aufnahme. Op-verfahren: 57(27,1%) Schrauben/DHS (*SO*); 153 (72,5%): Prothesen (*Proth*): Duokopf 93, TEP 60. Komplikationen: intraoperative Probleme 3× (1,4%); postoperativ stationär: 81,5% keine, cardiopulmonal 2,8%, Thrombose/Embolie1,4%, HWI 4,7%; Letalität <36 h 2 P, stationär 11 P, Ursache: cardiopulmonal. Dauer Intensivstation 129 P mit 1,4 Tagen (*T*); stat. Behandlungsdauer 13 T. Mobilisation 76% innerhalb 36 h. Reha-Maßnahmen: 47% AHB, 47,4% keine stationäre AHB.
NU (p>60 J): Zeitraum 26,3±11,8 Monate pop. 16P (7,7%) verschollen,19P (9,2%) Interview±klinische Nachuntersuchung abgelehnt, 109 P leben, 64 P verstorben (36,9%), Zeitpunkt 338,7±339, 6 T, Median 205,5 T. 30 T-Letalität 10,4%. NU 94P, Zufriedenheit: 34% sehr gut, 47,9% gut, 9,6% mäßig, 4,3% schlecht. Schmerzen: P mit Proth 29%, SO 50% (p<0,05). P mit SO benutzten in 63,6%, P mit Proth in 18,2% (p<0,05) pop keine Hilfsmittel beim Gehen. P präop mit freier Gehstrecke hatten mit SO pop in 66% eine Gehstrecke ohne Hilfsmittel bis 2 km, mit Proth in 40% (p<0,05).

P, die sich präop selbst versorgten, konnten dies pop nach SO zu 100%, nach Proth in 76% (p<0,05).

Schlussfolgerung

p>60 J mit SHF haben Vorteile durch eine rasche Operation <24 h. Verletzte nach SO profitieren mehr als nach Proth. 70% aller überlebenden P. kehrten ins häusliche Umfeld zurück. P mit SO sind mobiler, kommen häufiger wieder alleine zurecht, benutzen weniger Hilfsmittel beim Gehen und haben eine längere Gehstrecke. Die LQ nach SO scheint insgesamt besser zu sein.

227 Femoral neck fracture after removal of the gamma nail: a cadaveric study to determine factors influencing the properties of the femur

C. **Kukla** (**Friesach**), W. Pichl, W. Jacyniak, G. Heinze, T. Heinz

Purpose

We analyzed 1,334 patients who were implanted Gamma Nails®. Reoperation to remove the nails was performed in 37 patients, in 9 of them because of pain. 3 out of 9 with removed SGN suffered femoral neck fractures in the postoperative course without trauma. These findings in combination with other known shortcomings of SGNs prompted us to conduct an experimental study.

Material and Methods

We used 18 pairs of human cadaveric femurs aged 60–92 years. PA and lateral radiographs were obtained and direct measurements performed to rule out differences in bone architecture. Bone mineral density (g/cm^2) measured by dual energy X-ray absorptiometry was performed. One femur of each matched pair was then randomly allocated to (i) SGN implantation and removal; (ii) DHS implantation and removal; or (iii) complete excavation of the femoral neck. Each group included 6 specimens, the contralateral femurs were used as controls. CT scans were performed to calculate the ratio of the total bone volume to the volume of the artificial cavity. Following a fracture protocol, all femurs were fixed and subjected to incremental cycles of a sinusoidally varying load vertically acting on the femoral head. The effect of implantation and removal was tested using analysis of variance. A p-value of <0.05 was considered to be statistically significant.

Results

There were no statistically significant differences between the randomized femur specimens. There were no statistically significant differences in terms of BMD and osteoporosis. The mean BMD was 0.7±0.1 g/cm^2. The mean T-score$_{neck}$ was -2.9±1.1. The bone-to-cavity ratio averaged 8:1±3.1. The mean load exerted at the time of fracture was 4050±1439 N in treated as compared to 5741±1563 N untreated bones. Broken down by study groups, the mean fracture load was 3789±851 N in the SGN group, 4406±1025 N in the DHS group, and 3956±2240 N in the excavation group. Our findings confirm with statistically significance that all experimentally treated bones consistently involved smaller failure forces than their untreated counterparts. The mean difference in failure force was 1189 N (-21.1%) in the DHS group (p=0.0002), 2257 N (-40.9%) in the SGN group (p<0.0001) and 2616 N (-41.2%) in the excavation group (p<0.0001). The standard error of the mean differences was ±248.1. The effect of treatment was significantly smaller in the DHS than in the SGN (p=0.001) and excavation (p=0.0082) groups. In absolute terms, the mean difference values were -1427 N for DHS vs. SGN, 359 N for SGN vs. excavation and -1067 N for DHS vs. excavation.

Conclusion

Overall, the bony structures treated were around 34% weaker. Experimentally treated femurs consistently involved lower failure loads than untreated counterparts. Implants used to stabilize fractures of the proximal femur should not be removed unless for good reasons, and attention should be paid to the implant design, notably to the diameter of the femoral neck screw.

228 Funktionelles Outcome nach Hüftkopffrakturen

H. Rieger (Münster), D. Wetterkamp, F. Schiedel, U. Joosten

Zielsetzung

Retrospektive Studie zur Evaluation der Spätergebnisse von Hüftkopffrakturen.

Problembeschreibung – Material, Methoden, Ergebnisse

Die Hüftkopffraktur ist als „proximalste“ Form der Femurfraktur eine sehr seltene Verletzung, über deren Prognose relativ wenig bekannt ist. Von 1974 bis 1997 wurden 18 Patienten, 17 davon männlich, mit einem Durchschnittsalter von 25,6 Jahren (15,5–55,9) behandelt. Nach der Klassifikation von Pipkin (1957) handelte es sich um 4 Typ I-Frakturen, 3 Typ II-Frakturen, keine Typ III-Fraktur und 11 Typ IV-Frakturen. Die

Reposition der luxierten Hüfte erfolgte durchschnittlich nach 2 h 16 min. 16 Patienten wurden operativ versorgt, wobei 13 mal ein dorsaler Zugang zum Hüftgelenk gewählt wurde.
Alle Patienten wurden nach durchschnittlich 12,6 Jahren nachuntersucht (59 bis 247 Monate). Neben einer Befragung erfolgte eine klinische und radiologische Untersuchung. Die Beurteilung der Spätergebnisse erfolgte nach den folgenden Scores (Tabelle 1).

Tabelle 1

Thompson und Epstein	sehr gut 1, gut 10, mäßig 4, schlecht 3
Merle d'Aubigne	sehr gut 9, gut 5, mäßig 0, schlecht 4
Harris	Pipkin I 81 Punkte, Pipkin II 97 Punkte, Pipkin IV 73 Punkte (im Mittel)
Brooker	Grad I 5, Grad II 1, Grad IV 2

Die Spätergebnisse zeigen, dass folgende Maßnahmen wesentlich bei Hüftkopffrakturen sind

1. Notfallmäßige Hüftkopfreposition und
2. Hüftkopferhaltender Eingriff mit Wiederherstellung der Kongruenz und der Stabilität des Gelenkes.

Schlussfolgerungen

In dieser Untersuchung war die Lebensqualität der meisten Patienten nicht beeinträchtigt, als besonders problematisch erwiesen sich die Pipkin IV-Frakturen mit drei von vier schlechten Resultaten.

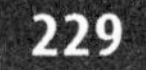

229 Der Wechsel von Osteosynthesen zur Prothese bei hüftnahen Frakturen. Ein einfaches Verfahren?

A. Lenich (Augsburg), T. Deml, E. Mayr, A. Rüter

Zielsetzung

Trotz weitgehend standardisierter Indikationsstellung und Implantatwahl bei Frakturen des proximalen Femurendes ergeben sich insbesondere bei osteoporotischen Knochen immer wieder komplizierte Verläufe. In deren Rahmen sind dann häufig auch Verfahrenswechsel von der Osteosynthese zur Prothetik notwendig. Die Ergebnisse und Probleme dieser Verfahrenswechsel sollen in der folgenden Studie dargestellt werden.

Material und Methoden

Von Januar 1995 bis Dezember 2000 wurden in unserer Klinik 1437 Patienten mit hüftnahen Frakturen operiert. Die Primärversorgung erfolgte 89 mal mittels Schraubenosteosynthese, 319 mal mit der DHS, 381 mal mit dem PFN. 483 mal wurde ein Duokopf, 165 mal eine TEP der Hüfte als erst Versorgung implantiert.
In 40 Fällen wurde ein Verfahrenswechsel durchgeführt. Alle Frakturen dieser Gruppe waren primär mit DHS oder PFN osteosynthetisiert worden.
Das Durchschnittsalter der reoperierten Patienten lag zum Zeitpunkt der Primärversorgung bei 76,2 Jahren, die Geschlechtsverteilung lag bei 4:1 männlich zu weiblich.

Ergebnisse

In unserer Patientengruppe wurde bei 1437 Patienten 40 mal ein Verfahrenswechsel durchgeführt.
Elf mal zwang eine Hüftkopfnekrose nach Osteosynthese zum Zweiteingriff. Bei 16 Patienten verursachte implantatspezifische Komplikationen die Verfahrenswechsel. Infekte und Hämatome führten in 6 Fällen zu Reoperationen. Sieben Frakturdislokationen nach primären Osteosynthesen erforderten den Umstieg auf ein prothetisches Verfahren.
Patienten nach Verfahrenswechsel zeigten im Vergleich mit Patienten nach primär prothetisch versorgten Frakturen eine erhöhte Komplikationsrate. Dies wurde verursacht durch die erschwerten Operationsbedingungen und die dadurch verlängerten Operationszeiten von durchschnittlich 77 min bei Implantation von Duoköpfen und 101 min bei totalen Endoprothesen der Hüfte. Zusätzlich hatten die bei Verfahrenswechsel beobachteten höheren Blutverluste von durchschnittlich 640 ml und die bei 18 Patienten benötigten Fremdblutspenden mit Erythrozytenkonzentraten (im Durchschnitt >4 EK's) zur gesteigerten Komplikationsrate beigetragen. Nach Sekundäreingriff verstarben drei Patienten während des stationären Aufenthalts.

Schlussfolgerung

Die Primärversorgung mit einem Osteosynthese Verfahren führte in dieser Patienten Gruppe zu vermehrten Komplikationen. Ein Verfahrenswechsel, eine Operation die nur durch einen erfahrenen Operateur durchgeführt werden kann, entwickelte sich zu einer schwierigeren Operation als die primär prothetische Versorgung. Darum gilt es die Indikationsstellungen für primär prothetische Versorgung von hüftnahen Frakturen neu zu diskutieren.

230 Indikationen zum proth. Hüftgelenksersatz bei Frakturen des coxalen Femurendes

R. Ketterl (Traunstein), M. Seif El Nasr, W. Wittwer

Zielsetzung

Prox. Femurfrakt. betreffen vorwiegend ältere Pat. Eine op. Versorgung von Frakt. im Bereich des coxalen Femurendes muß daher eine sofortige Wiederher. der Vollbelastungsstab. und die Minimierung des op. Traumas beinhalten. Die proth. Versorgung durch Hemi- oder TEP ist bei med. SHF unumstritten. Der Einsatz einer proth. Versorgung ist bei hoch instabilen per- und subtrochant. Femurfrakt. und bei Frakturtypen mit begleitendem Hüftleiden ebenfalls zu diskutieren.

Material und Methoden

Im Zeitraum 1990–2000 wurden an unserer Klinik 732 Pat. mit einer Hemi- oder TEP des Hüftgelenkes versorgt. Es handelte sich dabei um 525 Frauen und 207 Männer mit einem Durchschnittsalter von 79,4 (44–100) Jahren. Im gleichen Zeitraum erfolgte eine kopferhaltende Osteosynth. bei Frakt. des cox. Femurendes bei 1849 Pat.
In 657 Fällen erfolgte der proth. Ersatz bei med. SHF. In 56 Fällen erfolgte der proth. Ersatz bei pertrochant. Femurfrakt., in 19 Fällen bei subtrochantärer Femurfrakt. Zur Anwendung kam in nahezu 74% der Fälle (542 Pat.) eine Hemiarthroplastik. In den übrigen Fällen wurde eine TEP eingesetzt. Im Femurschaft wurde in 665 Fällen ein Müller-Geradschaft zementiert. In 52 Fällen erfolgte ein zementfreies Vorgehen mit einem Heliosschaft und bei 15 Pat. wurde ein Wagnerschaft eingebracht.

Ergebnisse

Trotz des hohen Alters der betroffenen Pat. mit verschiedenen Begleiterkr. verloren wir nur 19 Pat. (3,1%) während des Klinikaufenthaltes. An postop. Komplikationen zeigte sich ein tiefer Infekt bei 12 Pat. (1,6%), ein Hämatom bei 15 Pat. (2,0%) und eine Nekrose des prox. Anteiles des Vastus lateralis in einem Fall. Luxationen waren bei den mit Duokopf versorgten Pat. nicht zu beobachten, während bei 4 Pat. mit TEP eine Lux. auftrat.
Bei 43 Pat. (5,9%) zeigte sich postop. eine Beinlängendiff. von mehr als 1 cm. Mit Ausnahme von 20 Erkrankten (2,7%) konnten alle Pat. wieder mobilisiert werden, wobei mehr als die Hälfte wieder ihre Aktivität vom Zeitraum vor dem Unfall erlangten.
Abschließende Unters. bei 204 Pat. nach einem Zeitraum von 6–48 Monaten, ergaben für die Pat. eine unverminderte Gehfähigkeit, keinen Hinweis für eine Lockerung und eine ungestörte Funktion des Duokopfes. Die Hüftfunktion nach Merle/d'Aubignè ergab bei 82% gute und sehr gute Resultate. 13% waren als mäßig und 5% als schlecht einzustufen.

Schlussfolgerung

Bei alten Pat. mit intrakapsulären prox. Frakt. stellt der proth. Gelenkersatz eine suffiziente und komplikationsarme Methode dar, mit der die Gehfähigkeit schnell und dauerhaft erhalten werden kann. Für den jungen Pat. ist die kopferhaltende Osteosynth. das Mittel der Wahl. Bei hochinstabilen per-/subtrochant. Frakt. mit begleitender Osteop. oder bei vorbestehendem Hüftleiden ist ebenfalls der proth. Ersatz anzustreben. Per- oder subtrochantäre Frakt. werden in allen Altersgruppen vorwiegend einer Osteosynth. zugeführt.

231 Ergebnisse der Hüft-TEP-Plastik bei posttraumatischen Zuständen nach osteosynthetisch stabilisierten hüftgelenksnahen Frakturen

D. Gottwald (Eisenberg), J. Babisch, R.-A. Vernbrocks

Zielsetzung

Verlaufsanalyse und Ergebnisdarstellung der sekundären Hüft-TEP-Plastik bei posttraumatischen Zuständen nach osteosynthetisch behandelten hüftgelenksnahen Frakturen.

Kurzfassung

Verlaufsanalyse und Ergebnisdarstellung der sekundären Hüft-TEP-Plastik bei posttraumatischen Zuständen nach osteosynthetisch behandelten hüftgelenksnahen Frakturen.

Material und Methoden

Retrospektive Erfassung von 102 Patienten, bei denen zwischen 1980 und 1999 sekundär eine Hüft-TEP implantiert wurde. Die Geschlechtsverteilung zeigte 58,8% weibliche und 41,2% männliche Patienten. Das Durchschnittsalter lag zum Implantationszeitpunkt bei 60,5 Jahren. Bezüglich der primären Frakturereignisse lagen in 73,5% proximale Femurfrakturen, in 22,5% Acetabulumfrakturen und in 3,9% andere Frakturformen bzw. -kombinationen vor. Die Indikation zur Hüft-TEP-Implantation wurde vorwiegend wegen Entwicklung posttraumatischer Coxarthrosen (28,4%), Hüftkopfnekrosen (33,3%) und Pseudarthrosen (13,7%) gestellt. Die Nachuntersuchung erfolgte durchschnittlich 80,6 Monate nach Hüft-TEP-Implantation. Die funktionellen Ergebnisse wurden nach Merle d'Aubigné und Postel, die Überlebensanalyse der Implantate nach Kaplan und Meier ausgewertet.

Ergebnisse

Intraoperative Komplikationen traten bei 44,1% der Patienten auf, lokale Frühkomplikationen (Wundheilungsstörungen, Luxationen, neurologische Komplikationen) bei 23%. Die Rate tiefer Infektionen belief sich auf 10%. Die perioperative Mortalität lag bei 2%. Zur Nachuntersuchung waren noch 74% der Patienten Träger des Primärimplantates (20% Wechselimplantatträger; 6% Resektionsarthroplastik). Die Funktionelle Bewertung erbrachte für 64,8% der Primärimplantatträger sehr gute und gute, für 25,7% mäßige und für 9,5% schlechte Ergebnisse. Aus der Überlebensanalyse verrechnete sich eine Überlebenswahrscheinlichkeit nach 8 Jahren von 77%.

Schlussfolgerungen

Das Verfahren wird als effiziente Methode bei diesem Indikationsbereich eingestuft. Die Hauptproblematik besteht in der höheren Inzidenz intraoperativer Komplikationen, tiefer Infektionen und vorzeitiger aseptischer Endoprothesenlockerungen.

232 Mittelfristige Ergebnisse nach Implantation einer Duokopfprothese bei dislozierten medialen Schenkelhalsfrakturen

Th. Ragg (Braunschweig), A. Abrahamik, A. Gruner, H. Reilmann

Zielsetzung

Der endoprothetische Gelenkersatz der dislozierten medialen Schenkelhalsfraktur wird in zunehmendem Maße als Therapie der Wahl bei geriatrischen Patienten angesehen. Es soll überprüft werden, ob die Duokopfprothese die Forderung nach einfacher Operationstechnik, kurzer Operationszeit, geringerem Blutverlust, sofortiger Vollbelastung und damit Senkung der postoperativen Komplikationsrate erfüllt.

Material und Methoden

In der Zeit vom 01.01.1999 bis 31.12.1999 wurden in unserer Klinik 119 Patienten mit einer medialen Schenkelhalsfraktur durch eine Duokopfprothese primär versorgt. Es handelte sich in 66,38% um eine Garden IV- und in 33,62% um eine Garden III-Verletzung. Alle Patienten wurden in Rückenlage über einen transglutealen Zugang mit Einzementierung des Schaftes operiert. 89 Patienten (74,79%) konnten durchschnittlich 47 Wochen post OP (±2,1 Wochen) klinisch ohne Röntgenkontrolle nachuntersucht und nach dem Harris-Hip Score ausgewertet werden. Das durchschnittliche Alter der Patienten lag bei 82,3 Jahren (± 6,6 Jahre). Das Verhältnis männlich/weiblich betrug 1:6.

Ergebnisse

Die operative Versorgung erfolgte durchschnittlich 45,48 Stunden (±27,17 Stunden) nach der stationären Aufnahme. Intraoperativ kam es zu insgesamt 3 (2,5%) Komplikationen: eine Oberschenkelschaftfissur, eine Absprengung des Trochanter major und eine knöcherne Ausprengung am Oberschenkelschaft dorsomedial, jeweils stabilisiert durch Drahtcerclage. Die mittlere OP-Zeit betrug 67±23,43 Minuten. 51 Patienten (42,85%) kamen während des stationären Aufenthaltes ohne Erythrozytenkonzentrate aus, der durchschnittliche Blutkonservenbedarf betrug 1,32 pro Patient. Entsprechend dem hohen Alter der Patienten war die Gesamtmorbidität beträchtlich: kardiovaskuläre Erkrankungen 85,71%, Diabetes mellitus 28,57%, renale Erkrankungen 6,72%, M. Parkinson 9,24%, stattgehabter Apoplex 15,96%, Neoplasien 6,72%.
Frühpostoperativ kam es bei einem Patienten (0,84%) zu einer Luxation der Duokopfprothese, die sekundär mit einer Totalendoprothese versorgt wurde. Wundinfekte traten nicht auf. Der durchschnittliche Klinikaufenthalt betrug 17 Tage (± 5,5 Tage). Die Gesamtmortalität im vorliegenden Nachuntersuchungszeitraum betrug 18,48%, wobei 8 Patienten (6,72%) während des stationären Aufenthaltes und 14 Patienten (11,76%) innerhalb eines Jahres nach der OP verstarben. Bei der Nachuntersuchung betrug der Harris Hip Score durchschnittlich 53,53 Punkte±25,63 (max. 99,88 Punkte), in der Kategorie Schmerz wurden durchschnitllich 26,49 Punkte±15,71 (max 44 Punkte), in der Kategorie Funktion 18,6 Punkte±12,46 Punkte (max. 47 Punkte), Gelenkbeweglichkeit 4,51 Punkte±0,8 Punkte (max. 5 Punkte) sowie Fehlen von Deformitäten 3,94 Punkte±0,29 Punkte (max. 4 Punkte) erreicht. In 72,83% der Fälle zeigte sich eine ausgeglichene Beinlänge, bei 22,69% der Patienten wurde eine Beinlängendifferenz von 1 cm und bei 4,49% von ≥2 cm beobachtet.

Schlussfolgerung

Die Duokopfprothese als Therapieoption der medialen Schenkelhalsfraktur stellt unter Berücksichtigung des alten Patientenkollektives mit entsprechend hoher Rate an Begleiterkrankungen eine schonende Operationsmethode dar, die durch vereinfachte Operationstechnik, kürzere Operationszeit, geringem Blutverlust, vergleichsweise niedriger peri- und postoperativer Komplikationsrate sowie guter Hüftgelenksfunktion gekennzeichnet ist.

233 Zementfreie Femurkopfprothese bei Schenkelhalsfrakturen. Evaluierung klinischer Ergebnisse und Migrationsmessung mit EBRA-FCA

T. Klestil (Innsbruck), A. Krüger, R. Biedermann, P. Gföller, R. Sailer, C. Rangger, M. Krismer, M. Blauth

Zielsetzung

Beim älteren Patienten stellt die primäre Versorgung einer Schenkelhalsfraktur mittels Femurkopfprothese eine gängige Behandlungsalternative dar. Als Argumente für die Anwendung zementfreier Implantate werden eine verkürzte Operationsdauer und das Vermeiden intraoperativer thromboembolischer Komplikationen beim Zementiervorgang angegeben. Ziel dieser Studie war es, die Überlebensrate eines zementfreien Modells anhand klinischer und radiologischer Verfahren zu bestimmen.

Material

Im Zeitraum zwischen 1996 und 1999 wurden insgesamt 327 Patienten mit einer frischen Schenkelhalsfraktur behandelt. In einer longitudinalen Studie wurde bei insgesamt 46 Patienten ein zementfreies Implantat (SL-Plus® Schaft/Frakturkopf Plus Endoprothetik®) verwendet.

Methoden

Die klinische Nachuntersuchung beruhte auf „A standard system of terminology for reporting results". Ergänzend wurde die Migration mit der EBRA-FCA Methode (Ein Bild Röntgen Analyse – Femoral Component Analysis) gemessen. Die statistische Auswertung erfolgte nach SAS Software (SAS Institute, NC, USA).

Ergebnisse

8 Patienten verstarben innerhalb des Nachuntersuchungszeitraumes. 15 Patienten konnten aufgrund ihres schlechten Allgemeinzustandes lediglich bis zu zwei Nachuntersuchungstermine wahrnehmen. Die EBRA-FCA Methode erfordert jedoch für die Migrationsmessung mindestens vier vergleichbare Röntgenaufnahmen zu unterschiedlichen Zeitpunkten. Somit konnten lediglich bei 23 Patienten lückenlos alle relevanten Nachuntersuchungskriterien erfüllt werden. Innerhalb dieses Kollektivs zeigten mehr als 30% eine vergleichsweise hohe Migration von mehr als 2mm. Patienten mit hoher Migration ($n=7$) unterschieden sich von jenen mit niedriger Migration ($n=16$) durch einen hohen Aktivitätsgrad (Spearman Korrelationskoeffizient, $r=0.5$, $p=0{,}011$, $n=22$), eine längere Gehstrecke ($r=0{,}67$, $p=<0{,}001$, $n=22$), eine längere Gehzeit ($r=0{,}48$, $p=0{,}02$, $n=22$), sowie einen höheren Arbeitsgrad ($r=0{,}72$, $p=0{,}001$,

n = 17). Ferner zeigten Patienten mit hoher Migration signifikant häufiger ein positives Trendelenburgzeichen (Fisher's Exact test, $p = 0{,}049$). Diese Gruppe verbrauchte vermehrt Schmerzmittel und wies ein geringeres Mass an Hüft-Flexion auf. Thromboembolische Komplikationen traten nicht auf.

Schlussfolgerung

Das hohe Migrationsausmass bei mehr als 30% aller Patienten erfordert kritisches Überdenken bei der Verwendung zementfreier Femurkopfprothesen. Entsprechend der Literatur ist bei diesem Migrationsausmass mit einer deutlich höheren Rate an aseptischen Lockerungen zu rechnen. Zwar konnten bei Patienten mit niedrigem Aktivitätsgrad gute klinische und radiologische Ergebnisse festgestellt werden; bei Patienten mit als „hoch" zu erwartendem Aktivitätsgrad und hoher Lebenserwartung können wir aufgrund unserer Ergebnisse und dem Vergleich zur Literatur die Implantation des verwendeten Schaftes in Kombination mit einem Frakturkopf jedoch nicht empfehlen.

Freitag, 16. November 2001
14:00 – 15:45 Uhr (Saal 14.2)

A4.2 Proximale Femurfrakturen

234 Dorsale oder ventrale Platten-Osteosynthese bei der distalen Radiusfraktur?

K. M. Stürmer (Göttingen)

Einführungsreferat

235 Stellenwert der Arthroskopie in der Versorgung carpaler Bandverletzungen

B. Bickert (Ludwigshafen)

Einführungsreferat

236 Palmare Plattenosteosynthese versus Fixateur externe bei dorsal dislozierten distalen Radiusfrakturen des Typs A3

T. Westphal (Magdeburg), S. Piatek, S. Schubert, T. Schuschke, S. Winckler

Zielsetzung

Untersuchung der Behandlungsergebnisse von Fixateur externe und palmarer Plattenosteosynthese bei distalen Radiusfrakturen des Frakturtyps A3 mit dorsaler Dislokation.

Material und Methoden

Retrospektive Analyse von 141 im Zeitraum von 7/1995 bis 12/1998 wegen einer distalen Radiusfraktur operierten Patienten. Patientenzuordnung zu den Gruppen Fixateur externe (Gruppe 1) und palmare Plattenosteosynthese (Gruppe 2). Einschlußkriterien:

Frakturtyp A3, Dislokation nach dorsal, Nachuntersuchungszeit mindestens 1 Jahr. Gruppenvergleich bezüglich absoluten Bewegungsausmaßen (Extension/Flexion, Radialduktion/Ulnarduktion, Pronation/Supination), Griffstärke, radiologischen Längen- und Gelenkwinkelmaßen der operierten Seite, Differenzen aller Werte zur gesunden Seite, Punktwerten der Scores nach Gartland/Werley, Castaing sowie des DASH-Scores mit dem U-Test nach Mann-Whitney (Signifikanzniveau 0,05). Gruppenvergleich der Scorebewertungen mit dem Chi-Quadrat-Test (Signifikanzniveau 0,05).

Ergebnisse

Zuordnung von 26 Patienten zur Gruppe 1 und 21 Patienten zur Gruppe 2. 88,7% bzw. 74,4% gute und sehr gute Ergebnisse (Gartland/Werley bzw. Castaing). Weniger als 20 Punkte im DASH bei 84,6% aller Patienten. Tendentiell etwas bessere Ergebnisse bei der palmaren Plattenosteosynthese, jedoch kein signifikanter Unterschied beim Gruppenvergleich für alle Zielkriterien mit Ausnahme der Behandlungsdauer. Mittlere Behandlungsdauer palmare Plattenosteosynthese 8,25 Wochen, Fixateur externe 11,3 Wochen (p = 0,007).

Schlussfolgerung

Für A3-Frakturen des distalen Radius mit dorsaler Dislokation können die untersuchten Verfahren bezüglich der Behandlungsergebnisse als gleichwertig angesehen werden. Die palmare Plattenosteosynthese erlaubt jedoch einen schnelleren Behandlungsabschluß, und kann daher besonders für Patienten mit hohem Zeitdruck empfohlen werden.

237 Volare Plattenosteosynthese bei distaler instabiler Radiusextensionsfraktur

C. Dumont (Göttingen), M. Fuchs, K. Dresing, K. M. Stürmer

Zielsetzung

Instabile distale Radiusextensionsfrakturen weisen bei intakter volarer Kortikalis eine dorsale Trümmerzone auf. Die volare T-Plattenosteosynthese nutzt die volare Abstützung. Sie erlaubt indirektes Reponieren im radio-carpal und radio-ulnar Gelenk. Insgesamt besteht Erfahrung mit der volaren Plattenosteosynthese bei über 320 Patienten. Die Ergebnisse von Patienten >60 Jahre (J) werden denen <60 Jahre gegenübergestellt.

Material und Methoden

Prospektive Studie von 1994 bis 1998, konsekutiv 200 Patienten mit geschlossenen Colles Frakturen, volare T-Plattenosteosynthese isoliert (71%) oder in Materialkombination (29%). Nachuntersucht: 166 Patienten (w:m/112:54), Durchschnittsalter 59 Jahre. Intervall > 18 Monate (Mittelwert 24,1 Monate). Scores nach Lidström und Gartland/Werley. AO-Klassifikation (n): A2 (10), A3 (24), B1 (18), B2 (40), C1 (24), C2 (31), C3 (19).
Volarer Zugang, ulnar oder radial des N. medianus. Karpaltunnelspaltung obligat bei intraartikulären Frakturen. Keine Gelenkeröffnung, indirekte Reposition, beginnend mit dem ulnaren Schlüsselfragment, fugenloses Aufeinanderstellen der intakten volaren Kortikalis. T-Platte solitär 71%, Materialkombinationen mit K-Drähten oder freien Schrauben in 29%. KG ab Tag 1. pOP aus der volaren Gipsschale heraus.

Ergebnisse

Komplikationen. Intraop.: Keine. Infekte: Keine. Materiallockerung (3). Sekundäre Ruptur der Flexor pollicis longus Sehne (2). Algodystrophie (8). Umschriebene sensible Nervenirritationen (18), davon 11 beim Operationszugang radial des N. medianus. Sensibilitätsstörungen konnten durch Neurolyse und erneute Dekompression des Karpaltunnels im Rahmen einer ME beseitigt werden (Tabelle 1).

Tabelle 1

	Gartland und Werley		Lidström Radiologie		Lidström Funktion	
	<60 J	>60 J	<60 J	>60 J	<60 J	>60 J
Sehr gut	61%	75%	50%	41%	21%	26%
Gut	32%	20%	34%	50%	58%	58%
Befriedigend	4%	5%	16%	9%	17%	13%
Schlecht	3%	0	0	0	4%	3%

Schlussfolgerung

Die Ergebnisse rechtfertigen die Indikationserweiterung der volaren Plattenosteosynthese bei distalen Radiusextensionsfrakturen unabhängig vom Patientenalter. Zusammenfassend überwiegen die Vorteile der volaren T-Platte, der anatomischen Reposition, sicheren Retention und der frühfunktionellen Behandlung. Die exakte Stellung des ulnaren Schlüsselfragmentes verhindert Beschwerden bei der Umwendbewegung. Mit dem modifizierten volaren Zugang ulnar der gesamten Beugesehnen sind Irritationen des N. medianus vermeidbar (bisher bei 50 Patienten, keine Medianusirritation). Die Entfernung der T-Platte sollte nur bei erforderlicher Tenolyse oder Neurolyse erfolgen.

238 Technik und Ergebnisse der volaren T-Plattenosteosynthese bei der C-Fraktur am distalen Radius des alten Menschen

M. Diemer (Bremen), U. Westermann, F. Neudeck

Zielsetzung

Die Extensionsfraktur des distalen Radius ist beim alten Menschen eine häufige Verletzung, insbesondere finden sich oft C-Verletzungen nach der AO-Klassifikation. Untersucht werden soll, ob mit einer volaren T-Platte eine adäquate Retention der reponierten Fraktur erzielt werden kann und wie das Outcome der Patienten ist.

Material und Methoden

Vom 1.10.1998 bis zum 31.12.2000 wurden 57 konsekutive Patienten >65 J. (59 w/8 m) mit einer C-Fraktur des distalen Radius mittels volarer T-Platte operiert. 4 Pat. wurden primär mit der Platte versorgt, 3 primär mit einem gelenkübergreifenden Fixateur externe, 50 zunächst in Bruchspaltanästhesie reponiert, im Gips ruhiggestellt und sekundär zwischen dem 5 bis 14 Tag intern mit einer volaren T-Platte versorgt. Op-Indikation für die frühsekundäre Platte war eine primär unzureichende Reposition, eine primär ungenügende Retentionsmöglichkeit und der sekundäre Repositionsverlust.
Der Zugang erfolgte entweder über den volaren Hautschnitt ulnarseits vom N. medianus mit Carpaltunnelspaltung oder über einen radialen Hautschnitt. Die Fraktur wurde stets an der T-Platte reponiert, dabei wurde immer zuerst das ulnare Kantenfragment exakt reponiert und mit einer Spongiosaschraube fixiert. Anschließend stellten wir durch Zug nach volar-ulnar die Gelenkfläche wieder her - ggf. unter Zuhilfenahme von Repositionsinstrumenten - und fixierten sie mit weiteren Spongiosaschrauben. Eine dorsale Defektauffüllung wurde nicht durchgeführt. Es folgte eine Gipsruhigstellung für 3 Tage mit anschließender physiotherapeutischer Mobilisierung aus der Schiene heraus. Je nach Frakturtyp und Knochenstruktur konnte ab dem 14. Tag das Handgelenk gipsfrei nachbehandelt werden.

Ergebnisse

Von den 57 Patienten konnten 53 nachbeobachtet werden. Die Nachuntersuchung erfolgte unter Berücksichtigung der klinischen Untersuchungen nach dem Solgaard-Score und der subjektiven Zufriedenheit nach dem DASH-Score sowie durch Auswertung der Röntgenbilder. 34 Pat. hatten nach dem Solgaard-Score ein hervorragendes, 14 ein gutes, 4 ein mäßiges und 1 ein schlechtes Ergebnis. Nach dem DASH-Score war die subjektive Zufriedenheit mit <25 ebenfalls sehr positiv.
Gelang es intraoperativ nicht, das ulnare Kantenfragment exakt zu stellen, zeigten sich sekundär insbesondere für die Umwendbewegungen höhergradige Bewegungseinschränkungen. Revisionsbedürftige Hämatome oder Infekte traten nicht auf, 8 Patienten klagten vorübergehend über ein Kribbelgefühl im Versorgungsgebiet des N. medianus. Wir sahen 3 Schraubenlockerungen ohne Interventionsbedarf.

Schlussfolgerung

Die volare T-Plattenosteosynthese der distalen Radiusfraktur Typ C ermöglicht gerade im hohen Alter eine Übungsstabilität mit überwiegend sehr guten und guten Ergebnissen, einer hohen subjektiven Patientenzufriedenheit und geringen Komplikationsrate.

239 Die Versorgung der instabilen distalen Radiusfraktur mit der winkelstabilen Radius-T-Platte. Ergebnisse einer prospektiven Studie

U. Groenewold (Braunschweig), M. Sakhaii, H. Reilmann

Zielsetzung

Validitätsüberprüfung eines winkelstabilen Implantates (Winkelstabile Radius-Titanplatte, Fa. Synthes) für den distalen Radius bei instabilen Frakturen.
Im Rahmen einer prospektiven Studie wurde bei 99 Patienten (22 männlich, 77 weiblich, Durchschnittsalter 63 Jahre) mit instabilen Radiusfrakturen eine volare Plattenosteosynthese mit der winkelstabilen Radius-T-Platte durchgeführt.

Material und Methoden

Studienbeginn war 1.2.99 und Ende 31.3.00. Eingeschlossen wurde alle Patienten mit instabilen distalen Radiusfrakturen (A3 10 (10,1%), B3 6 (6,06%), C1–3 84 (84,84%)) nach AO-Klassifikation. Ausgeschlossen wurden Patienten mit offenen Frakturen, Inoperabilität oder Ablehnung des vorgeschlagenen Verfahrens.
Nach offener Reposition über volaren Zugang wurde das periphere Radiusfragment durch mit der Platte verschraubten Stiften geeigneter Länge winkelstabil erfasst und durch Schrauben fixiert, die Platte mit selbstschneidenden Schrauben am proximalen Radiusschaft fixiert.
Zur Ergebnisbeurteilung wurden sowohl das klinisch radiologische Ergebnis als auch Bewertungsscores nach Sarmiento, Cooney und Lidström zugezogen.

Ergebnis

Der Nachuntersuchungszeitraum betrug im Durchschnitt 10 Monate (3–17 Monate). Von den 122 Patienten konnten 99 Patienten (81,1%) nachuntersucht werden. Im Gesamtergebnis konnten nach Sarmiento 15% sehr gute, 56% gute, 29% befriedigende und nicht befriedigende Ergebnisse erzielt werden. Der Repositionsverlust betrug durchschnittlich über alle Frakturen 0,5 mm Radiuslänge, relativer Ulnavorschub 0,8 mm und palmarer Neigungswinkel 2,9°.

An Komplikationen traten 1 Infekt (1,01%), 3 Pseudoarthrosen (3,03%), 2 Carpaltunnelsyndrome (2,02%), 2 Strecksehnenrisse (2,02%) und 2 Reflexdystrophien (2,02%) auf. In 16 Fällen (16,16%) wurden Teillockerungen der peripheren Schrauben beobachtet, die jedoch keine Frakturheilungsstörung zur Folge hatten.

Schlussfolgerung

Die winkelstabile Radius-Titan-Platte ist ein geeignetes Implantat zur Versorgung instabiler Radiusfrakturen, da es für die Retention dieser Frakturen besonders geeignet ist und damit eine gute Ergänzung alternativer Behandlungsverfahren darstellt. Im Studienvergleich der Literaturanalyse werden bei den Bewegungsumfängen Flexion/Extension, Ulnar-/Radialabduktion und Pronation/Supination mit diesem verwendeten Implantat bessere Ergebnisse erreicht.

240 Die winkelstabile Plattenosteosynthese bei extra- und intraartikulären Frakturen am distalen Radius

C. Dorow (Kahla), H. Dorow, H. Nestmann, S. Rausch, E. Markgraf

Zielsetzung

Verbesserung der Früh- und Spätergebnisse in der Behandlung der distalen Radiusfraktur.

Material

Innerhalb eines Zeitraumes von 4 Jahren wurden in einer prospektiven Studie 403 Patienten mit Radiusfrakturen operativ behandelt. Darunter waren 75 Patienten mit einer winkelstabilen Fixation. Die Indikation für die volare Fixation ergab sich entsprechend der AO-Klassifikation für die Typen 22 A3 und B3 (42 Patienten). Die dorsale Fixation wurde entsprechend für die Frakturen C2 und C3 angewandt (33 Patienten).

Methoden

Alle Frakturen wurden prospektiv erfasst und postoperativ nach einem einheitlichen Behandlungsschema behandelt. Die abschließende Untersuchung wurde 5–6 Monate nach Behandlungsabschluß durchgeführt. Hinsichtlich der Ergebnisvalidierung erfolgte ein Vergleich der winkelstabilen Osteosyntheseverfahren mit zwei Scoresystemen (DASH, Cooney, Castaing). Die Validierung der Ergebnisse erfolgte im Vergleich der Verfahren Fixateur externe für die A-Frakturen und Fixateur externe mit oder ohne zusätzliche K-Drahtfixation bei den C-Frakturen entsprechend der AO-Klassifikation vor Einführung der winkelstabilen Operationsmethoden. Der DASH wurde gegenüber den bekannten Scoresystemen (Cooney, Castaing) validiert.

Ergebnisse

Die mediane Analyse zeigte Vorteile der winkelstabilen Verfahren gegenüber dem bei den entsprechenden Frakturtypen sonst angewandten Fixateur externe. Die Auswertung von allen DASH- Fragebögen zeigte eine ausreichende Validität des subjektiven Scores hinsichtlich der Funktionsergebnisse bei Einzelverletzungen am Radius. Die subjektive Bewertung korrelierte mit den erhobenen Meßwerten. Eine Vergleichbarkeit zu gängigen anderen Scoresystemen scheint nicht immer möglich. Eine Korrelation konnte mit dem Score nach Castaing gefunden werden.

Schlussfolgerung

Für die dorsale Plattenosteosynthese bei den C-Frakturen sprechen günstigere Ergebnisse im funktionellen Outcome bei deutlich höherem operativem, materiellem und operationstechnischem Aufwand. Eine Rekonstruktion der Gelenkfläche ist zumindest partiell möglich. Eine Alteration des Strecksehnengleitlagers kann nur teilweise operationstechnisch behoben werden. Eine Materialentfernung erscheint bei der dorsalen Osteosynthese günstig.

241 Die diffenrenzierte Fraktur der distalen Radiusfraktur. Eine Bilanz von 300 prospektiv erfaßten Fällen

Ch. Weißer (Würzburg), R. Wagner, A. Weckbach

Zielsetzung

Die Behandlung der distalen Radiusfraktur wird auch unter den Prämissen moderner Osteosynthesetechniken kontrovers diskutiert. Besonders zur Operationsindikation sowie zur Verfahrenswahl finden sich in der Literatur unterschiedliche Angaben; manche Autoren scheinen ausschließlich einer bestimmten Osteosyntheseform den Vorzug zu geben.

Material

Von Dezember 1993 bis Dezember 1996 wurden 300 Frakturen bei 291 Patienten (Alter 17–92 J., durchschnittlich 54,5 J.) behandelt, davon 130 (43,3%) konservativ und

170 (56,7%) operativ. 255 Frakturen (85%) – 120 kons., 135 op. – konnten mit einer Nachbeobachtungszeit von durchschnittlich 13,7 (6–30) Monaten nachuntersucht werden, davon 229 Extensionsfrakturen (COLLES-Fraktur).

Methoden

Wir haben ein Therapiekonzept entwickelt, das alle Formen der distalen Radiusfraktur mit klarer Indikation zur konservativen und operativen Therapie sowie adäquater Behandlungsform einschließt. Im Rahmen einer prospektiven Studie wurde das Konzept validiert. Die Operationsindikation wird in Abhängigkeit von der Stabilität der Fraktur gestellt, die in Anlehnung an die Stabilitätskriterien von POIGENFÜRST (1980) beurteilt wird. Als Kriterien für eine instabile Fraktur gelten demnach: *1.* Abkippung der normalen Radiusbasiswinkel ≥15°, *2.* Abriß des Proc. styloideus ulnae, *3.* Beteiligung der Gelenkflächen mit Dislokation. Die operative Stabilisierung erfolgt je nach Frakturform mit Kirschnerdrähten, Fixateur externe, Schrauben- oder Plattenosteosynthese allein oder in Kombination.

Ergebnisse

Stabile *(instabile)* Frakturen wiesen eine durchschnittliche dorsale Abkippung von 8,9 *(22,5)*° auf, die durch die Reposition um 4 *(20)*° korrigiert werden konnte, während ein sekundärer Korrekturverlust von 2,3 *(0,8)*° zu beobachten war. Die primäre Radiusverkürzung gegenüber der Ulna von 0,4 *(2,3)* mm war auf 0,2 *(0,2)* mm zu korrigieren und wies einen sekundären Verlust von 0,3 *(0,4)* mm auf. Sehr gute und gute Ergebnisse ließen sich bei 108 (90,0%) der konservativ und bei 113 (84%) der operativ behandelten Frakturen erzielen. *Komplikationen:* 10 Pininfekte (5,9%); 3 EPL-Rupturen postop. (1,8%); 9 Algodystrophien (8 postop. = 4,7%), alle zurückgebildet; 3 Refrakturen (2 postop. = 1,2%); 10 Radialisläsionen postop. (5,9%), davon 2 (1,2%) persistierend; 3 Kirschnerdrahtperforationen (1,8%).

Schlussfolgerung

Bei wesentlich geringerer Abkippung der Radiusbasis nach dorsal bei stabilen und damit konservativ zu behandelnden Extensionsfrakturen ist das primäre Repositionsergebnis zwar vergleichbar mit demjenigen der operativen Behandlung; ein sekundärer Korrekturverlust kann jedoch im Gegensatz zur konservativen Behandlung nur durch die operative Stabilisierung vermieden werden. Auch die Radiusverkürzung ist durch die operative Stabilisierung besser auszugleichen. Unser differenziertes Therapieregime hat sich somit bewährt; auf eine Spongiosaplastik glauben wir verzichten zu können.

242 Beeinflußt das radiologische Ergebnis nach Radiuskorrekturosteotomie das klinische Endresultat?

K. Beyermann (Bad Neustadt), K.-J. Prommersberger, U. Lanz

Zielsetzung

Die Korrekturosteotomie der fehlgeheilten distalen Radiusfraktur führt zu einer Verbesserung der Handgelenksbeweglichkeit, Unterarmdrehung sowie der groben Handkraft bei gleichzeitiger Schmerzreduktion. Von der Behandlung der frischen distalen Radiusfraktur ist bekannt, daß das radiologische Ergebnis das funktionelle Endergebnis beeinflußt. Es stellt sich somit die Frage, ob auch bei der Radiuskorrekturosteotomie das radiologische Ergebnis das funktionelle Resultat beeinflußt.

Material und Methoden

29 Patienten mit Korrekturosteotomie einer mit vermehrter Dorsalkippung sowie 20 Patienten mit Korrekturosteotomie einer in vermehrter Palmarkippung fehlgeheilten distalen Radiusfraktur wurden untersucht. Die Untersuchungskriterien umfaßten prä- und postoperativ: Handgelenksbeweglichkeit, Unterarmdrehung, Grobkraft, Schmerzstatus, Radiustilt, Radiusinklination und Ulnarvarianz. Anhand des Röntgenbefundes bei der Nachuntersuchung wurden jeweils zwei Untergruppen definiert. Bei 13 Patienten mit Korrekturosteotomie einer mit vermehrter Dorsalkippung geheilten Radiusfraktur wurde das radiologische Ergebnis als „gut" bewertet (Gruppe A), bei 16 als „nicht befriedigend" (Gruppe B). 9 Patienten wiesen nach Korrekturosteotomie einer mit vermehrter Palmarneigung geheilten Radiusfraktur ein „gutes" Röntgenergebnis auf (Gruppe C), 11 ein „nicht befriedigendes" (Gruppe D). Die Veränderungen der Untersuchungsparameter von prä- nach postoperativ wurden mit dem Wilcoxon-Test, die Unterschiede zwischen den jeweiligen Untergruppen mit dem Mann-Whitney-U-Test auf ihre statistische Signifikanz geprüft. Ein $p < 0.05$ wurde als signifikant gewertet.

Ergebnisse

Bei einem mittleren Nachuntersuchungszeitraum von 18 Monaten für beide Hauptgruppen fanden sich alle untersuchten Parameter verbessert. Die Veränderungen waren für alle radiologischen Parameter beider Gruppen signifikant. Alle klinischen Untersuchungskriterien bis auf die Pronation fanden sich bei den mit vermehrter Dorsalkippung geheilten Radiusfrakturen nach der Korrekturosteotomie signifikant verbessert. Bei den mit vermehrter Palmarneigung geheilten Radiusfrakturen konnten durch den Korrektureingriff alle klinische Parameter außer der Pronation und der Flexion signifikant verbessert werden. Patienten der Gruppe A wiesen im Vergleich zu Patienten der Gruppe B signifikant bessere Ergebnisse hinsichtlich der Unterarmdrehung und Handgelenksextension/-flexion auf. Im Vergleich zeigten Patienten der

Gruppe C statistisch signifikant günstigere Ergebnisse für die Handgelenksextension/-flexion, Ulnar-/Radialduktion, Unterarmdrehung, Grobkraft und den Schmerzstatus als Patienten der Gruppe D.

Schlussfolgerung

Auch bei der Korrekturosteotomie fehlverheilter distaler Radiusfrakturen beeinflußt das radiologische Ergebnis das funktionelle Endresultat. Ziel der Radiuskorrekturosteotomie muß deshalb, analog der frischen distalen Radiusfraktur, die möglichst anatomiegerechte Wiederherstellung des distalen Radius sein.

Freitag, 16. November 2001
14:00 – 15:45 Uhr (Saal 7)

C6.3 Proximale Femurfrakturen

243 Einfluss verschiedener Bohrsysteme und Marknagelungstechniken auf die kortikale Perfusion und Fetteinschwemmung im Schaffemur

L. Kamer (Davos), C. A. Müller, B. A. Rahn

Zielsetzung

Ziel der Studie war es, die kortikalen Durchblutungsverhältnisse und das Ausmass der lokalen Fett- und Knochenmarkseinschwemmung nach verschiedenen Bohr- bzw. Marknagelungstechniken quantitativ zu untersuchen.

Material

Die Untersuchung erfolgte an drei Versuchsgruppen mit je acht adulten Schafen. Dazu wurden standardisierte Frakturen (32 A2/A3, AO-Klassifikation) 5cm distal des Trochanter major erzeugt. Die Aufbohrung erfolgte in einer Gruppe mit einem experimentellen Bohrsystem mit ver-grösserter Span-Nut und reduziertem flexiblem Wellendurchmesser (rn), in einer zweiten Gruppe mit dem konventionellen AO-Bohrsystem (rc). Diese zwei Gruppen verglichen wir mit einer unaufgebohrten Marknagelungstechnik (un).

Methoden

Nach Operation mit Druckmonitoring und postoperativer Gabe von Procionrot zur Perfusionsdarstellung wurden die Femursegmente verschiedener Lokalisationen histologisch aufgearbeitet. In Sudan III- und Procionrotpräparaten wurde das Ausmaß von kortikaler Fetteinschwemmung und Restvaskularisation bestimmt. Proximal und distal der Frakturstelle und an der engsten Stelle des Markkanals wurden an jedem Schnittpräparat vier Gesichtsfelder (ant., post., lat. und med.) computerunterstützt mit Licht- bzw. Fluoreszenzmikroskopie ausgewertet.

Ergebnisse

Bezüglich Einschwemmung von Fett aus dem Knochenmark unterscheiden sich die beiden Bohrsysteme nur unwesentlich. Deutlich höher und somit ungünstiger ist die unaufgebohrte Marknagelung. Das Ausmaß der Fettmarkeinschwemmung nimmt von endostal nach periostal ab (Abb. 1). Die Perfusion der Kortikalis verbessert sich bei allen drei Gruppen gegen periostal hin in gleichem Ausmaß.

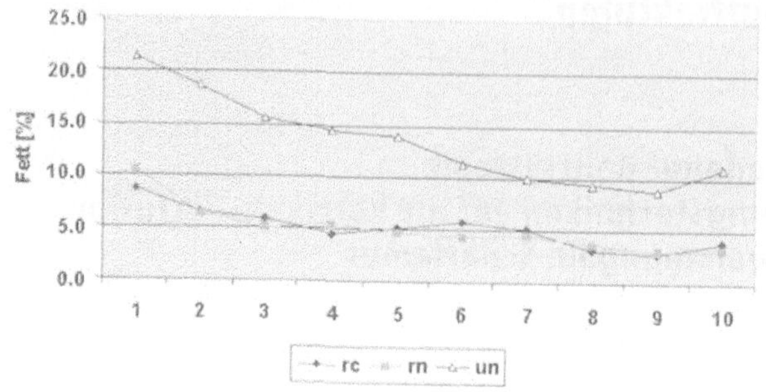

Abb. 1. Intrakortikale Fettverteilung von endostal (1) nach periostal (10)

Schlussfolgerungen

Die Markraumaufbohrung ist bezüglich der lokalen Fettmarkeinschwemmung dem unaufge-bohrten Verfahren überlegen, aber unterscheidet sich in Bezug auf Perfusion nicht. Für die Perfusion der Kortikalis erscheint es irrelevant, ob die zentrifugale Zirkulation durch eingepresstes Fett blockiert wird, oder ob sie durch den Bohrer unterbrochen und die Gefäße durch den Gerinnungsvorgang verschlossen werden. Der Effekt auf die systemische Embolisation kann hier nicht schlüssig beurteilt werden.

244 Neue unerwartete Wirkung von Calcitonin/CGRP-I auf den Knochenstoffwechsel: Calcitonin/CGRP-I Defizienz steigert die Knochenformation und schützt vor Östrogenmangel-induzierter Osteoporose

P. Català-Lehnen (Hamburg), R. Gagel, J. M. Rueger, M. Amling

Fragestellung und Zielsetzung

Das Calcitonin-Gen (CALC-1) kodiert für zwei Peptide: Calcitonin (CT) und das Calcitonin Gene Related Peptide (CGRP). CT ist ein aus 32 Aminosäuren bestehendes Hormon der thyroidalen C-Zellen und bindet an seinen spezifischen Rezeptor, der auf Osteoklasten expremiert wird. Dies führt zu einer direkten Inhibition der osteoklastären Knochenresorption. CT gehört zu den entscheidenden calciotropen Hormonen des Knochenstoffwechsels. Die Funktion von CGRP für den Knochen ist nicht abschliessend geklärt, jedoch wird bislang angenommen, daß CGRP eine Stimulation der osteoblastären Knochenformation bewirkt. Ziel ist es, mit den Möglichkeiten der Molekulargenetik, die Wirkmechanismen von CT/CGRP auf das Skelettsystem besser zu charakterisieren.

Material und Methoden

Um die physiologische Rolle der Produkte des CALC-I Gens weitergehend zu charakterisieren, generierten wir eine CT/CGRP-defiziente Maus durch Deletion des CALC-I Gens mittels homologer Rekombination. Die Mäuse wurden histomorphometrisch, laborchemisch und biomechanisch im Alter von 1, 3 und 9 Monaten charakterisiert. Um die biologische Bedeutung von CT/CGRP *in vivo* weiter zu charakterisieren, wurden außerdem CT/CGRP-defiziente Mäuse und Kontrollen ovarektomiert. Diese Zusatzuntersuchungen ermöglichen die biologische Gewichtung der Rolle von CT/CGRP vor dem Hintergrund des Ausfalls der Gonadenfunktion auf das Skelettsystem.

Ergebnisse

Überraschender Weise ist bei ungeänderten Osteoblasten- und Osteoklastenzahlen die Knochenformation in CT/CGRP-defizienten Mäusen signifikant erhöht (2-fach). Dies resultiert – statt der erwarteten Osteopenie – in einer deutlich gesteigerten (80% vermehrten) Knochenmasse in Wirbelsäule und Röhrenknochen. Die Knochenmassesteigerung ist bereits im Alter von einem Monat nachweisbar und steigt bei den drei und neun Monate alten Tieren weiter an. Während die Kontrollmäuse auf die Ovarektomie mit einem erwarteten Knochenverlust von 30–50% reagierten, bewahrten CT/CGRP-defiziente Mäuse ihre hohe Knochenmasse ohne Zeichen des Knochenmasseverlustes nach Ovarektomie.

Diskussion und Schlussfolgerung

Diese unerwarteten Ergebnisse demonstrieren eine bisher unbekannte Rolle von CT/CGRP als ein potenter Inhibitor der Knochenformation *in vivo*. Ferner deutet das Ausbleiben eines Knochenmasseverlustes nach Ovarektomie in der Calcitonin/CGRP defizienten Maus daraufhin, daß die Knochen-assoziierten Effekte des Östrogenmangels möglicherweise durch eine komplexe Signalkaskade unter Beteiligung von CT/CGRP verlaufen.

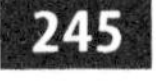

Tierexperimentelle Studie zum Einbau- und Resorptionsverhalten von BMP-2 augmentiertem Knochenzement

C. H. Siebert (Aachen), O. Miltner, D. C. Wirtz, C. Niedhart

Zielsetzung

Optimierung des Einheilungsverhaltens und Beschleunigung des Umbaues eines neuartigen, in-situ aushärtenden β-Tricalciumphosphat-Zement durch den Zusatz von rhBMP-2.

Material und Methoden

Im Rahmen einer tierexperimentellen Untersuchung wurde bei 20 Schafen jeweils ein 7,3 mm Defekt im cranialen Aspekt des medialen und lateralen Femurkondylus mit reinem und BMP-2 augmentiertem β-Tricalciumphosphat Zement (50 mg rhBMP-2/1 cm^3 β-TCP) aufgefüllt. Evaluation erfolgte nach 3, bzw. 6 Monaten.

Ergebnisse

Bei der makroskopischen Beurteilung konnten weder osteophytäre Abstützreaktionen, synoviale Veränderungen noch überschießende Knochenneubildungen nachgewiesen werden. Die statistische Auswertung des Datenmaterials ergab für den TCP-Anteil in der Meßfläche nach 3 Monaten bei den Analysen keine signifikanten Unterschiede. In Bezug auf die Variable „Solider Anteil in der Defektzone" konnte im Gegensatz zur Vergleichsgruppe bereits für die BMP-2 Gruppe eine Normalisierung der Werte, als Zeichen des beschleunigten Umbaues, nachgewiesen werden.
Nach Ablauf von 6 Monaten war die Gelenkoberfläche im Defektbereich bei den Composite Auffüllungen bei 12 der 19 Präparate en Niveau; bei reiner Zementauffüllung war dies 7 von 16 mal der Fall. Eine Beschleunigung des β-TCP Abbaus konnte durch den Zusatz von Wachstumsfaktor im Vergleich zu dem reinen Zement nach 6 Monaten nachgewiesen werden.
Dieses Biomaterial wird ein- und abgebaut und gestattet die Rekonstruktion der subchondralen Knochenschicht in der ehemaligen Defektzone. Dieser Knochenzement erwies sich, auch in der reinen Anwendungsform, als osteokonduktiv und biokompatibel. Weder eine bindegewebige Zwischenschicht an der Zement-Knochen-Kontaktfläche, noch eine Gelenkfibrose oder entzündliche Reaktion konnte nach dem intraartikulären Einsatz der Substanz nachgewiesen werden.

Schlussfolgerung

Das TCP-Biomaterial konnte erfolgreich als Trägersubstanz für Wachstumsfaktoren eingesetzt werden. Der stimulierende Effekt von BMP-2 konnte bei der Auswertung des Heilungsprozesses jeweils im knöchernen Anteil belegt werden. Dieser in-situ aushärtender β-Tricalciumphosphat Zement, stellt eine Verbesserung gegenüber den herkömmlichen Knochenersatzprodukten dar und eröffnet somit neue Wege für die Behandlung von ossären Defektsituationen. Die mögliche Entstehung einer knorpeligen Oberfläche auf diesem Material eröffnet interessante Perspektiven für die Defektfüllung im Rahmen der Versorgung von Frakturen mit Gelenkbeteiligung, aber auch bei entsprechenden rekonstruktiven Eingriffen.

246 Vergleichende biomechanische Studie verschiedener Meniskusrefixationssysteme am Schweineknie

J. Schneider (Stuttgart), L. Dürselen, G. Bauer, L. Claes

Zielsetzung

Die meisten bereits veröffentlichten, biomechanischen Studien zu Meniskus-Refixationssystemen vergleichen maximale Ausreißkräfte an isolierten Menisci. Bei diesen Studien wurde jedoch der Einfluss der postoperativ auftretenden dynamischen Belastung auf die Primärstabilität der Meniskus-Implantat Verbindung nicht berücksichtigt.
Die vorliegende Arbeit untersucht die Veränderung der Ausreißkraft von Meniskusrefixationsimplantaten nach zyklischer Belastung im Kniegelenk. Zudem wurde die Steifigkeit der verschiedenen Implantate unter Belastung verglichen.

Material und Methoden

Bei jeweils 16 Schweinekniegelenken wurde ein standardisierter Innenmeniskus-Hinterhornriss (IM-HH) mit drei gängigen Systemen (H-Fix, Arrow, ClearFix Screw) sowie einer Meniskusnaht (PDS 1) refixiert. Je 8 Kniegelenke jeder Gruppe wurden in einer Materialprüfmaschine in mittlerer Flexionsstellung mit 200 N in 5000 Zyklen axial belastet. Danach wurde das IM-HH isoliert und ein Ausreißversuch in einer Materialprüfmaschine durchgeführt. Vergleichsgruppe waren je 8 dynamisch nicht belastete Gelenke. Die maximalen Ausreißkräfte sowie die Steifigkeiten der Implantate wurden mittels Student's t und Tukey-Kramer Test statistisch verglichen.

Ergebnisse

Die Ausreißkraft der Naht war signifikant höher als bei allen anderen Systemen. Durch zyklische Belastung wurde sie bei Naht und H-Fix vermindert, beim H-Fix signifikant (Tabelle 1).

Tabelle 1. Maximale Ausreißkraft [N] direkt nach implantation und nach zyklischer Belastung

	PDS-Naht	Arrow	H-Fix	Screw
Ohne dyn. Belastung	103±19	52±18	29±3	22±8
Nach dyn. Belastung	82±26	48±11	23±5	25±9

Die Steifigkeit vor und nach Belastung war bei Arrow und Screw unverändert (Tabelle 2), bei PDS-Naht und H-Fix jedoch verringert (H-Fix signifikant).

Tabelle 2. Steifigkeit [N/mm] direkt nach implantation und nach zyklischer Belastung

	PDS-Naht	Arrow	H-Fix	Screw
Ohne dyn. Belastung	5.8±2.7	5.2±0.9	5.4±0.8	5.7±1.9
Nach dyn. Belastung	4.6±0.9	5.1±1.3	3.9±0.6	5.9±1.5

Schlussfolgerung

Meniskusrefixierungen sollen während der Heilungsphase eine Stabilität des zusammengefügten Gewebes gewährleisten. Postoperative Gelenkbelastung kann zu Ermüdung der Verbindung zwischen Implantat und Meniskus führen. Dies zeigte sich sowohl beim H-Fix als auch bei der Meniskusnaht in Form von signifikanten Veränderungen von Ausreißkraft und Steifigkeit. Allerdings wies die Naht selbst nach dynamischer Gelenkbelastung immer noch wesentlich höhere Belastungsgrenzen auf als alle anderen Implantate. Die tatsächlich in vivo auf das Refixationssystem wirkenden Kräfte gilt es jedoch weiter zu untersuchen.

247 In vivo Analyse periostaler Mikrozirkulationsstörung nach geschlossener Fraktur

K.-D. Schaser (Berlin), H. J. Bail, L. Zhang, N. P. Haas, Th. Mittlmeier

Zielsetzung

Visualisierung und quantitative Analyse periostaler Mikrozirkulationsstörungen nach geschlossener Fraktur.

Material und Methoden

Am li. Unterschenkel von 8 SD-Ratten wurde eine standardisierte geschlossene Tibiaschaftfraktur (modifiz. Frakturmodell n. Einhorn et al.) erzeugt und mittels intramedullärer K-drahtosteosynthese stabilisiert. Nach Kompartmentdruckmessung wurde das tibiale Periost (Technik n. Rücker et al zur in vivo Analyse der Mikrozirkulation osteomyokutaner Lappen) zur intravitalen Fluoreszenzmikroskopie präpariert. Unverletzte, schein-operierte Tiere (n = 7) dienten als Kontrollen. Gemessen wurden die kapill. Durchmesser (D in μm), funkt. Kapillardichte (FCD in cm^{-1}), mikrovask. Permeabilität (leakage), Erythrozytenfließgeschwindigkeit (V_{RBCV} in μm/s) sowie die Leukozyten-Endothelzell-Interaktion (temporär und permanent adhärente Leukozyten). Die Errechnung des kapill. Blutflußvolumens (BV in picoliter/sec) erfolgte nach $BV = \pi/(D/2)^2 \times V_{RBCV}$.

Ergebnisse

Die geschlossene Tibiaschaftfraktur führte im Vergleich zu den Kontrollen zu einer signifikanten Reduktion der periostalen nutritiven Perfusion (FCD), zu einer signifikanten Zunahme der Leukozyten-Endothelzellinteraktion sowie zu erhöhten mikrovask. Durchmesser. Die mikrovask. Permeabilität, die Fraktion der rollenden Leukozyten und die Anzahl der permanent adhärenten Leukozyten war nach Fraktur signifikant erhöht. Weiterhin fand sich eine vergleichsweise signifikante Erhöhung der kapillären V_{RBCV} als auch eine Abnahme des kapill. BV (Tabelle 1). In den unmittelbar an die Fraktur angrenzenden Periostarealen zeigte sich ein totales mikrovaskuläres Perfusionsversagen mit direkter hämorrhagischer Zerreißung und Thrombose von Kapillaren. In den proximal und distal der Fraktur gelegenen dia- und metaphysären Periostabschnitten war ein heterogenes Perfusionsmuster mit Dilatation noch perfundierter Kapillaren sowie massiver Steigerung der Leukozyten-Endothelzell-Interaktion und transendothelialen Leakage nachweisbar.

Schlussfolgerung

Die Ergebnisse zeigen erstmals in vivo die mikrovaskuläre Periostreaktion auf eine Fraktur. Sie demonstrieren, daß bereits eine einfache Fraktur ohne nennenswerten assoziierten Weichteilschaden zu einer ausgeprägten mikrovask. und endothelialen Dysfunktion mit massiver lokalen Entzündungsreaktion sowohl in frakturnahen als auch -entfernten Periostarealen führt. Ausgangspunkt für operative Frakturversorgung sollte daher die Protektion der periostalen Mikrozirkulation und die Minimierung der lokalen Entzündungsreaktion sein, um einer zusätzlichen periostalen Ischämie und Inflammation entgegenzuwirken (Tabelle 1).

Tabelle 1. Mikrozirk. Parameter im Periost des Tibiaschaftes der Ratte ohne und mit geschlossener Fraktur. t-test: [a] $p<0{,}05$ vs. Kontrollen

Gr.	FCD (cm^{-1})	D (μm)	Leukozyten-rolling (%)	Leukozyten-adhärenz ($1/mm^2$)	Leakage (%)	V_{RBCV} (μm/s)	BV (pl/s)
Kontr.	265,2±30,3	9,6±1,4	27,8±6,0	157,9±27,1	43±9	218±10	22,9±11,1
Fraktur	145,8±16,1[a]	10,4±1,3	71,2±8,3[a]	411,9±81,3[a]	69±6[a]	116±31[a]	20,1± 9,7

248 Beeinflussung humaner Osteoblasten durch Heparin

G. Matziolis (Aachen), H. M. Rau, H. J. Erli, P. Klever, O. Paar

Zielsetzung

Heparin findet in der unfallchirurgischen Praxis eine breite Anwendung zur Prophylaxe thromboembolischer Komplikationen. Bei längerdauernder Anwendung kann es dabei zu einer heparininduzierten Osteoporose kommen. Tierexperimentelle Untersuchungen zeigen ebenfalls eine Abnahme der Knochendichte. Untersuchungen an humanen Osteoblasten konnten eine Proliferationsminderung unter hochdosiertem Heparin bestätigen. Um diese Beobachtungen zu verstehen und zu differenzieren führten wir weitere Experimente an humanen Osteoblasten durch, welche zum Ergebnis führten, daß Heparin im physiologischen Konzentrationsbereich das Zellwachstum steigern kann.

Material und Methoden

Bei den untersuchten Zellen handelt es sich um humane Osteoblasten aus Beckenkammspongiosa. Dem Nährmedium wurde nach Aussaat der Zellen Heparin unterschiedlicher Konzentration (0–100 IE/ml, 6 Stufen) zugefügt. Zusätzlich wurde der Anteil des fetalen Kälberserums (FCS) im Medium von 0 bis 40% (6 Stufen) variiert, so daß sich 36 Untersuchungsgruppen ergaben. Es folgten tägliche lichtmikroskopische Kontrollen und Zellzahlbestimmungen. Nach 8 Tagen wurden die Zellvitalität (XTT-Test), die Aktivität der alkalischen Phosphatase (aP) sowie die intrazelluläre Proteinkonzentration quantifiziert.

Ergebnisse

Es zeigt sich eine Abhängigkeit der Proliferationsgeschwindigkeit sowohl vom FCS-Anteil als auch von der Heparinkonzentration im Medium. Neben der erwarteten Zunahme der Proliferation mit steigendem FCS-Anteil aufgrund des höheren Nährstoffgehaltes, imponiert eine signifikante Steigerung des Zellwachstums bei Heparinkonzentrationen von 0,1–1 IE/ml. Dabei bleiben die auf Zellzahl normierte Zellvitalität, aP sowie Proteinkonzentration konstant. Daher muß von einer reinen Proliferationssteigerung durch Heparin ausgegangen werden, bei der es weder zu Änderungen des Zellstoffwechsels noch der -differenzierung kommt.

Schlussfolgerung

Unsere Ergebnisse belegen, daß Heparin in therapeutischer Konzentration in vitro das Wachstum humaner Osteoblasten beschleunigt. Die heparininduzierte Osteoporose kann daher nur auf einer Aktivierung der Osteoklasten beruhen, welche in der Literatur beschrieben ist. Dieser Effekt scheint das vermehrte Osteoblastenwachstum deutlich zu übertreffen, so daß es in der Stoffwechselbilanz des Knochens zu einem Substanzabbau kommt.
Neben einer Nutzung dieses Effektes in der Kultivierung von Osteoblasten scheinen Anwendungen in der Biomaterialforschung sinnvoll.

249 Tierexperimentelle Untersuchungen zum quantitativen Einwachsverhalten des Knochens in Bohrkanäle keramischer Implantate aus Aluminiumoxid und Zirkonoxid im Kurz- und Langzeitversuch

T. Rudy (Göttingen), K. Dresing, S. Emmrich, K. M. Stürmer

Zielsetzung

Das Einwachsverhalten von Knochen in verschiedene keramische Werkstoffe mit definierten Bohrkanälen soll in Abhängigkeit vom Implantatmaterial, der Oberflächenstruktur und der zeitlichen Wachstumsdynamik untersucht werden, um materialspezifische Unterschiede der Osteointegration zu erkennen.

Material und Methoden

In einem validierten Tierversuch wurden rechteckige, 4×5×8 mm große Keramik-Probekörper mit randomisiert verteilten, 4 mm langen, durchgehenden Bohrkanälen von 300 und 600 µm Durchmesser press-fit in das distale Femur von Kaninchen implantiert. Es wurden je 12 Zirkonoxid (ZrO_2)- und Aluminiumoxid (Al_2O_3)-Implantate über 6 Wochen und je 9 Proben über 6 Monate im Rechts-Links-Vergleich untersucht. Durch intravitale polychrome Fluoreszenzmarkierung wurde der zeitliche Verlauf der Osteointegration festgehalten. Die quantitative und qualitative Auswertung der Methacrylat eingebetteten Präparate erfolgte an Dünnschliffen mit 1260 Bohrkanalquerschnitten mittels Mikroradiographie und Fluoreszenzmikroskopie.

Ergebnisse

Es zeigten sich signifikante materialabhängige Unterschiede in der knöchernen Besiedlung des Eingangsbereichs (0–450 µm Einwachstiefe) der Bohrungen in den Implantaten: Nach 6 Wochen war die Eingangsebene der ZrO_2-Implantate zu 58,1% gegenüber 41,3% bei Al_2O_3-Implantaten mit Knochen ausgefüllt ($p< 0,01$). Der Unterschied zwischen der knöchernen Besiedlung von 600 µm und 300 µm dicken Bohrkanälen betrug: ZrO_2: 59,0% vs. 57,2%, Al_2O_3: 31,0% vs. 51,5%. Die Knochenmasse nahm in der Eingangsebene der ZrO_2-Implantate zwischen der 6. und der 24. Woche von 58,1% auf 76,9% zu ($p<0,01$), während sie bei den Al_2O_3-Implantaten in etwa gleich blieb (41,3% vs. 35,7%). In zentralen Bereichen der Bohrungen (1350–2000 µm) waren die Querschnitte der 600 µm Kanäle unabhängig vom Material und der Versuchsdauer mit Knochen ausgefüllt (ZrO_2 6 Wochen: 7,5%, ZrO_2 24 Wochen: 7,7% und Al_2O_3 6 Wochen: 7,1%, Al_2O_3 24 Wochen 10,2%). Die zentralen Abschnitte der 300 µm dicken Bohrkanäle wiesen relativ mehr Knochen auf, unterschieden sich jedoch ebenfalls nicht im Hinblick auf Material und Versuchsdauer (ZrO_2 6 Wochen: 19,2%, ZrO_2 24 Wochen: 18,3% und Al_2O_3 6 Wochen: 15,2%, Al_2O_3 24 Wochen 23,0%). Die Fluoreszenzmikroskopie zeigte im 6 Wochen und im 24 Wochen Versuch bei ZrO_2-Implantaten einen größeren Anteil des in der jeweiligen Spätphase des Versuchs gebildeten Knochens.

Schlussfolgerungen

Das beschriebene Tiermodell ist geeignet materialabhängige Unterschiede in der Osteointegration von Implantatwerkstoffen aufzuzeigen und zu quantifizieren. ZrO_2-Implantate zeigten in den oberflächennahen Anschnitten der Bohrkanäle ein signifikant höheres Knochenwachstum als in Al_2O_3-Implantaten insbesondere im Langzeitversuch.

250 Histologische Untersuchung der in vitro Knorpelheilung

J. P. Petersen (Hamburg), P. Adamietz, A. Rücker, M. Joneleit, C. Göpfert, J. Schröder, J. M. Rueger, N. M. Meenen

Zielsetzung

Ziel dieser Untersuchung war es, das Heilungsverhalten von *in vitro* gezüchtetem Knorpelgewebe in Abwesenheit der Synovialflüssigkeit mit allen ihren Inhaltsstoffen zu untersuchen.

Einleitung

Verletzungen im Gelenkknorpel haben nur eine sehr geringe Tendenz zur Selbstheilung. Risse oder Schnitte in der Gelenkoberfläche heilen nicht zusammen. Welche Ursache dieser insuffiziente Mechanismus hat, ist bis dato nach ungeklärt, die Vermutung liegt aber nahe, daß bestimmte Bestandteile und Mediatoren in der Synovialflüssigkeit die Heilung hemmen und für die nur unzureichende Narbenbildung sorgen.

Material und Methoden

Chondrozyten wurden aus dem Gelenkknorpel von erwachsenen Minipigs isoliert und in Monolayerkultur expandiert. Diese Zellen wurden nun zur Anregung der Chondrogenese in Alginat eingebettet und im Anschluß daran in die gewünschte Form sedimentierten wo die Knorpelbildung abgeschlossen wurde. Die entstandenen Knorpelstücke (Pellets) wurden in ihrem Durchmesser zerschnitten und unmittelbar danach mit einem 8/0 Faden wieder zusammengenäht, um sicherzustellen, daß die Schnittränder gut adaptiert sind. Nach Kultivierung von 24 Tagen in definiertem Wachstumsmedium wurden die Pellets entnommen und histologisch untersucht.

Ergebnisse und Diskussion

Es zeigte sich, daß das Gewebe an den Schnittstellen flächig zusammengewachsen war. Hinsichtlich der Morphologie war kein Unterschied im Vergleich zum umliegenden Gewebe zu erkennen. Diese Ergebnisse lassen die Schlussfolgerung zu, daß die Synovialflüssigkeit bzw. die in ihr enthaltenden Mediatoren einen negativen Einfluß auf die Heilung von Gelenkknorpel haben. Welche Stoffe dieses im einzelnen sind bleibt noch ungeklärt und wird Inhalt weiterer Untersuchungen sein.

Schlussfolgerung

Durch eine semipermeable Abgrenzung heilenden Knorpels gegenüber der Gelenkflüssigkeit könnte eine Lösung der genannten Problematik erreicht werden.

251 Überprüfung der Biokompatibilität eines neuartigen Knochenklebers – Ergebnisse einer tierexperimentellen Untersuchung an der Kaninchenfemurkondyle

C. Heiss (Gießen), R. Wenz, P. Pokinskyj, N. Hahn, B. Nies, R. Schnettler

Zielsetzung

Ziel dieser tierexperimentellen Arbeit war die Überprüfung der Biokompatibilität eines neuartigen Knochenklebers in einem standardisierten Frakturmodell am Kaninchen. Durch histologische und radiologische Untersuchungen sollte die Frakturheilung nach Kleberapplikation, die Resorption und die knöcherne Integration des Knochenklebers untersucht werden.

Material und Methoden

Der neuentwickelte Knochenkleber basiert auf Alkylen-bis(oligolactoyl-methacrylaten), die zu hochverzweigten, hydrolysierbaren Netzwerken polymerisieren. Insgesamt wurden 36 Kaninchen unifemoral operiert. Bei jedem Tier wurde eine standardisierte und reproduzierbare monokondyläre Femurfraktur gesetzt und nach Randomisation die laterale Femurkondyle mit und ohne Knochenkleber mit 2 Kirschner-Drähten (1 mm) reponiert und refixiert. Die Tiere wurden in 2 Gruppen unterteilt, wobei jeweils 9 Tiere (3 Kontrollen, 6 Tiere mit Knochenkleber) über einen Zeitraum von 7, 21, 42 und 84 Tagen nachbeobachtet wurden. Neben der histologischen Aufarbeitung durch die Lichtmikroskopie, Raster- und Transmissionselektronenmikroskopie erfolgte die radiologische Dokumentation durch konventionelle Röntgenaufnahmen, durch Spiral-CT- und Micro-CT-Aufnahmen.

Ergebnisse

Die licht- und elektronenmikroskopischen Auswertungen zeigten nach guter Reposition der lateralen Femurkondyle nach 7 Tagen in beiden Gruppen zu gleichen Teilen einen sichtbaren Frakturspalt mit Knochenfragmenten und einem Frakturhämatom. Nach 21 Tagen konnte in beiden Gruppen eine gute Resorption der Fragmente mit zunehmender Osteoblasten- und Trabekelbildung im Frakturspalt beobachtet werden, wobei in der Knochenklebergruppe eine geringgradig verzögerte Frakturheilung auffällig war. Auch nach 42 Tagen war in der Kontrollgruppe eine komplette Durchbauung des Frakturspaltes zu sehen, während in der Klebergruppe sich eine gute Resorption des Klebers mit einer leicht verzögerten Frakturheilung einstellte. In beiden Gruppen konnte nach 84 Tagen eine vollständige Durchbauung der Frakturzone mit vollständiger Resorption des Klebers beobachtet werden. Zu keinem Zeitpunkt zeigte sich nach Kleberapplikation eine entzündliche Gewebsreaktion oder eine Barriere für die Osteogenese. Die Spiral-CT und 2D-3D-Micro-CT Analysen bestätigten die gute Biokompatibilität und knöcherne Integration des Knochenklebers.

Schlussfolgerung

Insgesamt zeigen die bisherigen Ergebnisse, dass der Knochenkleber in seinen Eigenschaften eine sehr gute Biokompatibilität ohne entzündliche Gewebsreaktionen und eine gute Resorption aufweist. Des weiteren kann nach Knochenkleberapplikation eine regelrechte Frakturheilung nach adäquater Reposition beobachtet werden, ohne eine Barriere für die Zellmigrationen und die Osteogenese darzustellen. Weitere Untersuchungen im Grosstiermodell sind geplant um die Biokompatibilität und die Verbundfestigkeit des Knochenklebers zu überprüfen.

252 Kryokonservierung allogener Knochentransplantate: Erhaltene osteoblastäre Funktion und reduzierte Antigenität durch DMSO

C. Wingenfeld (Bern), M. Hölzle, R. Egli, A. Hempfing, R. Ganz, M. Leunig

Zielsetzung

Die Transplantation allogener Knochen zeigt eine hohe Rate (10–50%) klinischer Komplikationen. Als Ursache wird u.a. der Verlust biologischer Eigenschaften, hervorgerufen durch Kryokonservierung in Knochenbanken, diskutiert. In vorhergehenden Studien wurde nachgewiesen, daß Kryokonservierung mit Dimethylsulfoxid (DMSO) eine verbesserte Revaskularisierung allogener Knochentransplantate und eine Reduktion der intravaskulären Immunantwort ermöglicht.
Die Frage stellte sich, ob Kryokonservierung mit DMSO auch die biologischen Eigenschaften allogener Knochentransplantate verbessert und ob auch die zelluläre Immu-

nantwort reduziert wird. Zu diesem Zweck wurden frische und kryokonservierte Knochen (mit und ohne DMSO) unter verschiedenen immunologischen Bedingungen transplantiert, osteoblastäre und osteoklastäre Funktion nach Transplantation untersucht und mit der zellulären Immunantwort gegen die Transplantate korreliert.

Material und Methoden

Subkutane Transplantation neonataler Femora von C57BL/6 Inzuchtmäusen in 3 immunologischen Situationen. Isogen: in C57BL/6; allogen: in BALB/c und allogen in präsensibilisierte Empfänger: in BALB/c(sen).
In jeder Gruppe wurde nach Kryokonservierung mit DMSO (ISO+, n = 3, ALLO+ n = 3, ALLOsen+ n = 3) und ohne DMSO (ISO– n = 3, ALLO- n = 3, ALLOsen– n = 3) transplantiert. Frisch transplantierte Femora dienten als Kontrolle (ISOcon, n = 3, ALLOcon, n = 3, ALLOsencon, n = 3).
Explantation an Tag 12, Fixierung, Entkalkung und Paraffineinbettung. In situ Hybridisierung für Col I (Osteoblasten) und GrA (zytotoxische T-Zellen). TRAP-Färbung (Osteoklasten) und Immunhistochemie für B-220 Antigen (B-Zellen).

Ergebnisse

Hohe Col I und TRAP Expression in ISOcon. Vereinzelt GrA Signale im Transplantatlager, und B-220 Expression im Transplantatmarkraum. Heterogene Col I Expression in ALLOcon: je mehr GrA Signale im Transplantatlager, desto weniger Signale für Col I im Transplantat, während sich vergleichbare TRAP-Aktivität zu ISOcon zeigte. In ALLOcon Detektion von B-220 hauptsächlich im Transplantatlager.
Im Vergleich zu ISOcon und ALLOcon reduzierte Col I Expression und TRAP Aktivität in ISO+ und ALLO+. Kein Nachweis von Col I und TRAP in ISO- und ALLO–. Deutliche Reduktion von GrA und B-220 nach Kryokonservierung (ALLO+, ALLO–, ALLOsen+ und ALLOsen–), im Vergleich zu ALLOcon und ALLOsencon. Keine Col I und TRAP Signale in ALLOsencon, ALLOsen+ und ALLOsen–. Stärkste B-220 und GrA Expression in ALLOsencon.

Schlussfolgerung

Kryokonservierte allogene Knochentransplantate induzieren im Vergleich zu frisch transplantierten eine reduzierte T- und B-Zellinfiltration, zeigen jedoch auch reduzierte biologische Aktivität. Durch Kryokonservierung mit DMSO wurde im Gegensatz zur ungeschützten Kryokonservierung geringe osteoblastäre Aktivität erhalten.
Der Erhalt biologischer Eigenschaften nach Kryokonservierung mit DMSO kann eventuell eine verbesserte Integration allogener Transplantate und somit Reduktion klinischer Komplikationen bewirken

253 Direkter Zell-Zell-Kontakt ist eine essentielle Voraussetzung für Differenzierung und Funktion humaner Osteoklasten in vitro

A. F. Schilling (Hamburg), J. M. Rueger, M. Amling

Fragestellung und Zielsetzung

Der Osteoklast ist die entscheidende Zelle bei allen knochenresorptiven Prozessen, wie zum Beispiel bei Tumorlysen, im Rahmen der Osteoporose oder bei Lockerung von Implantaten. Für die Entwicklung kausaler Therapien dieser Prozesse ist daher das Verständnis der Zellbiologie des Osteoklasten essentiell. Wir haben ein Modell entwickelt, das es ermöglicht, aus pluripotenten, hämatopoetischen Stammzellen, die durch eine einfache Blutabnahme gewonnen werden können gezielte *in vitro* Untersuchungen an Patienten-Osteoklasten vorzunehmen.
Mit Hilfe diesen Modells sollte die Frage untersucht werden, welche Rolle die initiale Zelldichte der gewonnen Stammzellen für die Differenzierung und Funktion der Patienten-Osteoklasten in der Zellkultur spielt. Von Versuchen an Maus-Osteoklasten ist bekannt, daß für ihre Entwicklung ein direkter Zell-Zell-Kontakt mit Osteoblasten notwendig ist. Ziel unsrer Untersuchung war es, die Frage zu beantworten, ob auch im humanen System bei Fehlen von Osteoblasten der direkte Zell-Zellkontakt eine Rolle spielt.

Material und Methoden

Zuerst wurden die Zellen nach Aktin/Vitronektinrezeptor Immunfluoreszenzdoppelmarkierung mittels confokaler Lasermikroskopie und Rasterelektronenmikroskopie charakterisiert, um sicherzustellen, daß die Kulturbedingungen die Entstehung humaner Osteoklasten erlauben. Daraufhin wurden diese hämatopoetischen Zellen mit verschiedener initialer Zelldichten zwischen 5×10^3 und 5×10^7 unter permissiven Bedingungen kultiviert. Die Wahl der Zellzahl erfolgte vor dem Hintergrund, daß unter Berücksichtigung der mittleren Größe hämatopoetischer Stammzellen, diese ab einer Grenze von 500.000 Zellen/ml in der Kulturschale Konfluenz erreichen.

Ergebnisse

Tatsächlich zeigt sich, daß unterhalb der Grenze von 500.000 Zellen/ml, wenn also kein Zell-Zell-Kontakt besteht, es trotz permissiver Kulturbedingungen nicht zur Differenzierung von Osteoklasten kommt. Hingegen werden *in vitro* oberhalb dieser Grenze funktionsfähige, multinukleäre Osteoklasten entwickelt. Diese Osteoklasten weisen alle Charakteristika, einschließlich TRAP, CT und Vitronektinrezeptor-Expression, sowie die Knochenresorption im Pit assay auf.

Diskussion und Schlussfolgerung

Wir werten diese Ergebnisse als klaren Hinweis darauf, daß der direkte Zell-Zell-Kontakt im humanen System eine entscheidende Rolle für Differenzierung und Funktion von Osteoklasten in der Zellkultur spielt. Diese Erkenntnis ermöglicht eine Optimierung unserer Patientenosteoklastenkulturen und ist ein weiterer Schritt auf dem Weg zum Verständnis der humanen Osteoklastenbiologie und der lokalen und generalisierten Knochenmasseverluste.

Freitag, 16. November 2001
14:45 – 15:45 Uhr (Saal 9)

C7.2 Innovationen

254 Dreidimensionale virtuelle Osteosyntheseplanung und Simulation auf der Basis konventioneller zweidimensionaler Röntgenbilder

P. Messmer (Basel), G. Long, N. Suhm, A. L. Jacob, P. Regazzoni

Zielsetzung und Problemstellung

Mit wenigen Ausnahmen erfolgt die Planung des dreidimensionalen Osteosynthesevorgangs auch heute noch auf der Grundlage konventioneller zweidimensionaler Röntgenbilder. Mit der Tendenz zur minimal invasiven Chirurgie hat der junge Chirurg immer seltener direkten Einblick auf die tatsächliche dreidimensionale Pathologie. Das mentale Umsetzten der präoperativen Bild- und Planungsdaten in die reale intraoperative Situation wird immer schwieriger und damit fehleranfällig. Wir entwickelten daher eine Methode und eine Software zur dreidimensionalen virtuellen Osteosynthese- Planung und Simulation auf der Grundlage konventioneller zweidimensionaler Röntgenbilder auf einem Personalcomputer.

Material und Methoden

2D/3D-Knochendatenbank mit den Daten von 80 Leichentibiae. Handelsüblicher Personalcomputer.
Die Generierung realitätsnaher dreidimensionaler Knochenmodelle erfolgt durch ein Auswahlverfahren aus einer 2D/3D Datenbank repräsentativer Kadaverknochen. Spezielle mausgesteuerte Werkzeuge ermöglichen dem Chirurgen die Fraktur auf dem dreidimensionalen Knochenmodell einzuzeichnen, die Fragmente zu separieren und im dreidimensionalen Raum entsprechend der real existierenden Fraktur anzuordnen. Die Projektion des Frakturmodells zu einem virtuellen Röntgenbild ermöglicht durch Vergleich mit dem Unfallbild eine Kontrolle der Frakturinterpretation. Nach virtueller Reposition und Vermessung wird ein geeignetes Implantat aus der Datenbank ausgewählt und die Osteosynthese simuliert.

Ergebnisse

Es wurde eine Datenbank mit standardisierten Rötgenbildern und dem dazugehörigen CT-Datensatz von 80 Tibiae und 40 Humeri aufgebaut. 3D CAD Oberflächendaten der gängigsten Implantate wurden in Volumenmodelle umgewandelt und ebenfalls in einer Datenbank zur Verfügung gestellt. Entwicklung einer PC-fähigen Software zur Selektion des dem Patientenknochen in seiner 3D Morphologie ähnlichsten Knochenmodells und zur dreidimensionalen Darstellung der Fraktur. Gezeigt wird die Simulation der Osteosynthese anhand klinischer Beispiele.

Schlussfolgerungen

Die vorgestellte Methode und Software ermöglicht die dreidimensionale Darstellung einer Fraktur und die Simulation einer Osteosynthese zu Planungs- und Schulungszwecken auf einem handelsüblichen PC: Die vorgestellte Arbeit entspricht einem Prototypen im Sinne einer Machbarkeitsstudie. Geplant ist eine Weiterentwicklung zur virtuellen Operation zu Schulungszwecken mit Einbezug der Weichteile.

255 Die endoskopisch gestützte simultan dorsoventrale Stabilisierung von thoracolumbalen Wirbelfrakturen in Bauchlage

A. P. Verheyden (Leipzig), S. Katscher, S. Glasmacher, H. Lill, C. Josten

Zielsetzung

Die einzeitige dorsoventrale Instrumentation thoracolumbaler Wirbelfrakturen erfordert bisher eine zeitaufwendige intraoperative Umlagerung von der Bauch- in die Seitenlagerung. Es wird die schrittweise Entwicklung einer ventralen Zugangstechnik in Bauchlage für die Segmente von BWK 4 bis LWK 2 von der kleinen lateralen Thoracotomie bis zum rein endoskopischen Vorgehen und dem mit einer Rahmenkonstruktion (Synframe®) über eine Minithoracotomie endoskopisch gestütztem Vorgehen aufgezeigt.

Material und Methoden

Seit Juli 1999 wurde der ventrale Zugang zunächst über eine kleine laterale Thoracotomie in Bauchlage realisiert. Dazu wird der OP-Tisch maximal nach oben gefahren und der Operateur kann mit einer Stirnlampe im Sitzen die ventrale Wirbelsäule sehr gut einsehen und erreichen. Der Zugang der dorsalen Instrumentation bleibt offen, so daß jederzeit noch Korrekturen der Reposition vorgenommen werden können. In gleicher Lagerung wurde daraufhin rein endoskopisch vorgegangen. Um auch konventionelle Instrumente und Implantate verwenden zu können, wurde mit Hilfe des Synframe® ein endoskopisch gestütztes Verfahren in Bauchlage entwickelt, bei dem nur eine 4–5 cm lange Hautinzision erforderlich ist.

Es wurden bisher 51 Patienten (Alter median 39,9 Jahre) mit ventralem Zugang in Bauchlage operiert, davon ausschließlich ventral 17, einzeitig kombiniert 12 und zweizeitig kombiniert 22.

Ergebnisse

Die 34 dorsalen Instrumentationen erfolgten mit Fixateur interne. Ventral erfolgten 28 Einstabinstrumentationen mit Pedikelschrauben, 6 Einstabinstrumentationen mit Ventrofix und 14 Zweistabinstrumentationen mit dem Kanedasystem. In 3 Fällen wurde ein corticospongiöser Span ohne Instrumentation eingebracht. Die durchschnittliche Operationsdauer bei isoliert ventralem Vorgehen 143 min, bei kombiniert einzeitigem Vorgehen 188 min und bei kombiniert zweizeitigem Vorgehen 231 min. Stat. Aufenthaltsdauer isoliert ventral 16,7, kombiniert einzeitig 12,5 und kombiniert zweizeitig 21,8 Tage. Komplikationen waren ein drainagepflichtiger rezidivierender Hämatoserothorax und eine einmalige Pleuraserompunktion.

Schlussfolgerungen

Der Zugang zur ventralen Wirbelsäule in Bauchlage hat sich sowohl beim offenen als auch beim endoskopischen Vorgehen als so vorteilhaft erwiesen, daß er auch bei isoliert ventraler Instrumentation standardmäßig angewendet wird. Die Minithoracotomie mit dem Synframe® zeigt in Vergleich zum rein endoskopischen Vorgehen bei vergleichbarer Zugangsmorbidität Vorteile durch besseres intraoperatives Handling und die Möglichkeit mit einem Minimum an Spezialinstrumenten und mit Standardimplantaten auszukommen. Auch für posttraumatische Korrekturoperationen hat sich diese Operationstechnik durch die simultane Manipulationsmöglichkeit dorsal und ventral bewährt.

256 Wirbelkörperersatz mit Synex. Eine prospektive klinische Studie

U. Lange (Homburg (Saar), S. Edeling, C. Knop, L. Bastian, C. Krettek, T. Pohlemann, M. Blauth

Zielsetzung

Ventrale Stabilisierungen an der Brust- und Lendenwirbelsäule mit autologem Beckenkammspan sind verbunden mit einer Entnahmemorbidität und Problemen beim Spaneinheilen. Der Harmskorb bedingt durch starre Größe Schwierigkeiten beim Einsetzen und erfordert ein Nachspannen des dorsalen Fixateurs. Mit dem Synex steht ein in situ distrahierbarer Titan-Wirbelkörperersatz zur Verfügung. Ziel der vorliegenden Studie war die prospektive Dokumentation der ersten „Synexpatienten".

Material und Methoden

Wir erfassten alle Patienten, die von 2/1999 bis 2/2000 in unserer Klinik mit dem Synex operativ versorgt wurden. Für die standardisierte Datenerfassung von Aufnahme, Operation, Nachuntersuchung und radiologischem Verlauf verwendeten wir modifizierte Erfassungsbögen der AG Wirbelsäule der DGU. An konventionellen Röntgenbildern präoperativ, postoperativ, 3–6 Monate und 12 Monate postoperativ wurden Grund-Deckplattenwinkel und Skoliosewinkel bisegmental gemessen. Außerdem wurden berufliche Reintegration, Freizeitverhalten und Rückenfunktion ermittelt.

Ergebnisse

Die 50 Patienten (29 M/21 W) waren durchschnittlich 43,1 (20–77) Jahre alt. Wir behandelten 36 frische Frakturen, 8 posttraumatische Fehlstellungen, 3 Tumoren, 2 alte Frakturen und 1 Spondylodiscitis. Am häufigsten waren LWK1 (13 mal), BWK 12, LWK2 und LWK 3 (je 10 mal) betroffen. 47 Patienten wurden kombiniert dorso-ventral, 3 isoliert ventral operiert. 30 mal wurde ventral eine bisegmentale, 20 mal eine monosegmentale Spondylodese durchgeführt. Der Zugang war 38 mal eine Thorakotomie, (16 mal thorakoskopisch) und 12 mal eine Lumbotomie. Der ventrale Eingriff dauerte durchschnittlich 144 (75–275) Minuten. Der stationäre Aufenthalt betrug 22 (7–83) Tage. Die Hälfte der Patienten absolvierte eine Anschlussheilbehandlung für 7 (2–24 Wochen). Von den 33 zum Operationszeitpunkt Erwerbstätigen war nach 12 Monaten mehr als die Hälfte wieder berufstätig, 56% hatten die selben Freizeitaktivitäten. 56% hatten noch leichte Probleme oder waren beschwerdefrei, 42% beklagten häufige, deutliche Beschwerden bis hin zu deutlichen Einschränkungen. Der Finger-Boden-Abstand betrug 16 (0–45) cm. Intraoperativ wurde durchschnittlich 13,7° lordosiert, nach 3–6 Monaten kam es zu einem Korrekturverlust von 2 °, bis zu Implantatentfernung addierte sich nur noch ein minimaler zusätzlicher Korrekturverlust. Bisher ist es in keinem Fall zum Implantatbruch des Synex gekommen, bei Patienten mit geringer Knochendichte wurde ein initiales Einsinken des Synex in die angrenzenden Wirbelkörper von bis zu 2 mm beobachtet.

Schlussfolgerung

Durch allogenen Wirbelkörperersatz entfallen die Komplikationen/Beschwerden an der Spanentnahmestelle. Für den bisher dokumentierten Zeitraum bis zur Implantatentfernung trat kein signifikanter sekundärer Korrekturverlust auf. Innerhalb der ersten 12 Monate wurde gut die Hälfte der Patienten gut beruflich und sozial rehabilitiert.

257 Die ventrale interkorporelle Spondylodese mit einem neuen Keramikimplantat

G. Regel (Rosenheim), W. Schnitzler, M. Bayeff-Filloff

Zielsetzung

Die ventrale Spondylodese mit cortico-spongiösen Span vom Beckenkamm ist eine standardisierte Technik die insbesondere bei Frakturen im Bereich des thorako-lumbalen Übergangs eine breite Anwendung findet. Einziger Nachteil ist die hohe Morbidität (Schmerzen,Nervenstörungen, Infekt) die nach Beckenspanentnahme beschrieben wird. Zur Vermeidung solcher Komplikationen wurde die herkömmliche Methode, mit der Implantation eines Keramikspans als Alternativmethode verglichen.

Material

40 Patienten mit Frakturen im Bereich des thorako-lumbalen Übergangs wurden nach dorsaler Instrumentierung mit Fixateur interne (USS/Synthes), alternativ entweder mit bikortikalem Beckenspan (BK) (n = 20) oder mit einem speziell angefertigten Keramikspan (Hydroxylapatit = HA) (Porendurchmesser 200–800 µm, axiale Stabilität 2,5 MPa) (n = 20) nach Ausräumung des frakturierten Wirbelkörpers über einen transthorakalen, min.-invasiven Zugang ventral versorgt.

Methoden

Der postop Verlauf war gleich, mit Mobilisierung am 1. postop. Tag, ambulante Nachkontrollen zur klinischen und radiologischen Nachuntersuchung in der 6., 12. und 26. Woche. Klinisch wurde insbesondere Bewegungsausmaß, Lebensqualität (EDLQ) und Schmerzen dokumentiert. Radiologisch wurde der thorakolumbale Übergang (TLÜ) dargestellt und die Kyphose prä-und postop. beurteilt. Hierzu wurde der Grund-Deckplatten Winkel (GDW) ausgemessen und der Sagittalindex nach Farcey berechnet. Nach Implantatentfernung (nach 8 Monaten) wurde ein CT des TLÜ zur Beurteilung der Spanintegration angefertigt.

Ergebnisse

Der Vergleich der beiden Patientenkollektive war ohne Einschränkung bis zur Implantatentfernung möglich. Hierbei zeigten sich keine signifikanten Unterschiede hinsichtlich Funktion und Lebensqualität, lediglich in der BK-Gruppe wurden Beschwerden am Beckenkamm in 11/20 Fällen nachgewiesen. Die radiologischen Ergebnisse sind in der unten aufgeführten Tabelle aufgezeigt. Hiernach ist kein signifikanter Unterschied bezüglich postop. Kyphose-zunahme (vgl des Sagittalindex im Verlauf) nachweisbar. Die Prüfung der Spanintegration anhand der CT Rekonstruktionen ließ eine ähnliche Integration feststellen.

Schlussfolgerung

Die ventrale Spondylodese mit HA Keramikspan stellt eine gute Alternative zur herkömmlichen Methode dar. Das postoperative Ergebnis ist klinisch und radiologisch vergleichbar und die Morbidität am Beckenkamm durch Keramikimplantation vermeidbar. Eine Weiterentwicklung dieser Methode soll die Implantation in press-fit Technik ermöglichen.

258 Die ventrale Spondylodese der Frakturen des thorako-lumbalen Überganges mit expandierbarem Cage – 1-Jahres-Ergebnisse

K. Schulz (Berlin), K. J. Schnake, F. Kandziora, C. Khodadadyan, I. Melcher, T. Mittlmeier, N. P. Haas

Zielsetzung

Berstungsfrakturen des thorakolumbalen Überganges werden in ihrer operativen Behandlung kontrovers diskutiert. Ein Verfahren stellt die 360 Grad Spondylodese mit dorsaler Stabilisierung, ventraler Korporektomie mit Spondylodese und dorsaler Kompression dar (DVD-Verfahren). Die ventrale Spondylodese kann mittels Implantation eines Titancages erfolgen. Unter der Vielzahl der zur Verfügung stehenden Cages existieren expandierbare Modelle, die eine abschließende dorsale Kompression erübrigen sollen.
Ziel dieser Studie war es, prospektiv operative, klinische und radiologische Ergebnisse der ventralen Spondylodese mit expandierbarem Cage bei Frakturen des thorakolumbalen Überganges zu untersuchen.

Material und Methoden

Im Zeitraum 4/99–3/00 versorgten wir 20 Patienten mit Frakturen im Bereich BWK 8–LWK 3 nach dorsaler Stabilisierung (USS) mit ventraler (Teil-)Korporektomie und Spondylodese mittels eines expandierbaren Cages (VBR, Fa. Ulrich, Ulm).
Postoperativ wurden nach 4 Wochen, sowie nach 3, 6 und 12 Monaten klinische Funktionsuntersuchungen der BWS und LWS durchgeführt. Der neurologische Status wurde nach dem Frankel Schema bestimmt. Radiologische Kontrollen mittels konventioneller Röntgenuntersuchungen (Bestimmung des Lordose-, Kyphose- und Skoliosewinkel) und quantitative Computertomographien (QCT, Messung des Fusionsgrades und der Knochendichte) nahmen wir nach 3, 6 und 12 Monaten vor. Die Patienten wurden des weiteren aufgefordert, eine Selbsteinschätzung bezüglich des klinischen Ergebnisses (Schmerzentwicklung, SF 36) abzugeben.

Ergebnisse

Ein Versagen der Methode (Sinterung, Dislokation des Körbchens, Reoperation) wurde nicht beobachtet. Die perioperative Morbidität war gering (Hypästhesien im Bereich der ventralen Narbe, ein Patient mit unilateraler Zwerchfelllähmung). Nach 12 Monaten lag die ROM im Seitneigen bei 62,5% der Norm, beim Drehen im Sitzen bei 60% der Norm. Der Finger-Boden-Abstand betrug durchschnittlich 23 cm, das Ott-Maß 2,3 cm, das Schober-Maß 2,5 cm. Die Schmerzentwicklung anhand der visuellen Analogskala war von durchschnittlich 8 auf 4 rückläufig. Die neurologischen Defizite waren bei allen Patienten rückläufig. Von den 4 Patienten mit Frankel A waren nach 12 Monaten 2 C und 2 D. Die radiologischen Untersuchungen zeigten einen postoperativen Korrekturverlust von durchschnittlich 4 Grad. Im QCT waren bei allen Patienten nach 12 Monaten Durchbauungszeichen im Sinne von Kallusbildung um den Cage und Knochenstruktur im Cage zu erkennen.

Schlussfolgerungen

Die Versorgung von Frakturen des thorako-lumbalen Überganges mit expandierbarem Cage nach dorsaler Stabilisierung zeigt im Vergleich zu nicht expandierbaren Cages eine bessere Einpassung in den Defekt bei gleich gutem Repositionsergebnis. Im Vergleich zur 360 Grad Spondylodese entfällt die abschließende dorsale Kompression. Die klinischen und radiologischen Ergebnisse nach 1 Jahr entsprechen denen etablierter Verfahren.

259 Die dorsale Distanzosteosynthese zur Stabilisierung von Sakrumfrakturen

N.-J. Thonke (Regensburg), W. Nothofer, R. H. Neugebauer

Zielsetzung

Entwicklung einer wenig invasiven sofort belastungsstabilen Osteosynthese des hinteren Beckenringes bei instabiler Sakrumfraktur

Kurzfassung

Ein Drei-Punkt-Fixateur-interne ermöglicht eine belastungsstabile Osteosynthese bei Sakrumfrakturen

Instabile Beckenringverletzungen AO Typ C mit Sakrumfrakturen werden gegenwärtig nur in 50% operativ stabilisiert (Beckengruppe-DGU). Nur in 12% wurde dabei der instabile Kreuzbeinbruch angegangen. Kein Osteosyntheseverfahren hat sich bei der transsacralen Instabilität breit durchgesetzt.

In Anlehnung an eine vorbeschriebene Fixateur interne-Konstruktion (Käch, Josten) haben wir die Dorsale Sakrum Distanzosteosynthese (DSDO) entwickelt.
Mit winkelstabil verankerten Implantaten schließt sie den hinteren Beckenring durch quere Verbindung zwischen beiden hinteren Beckenkämmen und stützt über eine Pedikelschraube nach cranial ab. Dadurch ergibt sich eine dreidimensional stabile Repositions- und Retentionsmöglichkeit mit Option zur Nervendekompression und ergänzenden lokalen Plattenosteosynthese.
Zwischen 1/96 und 12/00 wurden bei 159 operierten Beckenfrakturen 31 instabile Sakrumbrüche mit DSDO versorgt. In allen Fällen konnte damit eine Sofortmobilisation und bei den bisher nachuntersuchten Patienten (n = 20) allesamt die knöcherne Ausheilung erreicht werden.
Hauptkomplikationen ergaben sich durch Wundheilungsstörungen infolge der häufig unfallbegleitenden Decollement (Morel-Lavallé) Läsion, die konsequent angegangen werden müssen.

Schlussfolgerungen

Winkelstabile Schrauben wenig invasiv in beiden hinteren Beckenkämmen platziert durch einen Querstab verbunden und einen Längsausleger nach cranial im Pedikel L4 abgestützt ermöglichen eine sofort belastungstabile Osteosynthese instabiler Sacrumfrakturen.

260 Die zweizeitige Versorgungsstrategie bei instabilen Beckenringverletzungen: Unterschiede in Morbidität, Mortalität und funktionellem Endergebnis bei 222 B- und C- Verletzungen

M. H. Hessmann (Mainz), P. M. Rommens

Zielsetzung

Vertikal instabile Beckenringfrakturen (Typ C) weisen eine höhere Morbidität und Mortalität als rotationsinstabile Verletzungen (Typ B) auf. In der Literatur wird aber nicht zwischen den open book (B1) und den lateralen Kompressionsverletzungen (B2/3) differenziert. Durch unterschiedliche Unfallmechanismen und einer anderen Verletzungsmorphologie kann ein anderes Komplikationsspektrum erwartet werden. Ziel der Arbeit ist die Differenzierung von Begleitverletzungen, Behandlungsmethodik, Komplikationsrate und funktionellem Ergebnis in Abhängigkeit des Frakturtyps (B versus C, B1 versus B2/3). Die Ergebnisse eines zweizeitigen Behandlungskonzeptes werden vorgestellt.

Material

In einem 9-Jahrszeitraum wurden 222 instabile Beckenringfrakturen operativ behandelt. Es handelte sich um 100 B- und 122-C Frakturen. Durchschnittsalter der Patienten war 37,2 Jahre (11–86 J). 87% wiesen signifikante Begleitverletzungen auf. Unfallbedingte neurologische Schäden traten bei 15% der B- (21% B1, 12% B2/3) und bei 23% der C-Verletzungen auf. Urogenitale Begleitverletzungen wurden bei 9,6% der B1-, 7,4% der C und 2,1% der B2/3-Verletzungen vorgefunden.

Methoden

Beckenringfrakturen mit hämodynamischer Instabilität wurden notfallmäßig mittels Fixateur externe stabilisiert. Die definitive Osteosynthese erfolgte frühsekundär nach hämodynamischer Stabilisierung.
Ausgewertet wurden Frakturtyp, Begleitverletzungen, Art der chirurgischen Behandlung, Art und Häufigkeit von Komplikationen in Abhängigkeit der Verletzungsmorphologie.
Alle Patienten mit Nachuntersuchungszeit von über einem Jahr wurden zu einer Kontrolluntersuchung eingeladen. Erfaßt und ausgewertet wurden subjektive Beschwerden, funktionelles Ergebnis und radiologisches Ausheilungsresultat.

Ergebnisse

Die perioperative Mortalität war 5% bei den B- und 15% bei den C-Verletzungen. In 52% der B- und 38% der C-Verletzungen war der Fixateur externe Bestandteil der definitiven Frakturbehandlung. Planmäßige frühsekundäre Eingriffe waren bei 15% der B- und 26% der C-Verletzungen erforderlich. 123 Frakturen (55 B-, 67 C-Verletzungen) wurden nach durchschnittlich 21,6 Monaten (12 bis 73 Monate) nachuntersucht. Das funktionelle Endergebnis war sehr gut bis gut bei 74% der B1, 92% der B2/3- und 71% der C-Verletzungen.

Schlussfolgerungen

Die Mortalität instabiler Beckenringfrakturen ist höher bei den C- als bei den B-Verletzungen. Das subjektive und objektive Endergebnis ist gleichfalls schlechter bei den C- als bei den B-Verletzungen. In der Gruppe der B-Frakturen waren die Ergebnisse der B1-Verletzungen deutlich schlechter als bei den B2/3 Verletzungen. Komplikationsrate und Endergebnisse der „open book"-Verletzungen waren sogar mit denen der C-Frakturen vergleichbar.

261 Neuartige intramedulläre Fixationsmethode – Expansionsnagel „Fixion IM"

E. Lenz (Leipzig), H. Albersdörfer, G. Werding, N. Werding, M. Tauber, R. Ascherl

Zielsetzung

Durch die Verriegelung von Marknagelsystemen kann eine höhere Primärstabilität erreicht werden. Hierdurch wird die Versorgungsmöglichkeit von weiter peripher gelegenen Frakturen ermöglicht. Diese Vorteile werden von Nachteilen begleitet, wie z.B. vermehrte Gewebetraumatisierung, erhöhte Strahlenexposition, sowie längere OP-Zeiten.

Material und Methoden

Derarte Nachteile können durch den beschriebenen Nagel „Fixion IM" vermindert werden. Es handelt sich dabei um ein System aus 4 longitudinal angeordneten Metallstäben, welche radial durch 4 dünne Metallmembranen verbunden sind. Proximal bildet ein Rückschlagventil den Abschluß, auf welches das Implantationsinstrument aufgesetzt wird. Nach Implantation wird Kochsalzlösung manuell mit einem Pumpensystem unter definiertem Druck insuffliert (bis 60 bar). Im Nagel kommt es durch die Druckerhöhung zur Entfaltung der Metallmembranen und somit zu einer Durchmessererhöhung. Schließlich liegt der Expansionsnagel der endostalen Kortikalis an und stabilisiert so die Fraktur

Ergebnisse

Seit März 1999 wurden 56 derarte Expansionsnägel implantiert. Bei einem Durchschnittsalter von 51 Jahren (18–85 a) waren traumatische und pathologische Frakturen die Indikationen. 34 mal lag eine Humerusfraktur vor, 13 mal eine Tibia- und 9 mal eine Femurfraktur. 7 mal war eine pathologische Fraktur Indikation zur Operation (5 mal Humerus, 2 mal Femur). Die intra- und postoperativen Verläufe zeigten keine Komplikationen. Bei allen Patienten war eine frühfunktionelle Behandlung mit rascher Belastbarkeit gegeben.

Schlussfolgerung

Durch die bisher stattgehabten komplikationslosen Verläufe, sowie die obig angeführten Vorteile gegenüber konventionellen Verriegelungssystemen kann das neue System zumindest als sinnvolle Alternative diskutiert werden. Das einfache und unkomplizierte Handling des Instrumentariums (Einweginstrumente), sowie die große Längen- und Durchmesservielfalt ermöglichen zusätzlich ein sehr breites Anwendungsspektrum.

262 Versorgung pathologischer Humerusfrakturen mit einem expandierenden Nagel, erste Ergebnisse

W. M. Franck (Erlangen), M. Olivieri, A. Olk, F. Hennig

Zielsetzung

Durch den alterungsbedingten Strukturwandel des Knochens können die üblichen Osteosyntheseverfahren nur teilweise oder unter modizifizierten Bedingungen angewandt werden. Insbesondere stellt die stabile Verankerung von Schrauben im osteoporotischen Knochen ein erhebliches Problem dar. Deshalb werden erste Ergebnisse mit einem neuartigen verrieglungsfreien Nagelsystem (Fixion) in der Versorgung von pathologischen Humerusfrakturen vorgestellt

Material und Methodik

Über den Expansionsmechanismus des Nagels, der Durchmesser wird durch NaCL-Installation über ein Ventil um 50% erweitert, kommt es zu einem Formschluß im Markraum zwischen Cortikalis und Nagel. Der profilierte Querschnitt verhindert eine Rotationsinstabilität. Der großflächige Kontakt vermeidet punktuelle Spitzenbelastungen, wie sie bei konventionellen Verriegelungsschrauben auftreten. Im Längsschnitt kann sich der Nagel ebenfalls an die anatomische Form adaptieren. Durch den Wegfall der Verriegelungen mit Schrauben wird die Röntgenbelastung für Personal und Patient reduziert und die Operationszeit verkürzt.

Ergebnisse

In 2 Krankenhäusern wurden insgesamt 14 Patienten an 15 Humeri im Zeitraum zwischen dem 01.03.2000 und 31.01.2001 versorgt. Bei einer Patientin mit Metastasen eines Mamma-Carcinomes erfolgte die beidseitige Nagelung. Bei 10 Patienten lag eine Fraktur im schwerst osteoporotisch geschädigten Knochen vor, 4 Metastasen und eine Pseudarthrose nach Plattenosteosynthese wurden stabilisert. Es waren keine offenen Frakturen und keine Läsionen des N. radialis enthalten.

10 Humeri wurden antegrad nach kleiner Incision der Rotatorenmanschette und 5 über einen retrograden Zugang operiert. In keinem Fall kam es zu einer wesentlichen intra-oder perioperativen Komplikation. Die Operationszeiten betragen im Mittel 30 min, die Röntgenzeiten 1,8 min.

In allen Fällen war die Versorgung achsgerecht. Eine Revision wurde nicht erforderlich. Ebenso kam es zu keiner intraoperativen Läsion des N. radialis.

Auch massiv geschwächte Kortikalis hielt dem Expansionsdruck des Nagels bis zur maximalen Ausdehnung bei 70 bar stand. In keinem Fall kam es zum Ausbrechen einer Fissur oder zusätzlicher Fragmente. Nageldislokationen oder Teleskoping wurden im Behandlungsverlauf nicht gesehen.

Postoperativ erreichten alle Patienten binnen 8 Wochen die alte Beweglichkeit im Schulter- und Ellenbogengelenk. Der antegrade Zugang bedingte keine eingeschränk-

te Beweglichkeit oder vermehrte Schmerzen in der Nachbehandlung. Die Angabe beruht auf der Patientenmitteilung, daß eine Funktion, wie vor dem Eingriff wieder erreicht wurde.
Alle Frakturen im osteoporotischen Knochen durchbauten.

Schlussfolgerung

Durch die erheblich vereinfachte Operationstechnik kann bei minimaler Belastung der durch Vorerkrankung reduzierten Patienten eine übungstabile Versorgung erreicht werden. Ein weiterer positiver Effekt ist die reduzierte Strahlenbelastung für Patient und Operateur.

263 Ein neu entwickeltes Verfahren zur Verbundmarknagelung bei Segmentdefekten langer Röhrenknochen – experimentelle Untersuchungen und klinische Anwendung

A. Biewener (Dresden), R.Grass, H. Zwipp

Zielsetzung

Resektion von Knochentumoren und bei Osteitis führt zu großen Segmentdefekten. Die eingesetzte Kallusdistraktion zeigt hohe Morbidität (Fehlstellung, Pin Tract Infektion) erfordert gute Compliance. Eine mögliche Alternative für Problempatienten (Alter, Compliance) sind alloplastische Defektinterponate. 1. Schritt: auf der Basis von PMMA wurden poröse Segmentformkörper entwickelt. 2. Schritt: „Biologisierung" der Polymeroberfläche (Beschichtung mit RGD- Integrinsequenz) 3. Schritt: Einführung von Biodegradabilität: Vernetzung von PMMA und $CaPO_4$ über Polylactitbrücken, in vivo Abbau via Hydrolyse

Material und Methoden

1. Ermittlung der Materialeigenschaften (32 mm × 30mm) quasistatisch; Dauerbelastungszyklen (Wöhler-Kurve)
2. Biomechanik (4-P-Biegung, axial bis Versagen) an humanen Leichentibien,UTN-Osteosynthese, Defekt 60 mm, Paarvergleich Leerdefekt versus Defektfüllung.
3. Tierversuch: I. Biokompatibilität: unbeschichtetes vs. RGD-beschichtetes PMMA nach Implantation Kaninchentibiakopf. II. Implantation an der Schafstibia, Defektstrecke 30 mm, Stabilisierung mit UTN, Explantation nach 6 Monaten, biomechanische und histologische Untersuchungen. Gruppen: Leerdefekt; unbeschichtetes PMMA; RGD-Peptid Beschichtung (n = 6 bzw.9)
4. klinischer Einsatz: Durchführung desVerfahrens (ab 10/98) an bisher 8 Patienten (Osteosynthese:UFN/UHN) Defekt 30–60 mm, Indikationen: sekundärer Knochentumor; 1 × Regeneratversagen nach Monorail-Kallusdistraktion.

Ergebnisse

ad 1: elastisch bis 10640 N, dann ausgeprägt duktiles Verhalten bis 35000 N (!) Lebensdauer 10^6 Zyklen bei einem Lastniveau von 3,77kN.
ad 2: Steifigkeitszuwachs axial 50,0%, 4-P-Biegung, 47,6%, Fmax 7385 N vs.1250 N (+591%).
ad 3: Kein Osteosynthese-versagen, keine beobachtbare Materialermüdung. Drehmomentwerte (nach ME, Vergleich mit intakter Gegenseite): Leerdefekt 7,3±5,7%; unbeschichtet 43,0±15,6% (0–122%); RGD- Peptid 41,9±12,2% (0–89,3%). Histologisch direkte knöcherne Infiltration des RGD-Peptid-PMMA nach Implantation im spongiösen Bereich. Im Schaftbereich zum Teil erhebliche Knochenneubildung im Bereich des Interfaces.
ad 4: primäre Vollbelastbarkeit bei sehr niedrigem Schmerzniveau. Z.Teil erhebliche Knochenneubildung, bisher kein Anhalt für Osteosyntheseversagen. Keine Infektion.

Schlussfolgerung

Das Verfahren erlaubt eine hochstabile Osteosynthese und sofortige Vollbelastung. Durch Peptid-Beschichtung scheint eine Biologisierung der PMMA- Oberfläche möglich, die im Schafmodell aber keine verbesserte knöcherne Überbrückung zeigt. Die günstigen Dehnungsverhältnisse im Defekt führen über Kallus- Triggerung zur Knochenneubildung. Die ersten klinischen Ergebnisse sind positiv. Der durch das verbleibende Fremdmaterial eingeschränkte Indikationsbereich kann durch Einführung der Biodegradation erweitert werden.

264 Intramedulläre Osteosynthese mit winkelstabilen Fixierschrauben – eine neue Therapieoption für proximale Humerusfrakturen

W. Linhart (Hamburg), A. Janssen, L. G. Großterlinden, J. M. Rueger

Zielsetzung

Ziel der Versorgung proximaler Humerusfrakturen ist die vollständige Wiederherstellung der Gelenkfunktion. Um dieses Ziel zu erreichen, stehen eine Vielzahl unterschiedlicher Osteosyntheseverfahren zur Verfügung. Dabei führen komplexe Verletzungen häufig zu unbefriedigenden funktionellen Ergebnissen. Vor allem im osteoporotischen Knochen ist das Problem der Implantatverankerung noch immer ungelöst. Als Alternative zu den bekannten Operationsmethoden wurde ein intramedullärer Kraftträger mit winkelstabilen proximalen Fixierschrauben (TARGON-PH-Nagel, Fa. Aesculap, Tuttlingen) entwickelt, der auf Grund seines Designs eine sichere Retention der Fraktur und konsekutive frühe postoperative Mobilisation verspricht.

Materialien und Methoden

Bei dem im Folgenden vorgestellten Implantat handelt es sich um einen unaufgebohrten Kraftträger, der die Möglichkeit bietet in seinem proximalen Anteil 4 winkelstabile Fixierschrauben einzubringen. Die Konfiguration der Verriegelungslöcher ist so gewählt, daß neben dem Humeruskopffragment bei „3- und 4-part-fractures" auch die Tubercula refixiert werden können. Die Rotationsstabilität wird dabei durch zwei distale Verriegelungsschrauben gewährleistet. Der Nagel wird in unterschiedlichen Längen gefertigt und erlaubt dadurch auch die Versorgung kombinierter Humeruskopf und -schaftfrakturen oder weit nach distal reichenden A- und B-Frakturen. Zur sicheren Verankerung ist ein großes Humeruskopffragment notwendig, so daß sich der Einsatz des Implantates bei C3-Frakturen verbietet.
Im Rahmen einer prospektiven Studie wurden an unserer Klinik seit März 1999 bisher 63 Patienten mit diesem Implantat versorgt. Bisher konnten 22 Patienten 3–7 Monate postoperativ nachuntersucht werden. Die funktionellen Ergebnisse wurden dabei nach Constant-Murley-Score und Neer-Score ermittelt.

Ergebnisse

Bei den 11 unter 60-jährigen Patienten des Kollektives wurde ein Constant-Score zwischen 30 und 86 Punkten und ein Neer-Score zwischen 43 und 98 Punkten, bei den 11 Patienten, 60 Jahre und älter, ein Constant-Score zwischen 20 und 61 Punkten und ein Neer-Score zwischen 19 und 83 Punkten ermittelt.

Schlussfolgerungen

Bei den vorgestellten Ergebnissen handelt es sich um Frühergebnisse nach Implantation. Bei vielen Patienten ist eine weitere Funktionsverbesserung zu erwarten. Die augenblicklichen Ergebnisse sind bereits jetzt mit den Literaturangaben zu den verschiedenen Frakturtypen vergleichbar. Der Targon-PH-Nagel scheint eine vielversprechende Alternative zu den herkömmlichen Implantaten darzustellen.

Freitag, 16. November 2001
16:15 – 17:45 Uhr (Saal 15.2)

A1.3 Proximale Femurfrakturen

265 Die per-/subtrochanteren Femurfrakturen – klinische Ergebnisse des Gleitnagels (GN) nach 100 Anwendungen

G. Kelsch (Göppingen), F. Balz, Chr. Ulrich

Zielsetzung

Die postoperative Wiederherstellung der Mobilität bzw. sozialen Unabhängigkeit bei per-/subtrochanteren Femurfrakturen gehört zu den wichtigsten Aufgaben des Unfallchirurgen, da die Bedrohung der Mobilität bzw. sozialen Unabhängigkeit mit Letalitätsraten von über 20% vergesellschaftet ist. Von den zahlreichen Implantaten, die zur Stabilisierung von per-/subtrochanteren Femurfrakturen empfohlen werden, weist der GN spezifischen Vorteile auf (intramedulläres Implantat = geringe Biegemomentbelastung; Verriegelungsnagelsystem = Längen- und Rotationssicherheit; Doppel-T-Klingenprofil = hohes Widerstandsmoment). Unsere Untersuchung sollte klären, inwieweit sich diese biomechanischen Vorteile im klinischen Alltag widerspiegeln.

Material und Methoden

Vom 01.01.1995 bis 31.12.1999 wurden 100 per-/subtrochantere Femurfrakturen mit dem GN stabilisiert. Die Daten der 24 Männer und 76 Frauen mit einem medianen Alter von 80 Jahren wurden retrospektiv analysiert.
Die Nachuntersuchung erfolgte im Median nach 8 Monaten. 17 Patienten waren verstorben, 83 Patienten konnten untersucht werden.

Ergebnisse

Vor dem Unfall waren nur 36 Patienten selbständig mobil, 64 Patienten benutzen Gehhilfen bzw. waren überwiegend bettlägerig. Meist führte der Sturz in der häuslichen Umgebung zur Fraktur (n = 83), die entsprechend der AO-Klassifikation bei *n = 85 instabil* war. Bei schlechter Knochenqualität (Barnett-Nordin bzw. Singh-Index) wurde der Standard-GN bei 80 und der Lange-GN bei 20 Patienten verwendet. Der GN wurde 95 mal statisch und 5 mal dynamisch verriegelt. Die Doppel-T-Klinge wurde 24 mal blockiert, wobei diese meist in den hinteren/unteren Quadranten eingeschlagen wurde. Die Operationszeit betrug im Median 70 Minuten. Mit der Mobilisierung (Vollbelastung) wurde im Median am 3. postoperativen Tag begonnen.

War präoperativ ein Gehen ohne Gehilfen möglich, so waren postoperativ alle Patienten dieser Gruppe ohne (n = 10/31) bzw. mit Gehhilfen (n = 11/31) mobil. Wurden präoperativ Gehhilfen verwendet, so waren postoperativ 2 Patienten dieser Gruppe überwiegend bettlägerig (n = 2/35), die anderen verwendeten weiterhin Gehhilfen (n = 33/35). Alle Patienten die präoperativ überwiegend bettlägerig waren, waren dies auch postoperativ (n = 18). Im Vergleich zur präoperativen Situation hatten lediglich 2 von 83 Patienten postoperativ ihre Mobilität bzw. soziale Unabhängigkeit verloren.
Implantatunabhängige Komplikationen traten bei 8 Patienten auf (Hämatome, tiefe Infektionen). Implantatabhängige Komplikationen traten bei 7 Patienten auf (Klingendislokationen, Verriegelungsschraubenbruch, Rotationsfehler).

Schlussfolgerungen

Unsere Ergebnisse zeigen, dass insbesondere instabile per-/subtrochantere Femurfrakturen mit dem Gleitnagel belastungsstabil und mit niedriger Komplikationsrate behandelt werden können. Die präoperative Mobilität wird bei den meisten Patienten postoperativ wiedererlangt, wodurch die soziale Unabhängigkeit erhalten werden kann.

266 Spannungsfreies Einbringen intramedullärer Implantate bei der proximalen Femurfraktur

T. Gausepohl (Köln), K. Mader, S. Harnoss, J. Koebke, D. Pennig

Zielsetzung

Die Bedeutung des Eintrittspunktes zur Markraumeröffnung bei pertrochantären Frakturen sollte hinsichtlich der spannungsfreien Implanteinbringung untersucht werden.

Material und Methoden

Die pertrochantäre Femurfraktur betrifft vorwiegend Patienten des höheren Lebensalters mit oft vorhandener Osteoporose. Der Erfolg oder Misserfolg der antegraden Nagelung hängt sowohl bei der gebohrten als auch bei der ungebohrten Nagelung von der Wahl des Eintrittspunktes am proximalen Knochenende ab. Schwerwiegende Komplikationen der intramedullären Stabilisierung sind Fissuren des Femurschaftes und Frakturen am Nagelende
Zur Untersuchung wurden 16 rechtsseitige Femora verwendet. Der anatomische Markraum wurde gesäubert und nach Füllung mit einem Barium-Vaseline-Gemisch wieder verschlossen. Anschließend wurden von jedem Knochen 12 Röntgenbilder unter

axialer Rotation von jeweils 15° angefertigt. Der Querschnitt des proximalen und distalen Markkanals wurde berechnet und auf das Trochantermassiv projiziert.

Ergebnisse

Bei 14 Knochen (88%) überlagerte der Mittelpunkt des projizierten Markraumes den Ansatz der Piriformissehne. In zwei Fällen (12%) wichen die projizierten Querschnitte nach lateral, bzw. ventral ab. In der Sagittalrichtung liegt der Projektionspunkt auf dem mittleren Drittel des Trochantermassivs. Nagelsysteme zur Stabilisierung pertrochantärer Femurfrakturen sollten eine geringe Krümmung (bis 5°) haben und lassen sich spannungsfrei von der medialen Begrenzung des Trochanter major ausgehend im Markraum plazieren.

Schlussfolgerung

Die spannungsfreie Einbringung eines intramedullären Implantates erfordert einen Zugang an der medialen Begrenzung des Trochanter major.

267 Differenzierte Therapie von pathologischen Frakturen am proximalen Femur

M. Felenda (Stuttgart), M. Rapp, K.-K. Dittel, T. Fischer

Zielsetzung

Verlaufs- und Komplikationsanalyse extra- und intramedullärer, zementaugmentierter und primär endoprothetischer Operationsverfahren.

Material und Methoden

Von 01/90 bis 12/00 wurden 61 Patienten mit 68 pathologischen Frakturen und Tumorosteolysen am proximalen Femur operativ stabilisiert. Ein nicht selektiertes Krankengut mit sekundären malignen Skeletttumoren wird retrospektiv bezüglich des Verlaufs verschiedener Primärtumorformen und Stadien, des Therapieverfahrens, der Komplikationen und Überlebenszeit analysiert. Einbezogen wurden 43 Frauen, 18 Männer mit einem Durchschnittsalter von 64 Jahren. Das Mamacarzinom überwog mit 37 Fällen. Es handelte sich um 50 manifeste Frakturen und 18 statikgefährdete Osteolysen. Der subtrochantäre Bereich war mit 36 Fällen prädisponiert, extramedulläre bei 6 und eine endoprothetische Versorgung bei 21 Patienten durchgeführt.

Ergebnisse

Bei 9 Patienten mit extramedullärer Stabilisierung und Verbundostesynthese kam es zu Komplikationen, davon 5 Implantatversagen, ein Implantatbruch bei intramedullärer Osteosynthese. Die primäre Endoprothesenversorgung zeigte die geringste Komplikationsrate. Die Überlebenszeit nach pathologischer Fraktur betrug durchschnittlich 10 Monate. Die Möglichkeiten einer begleitenden Strahlentherapie und medikamentösen Therapie werden berücksichtigt.

Schlussfolgerungen

In Abhängigkeit von Tumorprogredienz und Patientenzustand sollte der Alternative intramedullärer Stabilisation und Endoprothese der Vorzug gegeben werden.

268 Die operative Versorgung der per- und subtraochantären Femurfraktur mittels Gleitnagelosteosynthese

R. Sperling (Marburg), B. Sauerwein, T. von Garrel, R. Stiletto

Zielsetzung

Die klinische Evaluation der Gleitnagelosteosynthese als Standardverfahren zur operativen Versorgung von per- und subtrochantären Femurfrakturen.

Hintergrund

Die proximale Femurfraktur ist eine der häufigsten Verletzungen des höheren Lebensalters. Die traumatische Immobilisation und enorme Komorbidität machen eine schonende und zügige belastungsstabile Versorgung notwendig. Weitgehende Einigkeit besteht darüber, daß intramedulläre Implantate aufgrund ihrer biomechanischen Eigenschaften sicherer als extramedulläre Osteosyntheseverfahren instabile Frakturen versorgen. Ein neueres intramedulläres Verfahren ist die Gleitnagelosteosynthese, dessen Einsatz und Ergebnisse als Standardverfahren zur Behandlung instabiler Frakturen überprüft wurde. Die für den Patienten elementaren Faktoren: Mobilität, Schmerz und Wiederherstellung eigener Unabhängigkeit im gewohnten sozialen Umfeld waren dabei von besonderem Interesse.

Material und Methoden

121 Patienten mit überwiegend instabiler proximaler Femurfraktur, die mit einem Gleitnagel versorgt wurde, wurden in die prospektive Beobachtungsstudie aufgenom-

men. Die Patienten wurden während des stationären Aufenthalts und mindestens drei Monate postoperativ nachuntersucht. Alle Patienten wurden zur Untersuchung einbestellt, bei bedingter Mobilität, multiplen Vorerkrankungen sowie fortgeschrittenem Alter war jedoch häufig nur eine telefonische Evaluation möglich.

Ergebnisse

In die Studie wurden alle 121 Patienten (w/m = 91/32; ∅ Alter w/m = 80,3/67,5±9,2/19,5 Jahre), die zwischen 10/97 und 7/00 mittels Gleitnagel versorgt wurden eingeschlossen. Frakturklassifikation nach AO: 24 A1-, 66 A-2-, 17 A3-, 11 subtrochantäre und 5 sonstige Frakturen.
Komplikationen: 11× Hämatom, in 2× Fällen Implantatversagen, 1× intraoperatives Umsteigen auf TEP, bei 2 Infekten TEP-Implantation im Intervall, 7× Irritation des Tractus iliotibialis durch Sinterung der Schenkelhalsklinge.
Verlaufsbeobachtung war bei 81%(n = 98) der Patienten möglich.
Postoperativer sozialer Status: Selbstversorgung bei 23 Patienten (vormals 47), 22 (20) benötigten gelegentliche Hilfe, 24 (16) ständige Hilfe und 29 (15) waren pflegebedürftig, wobei Begleiterkrankungen den Status beeinflußten.
Der Mobilisationsgrad nahm postoperativ ab: von 55 Patienten waren 15 ohne Gehilfe mobil, von 24 nutzten 21 einen Gehstock, UA-Gehstützen 6 zu 12, Gehwagen/Gehbock 8 zu 7, Sessel/bettlägerig 5 zu 17.
Vom Patienten wurde die Schmerzintensität auf einer Skala von 0–6 angegeben: schmerzfrei waren 66,3% der Patienten (0 Punkte), geringe Schmerzen (1–2 Punkte) gaben 5,1% an, mäßige Schmerzen (3–4 Punkte) 24,5%, starke Schmerzen beklagten 4%.

Schlussfolgerung

Die Versorgung der proximalen Femurfraktur mit dem Gleitnagel ist eine zuverlässige belastungsstabile Versorgungsmöglichkeit mit guter operativer Handhabung. Die für den Patienten wichtigen Kriterien: erhaltener sozialer Status, Mobilität und geringe Schmerzen wurden nur teilweise zufriedenstellend erfüllt.

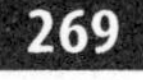

Winkelstabile Implantate mit frei wählbarer Schraublage am proximalen Femur bei Frakturen und Pseudarthrosen

M. Wurm (Hamburg), M. E. Wenzl, M. Faschingbauer, Ch. Jürgens

Zielsetzung

Darstellung der Behandlungsergebnisse von Pseudarthrosen und Frakturen am proximalen Femur nach Versorgung durch winkelstabiles Implantat.

Material

Am proximalen Femur wurden 5 Pseudartrosen und 7 Fakturen mit einem Titan Fixateur interne versorgt. Zwei verschiedene Titan Fixateur interne Systeme kamen zur Anwendung. Beim Druckplattenfixateur (DPF) wird die Winkelstabilität zwischen Platte und Schraube durch das Aufsetzen einer Druckplatte erreicht. Beim Titan- Fixateur interne (Ti-Fix) lassen sich Gewindekopfschrauben winkelstabil in ein weicheres Platteloch eindrehen. Bei beiden Systemen ist der Winkel zwischen Platte und Schraube bis 40° möglich.

Methode

Seit April 1996 wurde bei 12 Patienten mit einem Durchschnittsalter von 40 Jahren eine winkelstabile Osteosynthese am proximalen Femur durchgeführt. 8 mal wurde ein Druckplattenfixateur interne, 4 mal ein Ti-Fix System benutzt. Versorgt wurden 5 Pseudarthrosen. Die Vorbehandlung war 3 mal mit einem Gamma Nagel, 1 mal mit einem aufgebohrten AO Nagel und 1 mal mit einem AO Fixateur externe erfolgt.
In 3 Fällen handelte es sich um polytraumatisierte Patienten die im Rahmen der Primärversorgung im AO Fixateur externe stabilisiert wurden. Bei den übrigen 4 Frakturen handelte es sich um eine kindliche Fraktur, um eine Refraktur 3 Wochen nach Entfernung einer Plattenosteosynthese, um eine pathogische Fraktur bei Plasmocytom sowie um einen subtrochantären Ermüdungsbruch bei einem Patienten, der bereits 9 mal voroperiert war.
Bei den Pseudarthrosen erfolgte im Rahmen der Revision eine autologe Spongiosaplastik. Bei jedem Reeingriff wurde ein Abstrich durchgeführt und zusätzlich Septopal eingelegt.

Ergebnisse

Bei 11 Patienten kam es zur regelrechten knöchernen Konsolidierung. An Frühkomplikationen fand sich in einem Fall ein revisionspflichtiges Hämatom. In einem Fall einer Pseudarthrosenrevision fand sich nach 3 Monaten eine proximale Auslockerung des DPF. Intraoperativ wurde ein Keimnachweis geführt. Nach Debridement, erneuter Spongiosaplastik und Reosteosynthese mit einem DPF konnte Infektberuhigung und knöcherner Durchbau erzielt werden. Somit wurde bei allen Patienten das Behandlungsziel erreicht.

Schlussfolgerung

Die Titan Fixateur interne Systeme wurden am proximalen Femur bei problematischen Ausgangssituationen eingesetzt. Durch die Winkelstabilität und die Möglichkeit die Schrauben in variablen Winkeln einzusetzen und sie somit im Knochen zu verspreizen, kann größtmögliche Stabilität erreicht werden

270 Implantatversagen bei subtrochantärer Femurfraktur. Biomechanische Analyse

P. Klever (Aachen), H. M. Rau , H. J. Erli, U. Witzel, O. Paar

Zielsetzung

Bei der operativen Therapie der instabilen subtrochantären Frakturen des Femurs bereitet meistens schon die geschlossene Fixation des Repositionsergebnises Probleme. Auf dem Extensionstisch läßt sich das Ergebnis der Reposition schlecht halten. Gründe hierfür sind einerseits das Gewicht des Oberschenkels als auch der Zug der kräftigen, am Beckengürtel ansetzenden Muskulatur.
Die Kondylenplatte und die DHS ermöglichen eine offene Reposition mit einer guten Stabilisierung der Fraktur. Die Nachteile bestehen dabei in einem ausgedehnten Zugang, sowie in der langen Entlastungsdauer.
In der letzten Zeit setzen sich deshalb immer häufiger die intramedullären Kraftträger durch. Der Gammanagel, sowie auch der PFN stellen die Möglichkeiten einer weniger invasiven Versorgung der subtrochantären Femurfrakturen dar zusätzlich wird eine sofortige Belastungsstabilität erreicht.

Material und Methoden

Anhand exemplarisch ausgewählter Fälle von Implantatversagen (gebrochene Kondylenplatte, gebrochener UFN mit Spiralklinge, gebrochener Gammanagel, gebrochene Kondylenplatte, PFN mit gelockerter Antorotationsschraube bei Femurpseudoarthrose und bestehender Coxarthrose) erfolgte eine retrospektive biomechanische Analyse der Frakturen und der durchgeführten Osteosynthese.

Ergebnisse

Aufgrund unserer Untersuchung zeigten sich mehrere ursächliche Faktoren für das Auftreten von Implantatversagen.
Eine verzögerte Frakturkonsolidierung führte bei den subtrochantären Femurfrakturen zum Implantatversagen. Die Ursache der Pseudoarhtrosenbildung liegt am ehesten in einem suboptimalen Repositionsergebnis, oder langstreckiger Denudierung des Knochenskellets bei offener Reposition, nach fehlgeschlagener geschlossener Reposition. Technische Fehler beim Umgang mit den Implantaten neuester Generation spielen ebenso wie die korrekte Implantatwahl unter Berücksichtigung des Traumas sowie der Begleiterkrankungen des coxalen Femurendes (z.B. Coxarthrose) eine Rolle. Darüberhinaus erbrachten unsere biomechanischen Analysen Hinweise auf ein Trägheitslücke im Bereich des Femur, die bei suboptimaler Implantation ein Materialversagen fördern.

Schlussfolgerung

Unserer Untersuchung zeigt, daß unterschiedliche Ursachen für ein Implantatversagen in Frage kommen. Die biomechanischen Analysen weisen auf einen neuen morphologisch begründeten Aspekt als mögliche Ursache hin. Die Tragweite dieser Erkenntnis erfordert die Durchführung weiterer systematisierter Studien.

271 Die Behandlung der subtrochantären Femurfraktur mit dem langen Proximalen Femurnagel (PFN)

J.-C. Renggli (Basel), R. Babst, P. Regazzoni, P. Messmer

Zielsetzung

Die Therapie subtrochantärer Femurfrakturen ist anspruchsvoll. Es handelt sich um biomechanisch höchst instabile Frakturtypen. Typischerweise sind ältere Patienten nach Sturz mit direktem Trauma der Trochanterregion und junge Patienten nach Hochenergietrauma betroffen. Die osteosynthetische Versorgung dieser Frakturen mit extramedullären Implantaten gestattet in der Regel keine sofortige postoperative Vollbelastung. Nach Einführung des langen PFN (Synthes®) wechselten wir im Jahr 1997 von der Platte zum intramedullären Kraftträger.

Material und Methoden

Konsekutiv-prospektive Studie. Wir berichten über eine Serie von 53 Patienten, im Mittel 73.6 Jahre alt (16–98), [32 Frauen, im Mittel 80.8 Jahre alt (16–98) und 21 Männer, im Mittel 62.5 Jahre alt (24–92)], welche wegen einer instabilen trochantäro-subtrochantären, rep. rein subtrochantären Femurfraktur mit einem langen PFN versorgt wurden. Bei 4 Patienten lag eine pathologische Fraktur vor (Neoplasie der Prostata, des Ovars, der Mamma und der Niere). Alle Eingriffe wurden auf dem Extensionstisch (mit oder ohne Extension) durchgeführt mit kompletter oder partieller Reposition der Fraktur vor Operationsbeginn.

Ergebnisse

Bei 18 Patienten (33.9%) erfolgte die Reposition offen, wobei Titan-Briden oder Draht-Zerklagen eingebracht wurden, um die Reposition zu halten. Im postoperativen Verlauf konnten 52.8% der Patienten mit voller Belastung mobilisiert werden, 47.2% wurden während 6–10 Wochen mit Teilbelastung mobilisiert. Die mittlere Dauer des Spitalaufenhaltes betrug 15.6 Tage (5–40). Fünf Patienten wurden direkt nach Hause entlassen, die anderen wurden entweder zur stationären Rehabilitation oder zurück ins Alters- und Pflegeheim verlegt.

Im Verlauf kam es zu 2 Komplikationen (3,8%): ein Nagelbruch 7 Monate nach Versorgung mit dem PFN bei einer Patientin mit einer Fraktur, die 2 Briden benötigte, um den subtrochantären Frakturanteil zu stabilisieren, sowie eine Pseudarthrose, die nach Abheilung des distalen Frakturanteils mit einem kurzen PFN versorgt werden musste. Es kam zu keinem postoperativen Wundinfekt.

Schlussfolgerung

Trotz der oft komplexen Fraktursituation ist bei Patienten mit subtrochantären Femurfrakturen in über 50% der Fälle eine unmittelbar postoperative Mobilisation unter Vollbelastung möglich. Da der lange PFN in $^{2}/_{3}$ der Fälle eine geschlossene Reposition gestattet, ist zudem das lokale Weichteiltrauma erheblich geringer als bei offener extramedullärer Osteosynthese, was sich in der niedrigen Früh- und Langzeitkomplikationsrate widerspiegelt. Die Behandlung subtrochantärer Femurfrakturen mit dem langen PFN offeriert den betroffenen Patienten somit eine sichere Versorgung mit niedriger primärer und sekundärer Komplikationsrate.

272 Die subtrochantäre Femurpseudarthrose – wo liegt der Fehler ?

F. Hopf (Bochum), E. Kollig, T. M. Frangen, G. Muhr

Zielsetzung

In der Frakturheilkunde erweist sich die subtrochantäre Region als biomechanische Problemzone des Femur. Das gehäuft zu beobachtende Implantatversagen mit Entwicklung einer subtrochantären Pseudarthrose wird erklärt durch das Zusammenwirken von Rotationskräften und der Biegebeanspruchung in Varusrichtung bei fehlender medialer Abstützung und der antagonistischen Kräfte von M. iliopsoas und Adduktoren. Eine adäquate operative Versorgung muß entweder über das Zugurtungsprinzip oder die intramedulläre tragachsennahe Implantatlage die mediale Abstützung gewährleisten und gleichzeitig die zügige Mobilisation des vornehmlich älteren Patientengutes erlauben. Wir berichten über 12 subtrochantäre Femurpseudarthrosen aus den Jahren 1995 bis 1998.

Material und Methoden

Operativ versorgt wurden 9 Frauen in einem Durchschnittsalter von 60 Jahren (47–88) und 3 Männer mit einem Durchschnittsalter von 44 Jahren (31–57). Anamnestisch bestand bei allen Patienten eine klinisch eindeutige Belastungsschmerzsymptomatik, eine Patientin wies einen Verlauf von 11 Jahren bis zur Re-Osteosynthese auf. Die primär verwendeten Implantatsysteme reichten von Endernägeln (3), Dynamischer Hüftschraube „DHS" (2), Hakenplatte (1), Dynamischer Kompressionsschraube „DCS" (5) bis zur Winkelplatte (1). Bei 3 Patienten war eine primäre Spongiosaplastik durchgeführt worden.

Ergebnisse

Im Rahmen des Revisionseingriffs wurden 7 Patienten mit einer längeren DCS und einer Spongiosaplastik versorgt, augmentiert durch ein kurze, ventrale Antirotationsplatte. Weiter erfolgte in 2 Fällen der Wechsel von einer DHS auf eine 95-Grad-Winkelplatte. Alle mit Endernägeln versorgten Patientinnen wurden aufgrund des deutlich höheren Alters mit einer zementierten Hüfttotalendoprothese revidiert. An Komplikationen war die Entwicklung eines chronischen, im Verlauf mehrfach revisionspflichtigen Weichteilinfektes zu verzeichnen. Ein erneutes Implantatversagen wurde nicht dokumentiert. Die Vollbelastung bei radiologisch dokumentiertem knöchernem Durchbau konnte bei allen Patienten im Durchschnitt nach 14 Wochen erreicht werden.

Schlussfolgerung

Eine zuverlässige Rekonstruktion der medialen Abstützung mit gleichzeitiger Rotationssicherung sind die zentralen Anforderungen an den Revisionseingriff. Diese sind mit konventionellen Implantatsystemen zu erreichen, entweder über ein laterales Zugurtungsprinzip oder ein primär belastbares, intramedulläres Implantat, das in unserem Patintengut nicht vorkam. In der Analyse der Pseudarthrosen zeigt sich ein häufiges Fehleinschätzen der Frakturbiomechanik mit Wahl eines inadäquaten Implantates, das inkonsequente Umsetzen des Zugurtungsprinzips oder ein unverhältnismäßig langes „Hoffen" auf den knöchernen Durchbau.

Freitag, 16. November 2001
16:15 – 17:45 Uhr (Saal 14.2)

A4.3 Frakturen des Handgelenkes

273 Ist die Radiusspickung noch zeitgemäß?

K. Rehm (Köln)

Einführungsreferat

274 Wann soll eine Versorgung mittels Fixateur-extern am Handgelenk durchgeführt werden?

J. M. Rueger (Hamburg)

Einführungsreferat

275 Vergleich von zwei unterschiedlichen Methoden der osteosynthetischen Versorgung distaler Radiusfrakturen Typ Colles mit Kirschnerdrähten

P. C. Strohm (Karlsruhe), C. A. Müller, T. Boll, U. Pfister

Zielsetzung

Randomisierte prospektive Studie zum Vergleich der konventionellen „statischen" Kirschnerdrahtosteosynthese nach Willenegger mit der intrafokalen „dynamischen" Kirschnerdrahtosteosynthese nach Kapandji zur Versorgung von distalen Radiusfrakturen Typ Colles

Problembeschreibung

In der Literatur gibt es keine prospektive randomisierte klinische Studie zur Kirschnerdrahtosteosynthese bei distalen Radiusfrakturen Typ Colles. Schwerpunkt in der Beurteilung dieser Verfahren lag hierbei auf dem funktionellen klinischen Ergebnis.

Material und Methoden

Verglichen wurden 100 Patienten mit Frakturen des distalen Radius Typ Colles (AO-Klassifikation 23-A2/A3/C1) im Alter zwischen 16 und 86 Jahren. Von diesen Patienten wurden randomisiert 50 Patienten durch konventionelle Kirschnerdrahtosteosynthese nach Willenegger und 50 Patienten durch intrafokale Kirschnerdrahtosteosynthese nach Kapandji operiert. Nachbehandelt wurden beide Patientengruppen jeweils nach einem standartisierten Schema. Zur Nachuntersuchung kamen 81% der Patienten, welche nach dem Martini-Score nachuntersucht und bewertet wurden. Dieser beinhaltet sowohl die subjektive Beurteilung durch den Patienten als auch objektive klinische Parameter und das radiologische Ergebnis.

Ergebnis

Nach der Bewertung mit dem Martini-Score sind die Ergebnisse in der Gruppe der durch intrafokale Kirschnerdrahtosteosynthese nach Kapandji behandelten Patienten sowohl subjektiv als auch objektiv signifikant besser als in der Gruppe der durch die konventionelle Kirschnerdrahtosteosynthese nach Willenegger operierten. Zusätzlich ist bei der Operation durch erfahrene Operateure die durchschnittliche Durchleuchtungszeit signifikant kürzer beim Verfahren nach Kapandji, dadurch natürlich auch die Strahlenbelastung für Patienten und Operateur geringer. Bei beiden Verfahren handelt es sich um primär nicht übungsstabile Osteosyntheseverfahren; die Ruhigstellung beim Verfahren nach Kapandji konnte aber deutlich kürzer als bei der konventionellen Methode erfolgen und somit war schneller eine zufriedenstellende Beweglichkeit des Handgelenks erreicht. Nebenbei konnte bei beiden Verfahren häufig eine ausgeprägte Divergenz zwischen radiologischem und funktionellem Ergebnis bei älteren Menschen beobachtet werden.

Schlussfolgerung

Die intrafokale Kirschnerdrahtosteosynthese nach Kapandji ergibt subjektiv und objektiv bessere Ergebnisse als die konventionelle Kirschnerdrahtosteosynthese nach Willenegger bei Frakturen des distalen Radius Typ Colles, AO-Klassifikation 23-A2/A3/C1.

276 Pseudarthrosen nach distalen Radiusfrakturen: Ist der Erhalt des Radiokarpalgelenkes bei kleinem distalen Fragment sinnvoll?

K. J. Prommersberger (Bad Neustadt), D. Ring, J. B. Jupiter, D. L. Fernandez, U. Lanz

Zielsetzung

Pseudarthrosen nach distalen Radiusfrakturen sind sehr selten. Während Einigkeit darüber besteht, daß man bei einem großen distalen Fragment den Radius rekonstruieren sollte, findet man keine einheitliche Therapieempfehlung für Pseudarthrosen mit einem kleinen Fragment. Die meisten Autoren versteifen in diesen Fällen das Handgelenk. Wir haben hingegen auch in diesen Fällen stets den Radius unter Erhalt des Radiokarpalgelenkes rekonstruiert. Ziel der vorliegenden Arbeit war, unser Therapiekonzept durch Vergleich der Ergebnisse von Pseudarthrosen des distalen Radius mit großem und kleinem Fragment zu überprüfen.

Material und Methoden

23 Patienten mit einer Pseudarthrose nach distaler Radiusfraktur wurden retrospektiv untersucht. Nach den Kriterien von Segalman und Clark wurden die Patienten in zwei Gruppen unterteilt. Gruppe K umfaßte 10 Patienten mit einem distalen Fragment kleiner 6 mm im Alter zwischen 28 und 78 Jahren; Gruppe G bestand aus 13 Patienten mit einem Alter von 26 bis 89 Jahre mit einem distalen Fragment größer 6mm. Zur Auswertung kamen neben personen- (Alter, Geschlecht, Händigkeit) und unfallbezogenen Daten (Frakturtyp, zeitlicher Abstand Unfall – Pseudarthrosenoperation), prä- und postoperative radiologische und klinische Befunde (Beweglichkeit des Handgelenkes, Unterarmdrehung, Grobkraft). Das Gesamtergebnis wurde mit dem Fernandez-Score bewertet. Die Veränderungen der einzelnen Parameter von prä- nach postoperativ wurden mit dem Wilcoxon-Test und die Unterschiede zwischen den beiden Gruppen anhand des Mann-Whitney-U-Test auf ihre statistische Signifikanz überprüft. Ein $p<0.05$ wurde als statistisch signifikant festgelegt.

Ergebnisse

Alle bis auf eine Pseudarthrose aus Gruppe G heilten knöchern aus. Der radiologische Befund zeigte sich in beiden Gruppen postoperativ hinsichtlich Radiustilt, Radiusinklination und Ulnarvarianz signifikant verbessert. Signifikante Unterschiede zwischen beiden Gruppen konnten nicht festgestellt werden. Allerdings kam es in Gruppe K bei einem Patienten zu einem Korrekturverlust und zur Ausheilung in Fehlstellung sowie bei zwei Patienten zur Entwicklung einer Radiokarpalarthrose. Postoperativ fand sich in beiden Gruppen eine signifikante Funktionsverbesserung nahezu aller klinischen Parameter, ohne daß sich ein signifikanter Unterschied zwischen beiden Gruppen postoperativ zeigte. Vier Patienten der Gruppe K erzielten bei der Beurteilung mit dem Fernandez-Score ein gutes/excellentes Ergebnis, 3 ein faires und 3 ein schlechtes Gesamtresultat. In Gruppe G war bei 3 Patienten ein gutes/excellentes, bei 7 ein faires und bei 3 ein schlechtes Ergebnis zu verzeichnen.

Schlussfolgerung

Ein statistisch signifikanter Unterschied im Endresultat zwischen Patienten mit einem kleinen und einem großen distalen Fragment bei Pseudarthrose des distalen Radius war nicht festzustellen. Der Erhalt des Radiokarpalgelenk scheint uns deshalb auch bei einem kleinem distalen Fragment weiterhin erstrebenswert.

277 „Resultiert in der Behandlung der distalen Radiusfraktur bei alleiniger Plattenosteosynthese eine höhere Pseudarthrosenrate?"

L. Schütz (Leipzig), D. Schiefer, A. Tiemann, Ch. Josten

Zielsetzung

Unter den Standardverfahren hat sich die Plattenosteosynthese bei der distalen Radiusfraktur als eine Option mit einem volaren oder dorsalen Zugang etabliert. Indes wird die Notwendigkeit einer Spongiosaplastik kontrovers diskutiert. Um die Wertigkeit der Spongiosaplastik zu evaluieren, erfolgte in unserem Patientengut die Plattenosteosynthese ohne Spongiosaplastik. Unser Patientenkollektiv wurde bei durchgeführter Plattenosteosynthese anhand der aufgetretenen Komplikationen und des Behandlungsergebnisses bewertet.

Material und Methoden

In unserer Klinik wurden in einem Zeitraum vom 1.1.99 bis zum 31.12.1999 134 Patienten mit einer Fraktur des distalen Radius operativ versorgt. Exkludiert von der Nachuntersuchung waren Patienten, bei denen die Radiusfraktur konservativ behandelt wurde (n = 13). Die operative Versorgung erfolgte mit Kirschnerdrähten (n = 17), mit einem Fixateur externe (n = 8) oder mit einer Platte (n = 109). Die Fraktureinteilung erfolgte anhand der AO-Klassifikation. Die exakte Klassifikation und die dazu entsprechende Therapie wird im einzelnen dargestellt. Die Plattenosteosynthese erfolgte ohne Spongiosaplastik. Bei der Nachuntersuchung fand klinisch das Gartland und Werley Schema modifiziert nach Sarmiento und radiologisch der Sarmientoscore modifiziert nach Stewart Anwendung.

Ergebnisse

In dem Zeitraum vom 1.1.99 bis zum 31.12.1999 wurden 134 Patienten mit einer Fraktur des distalen Radius operativ behandelt. Das Durchschnittsalter der Patienten betrug 60,01 Jahre, wobei der Durchschnitt der weiblichen 93 Patienten bei 67,39 Jahren und der männlichen 40 Patienten bei 42,85 Jahren lag. 28 der 137 Patienten wiesen Begleitverletzungen auf, die für die stat. Diagnose führend waren. Die durchschnittliche stat. Verweildauer betrug 11,92 Tage. Komplikationen bei der Plattenosteosynthese traten in Form von Infekten (n = 4) und in einem Falle eine Dislokation, die eine erneute OP erforderlich machte. 75 der 134 Patienten konnten nachuntersucht werden. Hierbei fand sich bei den Patienten (n = 109) mit einer Plattenosteosynthese folgendes Behandlungsergebnis nach Sarmiento (Stewart): sehr gut 41,7% (61%), gut 14,7% (12,2), mäßig 34% (22%), schlecht 9,8% (4,8%).

Schlussfolgerung

Die alleinige Plattenosteosynthese ohne Spongiosaplastik erbrachte in unserem Patientengut erbrachte klinisch sehr gute bis befriedigende Ergebnisse in 66,2% (radiologisch 95,2%). Die Ergebnisse deuten daraufhin, dass die postoperative Physiotherapie intensiviert werden sollte, um das klinische Behandlungsergebnis zu verbessern. Pseudarthrosen wurden im Verlauf nicht beobachtet. Daher lässt sich schlussfolgern, dass auch ohne Spongiosaplastik eine sehr gutes bis befriedigendes Ergebnis erreicht werden kann.

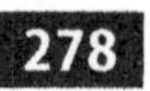

Funktionelle Nachuntersuchungsergebnisse nach arthroskopisch-gestützter Versorgung distaler Radiusfrakturen

J. Frank (Frankfurt am Main), S. Rose, D. Neumeyer, I. Marzi

Zielsetzung

Die Therapie distaler Radiusfrakturen zielt auf eine Wiederherstellung der Gelenkkongruenz und verletzter ligamentärer Verletzungen. Eine arthroskopisch gestützte Versorgung der Gelenkverletzung erlaubt zum einen die exakte Rekonstruktion der Knorpelflächen und zum anderen die Diagnostik und Therapie interossärer Bandverletzungen. Eine Nachuntersuchung zu Funktion, radiologischen und subjektiven Ergebnissen der arthroskopisch versorgten Patienten wird dargestellt.

Material und Methoden

32 Patienten (männlich n = 15; Alter 52.9 ± 10; weiblich n = 17; Alter 56.3 ± 12) mit dislozierten intraartikulären distalen Radiusfrakturen wurden arthroskopisch gestützt behandelt [AO: B1 (3); C1 (15); C2 (4); C3 (10)].

Ergebnisse

Die diagnostische Arthroskopie zeigte in 7 Patienten (22.6%) eine skapho-lunäre Dissoziation, die in 2 Fällen operationsbedürftig war. 18 Patienten (58.1%) zeigten Verletzungen des dreiecksförmigen Faserknorpels: 1A (1), 1A + 1D (6), 1A + 1B (2), 1B (4); 1B + 1D (3), 1D (2) nach der Klassifikation von Palmer. Diese Läsionen wurden entweder arthroskopisch debridiert (13), mit K-Draht transfixiert (1), oder arthroskopisch genäht (4). Zur Frakturstabilisierung wurde meistens eine Kombination von kanülierten Schrauben und K-Drähten verwendet (23), gefolgt von nur Schrauben (6) oder nur K-Drähten (3). Bei 5 Patienten mit Schrauben und Draht wurde zusätzlich ein Fixateur montiert. Die durchschnittliche Operationszeit betrug 94 ± 7 Minuten. Die Nachuntersuchung zwischen ein und 2 Jahren nach Versorgung zeigten eine durchschnittlichen DASH (Disabilities of the arm, shoulder and hand)-Score von 25.4 Punkten (standardisiert 0–100, 0: optimale Funktion). Der modifizierte Mayo-Wrist-Score bestätigte den guten DASH-Score nicht: exzellent (4), gut (7), fair (9), schlechte Ergebnisse (12). Die Greifkraft betrug 73.8% und das Bewegungsausmaß 81.7% verglichen mit der unverletzten Seite. Die Röntgenaufnahmen zeigten eine durchschnittliche radiale Verkürzung von 0.5 mm und einen Verlust der Radialinklination von 3° und der Palmarkippung von 5°.

Schlussfolgerung

Die Handgelenks-Arthroskopie ermöglicht wie kein anderes Verfahren die minimalinvasive Gelenkflächenrekonstruktion und diagnostiziert sicher ligamentäre Bandverletzungen. Wir empfehlen ihren Einsatz bei distalen Radius-Frakturen mit Dislokation (>20°) und Gelenkstufen von mehr als 3mm. Langzeituntersuchungen müssen ihren Vorteil gegenüber nicht-arthroskopischen Verfahren zeigen.

279 Postoperative Fehlstellungen bei distalen Radiusfrakturen – wann welcher Eingriff?

M. Walz (Bochum), G. Möllenhoff, K. F. Hopf, G. Muhr

Zielsetzung

Postoperative Achsabweichungen distaler Radiusfrakturen sind nicht selten. Neben der eigentlichen Korrekturosteosynthese (<6 Wochen nach Unfall) stehen korrigierende Osteotomien an Speiche und/oder Elle, die radioulnare Arthrodese und Resektionsarthroplastiken zur Verfügung. Wann ist die frühere, wann die spätere Korrektur, wann welches Verfahren indiziert?

Material und Methoden

In einer retrospektiven Studie wurden die Ergebnisse von 92 Korrekturosteotomien (Radius: n=31, Ulna: n=33, kombiniert n=28) durchschnittlich 9 (3–17) Jahre postoperativ nach der Klassifikation von Lidström ermittelt. Bezogen auf das Intervall Unfall – Korrektureingriff (Gruppen: 3–5, 6–8, 9–12, 13–18 und >18 Monate) wiesen die Patienten mit einem Intervall von 6–8 Monaten die besten Resultate auf. Unter den verschiedenen Verfahren zeigten die kombinierten Eingriffe die günstigsten Ergebnisse. Eine offene Studie zur Frage, wann eine Korrekturosteosynthese einer späteren Korrekturosteotomie vorzuziehen ist, zeigt: Die Ergebnisse von Korrekturosteosynthesen sind denen sekundärer Korrekturoperationen mit Zunahme der Fehlstellung überlegen. Die Gelenkflächenrekonstruktion gelingt mehr als sechs Wochen nach Primäroperation weniger gut, während die Achswiederherstellung auch durch spätere Korrektureingriffe möglich ist, jedoch mit zunehmendem Intervall zwischen Unfall und Korrektur häufiger kombinierte Eingriffe an der Elle erfordert. Operationstechnisch ist die Rekonstruktion extraartikulärer Fehlstellungen nach erfolgter Frakturkonsolidierung im Rahmen einer Korrekturosteotomie einfacher, Speichenverkürzungen von mehr als zwei Zentimetern erfordern allerdings ein ausgedehnteres Weichteilrelease. Mit zunehmendem Intervall nach Unfall und steigender Einschränkung der Unterarmdrehung verbessert die Hemiresektionsarthroplastik des distalen Radioulnargelenkes das funktionelle Resultat. Umso stärker die Schmerzsymptomatik bei nicht korrigierbarer, intraartikulärer Stufenbildung ist, desto mehr profitieren die Patienten von der simultanen Denervierung des Handgelenkes.

Schlussfolgerungen

Achsabweichungen bei operativ versorgten distalen Radiusfrakturen, besonders intraartikuläre Fehlstellungen, sollten frühestmöglich korrigiert werden. Speichenverkürzungen bis zu einem Zentimenter und Achsabweichungen bis 15° können ohne wesentliche Unterschiede in den Ergebnissen sekundär nach 3–6 Monaten korrigiert werden. Mit steigendem Funktionsdefizit, Dauer der Fehlstellung und Alter des Patienten zeigen Resektionsarthroplastiken und Denervierungen bessere subjektive Resultate als rekonstruktive Eingriffe. Die radiologische Analyse, das Funktionsdefizit und die Beschwerdesymptomatik erfordern in Abhängigkeit von Intervall nach Primäroperation nach den vorliegenden Ergebnissen ein äußerst differenziertes Vorgehen.

280 Die perkutane Schraubenosteosynthese distaler Radiusfrakturen

R. Müller-Rath (Wuppertal), K. Ruße, C. Brodowski, S. Bolte, A. Pommer, A. Dávid

Zielsetzung

Die distale Radiusfraktur ist eine der häufigsten Frakturen des Menschen. Wegen der großen Zahl von unbefriedigenden Ergebnissen nach konservativer Therapie wird zunehmend ein operatives Vorgehen gewählt. Die Verfahrenswahl wird allerdings noch kontrovers diskutiert. Eine geeignete Operationsmethode sollte technisch einfach, sicher und weichteilschonend sein. Ziel ist die Übungsstabilität mit der Möglichkeit zur frühen, gipsfreien funktionellen Nachbehandlung.

Material und Methoden

Zur perkutanen Schraubenosteosynthese verwenden wir kanülierte Titanschrauben. Nach geschlossener oder halboffener Reposition werden diese analog zur Bohdrahtosteosnthese über Stichinzisionen vom Processus styloideus radii aus und in einer nach Kapandji modifizierten Technik von dorsal eingebracht. Die Nachbehandlung erfolgt funktionell. Bei ausgeprägter metaphysärer Trümmerzone und hochgradiger Instabilität wird zusätzlich für 2–4 Wochen ein Handgelenksfixateur eingesetzt. Die Materialentfernung erfolgt nach 3 Monaten.
Zwischen 1/98 und 11/2000 wurden 173 Patienten (53 Männer, 120 Frauen, Durchschnittsalter: 61 Jahre) operiert. Nach der AO-Klassifikation handelte es sich um 75 Frakturen Typ A, 16 Typ B- und 82 Typ-C-Frakturen. 129 Patienten wurden bisher nach durchschnittlich 11 Monaten klinisch und radiologisch nachuntersucht.

Ergebnisse

In der radiologischen Verlaufskontrolle sahen wir zum Zeitpunkt der Fraktur folgende Mittelwerte: Dorsaler Winkel (DW): -17°, radialer Winkel (RW): +17°, Ulnavorschub (UV): 2 mm. Diese Werte verbesserten sich postoperativ auf: 6° (DW), 23° (RW), 0 mm (UV). Bei 74 Patienten kam es im Verlauf zu einem durchschnittlichen Längenverlust von 2 mm (UV).
Als Komplikation entwickelte 1 Patient eine Algodystrophie. Außerdem sahen wir 3 Rupturen der EPL-Sehne und 2 sekundäre Dislokationen, die eine Reosteosynthese notwendig machten.
Nach dem von Sarmiento modifizierten Score von Gartland und Werley erreichten 72% der Patienten ein exzellentes und gutes Ergebnis. Bei der Einschätzung der Schmerzen gaben die Patienten auf einer visuellen Analogskala (0–10) einen Mittelwert von 1,6 an. 43 Patienten beurteilten das Ergebnis als „exzellent“, 56 als „gut“, 19 als „mäßig“ und 11 als „schlecht“.

Schlussfolgerung

Die perkutane Schraubenosteosynthese distaler Radiusfrakturen ist eine sichere, minimal-invasive Alternative zu bekannten Operationsmethoden. Sie erlaubt die frühe funtionelle Nachbehandlung und schafft somit die Voraussetzung für ein gutes funktionelles Ergebnis.

281 Perioperative Morbidität der operativ behandelten distalen Radiusextensionsfraktur: Eine Vergleichsstudie zwischen volarer und dorsaler Plattenlage

R. P. Zettl (Essen), S. Ruchholtz, G. Taeger, Ch. Waydhas, D. Nast-Kolb

Zielsetzung

Ziel der Studie war es, die postoperative Morbidität der distalen Radiusextensionsfraktur (Colles-Fraktur) in Abhängigkeit von volarem und dorsalem Zugang zu analysieren. Untersucht wurden ausschließlich Probleme, die vom operativen Zugang zum distalen Radius abhängen.

Material und Methoden

In einem Untersuchungszeitraum von 3 Jahren wurden im Rahmen einer Fall-Kontroll-Studie die Patientenverläufe mit operativ durch Plattenosteosynthese versorgten distalen Radiusfrakturen untersucht. Dabei wurden das operative Verfahren von volar und die Versorgung von dorsal jeweils über die Hälfte des Untersuchungszeitraumes durchgeführt. Indikationsstellung und übriges perioperatives Managemnet wurden beibehalten.

Ergebnisse

Insgesamt konnten 92 Patientenverläufe über den Beobachtungszeitraum ausgewertet werden. 49 Patienten wurden mit einer volaren Plattenosteosynthese und 43 Patienten mit einer dorsalen Plattenosteosynthese versorgt. Epidemiologische Daten waren vergleichbar. Hinsichtlich der Operationsdauer (106 vs 83 Minuten), Dauer der intraoperativen Durchleuchtung (3,0 vs 1,65 Minuten) und Dauer der postoperativen Ruhigstellung zeigten sich eindeutige Vorteile zugunsten des dorsalen Zugangsweges. Auch die Inzidenz der Komplikationen, die vor allem den sekundären Wundverschluß (19/49 vs 0/43) und Nervenirritationen (13/49 vs 1/43) betrafen, sprechen ebenfalls für den dorsalen Zugang zum distalen Radius. Die Inzidenz von Re-Osteosynthesen (0/49 vs 2/43) und Sehnenrupturen (2/49 vs 1/43) zeigen keine statistischen Unterschiede.

Schlussfolgerung

Kürzere Operations- und Durchleuchtungszeit, sowie kürzere postoperative Ruhigstellung und eine niedrigere Inzidenz der perioperativen Komplikationen lassen den dorsalen Zugang bei der Radiusextensionsfraktur favourisieren. Dies stellt ein gut standardisiertes Operationsverfahren bei einer der häufigsten Frakturen des Patienten im fortgeschrittenem Alter dar.

Freitag, 16. November 2001
16:15 – 17:45 Uhr (Saal 7)

C6.6 Experimentelle Unfallchirurgie – Die besten Zehn

282 Verbesserung der Sehnen-Knochen-Integration bei VKB-Rekonstruktion durch Gentransfer von Bone Morphogenetic Protein 2 (BMP-2)

V. Martinek (München), A. Usas, S. Abramowitch, C. Lattermann, F. H. Fu, S. L. Y. Woo, P. Ueblacker, J. Huard, A. B. Imhoff

Zielsetzung

Die ossäre Sehnen-Integration stellt einen potentiellen Schwachpunkt bei VKB-Rekonstruktionen mit Semitendinosus/Gracilis-Transplantaten dar. Die fibröse Verbindung zwischen implantierten Sehnen-Transplantaten und dem Knochentunnel ist der ossären Integration der Knochenblöcke von Patellarsehnen-Transplantaten unterlegen. In der vorliegenden tierexperimentellen Studie wurde der Effekt eines adenovirus-vermittelten BMP-2-Gentransfers auf Sehnengrafts histologisch und biomechanisch untersucht. Das Ziel dieser Studie war zu demonstrieren, dass Gentransfer von Bone Morphogenetic Protein 2 (BMP-2) eine Ossifikation der Sehnen-Transplantate innerhalb der Knochentunnel induziert und damit ihre Einheilung verbessert.

Material und Methoden

Unilaterale VKB-Rekonstruktionen mit autologen, doppelt gebündelten Semitendinosus-Sehnen wurde bei 34 Neuseeland Kaninchen durchgeführt. Die Sehnen wurden 24 h vor Implantation in LA entnommen und ex-vivo mit 1.2×10^{10} Part. des Adenovirus BMP-2 (n = 17) transduziert oder als Kontrolle untransduziert gelassen (n = 17). Bei jeweils 2 Tieren jeder Gruppe wurden nach 2,4,6 und 8 Wochen die VKB-Transplantate histologisch untersucht. Neun Tiere aus jeder Gruppe wurden zur biomechanischen Untersuchung herangezogen. Die Tiere wurden nach 8 Wochen geopfert, die Hinterläufe entnommen und die chirurgische Hardware entfernt. Die Femur-VKB-Tibia-Komplexe wurden in speziellen Klemmen festmontiert und auf der Material-Testmaschine Instron™ bezüglich Steifigkeit (N/mm) und maximaler Ausziehkraft (N) getestet.

Ergebnisse

In den unbehandelten Kontrollen bildete sich am Sehnen-Knochen-Interface der VKB-Transplantate ein fibröses Narbengewebe, das im Verlauf des Beobachtungszeitraums einen Prozess von Reorganisation, Vaskularisierung und Kollagenfaser-Bildung durchlief. Die Einheilung der Adenovirus-BMP-2 behandelten Grafts war völlig unterschiedlich: bereits 2 Wochen nach Implantation war am Sehnen-Knochen-Interface der infizierten Grafts eine ausgeprägte chondro- und osteoblastische Aktivität mit Neo-Ossifikationen der Sehnen festzustellen. Die biomechanischen Daten bestätigten den histologischen Eindruck. Die Steifigkeit 29.0±7.1 N/mm vs 16.7±8.3 N/mm sowie die max. Ausziehkraft 108.8±50.8 N vs 45.0±18.0 N waren bei den infizierten VKB-Grafts signifikant ($p<0.05$) im Vergleich zu den Kontrollen erhöht.

Schlussfolgerung

Adenoviraler BMP-2 Gentransfer verbessert die ossäre Integration von Semitendinosus-Sehnengrafts nach VKB-Rekonstruktion bei Kaninchen. Durch die transgene Expression des BMP-2 Proteins am Interface zwischen der implantierten Sehne und dem spongiösem Knochen wurde das Einheilen der VKB-Grafts entscheidend verändert. Erstmals in der Geschichte der Gentherapie konnte neben dem histologischen Nachweis auch ein biomechanisch objektivierbarer Effekt des Gentransfers am Kniegelenk erbracht werden.

283 Rekombinantes Wachstumshormon bewirkt eine starke Beschleunigung der Knochenheilung – Biomechanische und histomorphometrische Ergebnisse am Osteotomiemodell beim Minischwein

S. Kolbeck (Berlin), H. Bail, G. Schmidmaier, K. Raun, M. Raschke, N. Haas

Zielsetzung

Bezüglich der Wirkung von Wachstumshormon (GH) auf die sekundäre Frakturheilung zeigen tierexperimentelle Kleintier-Studien widersprüchliche Ergebnisse. In der vorliegenden Untersuchung wurde die Wirkung von rekombinanten Wachstumshormon auf die sekundäre Fakturheilung in einem Osteotomiemodell am Großtier untersucht.

Material

Bei 24 Yucatan-Minischweinen wurde eine standardisierte Osteotomie in Schaftmitte der rechten Tibia durchgeführt; die Stabilisierung erfolgte mittels Plattenosteosynthese (3,5 mm DCP). Die Tiere der Studiengruppe ($n=12$) erhielten über den Zeitraum von 4 Wochen einmal täglich 100 µg/kg KG rekombinantes porcines Wachstumshormon (r-pGH) subcutan appliziert, während die Tiere der Kontrollgruppe ($n=12$) 1 ml NaCL als Plazebo erhielten.

Methoden

4 Wochen postoperativ erfolgte die Tötung der Tiere. Im Anschluß erfolgte die biomechanische Testung der Tibiae in einer Materialtestmaschine im torsionalen Modus. Neben dem maximalen Drehmoment (F_{max}) wurde die torsionale Steifigkeit (T_{st}) der Tibiae gemessen.
Nach der biomechanischen Testung erfogte die histologische Aufarbeitung der Tibiae. Hierzu erfolgte die Färbung der 6 µm Serienschnitte mit der Safranin-O/von Kossa Färbung. Unter Verwendung des LEICA Quantimet Bildanalysesystems wurden die bone area (BA) und die callus area (CA) gemessen; zudem wurde die Knochendichte berechnet (BD: BA/CA).

Ergebnisse

Die mit Wachstumshormon behandelten Tiere zeigten ein signifikant höheres maximales Drehmonent (GH: $F_{max} = 17{,}1 \pm 4{,}6$ Nm; Plazebo: $F_{max} = 8{,}9 \pm 4{,}9$ Nm, $p<0{,}005$) und eine signifikant höhere torsionale Steifigkeit im Vergleich zur Gegenseite (GH: $T_{st} = 2{,}48 \pm 0.91$ Nm/°; Plazebo: $T_{st} = 1{,}49 \pm 0.76$Nm/°, $p<0{,}05$). Die histomorphometrischen Messungen zeigten eine signifikant höhere bone area (GH: BA = $89{,}3 \pm 25.8\,mm^2$; Plazebo: BA = $55{,}9 \pm 38{,}5mm^2$, $p<0{,}005$) und callus area (GH: CA = $127{,}6 \pm 38{,}9\,mm^2$; Plazebo: CA = $75{,}9 \pm 50{,}7\,mm^2$, $p<0{,}005$) während die mittlere Knochendichte in beiden Gruppen vergleichbar war (GH: BD = $70{,}6 \pm 8{,}4$%; Plazebo: BD = $74{,}0 \pm 6{,}2$%, $p = 0.28$).

Schlussfolgerung

Die histomorphometrischen Messungen zeigen, daß die systemische Applikation von rekombinanten Wachstumshormon zu einer deutlichen Beschleunigung der Kallus- und Knochenneubildung in diesem Osteotomiemodell geführt hat. Die vergleichbare Knochendichte in beiden Gruppen belegt, daß die Struktur und Qualität des neugebildeten Kallus vergleichbar ist. Dies kommt auch in den biomechanischen Messungen zum Ausdruck, bei denen die GH-behandelten Tiere einen bemerkenswerten Vorsprung gegenüber den Plazebo Tieren aufwiesen.

284 Transplanted neuronal stem cells survive, differentiate and promote functional recovery following experimental traumatic brain injury

P. Riess (Köln), H. L. Laurer, C. Zhang, F. M. Bareyre, Y. D.Teng, K. E. Saatman, R. Raghupathi, P. M. Lenzlinger, L. G. Longhi, E. Neugebauer, E. Y. Snyder, T. K. McIntosh

Purpose

The neuronal degeneration following traumatic brain injury (TBI) has been associated with prolonged deficits in neurologic motor function. Therefore transplantation of neural stem cells (NSCs) may hold potential for cell replacement and attenuation of these chronic behavioral deficits.

Material and Methods

We evaluated the effect of transplantation of NSCs (modeled by the well-characterized, stable, prototypical clone C17-2) on the recovery of motor function following controlled cortical impact brain injury in mice. C57BL/6 mice (n = 58) were anesthetized and subjected to brain injury (n = 45) or sham surgery (n = 13). At 3 days post-injury, animals received stereotactic injections of either C17-2 cells (n = 13) or control cells [human embryonic kidney (HEK) cells] n = 9) into the peri-injured cortex. A second group received transplants of either C17-2 (n = 14) or HEK cells (n = 9) into the contralateral hemisphere. Neurologic motor function assessments were performed at weekly intervals up to 12 weeks thereafter, using a rotatrod (RR) and a rotating pole (RP) test. The transplanted NSCs expressed the *lacZ* gene encoding ß-galactosidase, detectable by the 5-bromo-4-chloro-3-indolyl-D-galactoside (X-Gal) histochemical reaction and by anti-b-gal immunohistochemistry. To evaluate the fate of transplanted NSCs, we performed immunohistochemical double labeling for b-gal and neuronal/glial/oligodendrocytic markers, using antibodies directed to neuron-specific nuclear protein (NeuN), the astrocytic protein glial fibrillary acidic protein (GFAP) and the oligodendrocyte marker 2′3′cyclic nucleotide 3'phosphodiesterase (CNPase).

Results

Injured mice receiving peri-injured NSCs transplantation showed a significant improvement over the observation period in RR and RP. Contralateral injections of C17-2 cells also improved RP by week 5, 6, and 7. Transplanted C17-2 cells were detectable after 13 weeks post-transplantation. Double-labeled cells, positive for β-Gal and NeuN or GFAP were detected in the ipsilateral hemisphere, specifically in the cortex surrounding the injury cavity, and bilaterally in the dentate gyrus of the hippocampus.

Conclusion

These findings suggest that transplanted NSCs can differentiate into neurons and glia, and that both peri-injury and contralateral transplantation enhances functional neurologic recovery following TBI.

285 Entwicklung eines neuen Bohrsystems zur drucklosen Markraumbohrung

A. Joist (Münster), T. Frebel, U. Frerichmann, A. Kröpfl, M. Koppe, U. Joosten

Zielsetzung

Ziel des Projekts war die Entwicklung eines neuen Bohrsystems zur Markraumbohrung im physiologischen Druckbereich von 25 bis 40 mmHg des menschlichen Femurs, um eine Intravasation von Fett und Knochenmarkbestandteilen in das venöse System durch hohen intramedullären Druck beim Bohrvorgang zu vermeiden. Dazu wurden in vitro und in vivo-Versuche sowie eine finite Elementanalyse durchgeführt.

Material und Methoden

Ein zentral kanüliertes Rohr wurde mit dem Laser mäanderförmig geschnitten, um so ineinandergreifende Kettenglieder herzustellen, die aus dem Rohr eine flexible Welle gestalten. Durch einen in die Welle eingezogenen Teflonschlauch war es möglich, die Spülflüssigkeit mit dem Bohrmehl an der Bohrerspitze über eine Vakuumpumpe abzusaugen. Durch Änderung des Bohrkopfdesigns wurde ein schabendes Bohren ermöglicht mit schonendem Aufbohren der Markhöhle.
Nach Abschluss der Entwicklungsphase schlossen sich in vitro-Versuche an mit je 10 Femora vom Schwein für das neue System und mit dem AO-Standardbohrer als Referenz an. Die intramedullären Druckwerte wurden kontinuierlich über einen Analog-Digital-Wandler aufgezeichnet.
An 14 Bergschafen wurde mit beiden Systemen eine komplette Instrumentierung der Marknagelung durchgeführt und die Fettauschwemmung echocardiographisch und mittels des Gurd-Tests bewertet. Die hämodynamischen und pulmonalen Parameter wurden ebenso wie die intramedullären Druckwerte durchgehend gemessen. Nach Sakrifikation der Tiere wurden Proben aus allen Lungenabschnitten entnommen und verdeckt auf die Fettembolierate hin histologisch ausgewertet.

Ergebnisse

Bei den in vitro-Versuchen fand sich über alle Bohrschritte beim neuen Bohrsystem mit einem durchschnittlichen intramedullären Druck von 15 ± 12 mm Hg ein hoch

signifikanter Unterschied gegenüber dem AO-Bohrer mit einem Durchschnittswert von 813 ± 247 mm Hg ($p < 0{,}001$; t-Test für unverbundene Stichproben). In vivo wurde diese Ergebnisse bestätigt.
Im Gurd-Test zeigte sich korrespondierend hierzu ebenfalls ein hoch signifikanter Unterschied. Die hämodynamischen und pulmonalen Parameter zeigten eine signifikante geringere Belastung beim neuen Bohrsystem.
Die Mikrofettembolierate konnte um 90% gegenüber dem AO-Bohrer gesenkt werden.

Schlussfolgerung

Das von uns entwickelte Bohrsystem, das auf dem kontinuierlichen Spül-Saug-Prinzip beruht und somit den Stempeldruckeffekt im femoralen Rohr vermeidet, zeigte eine deutliche Überlegenheit gegenüber dem konventionellen Referenzbohrer in der intramedullären Druckentwicklung, der Fettausschwemmung und -embolisation sowie in allen hämodynamischen und pulmonalen Messparametern. Da in vitro und in vivo das physiologische intrafemorale Druckniveau nicht überschritten wurde, bietet sich das neue Bohrsystem gerade auch beim Risikopatienten an.

286 Histologische Untersuchung der Frakturheilung nach aufgebohrter Marknagelung mit zwei experimentellen Bohrsystemen im Vergleich zu einem kommerziellen Bohrsystem und der unaufgebohrten Marknagelung in der Schafstibia

C. A. Müller (Freiburg), S. Bresina, F. Högel, C. Klein, R. Wieling, B. A. Rahn, U. Pfister, N. P. Südkamp

Zielsetzung

Verbesserte Markraumbohrsysteme sollen zu einer geringeren Schädigung der Vaskularität und zu einer weniger kompromittierten Frakturheilung führen.

Materia und Methode

Die Untersuchung erfolgte an 4 Versuchsgruppen mit je 8 adulten Schweizer Bergschafen. In Tibiaschaftmitte wurde eine standardisierte Fraktur (A2/A3 (AO Klassifikation)) gesetzt. Danach erfolgte in einer Gruppe die Aufbohrung mit einem experimentellen Bohrsystem mit vergrösserten Spannuten und reduziertem Wellendurchmesser (Re), in einer zweiten Gruppe mit dem konventionellen AO-Bohrsystem (Rc). Die dritte Gruppe wurde in einem Arbeitsschritt mit einem Bohr-Saug-System (Reaming Irrigation Aspiration System (RIA)) aufgebohrt. Die drei aufgebohrten Gruppen

wurden mit einer unaufgebohrten Gruppe verglichen (UN). Als Implantat wurde in allen Gruppen ein Solidnagel (UHN) verwandt.
Intraoperativ wurde der intramedulläre Druck in der distalen Tibia mit einem piezoresistiven Druckaufnehmer (Messgenauigkeit ± 0,5% FS) gemessen. Die Floureszensmarkierung erfolgte nach 4 Wochen mit Calcein grün, nach 6 Wochen mit Xylenol orange. Nach 10 Wochen wurden die Tiere euthanasiert und nach histologischer Aufarbeitung die Kallusfläche [mm^2] mittels Scion Image™ vermessen und berechnet. Die statistische Auswertung erfolgte mit dem Kruskal-Wallis-Test.

Ergebnisse

Mit den experimentellen Bohrsystemen konnte der intramedulläre Druck aller Bohrkopfgrössen signifikant (p<0,01) reduziert werden. Bei der Implantation der unaufgebohrten Marknägel konnten die höchsten Druckwerte (p<0,006) ermittelt werden. Bei der Aufbohrung mit dem RIA-System wurden nur negative Druckwerte gemessen..
Unterschiede der Frakturheilung wurden in unserem Frakturmodell lediglich zischen der 4. und 6 Woche gefunden (siehe Abb. 1). Eine größere Kallusbildung konnte für das experimentelle Bohrsystem (Re), das Bohr-Saug System (RIA) und die unaufgebohrte Marknagelung im Vergleich zum konventionellen AO-Bohrsystem (Rc) ermittelt werden (p<0,005). Keine signifikanten Unterschiede konnten zwischen den beiden experimentellen Bohrsystemen (Re/RIA) und der unaufgebohrten Marknagelung (UN) gefunden werden. Nach der 6. Woche waren keine signifikanten Unterschiede mehr zu beobachten.

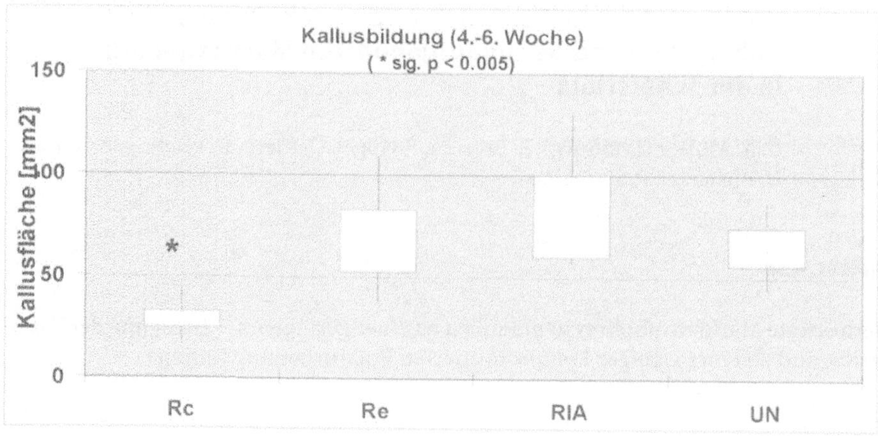

Abb. 1

Schlussfolgerung

Bei einfachen Frakturen ist die Kallusbildung der beiden experimentellen Bohrsystemen (Re und RIA) nicht signifikant unterschiedlich zur unaufgebohrten Marknagelung. Im Vergleich zum herkömmlichen AO-Bohrsystem konnte allerdings eine signifikant größere Kallusbildung nachgewiesen werden. D.h., dass die negativen Effekte der Markraumbohrung mit verbesserten Bohrsystemen (Re und RIA) reduziert werden können und keine Unterschiede zur unaufgebohrten Marknagelung bezüglich der Frakturheilung bestehen.

287 Verteilung von Knochenfestigkeit und Knochenmikrostruktur am proximalen Humerus – eine alters- und geschlechtsspezifische Analyse am humanen Präparat

P. Hepp (Leipzig), H. Lill, J. Korner, J.-E. Hoffmann, Ch. Josten, N. Haas, G.-N. Duda

Zielsetzung

Die Knochenfestigkeit, Knochenmineraldichte (BMD) und die histologische Mikrostruktur am proximalen Humerus sowohl in Abhängigkeit vom Alter und Geschlecht als auch in Abhängigkeit von unterschiedlichen Regionen ist weitgehend unbekannt. Die Analysen können Informationen über Frakturrisiko und insbesondere über eine strukturadaptierte Frakturversorgung liefern.

Material und Methoden

Bei 70 frischen humanen Leichenhumeruspräparaten wurde ein konventionelles Röntgen (Bestimmung des Cortical index), Dual X-ray Absorptiometrie (DXA) und eine quantitative Computertomographie (qCT) durchgeführt (24 paarige und 22 unpaarige Humeruspräparate von 46 Patienten mit einem medianen Alter von 70,5 Jahren). Zusätzlich wurde an 24 Präparaten eine Indentation Testung und in den analogen Regionen eine histomorphometrische Analyse durchgeführt. Der Humeruskopf wurde in 4 gleiche horizontale Scheiben geteilt, so daß die biomechanische Testung und histologische Auswertung analog der Schnittebenen im qCT erfolgte. In den 4 Schnittebenen wurden fünf Regions of Interest (ROIs) - anterior, posterior, lateral, medial und zentral - definiert (Abb. 1). In diesen ROIs erfolgte die histomorphometrische Analyse mit Bestimmung von vier Strukturparametern (TV/BV und Nd.N) und der Trabekelausrichtung.

Ergebnisse

Sowohl in den Dichtebestimmungen mittels qCT als auch mit den biomechanischen Tests konnten signifikante Unterschiede der Knochenqualität in den unterschiedlichen Regionen nachgewiesen werden ($p<0,05$). Die Areale mit höchster Knochendich-

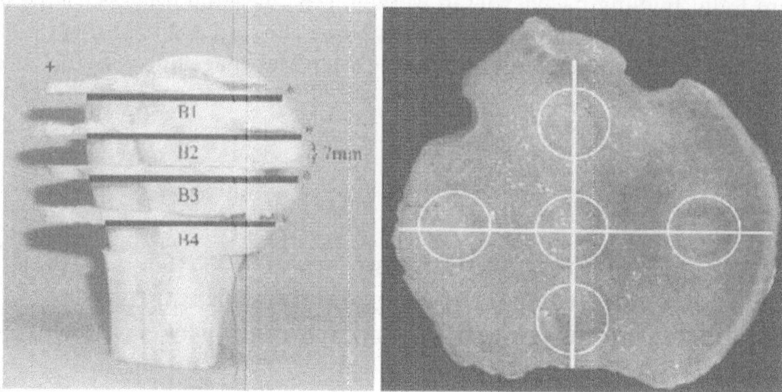

Abb. 1. Schnitthöhen und ROIs

te und -festigkeit befinden sich im medialen und dorsalen sowie kranialen Humeruskopf. Mittlere bis sehr hohe Korrelationen ließen sich für die BMD, gemessen mit der QCT, und der Knochenfestigkeit (Fmax) in den einzelnen Regionen berechnen ($r=0{,}42$–$0{,}92$, $p<0{,}01$). Ebenso wurde ein Zusammenhang zwischen der trabekulären Mikrostruktur und der Knochenfestigkeit dargestellt. Die Analyse der Trabekelausrichtung zeigte eine Orientierung in Richtung des Gelenkpfannenzentrums. Es konnte eine signifikante Abnahme der Knochendichte ab dem 70. Lebensjahr beim weiblichen Geschlecht festgestellt werden.

Schlussfolgerung

Die Erkenntnisse der Verteilung der spongiösen Mikrostruktur und Knochenqualität sind zum einen für die Frakturentstehung (4 Segmente) und zum anderen für die Verankerung von Implantaten bedeutsam, welche in den Regionen mit der höchsten Knochenfestigkeit (kranial medial und posterior) verankert werden sollten.

288 Weibliche Geschlechtshormone sind immunprotektiv nach traumatisch-hämorrhagischem Schock und vermindern die Letalität an nachfolgenden septischen Komplikationen

M. W. Knöferl (Ulm), M. K. Angele, A. Ayala, W. G. Cioffi, L. Kinzl, K. I. Bland, I. H. Chaudry

Zielsetzung

In verschiedenen Studien konnte gezeigt werden, dass es im männlichen Geschlecht nach traumatisch-hämorrhagischem Schock (THS) zu einer ausgeprägten Immundepression kommt, während im weiblichen Geschlecht eine unveränderte Immunkompetenz besteht. Obwohl männliche Geschlechtshormone für diese Immundepression als verantwortlich identifiziert werden konnten, ist unbekannt, ob weibliche Geschlechtshormone protektive Effekte auf die posttraumatische Immunfunktion ausüben.

Material und Methoden

Um dies zu untersuchen, wurden geschlechtsreife weibliche CBA/J Mäuse ovarektomiert, um die Konzentrationen zirkulierender weiblicher Hormone zu reduzieren. 2 Wochen später erhielten ovarektomierte Weibchen (OVE) und scheinovarektomierte Weibchen im Proestrus-Stadium (PRO, mit zyklusbedingt erhöhten Konzentrationen weiblicher Geschlechtshormone) eine Laparotomie mit nachfolgendem hämorrhagischen Schock (35±5mmHg für 90 Minuten) und anschließender Flüssigkeitssubstitution bzw. den entsprechenden Kontrolleingriff (Kontrolle). Milzmakrophagen (M-Mf), Peritonealmakrophagen (P-Mf) und Kupffer-Zellen (KU-Mf) wurden 2 Stunden nach THS isoliert und als funktioneller Parameter die stimulierte Zytokinproduktion sowie Plasma-Konzentrationen von TNF-a mittels Bioassay bestimmt.

Ergebnisse

Die Kapazität von Milz- und Peritonealmakrophagen, IL-1 und IL-6 zu sezernieren, war in PRO Weibchen nach THS erhalten bzw. erhöht, während in OVE Weibchen eine signifikant verminderte Produktion dieser Zytokine gemessen wurde. Diese Unterdrückung der Milz- und Peritonealmakrophagenfunktion war assoziiert mit einer signifikant erhöhten Produktion von TNF-α durch Kupffer-Zellen sowie erhöhten TNF-α Plasma-Konzentrationen in OVE Weibchen nach THS. In zusätzlichen Studien wurden OVE und PRO Tiere (n = 20/Gruppe) (Tabelle 1).

Tabelle 1

	IL-1 (U/ml)		IL-6 (U/ml)		TNF-α (U/ml)	
	M-Mφ	P-Mφ	M-Mφ	P-Mφ	KU-Mφ	Plasma
PRO Kontrolle	1,5±0,2*	14,6±4,2*	63,4±18,1	2287,6±308,8	0,1±0,1	13,2±2,4
PRO THS	4,2±0,9#	23,6±1,5	129,9±35,4	2015,2±400,6	0,2±0,1	16,9±3,3
OVE Kontrolle	3,9±0,6	30,3±2,2	135,4±28,8	2365,5±252,8	0,1±0,1	3,1±1,3
OVE THS	2,0±0,2*	15,0±2,1*	46,5±10,5*	1146,9±182,9*#	0,7±0,2*	23,2±4,9*

(n = 7–8/Gruppe), Mittelwert±SEM, One way ANOVA, * $p<0,05$ vs. OVE Kontrolle, # $p<0,05$ vs. PRO Kontrolle

24 Stunden nach THS oder Kontrolloperation einer Sepsis durch Ligatur und Punktion des Zökums unterworfen und die Letalität über 10 Tage beobachtet. Während PRO Weibchen eine unverändert geringe Letalität nach Kontrolle oder THS und nachfolgender Sepsis hatten, war die Letalität in OVE Weibchen signifikant höher, insb. nach vorhergehendem THS (PRO Kontrolle 20%, PRO THS 25%, OVE Kontrolle 55%, OVE THS 90%*, *z-Test, *p<0,05 vs. PRO THS*).

Schlussfolgerung

Weibliche Geschlechtshormone spielen eine wichtige Rolle bei der Erhaltung einer normalen Immunregulation nach THS und erniedrigen die Letalität an nachfolgenden septischen Komplikationen. Die therapeutische Verwendbarkeit der immunprotektiv wirkenden Geschlechtshormone wird daher in weiterführenden Untersuchungen getestet werden.

289 Barbiturat induziert die Apoptose humaner Lymphozyten in Vitro – Pathogenese der Immunsuppression bei Patienten mit Sschädelhirntrauma und Barbiturat-Koma

L. Härter (Zürich), M. Keel, U. Ungethuem, U. Steckholzer, O. Trentz, W. Ertel

Zielsetzung

Bei dem schweren Schädelhirntrauma (SHT) kommt es durch das sekundäre Hirnödem häufig zu hohen intracerebralen Druckanstiegen, die die Morbidität und Letalität dieser Patienten massgeblich beeinflussen. Die wirksamste medikamentöse Therapie den Hirndruck zu senken, ist die hochdosierte Gabe von Barbituraten. Eine Komplikation dieser Therapie ist die Reduktion zirkulierender Leukozyten mit einer erhöhten Infektanfälligkeit dieser Patienten einhergeht. Ziel dieser Studie ist es, den Einfluss von Barbituraten (Pentothal) auf die Apoptose humaner Lymphozyten und deren Mechanismen zu untersuchen.

Material und Methoden

Aus peripherem Blut gesunder Probanden isolierte Lymphozyten (10^6/ml), oder Jurkat-Zellen (humane Lymphozytenzelllinie) wurden für 24 oder 48 Stunden mit Pentothal (5–1000 μg/mL) und/oder einem agonistischen anti-Fas Antikörper (Ak) (CH-11, 100 ng/mL) stimuliert. Die Inhibition von Kaspasen erfolgte durch Vorinkubation der Zellen mit dem unspezifischen Kaspasen-Inhibitor z-VADfmk (20 μM). Endogene Aktivierung über das CD95-System wurde durch Inkubation mit einem neutralisierenden anti-Fas-Ak inhibiert. Die Apoptose und Nekrose der Zellen wurde durchflusszytometrisch im FACS nach Färbung mit FITC-Annexin-V und Propidiumjodid gemessen. Die Kaspasen-3-Aktivität im Zelllysat wurde anhand der Spaltung von DEVD-afc fluorometrisch bestimmt.

Ergebnisse

Pentothal erhöht dosisabhängig die Apoptose von humanen Lymphozyten und Jurkatzellen. Parallel zur Apoptoserate erhöhte sich auch die Kaspase-3-Aktivität in den Zellen. Inkubation (24 Stunden) mit 250 μg/mL Pentothal erhöhte die Apoptose von Lymphozyten von 2,3% (Spontan) auf 26,3% und in Jurkatzellen von 9% auf 20%. In Jurkatzellen, nicht aber in Lymphozyten, konnte die Apoptose durch Inkubation mit dem agonistischen anti-Fas-AK induziert werden. In Jurkatzellen hatte Stimulation des CD95-Systems einen additiven Effekt auf die Pentothal-induzierte Apoptose. Inhibition von Kaspasen hemmte die Pentothal-induzierte Apoptose nur partiell (–30%), während die Fas-induzierte Apoptose bei Jurkatzellen vollständig gehemmt wurde. Vorinkubation mit dem neutralisierenden anti-Fas Ak hatte in beiden Zellen keinen Einfluss auf die Pentothal-induzierte Apoptose.

Schlussfolgerung

Pentothal induziert die Apoptose humaner Lymphozyten, wobei diese unabhängig vom CD95-System zu sein scheint. Jedoch sind Kaspasen an der Apoptose beteiligt. Die erhöhte Infektanfälligkeit von Patienten mit schwerem SHT, die unter einer hochdosierten Barbiturattherapie stehen, kann durch eine Barbiturat-induzierte Apoptose von Leukozyten verursacht sein.

290 Tissue engineering von gentherapeutisch verbessertem Neoknorpel

H. Madry (Homburg), B. Padera, J. Seidel, L. Freed, R. Langer, S. B. Trippel, G. Vunjak-Novakovic

Zielsetzung

Traumatisierter Knorpel heilt nicht. Die Transplantation von biologischen Ersatzgeweben ist eine potentielle Möglichkeit zur Behandlung von Knorpeldefekten. Wenn Chondrozyten in polymere Gerüststrukturen ausgesät und im Bioreaktor kultiviert werden, entwickelt sich Knorpel. Wir testeten die Hypothese, daß die Überexpression des Genes für den Wachstumsfaktor *insulin-like growth factor I* (IGF-I) die Chondrogenese in diesem Neoknorpel moduliert.

Material und Methoden

Bovine neonatale Chondrozyten wurden isoliert, kultiviert und in 3 Gruppen eingeteilt: Gruppe 1 – nichttransfizierte Kontrolle. Gruppe 2 – Transfektion mit dem *E. coli* β-galactosidase (*lacZ*) – Markergen. Gruppe 3 – Transfektion mit dem humanem IGF-I-Expressionsvektor pCMVhIGF-I. Zur Transfektion wurde FuGENE6 verwendet. Die Zellen wurden in dreidimensionale Gerüststrukturen ausgesäät und serumfrei in Bioreaktoren kultiviert. Nach 28 Tagen wurden Naßmasse, Durchmesser, histologische, biochemische und biomechanische Parameter der resultierenden Neoknorpelkonstrukte bestimmt sowie Konstrukte für 10 Tage subkutan in Nacktmäuse implantiert. Daten sind als Mittelwert ± SD dargestellt (n = 6), statistische Analyse durch ANOVA.

Ergebnisse

Nach der Transfektion mit pCMVhIGF-I sezernieren Chondrozyten biologisch relevante Mengen an IGF-I-Protein (83 ± 22 ng/1 × 10^7 Zellen/24 h). Die Naßmasse (mg) in Kontrollgruppe 1 und 2 (29.0 ± 8.5 bzw. 26.5 ± 2.1) war niedriger als in Gruppe 3 (IGF-I) (67.7 ± 10.8) ($p<0.001$). Der DNS-Gehalt (ng) in Gruppe 1 war 76.8 ± 14.0, in Gruppe 2 (*lacZ*) 97.5 ± 13.9, während Konstrukte in Gruppe 3 (IGF-I) einen DNS-Gehalt von 148.6 ± 23.1 aufwiesen ($p<0.001$). Der Glycosaminoglykangehalt/Konstrukt (µg) in Gruppe 1 war 133.3 ± 51.1, 96.3 ± 15.3 in Gruppe 2 und 1100.0 ± 200 in Gruppe 3 ($p<0.001$). [^{35}S]Sulfateinbau/mg DNS/16 h (cpm) in Gruppe 1 war 1.9 ± 0.5, 1.1 ± 0.3 in Gruppe 2 und 4.7 ± 0.5 in Gruppe 3 ($p<0.001$). Der Equilibrium modulus in Gruppe 3 war 125.0 ± 52.0 kPa, 4× höher als in den Gruppen 1 und 2 ($p<0.028$). Immunohistologisch war der Neoknorpel in allen Gruppen durch Typ-II-Kollagen und Aggrekan sowie das Fehlen von Typ-I-Kollagen gekennzeichnet. Transgenexpression war in vitro und in vivo 38 Tage nachweisbar.

Schlussfolgerung

Der Transfer einer humanen IGF-I cDNS in Chondrozyten verbessert Gewebsgröße, Zellularität, Glykosaminoglykangehalt, Biosyntheserate von extrazellulären Matrixbestandteilen und biomechanische Eigenschaften von Neoknorpel. Die Transgenexpression hält mindestens 38 Tage an. Die Daten demonstrieren, daß durch Überexpression von IGF-I die strukturellen und funktionellen Eigenschaften des Neoknorpels moduliert werden. Diese Studie legt eine Grundlage zur kontrollierten Gewebsentwicklung durch *Tissue engineering* in Verbindung mit Gentransfer. Auf ihrer Basis können naturwissenschaftlich fundierte Ansätze zur Behandlung von traumatischen Defekten des Gelenkknorpels erarbeitet werden.

291 Immunmodulatorische Effekte von Antibiotika: Auswirkungen auf die Zytokinsynthesefähigkeit humanen Vollbutes und isolierter mononukleärer Zellen des peripheren Blutes

U. Krehmeier (Mannheim), G. Voggenreiter, M. Bardenheuer, F. U. Schade, U. Obertacke, M. Majetschak

Zielsetzung

Unabhängig von der Freisetzung bakterieller Toxine werden für einige Antibiotika (AB) immunmodulatorische Eigenschaften diskutiert, die möglicherweise sowohl bei der Auswahl des AB zur perioperativen AB-Prophylaxe, als auch zur Therapie schwerer posttraumatischer/postoperativer Infektionen Bedeutung erlangen könnten. Da die Zytokinsynthesefähigkeit (ZS) des Blutes einen bedeutsamen Parameter der Leukozytenfunktion in der Sepsis und nach Trauma darstellt und lediglich Untersuchungen an isolierten mononukleären Zellen des peripheren Blutes (PBMNC) vorliegen, wurden die Effekte von AB auf die ZS von PBMNC und Vollblut (VB) systematisch untersucht, um 1. erstmalig deren immunmodulatorische Wirkungen auch in einem, dem physiologischem Milieu möglichst nahekommenden System zu ermitteln und 2. mögliche neue Ansatzpunkte zur Auswahl des AB zu erhalten.

Material und Methoden

Probanden-VB wurde entnommen und PBMNC isoliert. Die Endotoxin (100 ng/mL) stimulierte ZS von PBMNC und VB wurde in Anwesenheit der getesteten AB untersucht. TNFa und Interleukin (IL)-6 wurden in den Kulturüberständen mittels ELISA bestimmt. Folgende AB wurden in je 5, den therapeutischen Spiegel umfassenden Konzentrationen getestet: Beta-Lactame (Penicillin G, Azlocillin, Cefotaxim, Cefazolin), Gyrase-Hemmer (Ofloxacin, Ciprofloxacin), Aminoglycoside (Gentamicin), Glycopeptide (Vancomycin), Nitroimidazole (Metronidazol). Die Zytotoxität wurde mittels MTT-Zytotoxizitätstest bestimmt. Die Ergebnisse sind MW ± SD aus je 3–5 Doppelansätzen. Die statistische Auswertung erfolgte durch einfaktorielle ANOVA mit post-hoc Bonferroni-Korrektur. Signifikanzniveau $p<0,05$ (2-seitig).

Ergebnisse

Die alleinige Inkubation von der AB mit VB oder PBMNC ergab keine messbare TNF-α- und IL-6-Produktion. Keines der AB zeigt eine Zytotoxizität.
Auf PBMNC konnte in therapeutischen Konzentrationen keine Veränderung der Zytokinsynthesefähigkeit durch beta-Lactame, jedoch eine signifikante dosisabhängige Hemmung der TNFa-Produktion durch Vancomycin um 25 ± 12%, Gentamicin um 45 ± 8%, Ofloxacin um 49 ± 9, Ciprofloxacin um 47 ± 2% und Metronidazol um 43 ± 2,4% festgestellt werden. Im Gegensatz dazu zeigten sich im Vollblutassay keine inhibitorische Eigenschaften auf die TNF-α-Produktion. Die IL-6-Produktion wurde nur durch Ofloxacin auf PBMNC (35 ± 11%) gehemmt.

Schlussfolgerungen

Obwohl die Ergebnisse die für Vancomycin und Gyrase-Hemmer in der Literatur beschriebene Hemmung der Zytokinproduktion bestätigen und ebenfalls inhibitorische Wirkungen für Gentamicin und Metronidazol belegen, zeigten die Untersuchungen an Vollblut keine immunodulatorischen Wirkungen der AB. Möglicherweise beruhen die an PBMNC gefundenen Effekte auf einer veränderten Reaktionsweise isolierter Zellen in vitro. Es wird gefolgert, daß immunmodulatorische Auswirkungen der AB selbst nicht in die therapeutischen Erwägungen bei der antimikrobiellen Therapie miteinbezogen werden sollten.

Freitag, 16. November 2001
16:15 – 17:45 Uhr (Saal 9)

C7.3 Innovationen

292 Arthroskopische Diagnose von Gelenkknorpel: Ein neues Verfahren zur Messung der Knorpelsteifigkeit in-vivo

G. Duda (Berlin), U. Blücher, J.-E. Hoffmann, R. Kleemann, A. Weiler

Zielsetzung

Eine Anzahl neuer Verfahren zur Behandlung und Unterstützung der Heilung von Gelenkkorpel werden derzeit klinisch erprobt. Die Qualität des gebildeten Knorpelgewebes wird jedoch kontrovers diskutiert. Die visuelle Beurteilung oder das Palpieren erlaubt jedoch keinen quantitativen Vergleich der Knorpelqualität in vivo. Ziel dieser Studie war die Entwicklung eines Gerätes, das die Messung der Knorpelsteifigkeit ermöglicht ohne a) das Gewebe zu schädigen und b) benutzerabhängig zu sein.

Material und Methoden

Es wurde ein Verfahren zur Messung der mechanischen Steifigkeit biologischer Materialien ohne direkten Kontakt zwischen Messvorrichtung und Objekt entwickelt. Das System wurde in Form und Größe an marktgängige arthroskopische Instrumente angepasst. Eine optische Vorrichtung (LED u. Photomultiplier; Fehler <1 µm) zeichnet die von einem definierten Flüssigkeitsflow (Prüfkraft ≤ 2 N) erreichte Verformung auf. Die Ergebnisse des Knorpeltesters korrelierten mit denen der Materialprüfmaschine ($r = 0.659$). Bei der intra- u. inter-individuellen Variabilität für wiederholte Messungen mit dem neuen Knorpeltester wurde nur eine geringe Streuung (<15%) festgestellt.

Schlussfolgerung

Die mit dem optischen Verfahren ermittelten Steifigkeitswerte (nativ: 0.9 MPa, degeneriert: 0.55 MPa) stimmen mit anderen Studien überein[2]. Die individuelle Gerätehandhabung hatte nur einen geringen Einfluß auf die gemessene Steifigkeit. Ähnlich den herkömmlichen Verfahren erlaubt der neue Tester eine Unterscheidung zwischen nativen u. degenerierter Knorpelproben. Allerdings beschränkt sich die Messung auf die Steifigkeit, bi-phasische Eigenschaften von Knorpel können in vivo nicht ermittelt werden. Da das neue Instrument das Risiko einer mechanischen Schädigung des Gewebes minimiert, kann es eine wichtige Ergänzung zur visuellen Beurteilung oder manuellen Palpation in der arthroskopischen Diagnose darstellen.

293 Quantitative Knorpeldiagnostik mit der Magnetresonanztomographie

S. Hinterwimmer (München), C. Glaser, R. Burgkart, R. Baumgart, K.-H. Englmeier, M. Reiser, F. Eckstein

Zielsetzung

Der Gelenkknorpel kann auf verschiedene Arten sowohl indirekt wie auch direkt dargestellt werden. Die primäre bildgebende Diagnose basiert auf dem konventionellen Röntgenbild. Dabei kann die Knorpeldegeneration nur indirekt über die Darstellung der knöchernen Begleitreaktionen beurteilt werden. Die Magnetresonanztomographie (MRT) kann den Knorpel dagegen direkt darstellen und hat gegenüber der Arthroskopie zusätzlich den Vorteil, daß sie nicht-invasiv ist.
Ziel des Beitrages ist die Darstellung der Validität und Reproduzierbarkeit quantitativer Knorpelmessungen bei Probanden und Patienten auf Basis der MRT und dreidimensionaler Bildverarbeitungsmethoden sowie eine Beschreibung der klinischen Einsatzmöglichkeiten.

Material und Methoden

Am Beispiel der Gonarthrose können mit konventionellen Röntgenaufnahmen der Becken-Bein-Region im Stehen die Fehlstellung in der Frontalebene wie auch die Bandlaxizität als geometrische Parametern erfaßt werden.
Zur quantitativen Darstellung des Gelenkknorpels eignen sich T1-gewichtete Gradientenechosequenzen mit Fettunterdrückung. Damit können die Grenzschichten zwischen Knorpel und Knochen bzw. zwischen Knorpel und Gelenkflüssigkeit exakt bestimmt werden. Für die Segmentierung wurden semiautomatische Verfahren entwickelt, die eine bessere Interobserver-Reproduzierbarkeit ermöglichen als rein manuelle Verfahren. Die 3D Rekonstruktion serieller Schnittbilder erlaubt die quantitative Bestimmung des Knorpelvolumens oder der Knorpeldicke, unabhängig von der ursprünglichen Schichtorientierung.

Ergebnisse

Am Kniegelenk wurden quantitative Messungen des Knorpelvolumens und der Knorpeldicke an Präparaten gesunder Probanden im Vergleich zu anatomischen Schnitten, dem A-mode Ultraschall und der CT-Arthrographie validiert. An Patienten mit Gonarthrose ergibt sich eine hohe Übereinstimmung der MRT-Untersuchung mit postoperativ reseziertem Gewebe ($r = 0{,}96$). DiePräzision (Standardabweichung bei Meßwiederholung) beträgt bei Probanden in den einzelnen Gelenkflächen zwischen 1 und 4%. Die Standardabweichung bei Meßwiederholung an der Tibia ist bei Gonarthrose Patienten ähnlich der bei Probanden (ca. 50 mm^3). Die Präzisionsfehler sind damit deutlich geringer als die interindividuelle Variabilität bei gesunden Probanden (ca. 20%) und der erwartete Knorpelverlust bei medialer Gonarthrose ($>1000\ mm^3$).

Schlussfolgerung

Bei Gonarthrose gibt die konventionelle Röntgenaufnahme der unteren Extremität im Stehen Hinweise auf die vorliegende Belastungssituation. Mit der Magnetresonanztomographie können quantitative Aussagen zu den jeweiligen Knorpelverhältnissen gemacht werden. Damit ist es möglich, funktionelle Anpassungsprozesse des Knorpelgewebes an mechanische Be- oder Entlastung zu untersuchen und somit auch eine Qualitätskontrolle von gelenkerhaltenden Korrekturoperationen bei Gonarthrose durchzuführen.

294 Grundlagen und OP-Technik der T(ibio)-F(ibularen)-Plastik zur Knorpelknochentransplantation

J. Jerosch (Neus), T. Filler, E. Peuker, J. Schunck

Zielsetzung

In unmittelbarer Nachbarschaft zum Kniegelenk findet sich die tibiofibulare Artikulation, in der es ebenfalls einen Knorpelbelag gibt. Ziel der vorliegenden Untersuchung war die Frage, ob der Knorpelbelag dieses Gelenkes für eine Entnahme geeignet ist.

Kurzfassung

Das tibiofibulare Gelenk ist als Spenderareal zur Knorpelknochentransplantation geeignet.

Problembeschreibung – Material, Methoden, Ergebnisse

An 44 anatomischen Präparaten wurde mögliche OP-Zugänge zum TF-Gelenk erprobt. In Kniestreckung wurde die Distanz zum N. fibularis dokumentiert. An den anatomischen Präparaten wurde die Knorpeldicke der TF-Gelenkflächen dokumentiert. Die entwickelten Zugänge wurden an 6 Patienten auf ihre klinische Relevanz und Machbarkeit hin untersucht.
Histologische und immunohistohemische Untersuchungen zeigen hyalinen Knorpel sowie Typ II Kollagen. Die Knorpeldickenmessung ergibt einen Mittelwert von 1,9 ± 0,29 mm. Der N. fibularis ist durchschnittlich 24 mm vom TF-Gelenk entfernt. Es sind unterschiedliche OP-Zugänge möglich und klinisch durchführbar. Bei allen 6 Patienten konnte der Eingriff wie geplannt durchgeführt werden. Es kam zu keinerlei Affektionen des N. fibularis.

Schlussfolgerungen

Das fibiofibulare Gelenk hat einen Knorpelüberzug, welcher selbst beim älteren Patienten prinzipiell für eine autologe Knorpelknochentransplantation geeignet ist. Hierdurch könnte die iatrogene Schädigung von intraartikulären Knorpelanteilen des Kniegelenkes vermieden werden.

295 Quantitative Analyse biochemischer Parameter von Bändern des Kniegelenkes und ausgewählten Sehnen

K. Riechert (Bern), K. Labs, H. Zippel

Zielsetzung

Ziel der Studie war es, eine praktikable, zuverlässige Mikromethode der semiquantitativen Analyse der Kollagentypen I und III zu entwickeln sowie zwei weitere biochemische Parameter, den Gesamtkollagengehalt und die Konzentration nichtreduzierbarer Quervernetzungen (Pyridinolin und Deoxypyridinolin) ausgewählter Bandstrukturen und Sehnen des Kniegelenkes am Kaninchenmodell, zu analysieren. Diese Untersuchungen bilden die Grundlage für eine detaillierte ultrastrukturelle Charakterisierung der analysierten Gewebe und die Definition von Standardwerten zur Verbesserung des Verständnisses der Funktion und des Verhaltens von Bändern und periartikulären Sehnen.

Material und Methoden

Dazu erfolgte die Bestimmung des Gesamtkollagengehaltes durch eine colorimetrische Messung des Hydroxyprolingehaltes in den Proben, die Ermittlung der Konzentration an Pyridinolin (PYR) und Deoxypyridinolin (DPD) durch Anwendung kommerzieller ELISA-Testkits nach Vorbehandlung durch eine Säurehydrolyse und die Analyse der Kollagentypen I und III mittels Bromzyanspaltung, Elektrophorese und Silberfärbung.

Ergebnisse

Keine signifikanten Unterschiede wurden für den Gesamtkollagengehalt zwischen dem vorderen Kreuzband (VKB) und den Sehnen nachgewiesen. Der geringste Unterschied zeigte sich zwischen dem VKB und der Semitendinosussehne (STS) und beide enthielten von allen untersuchten Materialien die höchsten Konzentrationen an PYR und DPD. Dagegen zeigte sich eine klare Differenzierung zwischen Sehnen und Bändern bezüglich der Kollagentypen I und III. Während Sehnen ca. 95% Kollagentyp I und ca. 5% Typ III enthalten, ließ sich in Bändern nur ca. 90% Typ I und ca. 10% Typ III-Kollagen nachweisen. Des Weiteren wurde in den Kreuzbändern und dem medialen Seitenband ein höherer Kollagentyp III-Gehalt als im lateralen Seitenband nachgewiesen, das zwar periartikulär liegt, aber nicht in direktem Kontakt mit der Synovialis steht.

Schlussfolgerung

Die Funktion und biomechanischen Eigenschaften eines Gewebes sind im Wesentlichen von dessen Aufbau, d. h. den biochemischen Eigenschaften abhängig. Die Ergebnisse der Grundlagenforschung dienen dem besseren Verständnis der Heilungs- und Umbauvorgänge nach Kreuzband- bzw. Sehnenplastiken.
Unter Berücksichtigung der biochemischen Parameter könnte die STS am geeignetesten als Transplantat für den VKB-Ersatz sein.

296 Neue resorbierbare Polymere für die Schrauben-Augmentation: Mechanische Eigenschaften nach Abbau in vitro

P. Pokinskyj (Darmstadt), B. Sandner, F. Schilke, A. Ignatius, W. Linhart, H.-J. Kock

Zielsetzung

Die sichere Fixierung von Implantaten stellt eines der bisher nicht befriedigend gelösten chirurgischen Probleme bei der Versorgung osteoporotischer Frakturen dar. Die Nachteile bisheriger Methoden wie der sogenannten „Verbundosteosynthese" mit PMMA-Knochenzement sind vor allem die Irreversibilität der chirurgischen Methode durch die Verwendung eines nicht resorbierbaren Kunststoffs.
Ein optimiertes Material zur Schraubenaugmentation sollte bei PMMA-ähnlicher mechanischer Schraubenverankerung mittelfristig die Knochenregeneration durch Abbaubarkeit des die Schrauben umgebenden Agmentationsmaterials ermöglichen. Für verschiedene Materialvarianten werden die Abbauraten und die mechanischen Eigenschaften während des Abbaus untersucht.

Material und Methoden

Die neuartigen resorbierbaren Polymere zur Schraubenaugmentation wurden auf der Basis von Alkylen-bis(oligolactoyl-methacrylaten) entwickelt. Diese Monomere sind aus einem Diol (z.B. Ethylenglykol), Milchsäure (bzw. Lactid) und Methacrylsäure synthetisierbar. Sie polymerisieren zu hochverzweigten, hydrolysierbaren Netzwerk-

en. Die Eigenschaften der resultierenden Materialien lassen sich durch die geeignete Wahl des Initiators und der Comonomere variieren.
Die Abbauuntersuchungen an den neuen Polymeren wurden in Soerensen-Puffer nach ISO 15814 und 13781 durchgeführt. Die mechanischen Eigenschaften während des Abbaus wurden durch Bestimmung der Ausreißkräfte von Spongiosaschrauben (4.0 ×26 mm) aus dem Polymer ermittelt.

Ergebnisse

Verschiedene Materialvarianten wurden auf Ihr Abbauverhalten untersucht. Nach einem initialen Masseverlust von 10–15% in der ersten Woche zeigten die Varianten einen nahezu linearen Abbau von 3 und 5% wöchentlich. Nach 12 Wochen hatten die Proben 28 bis 33 Masseprozent verloren.
Zur Bestimmung der mechanischen Eigenschaften dienten die für die gleichen Schrauben ermittelten Werte zum Ausreißen aus nicht osteoporotischer boviner Spongiosa (Mittelwert: 731 N, SD: 313 N) als Referenz. Während der Abbauphase wiesen die Augmentationsmaterialien dabei Ausreißkräfte von über 1 kN für 6 bis 9 Wochen auf. Diese Werte lagen signifikant höher als die Referenzwerte. Auch nach 12 Wochen Abbau *in vitro* lagen die ermittelten Werte im Bereich der Referenz.

Schlussfolgerung

In diesen ersten Untersuchungen zeigten die neuen Polymere während des *in vitro* Abbaus ausreichende mechanische Eigenschaften für die Verwendung zur Schraubenaugmentation. Es wurde ein nahezu linearer Masseverlust der Proben von Woche 2 bis 12 ermittelt. Abbau und mechanische Eigenschaften können dabei den gewünschten Indikationen angepasst werden.
Eine Verwendung der untersuchten Polymere als Augmentationsmaterial in weiteren *in vitro* und *in vivo* Versuchen erscheint somit aussichtsreich. Weitere Untersuchungen zur Biomechanik auch mit einem geeigneten Osteoporosemodell sind geplant.

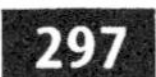

297 Die percutane, peritendineumerhaltende Achillessehnennaht – Operationstechnik und erste klinische Ergebnisse

M. Amlang (Dresden), P. Heinz, H. Zwipp

Zielsetzung

Die percutanen Nahttechniken zur Behandlung der subcutanen Achillessehnenruptur sind mit dem Ziel einer Vereinigung der Vorteile der konventionellen Naht und der

konservativen Therapie ohne die Summation der Komplikationen entwickelt worden. Hauptproblem ist die hohe Rate an Suralis-Läsionen. So beträgt die Häufigkeit dieser Komplikation z.B. bei BUCHGRABER und PÄSSLER 16,6% und bei SUTHERLAND und MAFFULLI 15%.
Ziel ist die Entwicklung einer percutanen Operationsmethode mit Minimierung des Risikos einer Suralis-Läsion.

Material und Methoden

Operationsprinzip: Es wird weder die Rupturregion noch das Peritendineum eröffnet. Die Plazierung der Fäden erfolgt mit einem speziell für die Operationstechnik entwickelten Nahtinstrument über einen 2–3 cm langen Hautschnitt proximal der Ruptur. *Das Peritendineum wird nicht eröffnet.* Das Instrument wird in die Schicht zwischen Unterschenkelfaszie und Peritendineum eingeführt. Die Nadel (PDS II® Stärke 0 mit gerader Nadel) wird percutan durch die Öffnung des Instruments und durch die Achillessehne gestochen. Die proximale Verankerung der Fäden wird in einer modifizierten Technik nach KIRCHMAYR durchgeführt.

Patientengut: In der Zeit vom 1.1.2000 bis zum 7.2.2001 wurde bei 20 Patienten mit subcutaner Achillessehnenruptur die Indikation zur percutanen, peritendineumerhaltenden Naht gestellt. Das Alter der Patienten (17 Männer, 3 Frauen) betrug im Durchschnitt 36,6 Jahre (24–54).

Ergebnisse

Durch die beschriebene Technik kam es in keinem Fall zu einer Suralis-Läsion. Ebensowenig konnte eine Reruptur beobachtet werden. Bei einem Patienten kam es 2 Monate nach Operation zu einem subcutanen Spätinfekt bei bereits verheilter Sehne, der die operative Entfernung des Nahtmaterials erforderte. Bei einem Patienten wurde intraoperativ wegen ungenügendem Fadenhalt bei distaler Ruptur auf die konventionelle Nahttechnik nach KIRCHMAYR gewechselt. Die Konversion ist durch einfache Schnittverlängerung nach distal möglich. Die Operationszeit betrug im Durchschnitt 29,5 min (20–40).

Schlussfolgerung

Diese neue Operationsmethode zeigt folgende Vorteile: 1. Minimierung des Risikos einer Suralis-Läsion durch Präparation in der Schicht zwischen Unterschenkelfaszie und Peritendineum. 2. Nur ein rupturferner Hautschnitt. 3. Problemloser Wechsel auf eine konventionelle Nahttechnik bei ungenügendem Fadenhalt. 4. Einfaches, resterilisierbares Instrumentarium. 5. Einsatz von konfektioniertem Nahtmaterial. 6. Kein Hautschnitt am Achillessehnenansatz und damit keine Narbenbildung im Schuhkontaktbereich.

298 Die Sprunggelenksdenervation zur Behandlung der posttraumatischen Sprunggelenksarthrose

M. Mentzel (Ulm), N. J. Wachter, S. E. Merk, T. Ebinger, L. Kinzl

Zielsetzung

Schmerzreduktion bei Sprunggelenksarthrosen durch Ausschaltung möglichst vieler Gelenkafferenzen

Material und Methoden

Schmerzhafte posttraumatische Sprunggelenksarthrosen sind ein schwerwiegendes Problem. Die Behandlungsmöglichkeiten beinhalten einerseits konservative, andererseits operative Maßnahmen, wobei deren Bandbreite von der Gelenktoilette über den prothetischen Gelenkersatz bis zur Arthrodese reicht. Alle Methoden bergen zum Teil erhebliche spezifische Probleme. Ein alternatives Behandlungskonzept besteht in der Gelenkdenervation.
In eigenen anatomischen Studien wurde die sensible Versorgung des Sprunggelenkes erfaßt. Ihr Variantenreichtum ist groß. Um möglichst viele Gelenkafferenzen auszuschalten, wurde das operative Vorgehen wie folgt festgelegt: Gelenkferne Neurotomie des N. Suralis, des N. Saphenus, des N. Peronaeus profundus und des N. Interosseus cruris sowie die Skelettierung des N. Tibialis und des N. Peronaeus superficialis.
Es wurden insgesamt 37 Patienten (m = 22, w = 15, mittleres Alter 47,5 J) mit posttraumatischer Sprunggelenksarthrose nach vorher durchgeführter Testausschaltung denerviert. Bei 7 Patienten wurde eine Teildenervation durchgeführt. Die subjektiven Beschwerden wurden prä- und postoperativ in einer visuellen Analogskala (VAS) und einer numerischen Rangskala (NRS) erfaßt. Der postoperative Beobachtungszeitraum lag im Mittel bei 29,5 Monaten.

Ergebnisse

Der Median der präoperativen Beschwerden gemessen mit der VAS lag bei 8,6 (NRS bei 9). Zum Zeitpunkt der Nachuntersuchung lagen die Mediane der VAS bei 5,5 und der NRS bei 5. 28 von 37 Patienten gaben an, daß sie von der Operation profitiert hätten, 6 Patienten waren unentschieden, 3 Patienten nicht zufrieden. Folgeeingriffe waren in 6 Fällen erforderlich, dreimal handelte es sich um Neuromexcisionen, in einem Fall um die Implantation einer OSG-Prothese und zweimal um eine OSG-Arthrodese.

Schlussfolgerung

Mit der Sprunggelenksdenervation läßt sich eine gute Schmerzreduktion bei der Therapie der posttraumatischen Sprunggelenksarthrose erzielen. Damit sollte die Möglichkeit einer Denervation im langfristigen Therapiekonzept einer Sprunggelenksarthrose überprüft werden.

299 Eine neue Ersatzplastik bei chronischer Syndesmoseninsuffizienz des oberen Sprunggelenkes

R. Grass (Dresden), A. Biewener, S. Rammelt, H. Zwipp

Zielsetzung

Rekonstruktion der dynamischen Dreipunkt-Aufhängung der Fibula in der distalen Incisura tibiofibularis.

Problembeschreibung

Bei ungenügender ligamentären Zügelung der Fibula ist unter Stressbedingung eine ausreichende Limitierung der physiologischen Talusrotation in der Knöchelgabel nicht mehr gewährleistet. Bei Eversionsstress des Fußes resultiert, über die pathologische Talusrotation vermittelt, eine vermehrte Bewegung der Fibula nach posterior und damit eine Diastase der Knöchelgabel, welche einen lateralen Schift des Talus gestattet. Die resultierende Subluxation des Talus entspricht einer präarthrotische Deformität.

Material und Methoden

Von Januar 1998 bis Februar 2001 n = 16 Syndesmosenplastiken bei 14 Frauen und zwei Männern mit Syndesmoseninsuffizienz nach vorausgegangener operativer Versorgung von 14 Pronations-Eversions- und zwei Pronations-Abduktions-Frakturen. Durchschnittsalter der Patienten 40 Jahre. Die präoperative radiologische Diagnostik zeigte im Seitenvergleich in der ap-20°-Innenrotationsaufnahme des OSG sowie im CT immer eine pathologische Weite des Syndesmosenspaltes. Die Werte für den Espace claire nach Chaput (TCS), für die maximale fibulare Überlappung des Tuberculum anterius tibiae (TFO) und alle mittels CT ermittelten Syndesmosenweiten (CTSW) waren pathologisch verändert (Tabelle 1).
Rekonstruktion der drei wesentlichen Bandzügel des unteren Syndesmosenkomplexes, LIG. TIBIOFIBULARE ANTERIUS, LIG. TIBIOFIBULARE POSTERIUS SOWIE LIG. TIBIOFIBULARE INTEROSSEUM, mit einem halben M. peroneus longus-Span.

Tabelle 1

	TCS (mm)	TFO (mm)	CT-SW (mm)
präoperativ	7.0 (6–9)	3.6 (2–5)	6.2 (4.1–8.1)
Nachuntersuchung	4.8 (2–5)	6.5 (5–8)	3.0 (1.8–4.5)
Gegenseite	4.4 (3–5)	7.0 (5–9)	2.5 (1.6–3.8)

Ergebnisse

Postoperativ war, nach einem mittleren Nachuntersuchungszeitraum von 11.4 Monaten bei allen Patienten die klinische Beschwerdesymptomatik rückläufig. Alle bis auf eine Patientin waren schmerzfrei. Radiologisch hatte sich die Weite des Syndesmosenpaltes der Gegenseite angeglichen, korrelierend dazu war die im Seitenvergleich ermittelte computertomographische Syndesmosenweite nicht mehr pathologisch verändert (Tabelle 1). Die subjektive und funktionelle Einschätzung über den Karlsson-Score ergab für alle Patienten einen Punktewert von durchschnittlich 88 von 100 möglichen Punkten. Komplikationen: einmal Stellschraubenbruch, einmal partielle Verkalkung des LTFA mit diskreter Einschränkung der Dorsalflexion im OSG.

Schlussfolgerung

Syndesmoseninsuffizienzen führen zu Schwellneigung, diffusem Schmerz und Instabilitätsgefühl im oberen Sprunggelenk und sind Ursache für eine Erweiterung der Knöchelgabel, die, falls eine ad latum Dislokation des Talus in der Knöchelgabel vorliegt, einer präarthrotischen Deformität entspricht. Durch die vorgestellte Bandplastik konnte sowohl die subjektive Beschwerdesymptomatik als auch die weite Gabelstellung behoben werden.

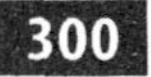

300 Langzeitergebnisse nach dorso-ventraler Stabilisierung instabiler Frakturen der thorakolumbalen Wirbelsäule

D. Briem (Hamburg), W. Linhart, N. M. Meenen, J. M. Rueger

Zielsetzung

In der operativen Versorgung von instabilen Frakturen der thorakolumbalen Wirbelsäule besteht weitgehend Einigkeit, daß eine alleinige dorsale Stabilisierung aufgrund der unbefriedigenden Langzeitergebnisse nicht ausreichend ist. Daten einer eigenen Untersuchung ergaben, daß bei der alleinigen Versorgung mit einem Fixateur interne bereits vor der Implantatentfernung mit einem Korrekturverlust von über 50% gerechnet werden muß. Anhand einer vergleichbaren Population soll im Rahmen einer prospektiven Studie untersucht werden, inwieweit die dorso-ventrale Stabilisierung zu einer Verbesserung der Repositionsstabilität führt. Explizit soll dabei der Einfluß einer minimal-invasiven ventralen Instrumentierung auf den postoperativen Verlauf geprüft werden.

Materialien und Methoden

27 Patienten mit instabilen Frakturen (A 2.3-, A 3-, B- und C-Frakturen) des thorakolumbalen Überganges wurden zwischen 1998 und 2000 in eine klinische Verlaufsstu-

die eingeschlossen. Es erfolgte zunächst die primäre Stabilisierung mit einem Fixateur interne (USS, Synthes) und im Intervall die anteriore Fusion mittels Ventro-Fix (Synthes, n = 15) oder minimal-invasiv mittels MACS (Aesculap, n = 12). Nach beiden Eingriffen wurden Computertomografien zur Kontrolle der Implantatlage angefertigt. Im weiteren postoperativen Verlauf erfolgten regelmäßige Röntgenkontrollen zur Beurteilung der Repositionsstabilität. Hierzu wurden der Kyphosewinkel nach Cobb und der sagittale Index herangezogen.

Ergebnisse

Der relative Korrekturverlust (Korrekturverlust bezogen auf die initial erzielte Aufrichtung) beträgt zum gegenwärtigen Zeitpunkt der Untersuchung <10%. In der Gruppe der minimal-invasiv versorgten Patienten findet sich postoperativ ein deutlich reduzierter Transfusions- und Analgetikabedarf bei erheblich verbesserten kosmetischen Resultaten. Die Rate postoperativer Komplikationen wie das Auftreten von therapiepflichtigen Pleuraergüssen ist beim minimal-invasiven Vorgehen ebenfalls reduziert.

Schlussfolgerungen

Die ersten Langzeitdaten unserer Untersuchung zeigen, daß die kombinierte dorsoventrale Stabilisierung von instabilen Wirbelkörperfrakturen des thorakolumbalen Überganges eine dauerhafte Repositionsstabilität erwarten läßt. Entsprechend scheint die Ausbildung einer kyphotischen Segmentdeformation mit begleitenden chronischen Beschwerden durch eine dorso-ventrale Stabilisierung vermeidbar. Die durch den transthorakalen Zugang bedingte Comorbidität kann durch die von uns gewählte minimal-invasive Instrumentierung erheblich reduziert werden. Die kombinierte Stabilisierung von instabilen thorakolumbalen Frakturen mit minimal-invasiver anteriorer Fusion empfiehlt sich daher aus unserer Sicht als Verfahren der Wahl.

301 Digitale Bildarchivierung in der Unfallchirurgie

S. Müller-Haberstock (Mainz)

Zielsetzung

Das moderne Vortragswesen mit digitaler Präsentationstechnik löst mehr und mehr die Dia-gestützten Vorträge ab. Die moderne Technik bedeutet eine deutliche Verbesserung der Didaktik und Visualisierung der Daten. Diese Technik wird in Zukunft die herkömmlichen Präsentationsformen mehr und mehr ablösen.
Dies bedeutet für die Referenten einen erheblich höheren Zeitaufwand bei der Erstellung der Vorträge. Texte und Bildmaterial müssen in digitaler Form vorliegen um in die entsprechenden Präsentations-Programme eingegeben werden zu können.

Der Aufbau eines digitalen Bildarchivs erleichtert die Zusammenstellung und Vortragsvorbereitung erheblich. Ausgesuchte Fallbeispiele können leicht integriert werden, mehrfaches Digitalisieren ist nicht erforderlich.
In der Unfallchirurgie Mainz wurde 1996 mit dem Aufbau eines digitalen Bildarchivs begonnen. Ziel war es digitales Bildmaterial zu sammeln und vorhandene Diaarchive zu digitalisieren. Die Daten sollten abteilungsweit über ein Netzwerk leicht abrufbar sein um Vorträge, Vorlesungen und Veröffentlichungen schnell erstellen zu können.

Material und Methoden

Neben Standard Personal Computern wurden ein Röntgenbildscanner, ein Auflichtscanner ein Diascanner sowie die entsprechende Datenbanksoftware verwendet. Im weiteren Verlauf wurde das Equipment um eine Digitalfotokamera und eine digitale Videokamera ergänzt.
Studentische Hilfskräfte wurden zum scannen herangezogen, die Verschlüsselung der Daten erfolgte durch ärztliches Personal.

Ergebnisse

Das digitale Bildarchiv unserer Klinik umfasst inzwischen ca. 8000 Einzelbilder von Röntgenaufnahmen und klinischen Dokumentationsbilder bei ca. 500 Patienten.
Die anfänglichen nur mangelhaft vorhandenen Kenntnisse über Bildbearbeitung und Datenbankmanagement sowie technische Schwierigkeiten erhöhten den geplanten Arbeitsaufwand erheblich. Dies schlug sich auch in der Zahl der archivierten Bilder nieder.
In den Jahren 1996–1998 konnten ca. 1000 Bilder, 1999 ca. 2100 und im Jahre 2000 ca. 3500 Bilder archiviert werden. In den Jahren 1996 bis 1998 mußte die Datenbank mehrfach umstrukturiert und die Technik der digitalen Bildverarbeitung grundlegend verändert werden.
Wir haben unsere Arbeitsabläufe und Techniken deutlich verbessern können und erweiterten das Bildarchiv bereits in den ersten zwei Monaten 2001 um ca. 1100 Bilder.

Schlussfolgerung

In der heutigen Zeit werden Referenten nicht mehr ohne die digitale Technik auskommen. Vorträge, Internet-Präsentationen und Veröffentlichungen in wissenschaftlichen Journalen fordern die Vorlage der Daten in digitaler Form. Diese Daten können nur effizient genutzt werden wenn Sie digital archiviert werden. Das Archivieren von Texten ist unproblematisch. Schwierigkeiten treten erst bei der Archivierung von Bildmaterial und Videosequenzen auf. Hierzu sind Kenntnisse der digitalen Bildbearbeitung und ein grundlegendes Verständnis von Datenbankstrukturen erforderlich.

Samstag, 17. November 2001
10:15 – 12:00 Uhr (Saal 3)

C1 Unfallchirurgie in Europa

302 ACN: Automatic Collision Notification, Reduzierung von Toten im Straßenverkehr durch automatische Unfallmeldung

G. Lob (München), K. Langwieder

Trotz einer deutlichen Abnahme der Verkehrstoten in den letzten Jahren sterben in Deutschland immer noch ca. 7.000 Menschen im Straßenverkehr pro Jahr. Deutlich überwiegen die Verkehrstoten bei Unfällen außerorts: 76%, im Gegensatz zu 24% innerorts.

Zielsetzung

Hilfe kann erst dann an den Unfallort entsandt werden wenn die Unfallmeldung an der Rettungsleitstelle eingetroffen ist. Nach der Storm-Studie beträgt die durchschnittliche Rettungszeit für Unfälle außerorts 21,2 Minuten. Die Hälfte dieser Zeit geht im Durchschnitt verloren, da der Unfall nicht sofort bei der Rettungsleitstelle gemeldet wird. Unfälle in wenig besiedelter Gegend, zu Nachtzeiten und mit nur einem Beteiligten erhöhen das Risiko einer verspäteten Unfallmeldung erheblich. Je später kompetente Hilfe am Unfallort eintrifft, desto höher die Wahrscheinlichkeit am Unfall zu versterben.

Material

Ein automatische Unfallmeldung kann durch das Fahrzeug direkt an die Rettungsleitstelle abgesetzt werden. Hierzu sind Autotelefon, GPS (Global Positioning System) und elektronische Auswertung des Unfallereignisses durch das Fahrzeug notwendig. Autotelefone und Navigationssysteme sind in Zukunft in fast allen Neufahrzeugen.

Methode

Die elektronische Auswertung des Unfallereignisses wird in Zukunft aus zwei Teilen bestehen
Technische Daten: Position des Fahrzeuges in der Landschaft, Angaben über Auslösung von Airbags, Intrusion von Fahrzeugteilen, Überschlag des Fahrzeuges, Anzahl der Passagiere ...

Medizinische Daten: Aus den vom Unfallort übermittelten technischen Daten müssen Wahrscheinlichkeitsangaben zur Schwere des Personenschadens gemacht werden (Algorhythmus). Die Auslösung von Airbags im Zusammenhang mit einem Überschlag und einer gemeldeten Geschwindigkeit beim Unfall von 100km/h erlaubt die Aussage, daß es ich um einen mittleren bis schweren Personenschaden handeln muß. Die Rettungsleitstelle kann mit derartigen Algorhythmen entsprechende Rettungsmittel, vom Hubschrauber bis zu Bergungsfahrzeugen alarmieren.

Ergebnisse

Ärztliche Aufgabe ist es diese Daten aus den Polytraumastudien und entsprechenden Datenerhebungen zu erstellen. Diese Datensätze werden vom Fahrzeughersteller in die Crashsensoren des Fahrzeuges eingebracht, sie erlauben der Rettungsleitstelle eine sichere und sofortige, dem Unfall entsprechende technische und medizinische Alarmierung von Feuerwehr, Hubschrauber, Traumazentrum, etc.
Amerikanische Daten gehen von einer Senkung der Verkehrstoten um bis zu 20% durch ACN aus, die Europäische Union geht von einer Zahl von 15% aus.

Schlussfolgerung

So hätten wir in Deutschland für das Jahr 1997 eine 12% höhere Überlebenswahrscheinlichkeit gehabt und damit über 900 Menschenleben retten können. Dem finanziellen Aufwand würde ein volkswirtschaftlicher Nutzen von 1,44 Milliarden DEM gegenüber stehen. Es ist daher eine bedeutende ärztliche Aufgabe an diesen Systemen mitzuarbeiten und sie möglichst schnell verfügbar zu machen.

303 Unfallchirurgische Lehre via Internet

I. Fichtel (Marburg), B. Müller, W. Grassl, C. Kühne, T. von Garrel, M. Schnabel

Zielsetzung

Implementierung eines anwenderorientierten unfallchirurgischen Lehr- und Lernprogramms für Studenten im Internet.

Problembeschreibung

Unfallchirurgisches Wissen wird, ob in Büchern oder Vorlesungen zumeist reduktiv durch die Vorgabe von Diagnosen mit nachfolgender Darbietung der Lehrinhalte vermittelt. Obwohl die Medizin und insbesondere die Unfallchirurgie wesentlich auf der Beurteilung visuell zu erhebender Befunde beruht, werden Studenten viel zuwenig anhand „klinischer Bilder" ausgebildet. Diese Form der Ausbildung wird von den Studenten und jungen Ärzten kritisiert, da sie nicht den Anforderungen im späteren Kliniksalltag gerecht wird. Die Lücken in der Ausbildung können durch alternative Lehrkonzepte geschlossen werden. Das Internet bietet hierfür eine kostengünstige nahezu ubiquitär verfügbare Plattform mit multimedialen Möglichkeiten.

Material und Methoden

Analyse von Problemen in der studentischen Lehre. Evaluation von Verbesserungsvorschlägen. Implementierung eines kostenlosen multimedialen Lehr- und Lernprogrammes auf Datenbankbasis unter studentischer Beteiligung im Internet.

Ergebnisse

Ausgehend von den Ergebnissen der Evaluation studentischer Verbesserungsvorschläge für die Lehre wurden bisher zwei Module eines Lehr- und Lernprogramm programmiert. Eine umfangreiche Bilddatenbank (u.a. Anatomie, Röntgen, klinische Bilder, OP-Bilder etc.) mit hinterlegten Imagemaps bietet die Möglichkeit z.B. anatomisches Wissen zu erlernen oder zu überprüfen. Das zweite Modul verknüpft die Bilder zu Tutorials mit begleitenden Kommentaren, durch die einzelne Krankheitsbilder vom Unfallmechanismus über das klinische Erscheinungsbild bis hin zur Therapie systematisch vorgestellt werden. Die Eingabe von Bildern incl. der Imagemaps in das System ist menügesteuert vollständig per Internet möglich. Fachreferenten garantieren die Qualität der Inhalte, die in erster Linie von Studenten selbst erarbeitet werden sollten.

Schlussfolgerungen

Das Internet Lehr- und Lernprogramm ist ein innovatives Ausbildungskonzept für Studenten und junge Ärzte, das sowohl als Vorbereitung auf Lehrveranstaltungen als auch zum selbständigen Lernen genutzt werden kann. Anhand von Fallbeispielen soll der Student sich in dem nächsten geplanten Modul ausgehend vom Eingangsbefund selbst mit dem diagnostischen und therapeutischen Vorgehen interaktiv vertraut machen können, wobei sein Leistungen im Anschluß analysiert und bewertet werden sollen. Mit dem Programm können Studenten und junge Ärzte verstärkt „trainiert" werden klinische Diagnostik-Algorithmen vom Befund zur Diagnose zu erlernen und konsequent anzuwenden.

Samstag, 17. November 2001
10:15 – 12:00 Uhr (Saal 15.2)

B2.2 Periprothetische Frakturen

304 Alternative Stabilisierungstechniken (Prothesenwechsel, Cerclagen, usw.)

G. v. Foerster (Hamburg)

Einführungsreferat

305 Marknagelung der periprothetischen Femurfraktur durch Verriegelungsprothese

R. Volkmann (Bad Hersfeld), C. Bretschneider, S. Fritz, K. Weise

Zielsetzung

Periprothetische Frakturen führen schlagartig zur lebensgefährdenden Immobilisierung und bedürfen einer suffizienten Primärversorgung mit dem Ziel der raschen Wiederherstellung von Lebensqualität dauerhafter Langzeitstabilisierung der Endoprothese.

Problembeschreibung

Zur Versorgung periprothetischer Frakturen stehen unterschiedliche Therapieverfahren zur Verfügung. Die stabile Reosteosynthese mittels Endoprothese und distaler Verriegelung verspricht frühe Belastbarkeit und rasche Frakturbehandlung.

Material und Methoden

70 Patienten mit periprothetischen Femurfrakturen aus zwei unterschiedlichen Kliniken wurden prospektiv erfaßt und der postoperative Verlauf nachuntersucht. Die klinische Evaluation erfolgte nach dem Harris-Hip-Score, die radiolog. Untersuchungen objektivierten den resultierenden Knochenbau nach der Methode von Gruen. Allen Patienten wurde das durch die Fraktur gelockerte Implantat über einen transfermoralen Zugang entfernt und durch eine distal verriegelte, langschäftige Endoprothese er-

setzt. Nach abgeschlossener Frakturheilung wurde das Implantat durch Entfernung der Verriegelungsbolzen dynamisiert.

Ergebnisse

In allen Fällen konnte eine Frakturheilung nachgewiesen werden. Abhängig vom Ausgangsbefund (vorbestehende kompensierte oder dekompensierte Implantatlockerung) war über 6 Jahre in 15% eine Nachfolgeoperation notwendig. Das Hauptziel, die Erhaltung der frakturierten Extremität wurde erreicht, die Knochengeneration konnte verbessert werden. Der Harris-Score wurde positiv beeinflußt und ein nennenswertes Einsinken des Revisionsimplantates (über 0mm) vermieden.

Schlussfolgerungen

Die periprothetische Fraktur kann unter Vewendung eines geeigneten Revisionsimplantates minimalinvasiv „genagelt" werden. Dynamisierung ermöglicht die secundäre proximale Krafteinleitung.

306 Versorgung peri- und interprothetischer Oberschenkelfrakturen mit dem LIS-System (LDF) – Indikationen, operatives Vorgehen, Komplikationen, Nachbehandlung und Follow-up bei 20 Patienten

Th. J. Hockertz (Braunschweig), A. Gruner, H. Reilmann

Zielsetzung

Die Inzidenz der peri- und interprothetischen Femurfrakturen liegt bei 0,6–2,8% aller Patienten mit Prothesen im Oberschenkelbereich und nimmt im eigenen Patientengut um ca. 10 Prozent p. A. zu.
Im eigenen Vorgehen wird seit Juli 1998 das LIS-System als minimalinvasives Verfahren zur Versorgung dieser Frakturen, bei gleichzeitigem Ausschluss einer Prothesenlockerung oder Kontraindikation für einen Prothesenwechsel, eingesetzt.
Bislang konnten 20 Patienten (Durchschnittsalter 82 Jahre, 15 Frauen, 5 Männer) mit peri/interprothetischer Fraktur (Tabelle 1) versorgt werden (Juli 1998–April 2000).

Tabelle 1. Patientengut mit peri/interprothetischen Frakturen (07.1998–04.2000)

Frakturart	N=20
Distale Femurfraktur bei liegender Knieprothese	3
Interprothetische Fraktur	3
Johannson II und III Frakturen	14

Material und Methoden

Das operativen Vorgehen weicht von der Standardtechnik ab. Im Bereich der Prothese sollte die spätere Schraubenlage und – länge zunächst mit K-Drähten/Bohrer simuliert werden, um ein Einbringen von zu langen oder fehlplatzierten Schrauben zu vermeiden. Schrauben, die beim Eindrehen auf Prothesen- oder Zementanteile treffen, zerstören in diesem Augenblick das von ihnen selbst geschnittene Gewinde. Bei der Fixation des Kraftträgers in Höhe der Schaftkomponente, finden eigens entwickelte kurze „Prothesenschrauben" ohne Bohrkopf Verwendung. Bei proximalen Frakturen kann ein kontralateraler Kraftträger in antegrader Technik Verwendung finden.

Ergebnisse

Bis auf zwei schon primär bettlägerige Patienten mit Kontrakturen wurde bei allen übrigen am ersten postoperativen Tag mit CPM begonnen, nach Drainagenentfernung wurden alle Patienten mit Hilfe von Gehwagen oder Unterarmgehstützen mobilisiert. Wundinfekte oder Heilungsstörungen traten nicht auf.
In einem Fall kam es auf Grund falscher OP-Technik zum Implantatausbruch, eine Revision mit Reosteosynthese in korrekter Technik führte zur Frakturheilung.
In einem weiteren Fall kam es nach 3 Monaten zu einem Implantatbruch, hier zeigte sich das proximale Femurfragment bei der Revisionsoperation avital und es wurde ein Verfahrenswechsel (Langschaftprothese) durchgeführt.
Bis auf die obengenannten Patienten wurden alle in einem gehfähigen Zustand entlassen. Eine 6 Monatskontrolluntersuchung konnte bislang bei 10 Patienten durchgeführt werden, 3 Patienten verstarben gehfähig. Im postoperativen Verlauf konnte keine Funktionseinschränkung im Vergleich zum praetraumatischen Status festgestellt werden. Eine Implantatentfernung wurde bei 3 Patienten vorgenommen.

Schlussfolgerung

Das LISS ist als neues Osteosyntheseverfahren für die Versorgung peri- und interprothetischer Frakturen geeignet. Die Vorteile sind minimalinvasive Technik und Frakturheilung ohne Spongiosaaugmentation.

Die Versorgung periprothetischer Frakturen des distalen Femur mit dem LIS-System – Eine Auswertung von 12 prospektiv dokumentierten Fällen

M. Müller (Davos-Platz), M. Schütz, N. Haas, P. Regazzoni

Zielsetzungen

Die medizinische Versorgung periprothetischer Frakturen des Femur stellt weiterhin einen Problembereich dar und rückt zunehmend in den Mittelpunkt des unfallchirurgischen Alltags. Der Frakturtyp an sich und auch die spezielle Charakteristik des oft alten Patientengutes erfordert vielmals individuell angepasste Lösungen. Die Auswertung der im Rahmen einer klinischen Studie behandelten Fälle mit periprothetischen Frakturen soll einen speziellen Anwendungsbereich des Fixateure interne darstellen und die Möglichkeiten dieses minimal invasiven Verfahrens bei der Behandlung aufzeigen.

Material und Methoden

Im Rahmen einer prospektiven, multizentrischen Studie wurden bei 112 Patienten 116 Frakturen des distalen Femur mit dem Fixateure interne behandelt. Die Einschlusskriterien erlaubten die Rekrutierung von Patienten mit einer vorbestehenden Osteosynthese (n = 16) und auch mit periprothetischen Frakturen (n = 12). Die Verlaufskontrollen erfolgten 6 Wochen postoperativ sowie nach 3, 6 und 12 Monaten. Studienendpunkt war 12 Monate postoperativ bzw. die abgeschlossene Frakturheilung.

Ergebnisse

Bei den Patienten mit periprothetischen Frakturen handelte es sich um 9 Frauen und 3 Männer im Alter zwischen 74 und 89 Jahren (Mittel 83 Jahre). 8 Patienten hatten cardiovaskuläre, psychiatrische oder nervale Vorerkrankungen, in 5 Fällen wurde durch den Chirurgen eine schwere begleitende Osteoporose beschrieben. Bei den Prothesen bzw. Implantaten handelte es sich in 7 Fällen um eine Knieprothese, in 2 Fällen um einen PFN, einmal um eine Hüftprothese, einmal um einen Küntschernagel und in einem Fall um eine gleichzeitige Knie- und Hüftprothese. Die Klassifikation der Frakturen ergab 8 distale Femurfrakturen und 4 Schaftfrakturen. In allen Fällen lag ein isoliertes Trauma und eine geschlossene Fraktur vor. Die Frakturreposition erfolgte 11 mal manuell und in einem Fall mit Hilfe eines Fixateure externe, die Operationszeit betrug im Durchschnitt 119 Minuten (min. 60, max. 180), Spongiosaplastiken waren in keinem Fall erforderlich. Der Heilungsverlauf gestaltete sich bei 10 Patienten unauffällig, ein Patient verstarb im Untersuchungszeitraum, bei einem weiteren kam es zu einer Implantatlockerung, welche reoperiert werden musste. Zum Abschluss des Untersuchungszeitraumes war bei den 11 verbleibenden Patienten die Fraktur geheilt. Die Auswertung der Beinachsen- und Längenverhältnisse zeigte nur in einem Fall eine klinisch relevante Valgusfehlstellung von 15°.

Schlussfolgerungen

Die Auswertung der 12 Fälle zeigt, dass der Fixateure interne hervorragende Möglichkeiten zur Versorgung von periprothetischen Frakturen bietet. Hierbei ist die den Patienten schonende, minimal invasive Operationstechnik hervorzuheben. Eine weitere Beeinträchtigung der noch vorhandenen Fragmentvaskularisierung kann ebenfalls vermieden werden.

308 Femurfrakturen bei ipsilateral implantierten Hüftgelenktotalendoprothesen

C. Friedrich (Frankfurt am Main), M. Tenbusch, M. Börner

Zielsetzung

Überprüfung der postoperativen Komplikationen und der funktionellen Ergebnisse in Abhängigkeit von den Ursachen und insbesondere von den Behandlungsmöglichkeiten von periprothetischen Femurfrakturen.

Material

In den Jahren von 1984 bis 1998 wurden in der Berufsgenossenschaftlichen Unfallklinik Frankfurt am Main insgesamt 131 Patienten mit einer Femurfraktur bei bereits zuvor ipsilateral implantierter Hüftgelenk-Totalendoprothese operativ versorgt.

Methoden

In diese Studie wurden lediglich die Patienten miteinbezogen, bei denen ein adäquates Trauma zu eruieren war; als Ausschlußkriterium hingegen galten Femurfrakturen im Sinne einer pathologischen Fraktur sowie infolge einer intraoperativ aufgetretenen Schaftsprengung.

Ergebnisse

Von den insgesamt 131 operativ versorgten Patienten wurden insgesamt 119 Patienten einer klinischen und radiologischen Unterschung unterzogen. Unter Berücksichtigung der Klassifikation nach Johansson et al. lag der wesentliche Anteil unseres Patientenguts in den Gruppen II und III. Unter vorwiegender Belassung der zuvor implantierten Prothesenim fanden sich retrospektiv im Wesentlichen gute bis sehr gute Ergebnisse in Bezug auf die Zufriedenheit der Patienten, die Funktion des Hüft- und Kniegelenkes sowie die Röntgenmorphologie

Schlussfolgerung

Die Femurfraktur bei prothetischem Hüftgelenkersatz ipsilateral stellt gerade bei Patienten mit höherem Lebensalter eine nicht unerhebliche Komplikation dar. Dennoch erscheint die operative Vorgehensweise – vorzugweise ohne Wechsel der implantiert liegenden Prothese – indiziert.

309 Therapie bei periprothetischer distaler Femurfraktur – Platte oder Nagel?

Th. Strohecker (Wuppertal), A. Pommer, A. Dávid

Zielsetzung

Vergleich der intra- und extramedullären Stabilisierung distaler Femurfrakturen bei liegender Knieprothese.

Kurzfassung

Die intramedulläre Stabilisierung mittels retrogradem Nagel ist eine wenig invasive und elegante Methode zur Therapie der distalen Femurfraktur bei liegender Knieprothese. Im osteoporotischen Knochen des alten Menschen mit Rarefizierung der metaphysären Spongiosa ist die Stabilität der Osteosynthese jedoch eingeschränkt.

Material und Methoden

In einer prospektiven Beobachtungsstudie vom 1.1.1998 bis 1.7.2000 wurden 14 Patienten mit einer periprothetischen Fraktur des Femurs eingeschlossen. Das Durchschnittsalter betrug 83 J (± 22 J). Das weibliche Geschlecht war mit 57% vermehrt vertreten. Bei 10 Patienten lag ein adäquates Trauma vor, bei 4 Patienten war eine fortschreitende Lockerung die Ursache. Sechs Patienten wurden mittels Plattenosteosynthese, drei davon mit ergänzender Spongiosaplastik versorgt. Hierzu zählten auch die Patienten mit Prothesenlockerung. Acht Patienten wurden mit einem GSH Nagel stabilisiert.

Ergebnisse

Alle mit Platte versorgten Frakturen heilten primär. Bei einer Patientin mit pathologischer Fraktur und retrogradem Nagel blieb die Heilung aus. Der trompetenförmige Schaft bot keine ausreichende Verankerung für den Nagel. Ein Umstieg auf eine interne Osteosynthese führte zur Heilung. Die restlichen Patienten aus dieser Gruppe zeigten eine raschere Mobilisation und kürzeren stationären Aufenthalt (15,4 bzw 17,7 Tage).

Schlussfolgerung

Der retrograde Nagel stellt eine wenig invasive Methode zur Therapie der periprothetischen Fraktur des distalen Femurs dar. Voraussetzung ist jedoch eine ausreichende Verankerung des Implantates im Knochen. Bei Vorliegen einer Trümmerzone oder eines weiten Markraums mit Osteoporose favorisieren wir die Plattenosteosynthese.

310 Plattenosteosynthese oder Langschaftprothese bei der periprothetischen Femurfraktur?

J. Hillmeier (Darmstadt), R. Kern, R. Brutscher

Zielsetzung

Retrospektive Studie mit Nachuntersuchung zur Fragestellung: Welche Vorteile bringt die Plattenosteosynthese besonders bei alten Patienten im Vergleich zum Prothesenwechsel?

Kurzfassung

Die Plattenosteosynthese bringt für den alten und multimorbiden Patienten deutliche Vorteile intraoperativ und in der frühen postoperativen Phase.

Problembeschreibung – Material, Methoden, Ergebnisse

Mit zunehmendem Alter der Bevölkerung und häufiger endoprothetischer Versorgung des Hüftgelenks sehen wir in unserem Krankengut vermehrt periprothetische Frakturen. Als Therapie kommt die Plattenosteosynthese oder der Wechsel auf einen Langschaft in Frage, wobei wir die Vorteile der Plattenosteosynthese in der kurzen OP-Zeit, dem geringen Blutverlust, einer hohen Primärstabilität und frühen Belastbarkeit sehen.

Material und Methoden

Im Rahmen einer retrospektiven Studie über 8 Jahre (1992–2000) an 38 Patienten mit periprothetischer Femurfraktur wurden die Ergebnisse nach Plattenosteosynthese und Schaftwechsel verglichen. Fraktureinteilung nach Whittaker (Typ 1: 2, Typ 2: 16, Typ 3: 20), Altersdurchschnitt 78 J. (41–93), Radiologische Lockerungszeichen n = 16 (42%), Plattenosteosynthese n = 22 (58%), Wechsel n = 14 (37%), Nachuntersuchung nach 6 Wochen, 6 Monaten und 1–5 Jahre postoperativ.
Die Bewertung erfolgte anhand von Röntgen, Funktionsprüfung und subjektiver Patienteneinschätzung.

Ergebnisse

OP-Zeit: Platte 84 Min./Wechsel 168 Min. Fremdblut: Platte 4 EK/Wechsel 7 EK, Stationäre Verweildauer: Platte 17 T./Wechsel 30 T. Ein Infekt nach Wechsel, perioperativ sind 3 Patienten verstorben.
Zur Nachuntersuchung nach mind. 1 Jahr erschienen 23 Patienten (65%), Plattenbruch nach adäquatem Trauma bei 2 Patienten.

Bezüglich Funktion, Mobilität und Schmerz zeigten sich keine signifikanten Unterschiede zwischen Platte und Wechsel. Radiologisch zeigte sich in allen Fällen reizlos einliegende Platten und knöcherne Frakturdurchbauung.

Schlussfolgerungen

Die Plattenosteosynthese wird von uns beim alten und multimorbiden Patienten favorisiert. Gegenüber dem Schaftwechsel sehen wir folgende Vorteile: Kürzere OP-Zeit, deutlich verminderte intraoperative Blutung und Fremdblutbedarf, hohe Primärstabilität bei gutem Schraubenhalt im Knochenzement und frühe Vollbelastung.

311 Periprothetische Frakturen nach alloplastischem Hüftgelenksersatz

W. Wittwer (Traunstein), R. Ketterl

Von Januar 1995 bis Februar 2001 wurden an unserer Klinik 19 Pat. (8 Frauen, 11 Männer) wegen periprothetischen Frakturen nach alloplastischem Hüftgelenksersatz behandelt. Das Durchschnittsalter war 75 (57 - 89) Jahre. Die Frakturen waren 8 mal in der proximalen und 10 mal in der distalen Prothesenhälfte lokalisiert. Eine Fraktur lag weiter distal im suprakondylären Femurbereich.Von den betroffenen Prothesen waren 12 zementfrei und 7 zementiert verankert.

Material und Methoden

Zur Sanierung wurde in 9 Fällen ein Schaftwechsel auf das Helios-System mit Schaftlängen zwischen 160 u. 280 mm durchgeführt, wobei 5 mal zusätzlich Cerclagen zu Anwendung kamen und einmal die Pfanne wegen Lockerung gewechselt. In 4 Fällen wurde die Stabiliserung mit Cerclagen alleine durchgeführt in 6 Fällen mit Plattenosteosynthese.

Ergebnisse

Implantatspezifische Komplikationen traten nur bei den bei den Plattenosteosnthesen auf. Es kam zweimal zum Plattenausbruch und einmal zur Plattendeformierung wobei jeweils eine Neuverplattung durchgeführt wurde.An weitern Komplikationen sahen wir insgesamt 3 reviosionspflichtige Serome/Hämatome und einen tiefen Wundinfekt. Eine Prothesenluxation erforderte einen Wechsel des Prothesenkopfes. Eine Pseudarthrose erforderte die Wechseloperation auf zementierten Schaft und Spongiosaplastik.Desweiteren fanden sich zwei Peroneusparesen und eine Beinvenenthrombose. Bei der Nachbehandlung wurde bei der prothetischen Versorgung postop. sofort die Vollbelastung bzw. Teilbelastung mit halbem Körpergewicht zugelasen, während bei den übrigen Verfahren längere Entlastungszeiten und teilweise zusätzlich eine Orthesenversorgung notwendig waren.

Schlussfolgerungen

Insgesamt erscheint uns zur Versorgung von periprothetischen Femurfrakturen die Versorgung mit einer langschaftigen Prothese – sofern diese von der Frakturlokalisation her durchführbar ist – das güstigere Verfahren zu sein.

312 Die Versorgung periprothetischer Frakturen im Oberschenkelbereich mit Fixateur intern Systemen

M. Faschingbauer (Hamburg), Ch. Krüss, M. Wenzl, Ch. Jürgens

Zielsetzung

Verbesserung der Versorgung von periprothetischen Frakturen durch winkelstabile Implantate und minimalinvasiver Zugangstechnik.

Material

12 Patienten mit periprothetischen Frakturen wurden von 1997 bis 2001 mit einem winkelstabilen Implantat versorgt. Dabei handelt es sich um 8 Frakturen bei einliegender Hüfttotalendoprothese und 4 Frakturen bei Knieprothese. Bei 2 Männern und 10 Frauen betrug das Durchschnittsalter 78 Jahre.

Methode

10 mal wurde ein Druckplattenfixateur und 2 mal eine TiFix-Condylenplatte eingesetzt.
Die Operationen wurden 7 mal minimalinvasiv durch Einschieben der Systeme über zwei kleine Inzisionen vorgenommen. Zusätzlich erfolgte eine Spongiosaplastik und das Einbringen von Septopalkugeln.

Ergebnisse

Bei allen Patienten heilten die Wunden per primam ohne Infektion. Alle Patienten konnten aus der stationären Behandlung entlassen werden. Zwischenzeitlich sind 2

Patienten an der Grundkrankheit verstorben. Alle übrigen Patienten sind in der Lage voll zu belasten. 4 sind auf die Zuhilfenahme einer Gehstütze, aufgrund ihrer internistischen Grundkrankheit, angewiesen. Einmal kam es zu einem proximalen Ausriss des Druckplattenfixateurs, nach Implantation eines längeren Implantates war der weitere Verlauf ungestört.
Der postoperative Wundschmerz war durch die hohe Stabilität und die geringe operative Gewebsschädigung deutlich geringer. Der minimalinvasive Zugang führte zu einer Verringerung des Blutverlustes.

Schlussfolgerung

Winkelstabile Implantate sind bei der Versorgung von periprothetischen Frakturen vorteilhaft, da die Winkelstabilität ihre Vorzüge gerade im osteoporotischen und geschwächten Knochen zur Geltung bringen kann. Das Einbringen der Spongiosa und die Anlagerung von Septopalketten soll dazu beitragen, dass Endergebnis zu sichern. Minimalinvasive Zugangstechniken führen nicht nur zu deutlich geringeren Wundschmerzen, sondern auch zu einer Verringerung des Blutverlustes.

313 Das biorigide Femursystem zur Versorgung von Problemfällen am Femur

B. Tarcea (Aalen), F. Hahn, T. Oechsler

Zielsetzung

Darstellung der Konstruktionsmerkmale des biorigiden Femursystems, der Indikation, der OP-Technik, der Behandlungsergebnisse.

Material

Das biorigide Femursystem beinhaltet die Kombination Hüft-TEP-Femurkomponente mit unaufgebohrtem Titan-Femurmarknagel, der auf der gesamten Länge (Rinnen-) verriegelbar ist.
Dieses System erlaubt mit kleinem Implantatesatz allen akuten und planmäßigen Versorgungsproblemen gerecht zu werden. Es wurden mit bereits 90 Patienten zuverlässig versorgt. 16 mal handelte es sich um periprothetische Frakturen im Hüftbereich, bei denen mit dem biorigiden Femursystem ein einzeitiger zementfreier Prothesenwechsel vorgenommen wurde. Die übrigen Indikationen waren in absteigender Häufigkeit:

- Hüftprothesenlockerung mit Destruktion des proximalen Femurs
- Femurfrakturen bei liegender (gelockerter) Hüftendoprothese
- Metastasenfraktur am proximalen Femur
- Femurschaftfraktur bei fortgeschrittener operationswürdiger Coxarthrose

Methode

Alle mit dem biorigiden System versorgten Patienten wurde und werden im Rahmen einer followup-Anwenderstudie von Anfang an dokumentiert. (Auch die an anderen deutschen Kliniken mit dem System behandelten Patienten werden klinisch-wissenschaftlich mitbetreut). Der Mindest-Nachuntersuchungszeitraum ist 1 Jahr. Die längste Nachbeobachtungszeit beträgt 8 Jahre. Die Untersuchung schließt Schmerzen. Belastungs- und Gehfähigkeit, Beweglichkeit und Beinlängenmessung ein. Geröntgt wird Beckenübersicht sowie gesamtes Femur in 2 Ebenen

Ergebnisse

Bei allen eingeschlossenen Fällen mit periprothetischen Frakturen war sofort volle Belastung erlaubt, die nur vereinzelt patientenseitig in den ersten 4 Wochen schmerzbedingt eingeschränkt worden ist. Alle Frakturen kamen zur knöchernen Konsolidierung durchschnittlich nach 5 $^1/_2$ Monaten. Knöcherne Defekte des Femurs wurden wie bei den übrigen Prothesenwechseln langsam aufgebaut bzw. überbrückt. Eine Spongiosa-Plastik am Femur erfolgte nicht. Anfängliche vereinzelte Bolzenlockerungen konnten fürderhin durch konstruktive Verbesserungen vermieden werden. Eine nachträgliche Beinverkürzung trat im Verlauf nicht auf. Planmäßige Bolzenentfernungen wurden nicht durchgeführt. Weder ein Bolzenbruch (∅ 5,3 mm) noch ein Nagelbruch (10,12 oder 14 mm Durchmesser) war zu beobachten. Der Preis des vorgestellten Systems entspricht (im Gegensatz zu anderen Langschaft- und Modularsystemen) dem Standardpreis einer gängigen, nicht zementierten Hüft-TEP-Femurkomponente.

Schlussfolgerungen

Das biorigide Femursystem hat sich bei einem beachtlichen unfallchirurgischen und endoprothetischen Problemkrankengut bewährt durch Vielseitigkeit, praktische Verfügbarkeit und günstigen Preis.

Samstag, 17. November 2001
10:15 – 12:00 Uhr (Saal 14.2)

A5,3 Schultergelenkfrakturen im Alter

314 Behandlungsstrategien bei Oberarmkopffrakturen des alten Menschen

I. Reich (Neuruppin), O. Gimm, V. Lippert

Zielsetzung

Bei Oberarmkopfmehrfragmentfrakturen stehen generell die konservative, die osteosynthetische sowie die prothetische Versorgung zur Verfügung.

Material und Methoden

Wir analysierten retrospektiv 50 Patienten mit 51 Oberarmmehrfragmentfrakturen, welche zwischen 1996 und 1999 behandelt wurden. Fünfzehn Frakturen wurden konservativ (Gruppe A), weitere 15 Frakturen osteosynthetisch (Gruppe B) und 21 Frakturen prothetisch (Gruppe C) versorgt.

Ergebnisse

Das Durchschnittsalter für Gruppe A, B und C betrug 70.0, 55.5 bzw. 65.7 Jahre. Die durchschnittliche Operationszeiten für die Gruppen B und C lagen bei 74.6 bzw. 97.9 Minuten, die stationäre Verweildauer bei 14.6 bzw. 18.3 Tagen. Nach der Neer-Klassifikation gab es in Gruppe A 8 3-Fragment-Frakturen und 7 4-Fragment-Frakturen, in Gruppe B 7 3-Fragment-Frakturen und 8 4-Fragment-Frakturen und in Gruppe C ausschließlich 4-Fragment-Frakturen. Nach der AO-Klassifikation fanden sich in Gruppe A 8 B-Frakturen und 7 C-Frakturen, in Gruppe B 7 B-Frakturen und 8 C-Frakturen sowie in Gruppe C 1 B-Fraktur und 20 C-Frakturen. Der durchschnittliche Constant-Score lag bei 74.4, 73.3 bzw. 55.4 Punkten. Bei der Selbsteinschätzung bezeichneten in Gruppe A 6 Patienten das Ergebnis als „sehr gut", 7 als „gut" und 2 als „mäßig". In Gruppe B beurteilten 3 Patienten das Ergebnis als „sehr gut", 8 als „gut", 3 als „mäßig" und 1 als „schlecht". In Gruppe C stuften 9 Patienten das Ergebnis als „gut", 8 als „mäßig" und 3 als „schlecht" ein.

Schlussfolgerung

Oberarmkopfmehrfragmentfrakturen erfordern ein differenziertes therapeutisches Vorgehen. Bei alten Patienten ist stets durch eine radiologisch-dynamische Untersuchung zu prüfen, ob sich nach einstauchender Reposition mit der konservativen Therapie ein zufriedenstellendes Ergebnis erreichen lässt. Ist dies nicht gewährleistet, empfiehlt sich die sofortige Osteosynthese mit geschlossener Reposition und minimal-invasiver Technik. Ist aufgrund osteoporotisch veränderter Knochenstrukturen keine stabile Konstruktion zu erreichen, sollte eine prothetische Versorgung erfolgen.

315 Problematik der Winkelplattenosteosynthese dislozierter proximaler Humerusfrakturen – eine Frage des Alters?

W. Rothfischer (Basel), T. Gross, P. M. Sutter, P. Regazzoni

Zielsetzung

Die komplexe subcapitale Humerusfraktur stellt angesichts ihrer zunehmenden Inzidenz vor allem im höheren Alter eine wachsende therapeutische Herausforderung dar. Die nur mässigen funktionellen Resultate der endoprothetischen Versorgung lassen bei möglicher Rekonstruierbarkeit ein kopferhaltendes Behandlungsregime dislozierter, nicht luxierter subkapitaler Humerusfrakturen favorisieren. Allerdings sind gerade bei osteosynthetischer Versorgung komplexer Frakturen (3–4 Fragment n. Neer) Komplikationsraten von bis zu 50% beschrieben. Ziel der kleinen 3,5-Winkelplatte ist es, nach winkelstabiler Osteosynthese eine frühfunktionelle Behandlung auch des älteren Patienten zu ermöglichen.

Material und Methoden

Prospektiv- konsekutive Untersuchung (Komplikationen, Schulterbeweglichkeit, Alltagsfunktion, subjektive Zufriedenheit, radiolog. US) aller in unserer Abteilung von 12/99–7/00 operativ versorgten Patienten (n = 26) mit dislozierten proximalen Humerusfrakturen. Alle Eingriffe wurden mittels 3,5-kanülierter Winkelplatte (Synthes®) ± Ticronzuggurtungen durchgeführt.

Ergebnisse

23 Patienten (88%; 18w, 5 m) mit einem durchschnittlichen Alter von 69 Jahren (23–88; >70: n = 11 vs. ≤70 J.: n = 12) konnten mind. 6 Monate postop. nachuntersucht werden. Zwei Patienten verstarben zuvor an internistischen Grundleiden, ein Patient war nicht erreichbar. Insgesamt erforderten bei zwei 2-Fragment, fünfzehn 3-Fragment- und sechs 4-Fragmentfrakturen ein postoperativer Wundinfekt (Debridement), zwei Dislokationen (Prothesenimplantation) und fünf Klingenprotrusionen (2× Metallentfernung, 3× Plattenwechsel) eine operative Reintervention (34%). Dreimal waren über 70-Jährige betroffen, 5× jüngere Patienten. Der mittlere Constant Score aller 23 Pa-

tienten betrug 59,5 auf der operierten Seite vs. 76,5 auf der Gegenseite (78%). Die acht reoperierten Patienten hatten ein tendenziell schlechteres Ergebnis (Constant 52/74 = 70%) im Vergleich zu den Operierten ohne Komplikation (63/77 = 81%). Die Funktion $^1/_2$ Jahr postoperativ war weder abhängig von der Frakturschwere (4-Frag.- vs. 3-Frag.-Frakturen: Constant 67/79 = 84% vs. 57/74 = 76%), noch vom Alter (Constant >70 J.: 64/75 = 86% vs. ≤70 J. 55/78 = 70%). Die durchschnittliche Anteversion der operierten Seite betrug 121° (>70 J.: 128° vs. ≤70 J.: 114°), die Abduktion 117° (>70 J.: 127° vs. ≤70 J.: 108°). Die Patienten gaben im Mittel eine Schmerzhaftigkeit von 2,5 Punkten an (VAS 1–10), ihre subjektive Zufriedenheit mit dem Gesamtergebnis lag bei 8,5 Punkten (1–10).

Schlussfolgerung

Die 3,5-Winkelplattenosteosynthese ermöglicht trotz ihrer, der Literatur entsprechenden, hohen Komplikationsrate auch beim älteren Patienten mit instabiler proximaler Humerusfraktur eine gute Schulterfunktion. Aufgrund des Protrusionsrisikos sollte eine kürzere Klingenlänge bevorzugt werden. Ziel neuer winkelstabiler Implantate muss es sein, über eine Senkung der Komplikationsrate eine weitere Resultatverbesserung zu erreichen.

316 Dislozierte 4-Segmentfrakturen des Humeruskopfes – C 3 Frakturen

E. Brück (Marburg), A. Junge, T. v. Garrell, G. Böhringer, L. Gotzen

Zielsetzung

Dislozierten 4-Segmentfrakturen des proximalen Humerus nehmen wegen ihrem hohen Schweregrad eine Sonderstellung innerhalb dieses heterogenen Frakturtyps ein. Sowohl nach konservativer als auch nach operativer Therapie sind die Langzeitergebnisse enttäuschend. Aufgrund der Gefäßversorgung in dieser Region ist bei 4-Teile-Frakturen ein hohes Risiko für eine Humeruskopfnekrose gegeben. In diesem Vortrag soll über ein gelenkerhaltendes Operationsverfahren für die C 3 Frakturen des proximalen Humerus berichtet werden.

Material und Methoden

Im Rahmen der operativen Versorgung erfolgt zunächst die offene Reposition und anschließende Rekonstruktion des proximalen Humerus mit Interposition eines spongiösen Blocktransplantates in Form eines Sektkorkens zwischen Kopf- und Schaftfragment. Das allogene Knochentransplantat gewährleistet eine Überbrückung der metaphysären Trümmer- und Defektzone und eine stabile Grundlage für das denudierte Kopffragment. Nach Refixation der Rotatorenmanschette und der beiden Tuberkula an das Kopfkalottenfragment und dem allogenen Knochenblock erfolgt eine Stabilisierung mittels Platten- oder Schraubenosteosynthese.

Ergebnisse

In einem 13-Jahres-Zeitraum konnten 27 Patienten operativ nach diesem gelenkerhaltendem Verfahren behandelt werden. 16 Patienten konnten durchschnittlich 76,1 Monate postoperativ nachuntersucht werden. Bei der Befragung waren 15 Patienten subjektiv zufrieden mit dem Resultat. Nach dem Constant-Score wurde in 9 Fällen ein gutes bis sehr gutes klinisches Ergebnis erreicht. Das Ergebnis war in 5 Fällen befriedigend und zweimal schlecht.
Hinweise auf das Vorliegen einer partiellen Humeruskopfnekrose fanden sich radiologisch bei 4 Patienten. Eine komplette Kopfnekrose ergab sich röntgenologisch in 2 Fällen.

Schlussfolgerung

Die in der Literatur beschriebenen Humeruskopfnekroseraten von 50 bis 75% bei dislozierten 4-Fragment Frakturen ließen sich in unserem Kollektiv nicht nachweisen. Zusammenfassend sehen wir auch anhand der klinisch funktionellen Langzeitresultate bei jungen Patienten mit einer 4-Segment Fraktur des proximalen Humerus die Sektkorkenrekonstruktionstechnik als eine berechtigte Alternative zur Prothesenimplantation an.

317 Verbundosteosynthesen am Humeruskopf beim alten Menschen

K. Hahn (Erfurt), J. Schmidt, H. Grosse-Leege, K. H. Winker

Zielsetzung

Kann beim alten Menschen die Verbundosteosynthese am Humeruskopf in ausgewählten Fällen befriedigende Ergebnisse bringen?

Material und Methoden

Im Zeitraum zwischen 3/96 und 3/99 mussten bei 12 Patienten im Alter zwischen 56 und 79 Jahren Verbundosteosynthesen am Humeruskopf durchgeführt werden (3×

pathologische Fraktur, 3× Osteolysen, 6× Fraktur bei Osteoporose). Die Nachuntersuchung erfolgte klinisch, radiologisch und nach dem Constant-Score.

Ergebnisse

Bei der Nachuntersuchung 3–24 Monate nach der Versorgung waren 5 der 6 Karzinompatienten verstorben. Nach dem Constant-Score erreichten wir bei 5 Patienten sehr gute und gute subjektive Ergebnisse mit 45–70 Punkten, zwei Patienten waren mit 33 und 43 Punkten unzufrieden. Als Komplikationen waren 2 Wundrevisionen zu finden, keine Metalllockerung und keine sekundären Dislocationen.

Schlussfolgerung

Die Verbundosteosynthese am Humeruskopf kann in ausgewählten Fällen als Alternative zur Endoprothese oder konservativem Vorgehen bei Osteolysen und Frakturen befriedigende Ergebnisse bringen.

318 Validität verschiedener minimalosteosynthetischer Verfahren in der Versorgung der 4-Fragmentfraktur des Humeruskopfes – Ist die Minimalosteosynthese dem endoprothetischen Ersatz ebenbürtig?

T. Glombik (Bochum), E. Kollig, O. Russe, A. Schönwasser, G. Muhr

Zielsetzung

Es sollte untersucht werden, ob unter Erhalt des Humeruskopfes durch Minimalosteosyntheseverfahren eine frühfunktionell belastbare Stabilisierung erzielt werden kann, die funktionell ein mindestens ebenbürtiges Resultat wie die posttraumatische Humeruskopfprothetik aufweist.

Material

Initial fanden sich bei 36 Patienten 4-Fragmentfrakturen des Humeruskopfes vom Typ Neer 4/5. Eine Humeruskopffraktur vom Typ Neer 6 zeigten 9 Patienten. Folgende Minimalosteosynthesen wurden durchgeführt: 29 Patienten (64.4%) erhielten eine Zuggurtungsosteosynthese mit PDS-Kordeln, bei 5 Patienten (11.1%) erfolgte eine Rekonstruktion mit temporär eingebrachten K-Drähten und zusätzlichen Kleinfragmentschrauben. In 9 Fällen wurden lediglich Kleinfragmentschrauben zur Rekonstruktion und Stabilisierung verwendet. 2 mal wurden K-Drähte und ein Knochenzementblock zur Wiederherstellung des Humeruskopfes eingesetzt. 1 mal wurde eine Zuggurtung in Kombination mit Kleinfragmentschrauben verwendet. Bei vorliegendem zentralen Knochendefekt wurde bei 16 Patienten eine zentrale Defektauffüllung durchgeführt. In 6 Fällen wurde Norian-Knochenzement, 8 mal ein allogener und in 2 Fällen ein autologer Knochenblock implantiert.

Methoden

Im Rahmen einer offenen prospektiven Studie wurden bisher 45 Patienten, 10 Männer und 35 Frauen, im Durchschnittsalter von 65,8 Jahren (range: 28–88 Jahre) mit einer 4-Fragmentfraktur des Humeruskopfes mittels Minimalosteosyntheseverfahren versorgt.

Ergebnisse

32 Patienten konnten nach durchschnittlich 16 Monaten (3–39 Monate) klinisch und radiologisch kontrolliert werden. 2 Patienten zeigten eine Humeruskopfnekrose, 2 Patienten entwickelten eine Humeruspseudarthrose. Reoperationen wurden bei 4 Patienten notwendig. 2 mal erfolgte eine Plattenosteosynthese bei subcapitaler Humeruspseudarthrose. Bei einem Patienten die Implantation einer Humeruskopfprothese, bei einem Patienten wurde eine Reosteosynthese notwendig. Funktionelles Ergebnis: Anteversion 130° (80–170°), Abduktion 120° (70–160°). Über leichte Schmerzen klagten 34% der Patienten, 24% übermäßige und 41% über keine Schmerzen. Patienten mit schlechten klinischen Ergebnissen zeigten vorwiegend Dislokationen des Kalottenfragmentes bei zentralen Knochendefekten

Schlussfolgerung

Die Minimalosteosyntheseverfahren stellen eine geeignete Methode zur Wiederherstellung der Funktion des Schultergelenkes dar. Gegenüber den Oberarmkopfprothesen besteht eine bessere aktive Beweglichkeit des Schultergelenkes.

319 Primäre Humeruskopfprothese vs. Minimalosteosynthese in der Behandlung von Humeruskopfmehrfragmentfrakturen des älteren Patienten

S. Pokar (Ulm), O. Holbein, L. Kinzl, G. Hehl

Problem- und Fragestellung

Die vor allem ältere Patienten betreffenden proximalen Oberarmmehrfragmentfrakturen erfahren trotz offener Reposition und nachfolgender Osteosynthese nicht im-

mer überzeugende Resultate hinsichtlich des morphologischen (Kopfnekrosen, Pseudarthrosen, sekundäre Dislokationen) wie auch klinischen (Funktion, Schmerz) Outcome.
Die primäre Hemiarthroplastik drängt sich daher als Alternativversorgung auf, zumal deren sekundäre Durchführung nach gescheiterter Osteosynthese regelhaft schlechtere Ergebnisse zeigt. Zu prüfen ist nun prospektiv randomisiert, ob eine der beiden diskutablen Primärversorgungsverfahren Minimalosteosynthese (Kirschnerdrahtosteosynthese in Kombination mit einer Zuggurtung) vs. Humeruskopfprothese der anderen überlegen ist.

Material und Methoden

Im Rahmen einer prospektiv randomisierten Studie wurden innerhalb eines Zeitraumes von 53 Monaten 39 Patienten mit 40 proximalen Humerusmehrfragmentfrakturen in die Studie aufgenommen (Durchschnittsalter 73.1 Jahre, 65–93 Jahre, 33 weibliche, 6 männliche Patienten). Minimalosteosynthetisch wurden 20, hemiarthroplastisch 19 Frakturen versorgt. Die postoperative Nachbehandlung erfolgte für beide Gruppen konform im Rahmen eines standardisierten funktionellen Übungsprogramms. Es wurden halbjährliche Nachuntersuchungen mit Erhebung der klinischen und radiologischen Befunde durchgeführt. Die klinischen Ergebnisse wurden mit Hilfe des Constant-Scores evaluiert.

Ergebnisse

33 der 39 versorgten Patienten konnten nach 2 Jahren nachuntersucht werden. Die subjektive Beurteilung des OP-Ergebnisses anhand einer Visualskala von 0 (absolut unzufrieden) bis 10 (sehr zufrieden) ergab keinen Unterschied der beiden Gruppen (primäre Prothese 7.5 vs. 7.6 Pkt. für Minimalosteosynthese). Der Gesamt-Constant-Score (max. 100 Pkt.) zeigte ein (jedoch nicht signifikant) besseres Ergebnis für die Minimalosteosynthese (57 vs. 52 Pkt.). Dabei wurden beim Faktor Schmerz (max. 15 Pkt.) mit jeweils durchschnittlich 1o Punkten gleich gute Ergebnisse erreicht.
Auch für den Faktor Aktivität des täglichen Lebens (max. 20 Pkt.) sahen wir keinen relevanten Unterschied (primäre Prothesen 16 Pkt., Minimalosteosynthesen 15 Punkte). Die Beweglichkeit (max. 40 Pkt.) fiel für die primären Hemiarthroplastiken schlechter aus als für die Minimalosteosynthesen (18 vs. 22 Punkte), ebenso die Kraft (max. 25 Pkt.) mit 8 vs. 10 Punkten.

Schlussfolgerung

Die primäre Implantation einer Humeruskopfprothese stellt für die Behandlung der Humeruskopfmehrfragmentfrakturen des älteren Patienten eine hinsichtlich des Outcomes vergleichbare Alternative zur minimalosteosynthetischen Versorgung dar, auch wenn die Funktion hinsichtlich Kraft und Beweglichkeit nach Minimalosteosynthese etwas bessere Ergebnisse zeigt als die primäre Hemiarthroplastik.

320 Mehrfragmentfrakturen des Humeruskopfes – Klinische Ergebnisse der primären Hemialloarthroplastik

Chr. Ulrich (Göppingen), B. Gmelich, G. Kelsch

Zielsetzung

Die primäre Hemialloarthroplastik des Schultergelenkes stellt eine Alternative zur humeruskopferhaltenden Osteosynthese bei Mehrfragmentfrakturen des proximalen Humerus dar. Unsere Untersuchung sollte klären, welche klinischen Ergebnisse sich insbesondere mit der Prothesengeneration 3 erzielen lassen.

Material und Methoden

Von 1992 bis 1999 wurde der Humeruskopf, welcher bei 73 Patienten mehrfach frakturiert war, primär durch eine Humeruskopfprothese ersetzt. Die Daten der 15 Männer und 58 Frauen mit einem medianen Alter von 88 Jahren wurden retrospektiv analysiert.

Die Nachuntersuchung erfolgte im Median nach 36 Monaten. 18 Patienten waren verstorben, 55 Patienten konnten untersucht werden.

Ergebnisse

Zu Beginn des Untersuchungszeitraumes wurde die Neer Prothese (1. Generation) bei 29 Patienten implantiert, seit 1994 wurde ausnahmslos die Äqualis Prothese (3. Generation) bei 44 Patienten verwendet. Entsprechend der NEER Klassifikation überwogen die Frakturtypen IV/4 und V/4. Die subjektive Beurteilung des Behandlungsergebnisses (Visual-Score) ergab bei $^2/_3$ der Patienten ein gutes bis sehr gutes Ergebnis, wobei die Patienten der Prothesengeneration 3 etwas besser abschnitten. Der Constant-Score betrug in der Prothesengeneration 1 im Median 50 Punkte (23–80 Punkte) und in der Prothesengeneration 3 im Median 59 Punkte (40–91 Punkte). Die Graduierung der Constant-Score Punkte zeigt ein besseres Ergebnis der Prothesengeneration 3 im Vergleich zur Prothesengeneration 1, wobei die Schmerzreduktion gegenüber dem Funktionsgewinn deutlich überwog. Die sonographische Untersuchung zeigt bei nahezu allen Patienten eine Atrophie der Schultergelenksmuskulatur und Bewegungsstörugen in den Muskelgleitschichten. Als Unfallfolgen persistierten 7 Plexusläsionen, bei 4 Patienten traten tiefe Infektionen auf und bei 3 Patienten dislozierte die Rotatorenmanschette sekundär.

Schlussfolgerungen

Der primäre prothetische Ersatz des Schultergelenkes als Hemi-allo-artho-plastik führt bei Mehrfragmentfrakturen des Humeruskopfes im höheren Lebensalter zu akzeptabelen Behandlungsergebnissen. Insbesondere konnte mit der Prothesengeneration 3 sowohl in der subjektiven Bewertung des Behandlungserfolges, als auch in der Bewertung mittels dem Constant-Score eine Verbesserung gegenüber der Prothesengeneration 1 erreicht werden. Für unsere Patienten im höheren Lebensalter resultiert daraus in der Mehrzahl der Fälle eine weitgehend schmerzfreie Schulterbeweglichkeit, die den alltäglichen Bedürfnissen gerecht wird.

321 Endoprothetische Versorgung von Humeruskopffrakturen bei älteren Patienten

H. Seitz (Judenburg), C. Liegl, D. Brass

Zielsetzung

Das Ziel dieser retrospektiven Studie war, das funktionelle Resultat nach primär mit einer Kopfprothese versorgten Humeruskopftrümmerfraktur beim älteren Patienten zu untersuchen.

Material

Von Oktober 1997 bis Dezember 2000 wurden 27 Patienten (22 Frauen, 5 Männer; Durchschnittsalter 77 Jahre) nach rund 23 (0–240) Tage mit jeweils einer Humeruskopftrümmerfraktur mit einer modularen Humeruskopfprothese versorgt.

Methoden

Nach 18 (2–40) Monaten konnten 22 Patienten klinisch nachuntersucht werden. 4 Patienten waren in der Zwischenzeit verstorben, eine weitere Patientin wollte nicht zur Nachuntersuchung anreisen.

Ergebnisse

Subjektiv war die überwiegende Mehrheit der Patienten mit dem Resultat zufrieden und würde erneut diese Behandlungsform wählen. 2 Wochen postoperativ mußte wegen einer Prothesenluxation eine Revisionsoperation vorgenommen und das ausgerissene Tuberculum majus refixiert werden. Der Constant-Score betrug auf der operierten Seite 49 (23–78) Punkte und auf der Gegenseite 77 (5–96) Punkte. Diese Differenz war hauptsächlich auf eine Bewegungseinschränkung und eine Kraftminderung im Schultergelenk zurückzuführen.

Schlussfolgerung

In Bezug auf die Schwere dieser Verletzungen, mit von vornherein ungünstiger Prognose, sind die Ergebnisse dieser Studie positiv zu werten. Die erreichte Schulterfunktion erfüllt die Anforderungen der älteren Patienten im Alltag. Zur Versorgung komplexer Humeruskopffrakturen bei älteren Patienten scheint die Humeruskopfprothese ein geeignetes Implantat zu sein.

322 Ist die kopferhaltende Operation bei der Versorgung von Oberarmkopfmehrfragmentfrakturen bei alten Patienten noch gerechtfertigt?

H. Reichel (Nordhausen), M. Müller, A. Schmid

Zielsetzung

Darstellung primär übungsstabiler Osteosynthesen mit einer winkelstabilen Oberarmkopfplatte.

Material und Methoden

Um den Patienten seine bisherige Lebensqualität und seine Unabhängigkeit von Dritten zu erhalten, ist eine qualitativ hochwertige operative Versorgung und Nachbehandlung notwendig. Der Patientenanspruch besteht neben der erwünschten Schmerzfreiheit in einer für die täglichen Bedürfnisse ausreichenden Beweglichkeit, d.h., der Arm muss zur Körperpflege und zur Nahrungsaufnahme einsetzbar sein.
Konkurrierende Verfahren in der Versorgung von Oberarmkopffrakturen sind die Osteosynthese und die Oberarmkopfprothese.
Die Problematik der Osteosynthese findet sich in der aufgrund der Osteoporose schlechteren Verankerbarkeit einzubringender Implantate sowie in der Gefahr einer während der Nachbehandlung auftretenden sekundären Dislokation.

Ergebnisse

Mit Hilfe der winkelstabilen proximalen Oberarmplatte ist selbst beim über 80-jährigen Patienten eine primär übungsstabile Osteosynthese möglich.
Anhand von Fallbeispielen wird die Vorgehensweise in unserer Klinik hinsichtlich der Indikationsstellung sowie der Ergebnisse dargestellt.

Schlussfolgerungen

Bei korrekter Indikationsstellung ist der Einsatz der winkelstabilen Oberarmplatte ein geeignetes Verfahren zur Versorgung von Oberarmkopfbrüchen beim alten Patienten.

323 Die intramedulläre Drahtung nach Kapandji, ein minimal invasives Verfahren zur Versorgung proximaler Humerusfrakturen

F. Gohlke (Würzburg), T. D. Böhm, A. Werner

Fragestellung

Bonnevialle beschrieb 1996 eine Technik zur intramedullären Stabilisierung proximaler Humerusfrakturen, zurückgehend auf Kapandji (1989). Ziel der Arbeit ist es, unsere ersten Ergebnisse mit dieser minimal invasiven Methode mitzuteilen.

Material und Methoden

Zwischen 3/95 and 7/98 wurden bei 15 Patienten proximale Humerusfrakturen mit dieser Methode operiert. Davon konnten 11 mit einem Follow-Up von mindestens 12 Monaten (Constant-Score) und radiologisch nachuntersucht werden: Das Durchschnittsalter betrug 58 Jahre, der mittlere Follow-Up 21 Monate. Es lagen 3 dislozierte, instabile Zweifragment-, 2 Dreifragment- und 6 valgus impaktierte Vierfragment-Frakturen vor. Die Metallentfernung erfolgte nach 6–8 Wochen. Die Nachbehandlung beinhaltete für 2 Wochen passive, danach aktiv assistierte KG.
Nach Reposition der Fraktur unter dem Rö-Bildverstärker(BV) wird in Höhe der Tub. deltoidea eine ca. 4 cm lange Hautinzision gesetzt. Durch ein schräges Knochenfenster in der Diaphyse werden 3–4 vorgebogene, 1,8–2,2 mm dicke und an der Spitze abgerundete Kirschnerdrähte intramedullär eingebracht. Unter BV-Kontrolle werden 4 Drähte bis an die Fraktur vorgeschoben, nacheinander in die Kopfkalotte vorgeschoben und damit das Kopffragment aufgerichtet und stabilisiert. Durch Ligamentotaxis reponieren sich die Tuberkula. Die Drähte werden bis in die subchondrale Knochenschicht vorgeschoben und fächerförmig aufgespreizt verklemmt. Die dünnen Drähte ermöglichen eine Dreipunkt-Abstützung und somit eine gute Rotationsstabilität. Unter BV-Kontrolle kann eine dynamische Überprüfung der Stabilität erfolgen.

Ergebnisse

Nach einem mittleren FU von 21 Monaten erreichten die Patienten einen Constant-Score von 71 Punkten (31–86), was einem korrigierten Wert von 87% entspricht. 10/11 Patienten hatten nach eigenem Ermessen ein gutes Ergebnis. Eine avaskuläre Kopfnekrose war nach 6 Monaten bei einer 81-jährigen Patientin zu beobachten. Einmal mußte distal eine Drahtkürzung vorgenommen werden. Alle Frakturen erlangten eine knöcherne Konsolidierung.

Schlussfolgerungen

Mit dieser technisch anspruchsvollen, aber schonenden und komplikationsarmen Methode können auch bei 3- und 4-Fragmentfrakturen gute Frühergebnisse erzielt werden. Speziell valgus-impaktierte Frakturen können damit aufgerichtet werden. Für Head-Split- und Luxationsfrakturen ist dieses Verfahren nicht geeignet. Durch eine intramedulläre Versorgung von der Mitte des Oberarmes aus können die Fragmente besser manipuliert werden als vom Ellbogen aus (z.B. Prevot-Nägel). Die Methode erlaubt eine frühfunktionelle Nachbehandlung. Der Zugangsweg für eine spätere Prothesenversorgung und die periostale Blutversorgung der Fragmente bleibt unberührt.

Samstag, 17. November 2001
10:15 – 12:00 Uhr (Saal 7)

C8.3 Junges Forum

324 Wie beeinflussen Hohlzylinderimplantate für die osteoporotische Wirbelsäule die Wirbelkörperperfusion – Quantifizierung mit einem neuen Auswertungsverfahren

J. Bogert (Davos-Platz), J. Goldhahn, S. Schärren, E. Schneider

Zielsetzung

Die Frakturversorgung der osteoporotischen Wirbelsäule ist limitiert durch die unzureichende Stabilität der Implantate im Wirbelkörper. Hohlzylinder können durch ihre vergrößerte Oberfläche die Verankerung verbessern. Derzeit liegen noch wenig Informationen über die initiale Schädigung sowie die Regeneration des Durchblutungsschadens vor, der durch diese Art von Implantaten verursacht wird. In einem Tierversuch am Schaf wurden die Auswirkungen der Implantatinsertion auf die Wirbelkörperperfusion initial und die zeitige Regeneration nach einer Woche untersucht. Die Farbanalyse der digitalen Schnittbilder erforderte eine neue Auswertungsmethode.

Material und Methoden

In einer ersten Gruppe von 3 Schafen wurden je 2 Zylinder in die Wirbel L2–L4 implantiert, 4 Zylinder mit und 2 ohne Löcher. Der Intravitalfarbstoff Disulfinblau (5 ml/kg Körpergewicht, bei 12,5%) wurde intraoperativ appliziert und die Tiere nach 15 min euthanasiert. Die Wirbel wurden sofort entnommen, in 300 µm dicke Präparate geschnitten und digital fotografiert. Der Versuch wurde mit drei weiteren Schafen, die eine Woche überlebten, wiederholt. Die Auswertung aller Schnittbilder erfolgte durch eine standardisierte Kontrasterhöhung, Farbindexierung und damit Umwandlung in ein 216-Farben-Bild. Die vaskularisierten Gewebeflächen (blau-grün) wurden durch Vergleich mit gesunden Schnitten definiert. Der Durchblutungsschaden wurde abschließend im Graustaufenbild mit standardisierten Kreisflächen bestimmt.

Ergebnisse

Eine ausreichende Perfusion ist initial nur ca. 3–4 mm in den Hohlzylinder hinein messbar. Die Restdurchblutung beträgt weniger als 20% bei den perforierten und weniger als 5% bei den soliden Zylindern. Peripher wurde in der nahen Umgebung (1,5mal Zylinderdurchmesser) ein signifikanter, lageabhängiger Durchblutungsschaden registriert. Nach einer Woche war eine signifikante Verbesserung der Gewebedurchblutung innerhalb (bis zu 85%) sowie außerhalb der Zylinder (bis zu 95%) festzustellen. Die Automatisierung der Bildanalyse führte zu maximaler Reproduzierbarkeit der Ergebnisse.

Schlussfolgerung

Hohlzylinderimplantate erzeugen einen Perfusionsschaden direkt nach Insertion. Dieser erholt sich innerhalb einer Woche signifikant, so dass er keinen Einfluss auf das Einwachsverhalten des Implantates haben sollte. Diese Hypothese wird gegenwärtig in einem Langzeitversuch überprüft. Die neuentwickelte Auswertungsmethode kann als Standardmethode in neuen Versuchen verwendet werden.

325 Biologische Beschichtung von Implantaten mit rhBMP-2

K. Hartl (Mannheim), S. Assenmacher, M. Chatzinikolaidou, H. P. Jennissen, M. Majetschak, G. Voggenreiter

Zielsetzung

Die Arbeitshypothese für das aktuelle Projekt war, daß bioaktive Faktoren wie Bone Morphogenetic Proteins (BMP) die knöcherne Integration von Implantaten verbessern. Das Ziel dieser Arbeit war es daher erstmals ein Konzept für die direkte Beschichtung von Implantatmaterialien durch kovalente Immobilisierung von BMP auf der Implantatoberfläche zu entwickeln.

Material und Methoden

Rekombinantes humanes BMP-2 (rhBMP-2) wurde in E.-coli-Kulturen exprimiert und in biologisch aktiver Form gereinigt. Die Oberfläche von elektropolierten Titanplättchen (10×5×1 mm) wurde durch Behandlung mit Chromschwefelsäure vergrößert und die Plättchen wurden anschließend mit 1 µg rhBMP-2 kovalent beschichtet. Unter i.m. Allgemeinnarkose wurde von der Vorderkante der Tibia erwachsener Kaninchen ein 7×20 mm großer Perioststreifen entnommen und die o.g. Titanplättchen damit umwickelt (Genehmigung der Versuche durch die Bez.-Reg.). Dieses Komposit wurde dann in den M. gastrognemius implantiert (n = 8). Als Vergleichsgruppe dienten unbeschichtete Plättchen (n = 8), bei denen freies BMP (1 µg) zwischen Periost und Implantat injiziert wurde. In einer weiteren Gruppe wurden mit Periost umwickelte Plättchen ohne BMP implantiert (n = 12). Die Versuchsdauer betrug 28 Tage. Die quantitative Analyse der Knochenneubildung wurde an Serienschnitten mittels eines digitalen Bildanalysesystems durchgeführt. Die statistische Auswertung erfolgte durch Varianzanalyse.

Ergebnisse

Die Behandlung mit Chromschwefelsäure ergab eine sehr hydrophile Oberfläche mit einer ca. 5-fach erhöhten Proteinbindungskapazität. Die Implantate waren nicht toxisch und führten zu keiner immun-inflammatorischen Reaktion. Während es bei Implantaten ohne BMP nur in 2/12 Fällen zu einer ganz geringen Knochenneubildung kam, zeigte sich eine deutliche Knochenneubildung bei 6/8 Implantaten mit kovalent immobilisiertem rhBMP-2 und bei 8/8 Implantaten mit freiem BMP. Bei immobilisiertem BMP hatte der neugebildete Knochen in allen Fällen einen unmittelbaren Kontakt zur Implantatoberfläche, während bei freiem BMP der Knochen in 2 Fällen keinen Kontakt zum Implantat aufwies. Die quantitative Analyse ergab hinsichtlich Knochenvolumen (2.1 ± 2.1 vs. 1.9 ± 1.8 mm^3), Knochenoberfläche (54 ± 62 vs. 62 ± 78 mm^2) und Trabekelzahl (60 ± 72 vs. 72 ± 114) keinen Unterschied zwischen immobilisiertem und freiem BMP. Bei immobilisiertem BMP fand sich jedoch eine Tendenz zu einer Verbesserung der Kontaktfläche zwischen Knochen und Implantat (6.3 ± 6.0 vs. 4.0 ± 4.7 mm^2).

Schlussfolgerung

RhBMP-2 behält nach Immobilisierung auf Implantatoberflächen seine biologische Aktivität. Es konnte somit erstmals gezeigt werden, daß Oberflächen von Biomaterialien durch Proteinbeschichtungen verändert werden können, und damit eine spezifische Interaktion mit dem Zielgewebe induziert werden kann. Die potentiellen Vorteile einer biologischen Beschichtung hinsichtlich der knöchernen Integration von Implantaten werden in derzeit laufenden Untersuchungen überprüft.

326 Leptin reguliert die Knochenmasse bei Ratten

T. Holzmann (Hamburg), A. F. Schilling, T. F. Beil, M. Priemel, J. M. Rueger, M. Amling

Fragestellung und Zielsetzung

Leptin, ein in den Adipozyten gebildetes Peptidhormon, reguliert das Körpergewicht, die Gonadenfunktion und die Knochenmasse. Eine fehlende Leptin-Signalübertragung führt in Mäusen (ob/ob und db/db) zu einer signifikanten Steigerung der Knochenmasse. Geklärt werden soll, ob es sich bei der zentralen hypothalamischen Kontrolle der Knochenmasse um ein mausspezifisches oder aber ein generelles biologisches Regulationsprinzip handelt. Die Beantwortung dieser Frage ist von besonderer und konzeptioneller Bedeutung, da der Nachweis einer Regulation der Knochenmasse durch Zentren des Gehirns neue Ansätze für die therapeutische Intervention bei Knochenmasseverlusten (Osteoporose) sowie bei Fraktur- und Knochendefektheilung eröffnet.

Material und Methoden

Um zu überprüfen, ob die Leptin abhängige Inhibition der Knochenformation ein Maus spezifisches Phänomen oder einen generellen Regulationsmechanismus in der Skelettphysiologie darstellt, untersuchten wir Zucker (fa/fa) Ratten, die eine inaktivierende Mutation im Leptinrezeptor aufweisen. fa/fa, fa/+ und Kontroll-Ratten wurden im Alter von 3 und 6 Monaten histologische, histomorphometrisch, und biomechanisch untersucht. Zusätzliche wurde laborchemisch der Serumhormonstatus und die Kollagenabbauprodukte im Urin bestimmt.

Ergebnisse

fa/fa Ratten weisen bei unveränderten Osteoblastenzahlen eine deutlich gesteigerte (2-fach) Knochenformation auf. Dies resultiert in einer signifikanten Steigerung der Knochenmasse sowohl in der Wirbelsäule als auch in den Röhrenknochen. Diese gesteigerte Knochenmasse besteht trotz eines ausgeprägten Hypogonadismus, der zur Osteopenie führen sollte. Im Hormonprofil (IGF-1, T4, Insulin, Östrogen) der Ratten findet sich kein Hinweis auf eine Steigerung bekannter osteoanaboler Substanzen. Im Gegensatz zur Situation in der ob/ob und db/db Maus ist in der fa/fa Ratte nicht nur die trabekuläre Knochenmasse gesteigert, sondern auch die Kortikalisdicke ist signifikant vergrößert. Dies erklärt die im 3-Punkt-Biegeassay nachgewiesene signifikante Verbesserung der biomechanischen Kompetenz des Knochen Röhrenknochens.

Diskussion und Schlussfolgerung

Die vorliegende Studie erweitert die Bedeutung der zentralen Kontrollfunktion von Leptin in der Regulation der Knochenmasse auf eine zweite Spezies. Darüberhinaus weist die Verstärkung des Skelett-Phänotyps in heterozygoten Tieren, die ansonsten nicht von Kontrolltieren zu unterscheiden sind, auf die Dominanz der Leptinwirkung auf den Knochen über die Effekte auf Körpergewicht und Gonadenfunktion hin. Diese Ergebnisse deuten darauf hin, daß es sich bei Erkrankungen des Skelettsystems und Verzögerungen in der Heilung von Skelettdefekten in der Tat mindestens ebenso um Störungen des Hypothalamus, wie auch des Knochens selber handelt.

327 Reduzierte Frakturkallusformation beim osteoporotischen Schaf

A. Müller (Davos), C. Eckhardt, B. Rahn, E. Schneider, C. A. Lill

Zielsetzung

Bei chirurgischer Versorgung osteoporosebedingter Frakturen kommt es häufig zum Versagen der Fixation. Dies könnte einerseits durch die reduzierte Knochenmasse, andererseits auch durch eine verzögerte Heilung erklärt werden. Ziel dieser Studie war die Untersuchung der Auswirkung von Osteoporose auf die Frakturheilung im Tiermodell und die Quantifizierung der Veränderungen des Knochenstoffwechsels nach Osteoporoseinduktion.

Material und Methoden

Es wurden 7 gesunde Schafe (Gruppe 1, unbehandelt, Alter 5 Jahre) und 6 osteoporotische Schafe (Gruppe 2, Alter 8 Jahre) in die Studie aufgenommen. Die Osteoporoseinduktion erfolgte nach bilateraler Ovarektomie über 7 Monate mit Methyprednisolongaben und Ca- und Vit.-D reduzierter Diät (Reduktion der BMD um 20%). 3 Monate vor Fraktur wurden die Steroide abgesetzt. Eine standardisierte quere Tibiaschaftosteotomie (Frakturspalt 3mm) wurde mit einem unilateralen Fixateur externe stabilisiert. Über 8 Wochen wurden in wöchentlichen Abständen Röntgenkontrollen durchgeführt. Im Osteotomiespalt wurde direkt postoperativ zur Bestimmung der Kallusdichte und -fläche sowie nach 4 und 8 Wochen eine Knochendichtemessung mittels pQCT (16 konsekutive Schnittbilder, Dicke 1mm) durchgeführt. Ausgewertet wurden die im Osteotomiespalt gelegenen Bilder. Nach Euthanasie (8 Wo. p.o.) wurden zur Bestimmung der Gesamtkallusdichte und -fläche 3 zentrale Schnittradiographien (Dicke 200 µm) quer zur Osteotomie bis 1,5 cm proximal und distal der Osteotomie gewonnen. Zum Zeitpunkt der Osteotomie und nach 8 Wochen wurden mittels mikro-CT (µCT 20) verschiedene Knochenstrukturparameter (BV/TV, Tb.N, Tb.Th, Tb.Sp) einer Beckenkammbiopsie bestimmt. Die Prüfung der Gruppenunterschiede erfolgte neben Varianzanalysen mit dem Mann-Whitney-U-Test.

Ergebnisse

Radiologisch fand sich bei den osteoporotischen Tieren (Gruppe 2) eine deutlich reduzierte Kallusformation während 8 Wochen. In Gruppe 2 war die mit pQCT bestimmte Kallusdichte im Osteotomiespalt nach 8 Wochen um 23% ($p=0{,}0025$), die Kallusfläche nach 4 Wochen um 29% ($p=0{,}028$) reduziert. In der Auswertung der Gesamtkallusformation (Schnittradiographien) zeigte sich eine Reduktion der Kallusfläche und -dichte in Gruppe 2, die nicht signifikant war. Während 8 Wochen nahm im Beckenkamm bei Gruppe 2 die Knochenvolumenfraktion um 18% ($p=0{,}001$), die Trabekelanzahl um 15% ($p=0{,}005$) und die Trabekeldicke um 7% ($p=0{,}101$) zu. Der Trabekelabstand nahm um 32% ($p=0{,}008$) ab. Die Strukturparameter der Gruppe 1 waren unverändert.

Schlussfolgerung

Vergleichbar zu Studien an osteoporotischen Ratten (Kubo et al. *J Steroid Biochem Mol Biol* 1999; Namkung-Matthai et al. *Bone* 2001) ist die Frakturheilung (Kallusformation und -mineralisation) bei osteoporotischen Schafen verzögert. Ein Steroideffekt auf Knochenzellen scheint 3–5 Monate nach Absetzen nicht mehr zu bestehen, da sich die Knochendichte und -struktur, vergleichbar zum Menschen, im Sinne einer Regeneration verändern.

328 Testosteron ist verantwortlich für die Unterdrückung der lokalen Wundimmunzellfunktion nach hämorrhagischem Schock

S. M. Nitsch (München), T. Seher, P. Angele, T. Hernandez-Richter, R. A. Hatz, F. W. Schildberg, M. K. Angele

Zielsetzung

Studien zeigen eine erhöhte Rate an Wundkomplikationen nach hämorrhagischem Schock, die durch eine Unterdrückung der lokalen Wundimmunzellfunktion verursacht wird. Ferner kommt es nach hämorrhagischem Schock zu einer exzessiven, systemischen inflammatorischen Reaktion, die zu einer Hemmung der systemischen Immunantwort in männlichen Mäusen führt. Eine Verringerung der Testosteronplasmaspiegel durch Kastration männlicher Mäuse verhindert die systemische Immunsuppression nach Blutverlust. Es ist jedoch unbekannt, welchen Effekt männliche Sexualhormone auf die lokale inflammatorische Reaktion und auf die Wundimmunzellfunktion nach hämorrhagischem Schock ausüben.

Material und Methoden

Um dies zu untersuchen, wurden 50% der männlichen Mäuse (C3H/HeN) kastriert. 2 Wochen danach wurde eine Laparotomie durchgeführt und subkutan Polyvinyl Schwämmchen bei allen Versuchstieren implantiert. Im Anschluß wurden Katheter in die Femoralarterien eingelegt, der mittlere arterielle Blutdruck auf 35±5 mmHg für 90 min reduziert (HS), gefolgt von Flüssigkeitssubstitution mit Ringers Lactat oder eine Kontrolloperation (Kontr) vorgenommen. 24Std. nach HS oder Kontr wurden die Tiere getötet und Wundimmunzellen gewonnen. Die Konzentration der proinflammatorischen Zytokine IL-1 (pg/ml) und IL-6 (pg/ml) wurde in den Zellüberständen nach Stimulation mit LPS gemessen. Zusätzlich wurden immunhistochemische Untersuchungen der Haut angefertigt und IL-6 semiquantitativ im Gewebe bestimmt (Tabelle 1).

Tabelle 1

	Kontr	Kontr/Kastr	HS	HS/Kastr
IL-1	148 ± 18	127 ± 38	67 ± 7[a]	156 ± 62
IL-6	655 ± 144	525 ± 78	298 ± 59[a]	613 ± 214

N = 7–8 Tiere/Gruppe, Mittelwert ± SEM, ANOVA, [a] $p<0.05$ gegen Kontr

Ergebnisse

Kastration führt in Kontrolltieren zu keiner Veränderung der Wundimmunzellfunktion in vitro. Während männliche Mäuse nach HS eine Unterdrückung der Zytokinsekretion von IL-1 und IL-6 durch Wundimmunzellen in vitro aufweisen, ist diese Hemmung in kastrierten Tieren nach HS nicht nachweisbar. Im Gegensatz dazu ist eine erhöhte Konzentration an IL-6 in der Haut in vivo nach HS nachweisbar. Kastration verhindert jedoch diese lokale, inflammatorische Reaktion nach hämorrhagischem Schock.

Schlussfolgerung

Somit scheint Testosteron für die Unterdrückung der Wundimmunzellfunktion durch eine massive inflammatorische Reaktion verantwortlich zu sein. Da Kastration die exzessive lokale Inflammation am Ort des Traumas und nachfolgende Unterdrückung der Wundimmunzellfunktion verhindert, könnten möglicherweise Versuche mit Testosteronrezeptorblockern die Wundkomplikationsrate nach traumatisch-hämorrhagischem Schock verringern.

329 Tissue-Engineering zur Reparatur von Meniskusdefekten – Etablierung eines in vitro Testmodells

J. Zellner (Regensburg), P. Angele, H. Faltermeier, R. Kujat, M. K. Angele, M. Nerlich

Zielsetzung

Etablierung eines in vitro Testmodells zur Analyse unterschiedlicher Tissue-Engineering Produkte auf die Reparatur von Meniskusdefekten.

Einleitung

Meniskusläsionen im avaskulären Bereich werden durch die teilweise oder komplette Entfernung des Meniskus behandelt. Jedoch führt dies durch deutlich erhöhte Druckbelastungen auf den umliegenden Knorpel zum Auftreten von osteochondrotischen Veränderungen. Einen vielversprechenden Ansatz zur Prophylaxe der arthrotischen Veränderungen stellt Tissue Engineering von Menisken dar. Zu diesem Zweck wurde ein in vitro Test-Modell etabliert, mit dessen Hilfe die Heilungstendenz einer Meniskusläsion unter Einsatz einer Matrix oder von Zell-Matrix-Konstrukten untersucht werden kann.

Material und Methoden

In den Innenmenisken von New Zealand White Rabbits wurden in vitro zentral in der pars intermedia mit einem Punch kreisrunde Defekte (Durchmesser 2 mm) gesetzt:

Gruppe A: Leerdefekt: kultiviert für 4 Wochen in chondrogenem Medium (DMEM + ITS + Pyruvat + Ascorbinsäure + Dexamethason + TGF-beta1).

Gruppe B: Auffüllung des Defekts mit einer Trägermatrix auf Gelatine/Hyaluronsäure-Basis: Kultivierung wie oben.

Gruppe C: Auffüllung des Defekts mit Trägermatrix, die zuvor mit 2×10^6 mesenchymalen Stammzellen/Matrix beladen und für 14 Tage in chondrogenem Medium (siehe oben) vorkultiviert wurde. Einsetzen des Zell-Matrix-Konstruktes in die Meniskusdefekte. 4 Wochen in vitro Kultur (Medium siehe oben). Histologische und immunhistochemische Analyse der Ergebnisse.

Ergebnisse

Gruppe A: es zeigte sich keine Bildung von Reparaturgewebe. Die eingangs ausgestanzten Defekte wiesen die gleiche Größe wie zu Versuchsanfang auf. Auch an den Stanzrändern war keine Gewebsbildung nachweisbar.

Gruppe B: keine Heilungstendenz, die Matrix löste sich nach ca. 8 Tagen auf. Danach erfolgte wie in Gruppe A keine Gewebsneubildung. Die Stanzränder waren von glatter Konsistenz.

Gruppe C: Es konnte knorpelähnliches Gewebe durch immunhistochemische Färbungen, v.a. gegen Kollagen I/II nachgewiesen werden, welches den Defekt komplett ausfüllte und mit dem umliegenden nativen Meniskusgewebe interagierte.

Schlussfolgerung

Das oben vorgestellte in vitro Testmodell stellt eine standardisierte Methode zur Analyse meniscogenetischer und meniscokonduktiver Faktoren dar. Die entwickelte Matrix in Zusammenhang mit mesenchymalen Stammzellen ermöglicht die Bildung von meniskusähnlichem Gewebe und ist ein vielversprechenden Ansatz zur Reparatur von Meniskusdefekten.

330 DHEA wirkt protektiv bei einer experimentellen polymikrobiellen Sepsis durch CLP – pathogenetische Bedeutung des TNF-α?

T. Wittwer (Hannover), M. van Griensven, M. Stalp, H.-C. Pape

Einleitung

Sepsis und Organversagen sind häufige Komplikationen im intensiv-medizinischen Verlauf nach Polytrauma.. In der Pathogenese dieser Komplikationen spielen Zytokine eine wichtige Rolle. Primär wird das TNF-α sezerniert, welches komplexe Folgereaktionen induziert, u.a. durch sekundäre IL-1β und IL-6 Produktion. Das Androgen Dehydroepiandrosteron (DHEA) wird diskutiert als ein Mediator, welches diese negative Beeinflusung antagonisieren kann.

Zielsetzung

Ziel dieser Arbeit war es, die Interaktion zwischen TNF-α und DHEA in der Sepsis zu untersuchen.

Material und Methoden

Eine Sepsis wurde in einem Ketamin/Xylazin Anästhesie über eine zökale Ligation und Punktion (CLP) mit einem 21G Nadel induziert. Als Kontrolle wurde nur eine Laparotomie durchgeführt. Die beiden Gruppen wurden aufgeteilt in einer mit DHEA behandelten Gruppe und einer ohne Behandlung. Diese 4 Gruppen wurden außerdem in normalen C57BL/6 und TNFRI-/- C57BL/6 Mäuse durchgeführt. Nach einem Beobachtungszeitraum von 96 Stunden wurden die Tiere wieder mit Ketamin/Xylazin anästhesiert und über Exsanguination getötet. In dem so gewonnenen Serum wurde die Konzentrationen von TNF-α, IL-1β, IL-6 und IL-10 bestimmt. Außerdem wurde die Allgemeinzustand und die Mortalität protokolliert.

Ergebnisse

In den mit DHEA behandelten CLP Tieren wurde eine 60% verringerte Mortalität beobachtet. Die Mortalität in den normalen CLP Mäuse ohne DHEA betrug 70%. Die Mortalität der TNFRI-/- Mäuse war 100% innerhalb der ersten 24 Stunden nach CLP. Die Konzentrationen der untersuchten Zytokinen waren in der Gruppe normaler Mäuse jeweils am höchsten (TNF-α: 845 pg/ml, IL-1β: 298 pg/ml, IL-6: 3087 pg/ml, IL-10: 1635 pg/ml). Diese Konzentrationen wurden signifikant durch das DHEA gesenkt. Dagegen wurden minimale Spiegel aller Zytokine in den TNFRI-/- Mäuse detektiert.

Schlussfolgerung

DHEA verringerte die Mortalität im vorliegenden Sepsismodell. Dieser Effekt kann auf einen Reduktion der Sekretion der Zytokine beruhen. Allerdings kann TNF-a in der initialen Phase nach Trauma eine protektive Rolle haben, da die TNFRI-/- Mäuse alle initial verstarben nach der CLP. DHEA konnte jedoch die Mortalität dieser Gruppe senken, so daß auch ein Zytokin-unabhängiger Weg des DHEAs in der Protektion angenommen werden kann. Weitere Untersuchungen sind notwendig, um die genaue Wirkweise des DHEA aufzuklären.

331 Einfluss von Heparinen auf die Knochendefektheilung

S. Werther (Essen), B. Herrmanns, B. Taeger, H.-J. Kock

Zielsetzung

Tierexperimentelle Untersuchung des Einflusses von unterschiedlichen Heparinen auf die Knochenheilung an einem standardisierten Defektmodell.

Kurzfassung

Unfraktioniertes Heparin (UFH) in hoher Dosierung hemmt die Knochenheilung stärker als das niedermolekulare Heparin (NMH) Certoparin.

Material und Methoden

In einem Blindversuch wurden 3 Gruppen (n = 10) von Kaninchen nach Setzen eines standardisierten Knochendefektes an beiden Femurkondylen über 6 Wochen mit hochdosiertem unfraktionierten Heparin (Natrium-Heparin), hochdosiertem niedermolekularem Heparin (Certoparin) und 0,9% NaCl-Lösung als Kontrolle behandelt. Die knöcherne Defektheilung wurde fluoreszenz-, licht- und elektronenmikroskopisch unter qualitativen Gesichtspunkten untersucht und in Mikroradiographien planimetriert sowie statistisch ausgewertet (Wilcoxon-Mann-Whitney-Test).

Ergebnisse

In der NMH-Gruppe fand sich im Vergleich zur Kontrollgruppe keine signifikante Hemmung der Knochendefektheilung ($p>0,05$). Die Knochendefekte in der UFH-Gruppe waren hingegen signifikant vergrößert ($p<0,001$). Während in der NMH-Gruppe keine histologischen und ultrastrukturellen Veränderungen der Knochenzellen auftraten, zeigte sich in der UFH-Gruppe bei der semiquantitativen Blinduntersuchung eine Verminderung der Zellorganellen und eine aufgehobene Schichtung der Knochenmatrix.

Schlussfolgerungen

NMH bewirkt am Kaninchenmodell im Vergleich zu UFH eine signifikant geringere Hemmung der Knochendefektheilung, wobei der Pathomechanismus in weiterführenden in vitro Untersuchungen geklärt werden sollte.

332 Quantifizierung von IGF-I und TGF-β1 sowie der Gesamt-Proteinkonzentration in der Frühphase der Frakturheilung

N. Brenner (Berlin), B. Wildemann, M. Raschke, G. Schmidmaier

Zielsetzung

In vitro und in vivo Studien zeigen, dass Wachstumsfaktoren (WF) wie IGF-I und TGF-β1 eine entscheidende Rolle bei der Frakturheilung spielen (1). Hierbei zeigt sich insbesondere in der Frühphase (1.–15 Tag) der Frakturheilung eine Stimulation der Zellproliferation und -differenzierung durch WF (2).
Ziel dieser Studie war es, erstmals die Konzentration von IGF-I und TGF-β1 sowie der Gesamt-Proteinkonzentration (P_{ges}) in der Frühphase der Frakturheilung im zeitlichen Verlauf zu untersuchen.

Material und Methoden

Bei 5 Mo. alten Spraque Dawley Ratten wurde unter standardisierten Bedingungen eine Fraktur der rechten Tibia erzeugt und intramedullär mit Titan-Kirschnerdrähten stabilisiert.

Gruppe I: Unfrakturierte Tibiae (n = 8)
Gruppe II: Frakturierte Tibiae (n = 8), 5 d
Gruppe III: Frakturierte Tibiae (n = 8), 10 d
Gruppe IV: Frakturierte Tibiae (n = 8), 15 d

Am Tag der Tötung, 5, 10 und 15d postoperativ, wurden die Tiere mit NaCl perfundiert, um das Blut aus Knochen-/Kallusgewebe zu entfernen. Die Tibiae wurden freipräpariert und die Kallusregion mit einer Schwingmühle (Retsch) unter Stickstoffkühlung zu feinem Pulver verarbeitet. Die WF wurden durch 1 M Essigsäure von den Bindungsproteinen freigesetzt und aus dem Kalluspulver eluiert. P_{ges} wurde mit Coomassie Plus Protein Assay (Pierce) und die Konzentration von IGF-I und TGF-β1 mittels ELISA (Brenzel Bioanalytic) bestimmt.

Ergebnisse

In den unfrakturierten Tibiae wird eine P_{ges} von 4,92±0,13 μg/mg Kallus gemessen. Die WF-Konzentrationen in dieser Gruppe liegt für IGF-I bei 4,89±0,24ng/mg und für TGF-β1 bei 132,83±10,60 pg/mg Kallus.
Im Verlauf der Frakturheilung ist ein stetiger Anstieg der P_{ges} zu beobachten. Bis zum 15. Tag nimmt die Konzentration an IGF-I stetig zu, während die Konzentration von TGF-β1 annähernd konstante Werte aufzeigt. Auf die P_{ges} bezogen steigt IGF-I/P_{ges} bis zum 10. Tag zunächst an, gefolgt von einem Abfall unter den Ausgangswert bis zum 15. Tag nach der Fraktur. TGF-β1/P_{ges} bleibt weitgehend konstant (Tabelle 1).

Tabelle 1

	unfrakturiert (=100%)	frakturiert (in% von Gruppe I)		
	(I)	5 d (II)	10 d (III)	15 d (IV)
Protein (P_{ges})	4,92 µg/mg Kallus	137±5	128±3	194±8
IGF-I	4,90 ng/mg Kallus	98±5	113±4	133±3
TGF-β1	132,83 pg/mg Kallus	158±20	151±19	159±13
IGF-I/P_{ges}	0,99 ng/µg	113±6	139±7	89±6
TGF-β1/P_{ges}	26,32 pg/µg	118±16	121±15	111±12

Schlussfolgerung

Die Untersuchungen zeigen erstmals die Konzentrationen von Gesamt-Protein sowie der Wachstumsfaktoren IGF-I und TGF-β1 im zeitlichen Verlauf der Frakturheilung an der Ratte. Während sich die P_{ges} stetig erhöht, scheint der TGF-β1-Anteil weitgehend konstant und der IGF-I Anteil einem phasenhaften Verlauf zu unterliegt. Immunhistologische und molekularbiologische Untersuchungen sollen mit den gewonnenen Daten korreliert werden, um einen weiteren Einblick über die Rolle der WF bei der Frakturheilung zu erhalten.

333 Untersuchungen zur inflammatorischen Genese des posttraumatischen Complex Regional Pain Syndrome Type I (CRPS I = M. Sudeck) der oberen Extremität

A. Gärtner (München), C. Schinkel, S. Zedler, M. Schürmann

Zielsetzung

Das „Complex Regional Pain Syndrome Type I" (CRPS I), besser bekannt als M. Sudeck ist eine häufige Komplikation nach Traumen im Bereich der Extremitäten. Obwohl die Erkrankung klinisch u.a. mit inflammatorischen Symptomen (Ödem, Überwärmung, Hautrötung) imponiert, wurde sie bislang meist als neurologische Störung interpretiert. Aktuelle Arbeiten zeigen jedoch Hinweise auf ein neurogen vermitteltes lokales Entzündungsgeschehen. Durch Bestimmung von Entzündungsmediatoren im seitengetrennten Venenblut bei CRPS I Patienten soll diese Hypothese überprüft werden.

Material und Methoden

Prospektiv wurde bei 25 konsekutiven posttraumatischen Patienten mit klinisch eindeutigem CRPS I der oberen Extremität und bei 28 altersgematchten und geschlechtsgematchten gesunde Probanden eine beidseitige Blutabnahme aus der Cubitalvene durchgeführt. Neben der Leukozytenzahl wurden folgende Parameter mittels ELISA bestimmt: IL-6, IL-8, sTNF-R I/II, sE-Selektin, sL-Selektin, sP-Selektin, Substance P (SP), Neuropeptide Y (NPY), Calcitonin-gene related peptide (CGRP) und CRP.

Ergebnisse

Die intraindividuelle Untersuchung sämtlicher Parameter im bilateralen Vergleich bei CRPS I Patienten erbrachte keine signifikanten Unterschiede zwischen den Konzentrationen am betroffenen und nicht betroffenen Arm. Im Vergleich zur Kontrollgruppe konnte bei der Leukozytenzahl, CRP und IL-6 keine Veränderungen nachgewiesen werden. Die proinflammatorischen Mediatoren IL-8 und sTNF-R I/II waren bei den CRPS I Patienten signifikant ($p<0,05$) erhöht, während alle drei Selektine hochsignifikant ($p<0,001$) supprimiert waren. Bei den Neuropeptiden war das SP ebenfalls hochsignifikant ($p<0,001$) erhöht, das CGRP und das NPY dagegen verblieben auf Kontrollniveau.

Schlussfolgerung

Trotz normaler Spiegel der konventionellen Entzündungsmarker (Leukos, CRP) weist die Erhöhung von IL-8 und sTNF-R I/II eine manifeste Inflammation nach. Die Hypothese einer neurogenen Entzündung, die durch antidrome Reizleitung in nocizeptiven C-Fasern und konsekutiver peripherer Freisetzung von Neuropeptiden vermittelt sein soll, wird zwar durch die hohe Konzentration an SP unterstützt, kann aber bei normalen CGRP und NPY nicht bewiesen werden.

334 Dosis-adaptierte Thromboseprophylaxe anhand der D-Dimer-Konzentration bei unfallchirurgischen Patienten

D. Peetz (Mainz), M. Hansen, A. Mayer, W. Prellwitz, P. Rommens, G. Hafner

Zielsetzung

Trotz Thromboseprophylaxe mit niedermolekularen Heparinen (NMH) tritt bei unfallchirurgischen Patienten in 6,5 bis 45,0% der Fälle nach elektiven oder Notfall-Eingriffen an der unteren Extremität eine tiefe Beinvenenthrombose auf. In der vorliegenden Studie wurde untersucht, ob die postoperative Thromboserate durch eine Dosisadjustierung der NMH-Prophylaxe entsprechend der Plasmakonzentrationen des Gerinnungsaktivierungsmarkers D-Dimer gesenkt werden kann.

Material

234 unfallchirurgische Patienten mit Operationen der unteren Extremität wurden präoperativ und bis zu 10 Tage postoperativ beobachtet. Die Patienten wurden ent-

sprechend ihres operativen Risikos in eine Hochrisikogruppe (Gruppe 1: Hüftgelenks- und Femuroperationen sowie Kniegelenksersatz, n = 102) und eine Gruppe mit mittlerem Risiko (Gruppe 2: andere Kniegelenksoperationen sowie Operationen an Tibia, Fibula und Fuß, n = 134) eingeteilt.

Methoden

Die Thromboseprophylaxe wurde mit Nadroparin-Calcium (NMH) durchgeführt. Als Basisprophylaxe erhielten alle Patienten täglich 2850 IU NMH am Morgen. Ab dem 4. postoperativen Tag wurde eine zweite Dosis NMH am Abend verabreicht, wenn die D-Dimer-Konzentration über 2 mg/l anstieg. D-Dimer wurde präoperativ und täglich postoperativ bestimmt. Bei allen Patienten wurde zwischen dem 5. und 7. postoperativen Tag eine bilaterale farbkodierte Doppler-Ultraschalluntersuchung der Bein- und Beckenvenen durchgeführt.

Ergebnisse

Die Gesamtthromboserate lag bei 2,1%, mit 3,9% Thrombosen in Gruppe 1 (1,96% distal und 1,96% proximal) und 0,8% Thrombosen in Gruppe 2 (nur distal). Patienten der Gruppe 1 zeigten sowohl prä- als auch postoperativ signifikant höhere D-Dimer Konzentrationen als Patienten der Gruppe 2 ($p<0,001$). Insgesamt wurde bei 77,5% Patienten der Gruppe 1 und 15,9% der Gruppe 2 eine Anpassung der NMH-Dosierung durchgeführt. Zur Reduktion der D-Dimer-Bestimmungen wurde eine ‚Receiver Operator Characteristics (ROC) curve analysis' durchgeführt. Die Analyse ergab, dass durch Bestimmung des D-Dimers an Tag 2 und 4 p.o. die Notwendigkeit einer Dosisadaptierung mit einer Sensitivität von 100% (Spezifität 72,8%) erkannt werden kann, so dass bei dieser Vorgehensweise keine tägliche Bestimmung des D-Dimers notwendig ist.

Schlussfolgerung

Bei unfallchirurgischen Hochrisikopatienten kann durch eine zweimalige postoperative D-Dimer-Bestimmung die Thromboseprophylaxe mit NMH erfolgreich adjustiert und eine erhebliche Reduktion der Thromboserate erreicht werden.

Samstag, 17. November 2001
10:15 – 12:00 Uhr (Saal 4/5)

C8.2 Junges Forum

335 Korrelieren Muskelfunktion und funktionelles Ergebnis nach Kreuzbandersatz

C. Kasten (Bonn), U. Stöckle, N. Südkamp, C. Paul, C. Rangger, N. P. Haas

Zielsetzung

Der Kreuzbandersatz bei VKB-Ruptur mit freien Ligamentum patellae Transplantat ist ein etabliertes Verfahren. Häufig besteht nach erfolgter Rehabilitation noch ein ausgeprägtes Muskeldefizit der betroffenen Extremität. Ziel war es, das funktionelle Resultat zu evaluieren und ein etwaiges Muskeldefizit der Knieextensoren und -flexoren zu verifizieren.

Material

Es wurden 44 konsekutive Patienten 1 Jahr postoperativ nach arthroskopischer Kreuzbandplastik mit Patellarsehnentransplantat nachuntersucht.

Methode

Es erfolgte eine klinische Untersuchung, eine instrumentelle Messung mit dem KT 1000, eine Muskelfunktionsprüfung mit dem Cybex und eine Evaluation des funktionellen Resultates an Hand von 3 Score-Systemen (IKDC, OAK, Lysholm). Die Patienten wurden unterteilt in 4 Gruppen: Gruppe 1: frische VKB-Rupturen, Gruppe 2: alte VKB-Rupturen, Gruppe 1a/2a: hohe Rehabilitationsintensität, Gruppe 1b/2b: geringe Rehabilitationsintensität.

Ergebnisse

IKDC:	A	B	C	D	OAK	Lysholm	Extensorendefizit (Kraft)
Gesamtgruppe	1	27	15	1	94	96	18%
Gruppe 1	1	17	13	0	94	96	16%
Gruppe 1a	1	10	10	0	93	96	14%
Gruppe 1b		7		3	96	95	21%
Gruppe 2		10	2	1	93	95	24%
Gruppe 2a			5	1	92	94	23%
Gruppe 2b		5		2	94	96	24%

Es bestand kein Unterschied zwischen Patienten mit frischen oder alten VKB-Rupturen bezüglich Muskeldefizit und kein Unterschied in Bezug auf das Muskeldefizit bei Patienten mit maximaler oder geringer Rehabilitationsintensität (U* = 141). Negative bzw. positive Korrelationen ergaben sich für: OP-Zeitpunkt/Muskeldefizit und Rehabilitationsintensität/Muskeldefizit (Gruppe 1: r = –0,39; Gruppe 1a: r = –0,63; Gruppe 1b: r = –0,06; Gruppe 2: r = 0,46; Gruppe 2a: r = 0,43; Gruppe 2b: r = 0,6).

Schlussfolgerung

1 Jahr postoperativ besteht nach VKB-Ersatz mit Patellarsehne ein gutes funktionelles Resultat, jedoch noch ein deutliches Muskeldefizit der Knieextensoren. Die negativen bzw. positiven Korrelationen für OP-Zeitpunkt/Muskeldefizit und Rehabilitationsintensität/Muskeldefizit sind auf individuelle Faktoren, Propriorezeption, Op-Zeitpunkt, Technik der Transplantatentnahme aus der Patellarsehne und Ausmaß der Rehabilitationsintensität zurückzuführen. Zusätzliche klinische und experimentelle Studien sind erforderlich.

336 Experimenteller Präzisionsvergleich von CT- und fluoroskopiegestützt navigierten transpedikulären Bohrungen an BWS und LWS

M. Schempf (Ulm), M. Arand, L. Kinzl, F. Gebhard

Zielsetzung

Im Rahmen der durchgeführten experimentellen Untersuchung erfolgt ein Vergleich der Präzision zwischen CT- und Iso-C-Arm Navigation auf der Basis von 3,2 mm standardisierten Pedikelbohrungen an der BWS und LWS.

Material und Methoden

Die Zielbohrungen erfolgten CT- und bildwandlernavigiert bei jeweils 15 thorakalen Wirbeln (Th6–Th10) und 15 lumbalen Wirbeln (L1–L5). Zur Standardisierung der Messungen wurde die Bohrung auf eine zuvor exakt in der Pedikelachse zentral implantierte 4 mm Stahlkugel gerichtet. Um untersucherabhängige Einflüsse auszuschließen wurden alle Bohrungen mit Hilfe eines Bohrständers durchgeführt, in dem sich eine navigierbaren Bohrmaschine (Kolibri®) fest fixiert befand. Zur Ausführung der Bohrungen wurde das Präparat (Sawbones®) in der Position unter dem Bohrständer eingespannt, dass die virtuelle Bohrung exakt auf das Zentrum der implantierten Stahlkugel gerichtet war. Dann erfolgte unter reinem Vorschub die Bohrung, vor und nach der Bohrung wurde die Instrumentenposition in Relation zum Präparat dokumentiert. Die Auswertung hinsichtlich der Präzision der Bohrungen erfolgte optisch sowie bei den perforierten Pedikeln messtechnisch mit einer Schieblehre senkrecht zur Pedikelwand. Bezüglich der Bohrkanallage wurde in drei Gruppen unterteilt:

Gruppe A zeigte eine komplett intraossäre Lage des Bohrkanals, Gruppe B zeigte eine leichte Vorwölbung des Wand der Bohrkanals ohne Perforation und bei Gruppe C fand sich eine Perforation, die weiterhin nach Ausdehnung (in mm senkrecht zur Pedikelwand) und Lage (medial, lateral, cranial und caudal) aufgeschlüsselt wurde.

Ergebnisse

Die fluoroskopisch navigierte Gruppe zeigte thorakal in 12/15 und lumbal in 15/15 rein intraossäre Lagen (Gruppe A). Thorakal fanden sich keine Abweichungen aus der Gruppe B, 3/3 Perforationen thorakal (Gruppe C) waren durchschnittlich 0,3 mm außerhalb des Pedikels (0,1–0,8 mm) gelegen. Die CT-basierten Bohrungen zeigten thorakal in 11/15 und lumbal in 15/15 Wirbeln eine rein intraossäre Lage (Gruppe A). Thorakal fanden sich aus der Gruppe B in 3 Fällen eine Vorwölbung ohne Austritt des Bohrkanals aus dem Pedikel (Gruppe B) und in einem Fall eine Perforation um 1,2 mm (Gruppe C).

Schlussfolgerung

Zwischen Fluoroskopie und Computertomographie als Grundlage der Navigation ergaben sich keine statistisch signifikanten Unterschiede hinsichtlich der Präzision beim gewählten Modell der Pedikelbohrungen. Tendenziell fand sich eine höhere Perforationsquote beim dünneren thorakalen Pedikel.

337 Neurokutane Defektdeckung am Daumen mit dem „Foucher"-Lappen

M. Pelzer (Ludwigshafen), M. Tränkle, C. Heitmann, M. Sauerbier, G. Germann

Zielsetzung

Ein beweglicher und sensibler Daumen ist von wesentlicher Bedeutung für Funktion der Hand. Alle wichtigen Greifformen erfordern den Einsatz des Daumens als Gegengriff. Kommt es zu Gewebedefekten stellt dies eine besondere Anforderung an die Rekonstruktion dar, da in fielen Fällen auch die Sensibilität wiederhergestellt werden muß. Der neurovaskuläre Foucher-Lappen, der an der dorsalen Grundphalanx des Zeigefingers gehoben wird ist eine optimale lokale Lösung für dieses Problem, da die Beschaffenheit der Haut im Vergleich zum Empfängergebiet sehr ähnlich, die Lappenhebung technisch relativ einfach und der Hebedefekt unproblematisch ist. In dieser Arbeit werden die mittelfristigen funktionellen Ergebnisse der sensiblen Defektdeckung mit diesen Lappen vorgestellt.

Material, Methoden und Ergebnisse

33 Foucher-Lappen wurden zwischen Mai 1992 bis Juni 1999 zur der Resensibilisierung des Daumens eingesetzt. Darunter waren drei Stumpfdeckungen und sechs Lappen zur Deckung von dorso-ulnaren Defekten des Daumens. 25 dieser Patienten (75%) konnten nach 36 (6–88) Monaten nachuntersucht werden. Das Durchschnittsalter der fünf Frauen und 20 Männer betrug 48 (6–71) Jahre. Neun Patienten hatten eine komplexe Handverletzung erlitten, 6 andere hatten einen Weichteilinfekt der zum Gewebeverlust führte. 24 Defekte waren Folge eines Traumas. Neun Lappen wurden bei der Primärrekonstruktion und 16 Lappen im Rahmen einer sekundären Rekonstruktion nach durchschnittlich 23 (2–78) Tage eingesetzt.
Die statische 2-Punkte-Diskriminierung (s2-PD) des Lappens lag bei 11 (4–15) mm im Vergleich zu 8 (4–15) mm des Spendergebietes am Zeigefinger der Gegenseite. Das ist ein Verlust von durchschnittlich 3 mm (27%). Die s2-PD der unverletzten Daumenpulpa der Gegenseite lag bei 5,2 (2–12) mm. Die Spitz-/Stumpfdiskriminierung war 19 Patienten (76%) möglich und sechs Patienten (24%) nicht möglich. 12 Patienten (48%) hatten eine vollständige, 13 Patienten (52%) eine unvollständige kortikale Reorientierung, die von 3 Patienten (12%) als störend empfunden wurde. Die Kraft beim Spitzgriff betrug 71%, beim Dreifingergriff 69% und beim Klemmgriff 82% der Gegenseite. Die Beweglichkeit des Spenderfingers war im Seitenvergleich im Seitenvergleich um 5% reduziert. Geringe Probleme bei den Alltagstätigkeiten wurden von 14 Patienten (56%) und mäßige Probleme von 10 Patienten (40%) geäußert. Mit dem Gesamtergebnis waren 88% der Patienten (22/25) zufrieden. 76% (19/25) konnten ihre ursprüngliche Arbeitstätigkeit wieder aufnehmen bzw. ihre gewohnten Tätigkeiten wieder durchführen.

Schlussfolgerung

Der Foucher-Lappen ist unsere erste Wahl, bei der primären und sekundären Defektdeckung am Daumen. Wir fanden sehr gute Ergebnisse bezüglich der sensiblen und kosmetischen Ansprüche, bei gleichzeitigem minimalen Hebedefekt und hoher Zufriedenheit der Patienten.

338 Navigation mit 3D- Daten des Bildwandlers-Testung einer neuen Technologie am Beispiel der Marknagelverriegelung am distalen Femur

C. A. Schäffler (Berlin), U. Stöckle, H. Wälti, B. König, L. P. Nolte, N. P. Haas

Einleitung

Die neue 3D- C- Arm- Technologie verbindet die Vorteile der CT- und der C-Arm-basierten Navigation. Sie ermöglicht die Navigation mit einem intraoperativen Scans bei

CT-ähnlicher Bildqualität ohne präoperatives CT und Matching. Bei verringerter Strahlenbelastung kann der Chirurg jederzeit ein aktuelles 3D- Modell des Patienten zur Navigation aufnehmen.
Für die Verriegelung von Marknägeln ist die exakte Einhaltung der Bohrlochachse erforderlich. Für die intraoperative Navigationsplanung ist wegen des geringen Nageldurchmessers eine hohe Bildauflösung bei minimalen Metall- Artefakten im 3D-Modell erforderlich.

Zielsetzung

Testung der Navigation mit dem 3D-Bildwandler Iso-C 3D ® von Siemens® für die Verriegelung

Material und Methoden

Mit dem Iso-C-3D wurden 40 Verriegelungsbohrungen in Modelle distaler Femora navigiert. Die Verwendung eines 4,5mm- Bohrers erforderte höchste Präzision, um unter Verwendung des SurgiGATE®-Systems der Firma Medivision® durch 5-mm-Rundlöcher im Marknagel zu bohren.
Bewertet wurden Bildqualität, Genauigkeit und Metall- Artefakte des Scans, Planbarkeit und Umsetzung der Bohrungen.

Ergebnisse

Von den 40 eingebrachten Bohrungen wurden planungsgemäß 19 Bohrungen ohne und 11 Bohrungen mit minimalem Metallkontakt in der geplanten Achse eingebracht. In 7 Fällen war eine leichte Achskorrektur im selben Bohrloch erforderlich.
Zwei mal konnte wegen Achsabweichung der Bohrmaschine der 4,5-mm-Bohrer nicht eingebracht werden. Ein 3-mm-Bohrer wurde in beiden Fällen problemlos platziert. Einmal wurde eine Achskorrektur wegen Dislokation des Nagels im Modell erforderlich.
Bei minimalen Metallartefakten konnte in allen Scans trotz Verringerung der Bildqualität im Randbereich mit höchster Präzision navigiert werden.

Schlussfolgerung

Genauigkeit und Auflösung des 3D- Bildwandler- Scans sind bei geringeren Metallartefakten einem CT vergleichbar. Planungsgemäß konnten 37/40 Bohrungen (93,5%) eingebracht werden. Zweimal wurde durch den Operateur die Bohrmaschine verkantet, einmal kam es zur Dislokation des Marknagels.
Der Iso-C-3D gestattet damit höchste Präzision bei der Navigation anhand intraoperativ gewonnener Bilddaten. Das gestattet Repositionsmanöver im OP und eröffnet ein breites Feld für die Anwendung der chirurgischen Navigation im traumatologischen OP.

339 Klinische Auswirkungen der Änderung der Behandlungsstrategie von Oberschenkelschaftfrakturen bei Polytrauma – eine retrospektive Analyse

K. Grimme (Hannover), H. C. Pape, M. Panzica, C. Krettek

Zielsetzung und Einleitung

Die Behandlungsstrategien der Oberschenkelschaftfraktur beim polytraumatisierten Patienten unterlagen innerhalb der letzten zehn Jahre einem drastischen Wandel. Wir untersuchten rückblickend anhand unserer Behandlungsprotokolle den posttraumatischen Verlauf von 514 schwerverletzten Patienten im Hinblick auf den Zeitpunkt der definitiven Versorgung mittels Marknagel (OSMN).

Material und Methoden

Universitätsklinikum, Traumazentrum. Einschlußkriterien: Alter >18 Jahre, stumpfe Mehrfachverletzung (ISS >18) mit Oberschenkelschaftfraktur. Zeitraum: sofortige definitve Versorgung mittels Marknagel (SDV) (1981–1989), Übergangsphase (ÜP) (1990–1992), verletzungsadaptierte Behandlungsstrategie (primär temporär (Fixateur externe), sek. definitive (OSMN)) (VAB) (1993–2000) Parameter: Demographische Daten, ARDS-Häufigkeit, Komplikationen während der Intensivtherapie. Statistik: T-Test, p<0,05 (Tabelle 1).

Ergebnisse

Tabelle 1

		SDV 1981–89	ÜP 1990–92	VAB 1993–2000	p
Pat. Nr.	I° OSMN	141	26	110	–
	I° Fix,II° OSMN	39	21	68	#
	I° Platte	55	31	13	–
Mittlerer ISS	I° OSMN	38,3[a]	36,1	37,8[a]	n.s.
	I° Fix,II° OSMN	41,1	37,1	39	n.s.
	I° Platte	38,4	34,1	33,1	n.s.
AIS thorax	I° OSMN	3,8	3,4	2,6	#
	I° Fix,II° OSMN	4,1	4,0	3,8	n.s.
	I° Platte	2,8	2,9	3,4	n.s.
ARDS (%)	I° OSMN	32,1	22,2	15,1	#
	I° Fix,II° OSMN	22,1	12,9	9,1	#
	I° Platte	19,1	16,1	21,7	n.s.

signifikante Unterschiede 81–89 vs 93–2000, [a] signifikant I° OSMN vs I° Fix.

Schlussfolgerungen

Seit 1993 (VAB) wurden Patienten nur noch dann einem primär intramedullärem Verfahren unterzogen, wenn die Verletzungsschwere des Thorax dieses nach klinischer Einschätzung zuließ. Verglichen mit den Patienten der Gruppe „sofortige definitve Versorgung", scheint ein niedrigerer AIS-Thorax nicht der einzige Grund für das von uns beobachtete drastisch reduzierte Auftreten der ARDS-Häufigkeit zu sein, insbesondere unter Berücksichtigung der Gesamtverletzungsschwere der beiden Gruppen (SDV vs. VAB).
Nach unserer Einschätzung hat neben den zu verzeichnenden Fortschritten der Intensivtherapie und der chirurgischen Vorgehensweise (unaufgebohrte Marknagelung) ebenso die Einführung der verletzungsadaptierten Behandlungsstrategie einen positiven Einfluß auf die Rate pulmonaler Komplikationen.

340 Destruierende unspezifische Spondylodiszitiden – Klinische und radiologische Ergebnisse unter Berücksichtigung unterschiedlicher Operationstechniken

J. Sasse (Bonn), J. Pförtner, O. Diedrich, O. Schmitt

Zielsetzung

Retrospektive klinische und radiologische Nachuntersuchung des eigenen zwischen 1990 und 1999 operativ behandelten Patientenkollektivs. Vergleich ventraler, dorsaler sowie kombinierter Operationsmethoden in der Behandlung von destruierenden unspezifischen Spondylodiszitiden. Ermittlung des aktuellen Erregerspektrums sowie korrespondierender Antibiotika-Resistenzen

Material und Methoden

In dem o.g. Zeitraum wurden 74 Patienten (Alter 9–91 Jahre) wegen einer destruierenden unspezifischen Spondylodiszitis operativ behandelt. Von 62 Patienten (84%) konnten die klinischen und radiologischen Verläufe ausgewertet werden. Eine rein dorsale Intervention fand bei 23 Patienten statt. In 20 Fällen erfolgte ein rein ventrales und bei 19 Patienten ein kombiniert dorso-ventrales Vorgehen.

Ergebnisse

Bei histologisch nachgewiesener florider destruierender Spondylodiszitis war in 27% mikrobiologisch trotz offener Probengewinnung kein Keimnachweis möglich. Den Hauptanteil der isolierten Erreger bildeten Staphylokokkus aureus (43%), Strepto-

und Enterokokken (24%), koagulasenegative Staphylokokken und Enterobacteriaceae (19%). Radiologisch war keine signifikant bessere Wiederherstellung des lateralen Wirbelsäulenprofils für eine der Operationstechniken nachzuweisen ($p<0{,}05$). Ein Korrekturverlust bis zur NU trat unabhängig der durchgeführten Operationsmethode auf. Ein direkter Zusammenhang zwischen den klinischen Beschwerden z.Z. der NU (Oswestry-Score) und der verwendeten Operationsmethode bzw. der postoperativen Kyphosierung war nicht nachzuweisen.

Schlussfolgerung

Haupterreger der unspezifischen Spondylodiszitis sind weiterhin Staphylokokken, obwohl Problemkeime eine zunehmende Rolle spielen. Insbesondere bei älteren und immungeschwächten Patienten steht neben einer Dekompression bei neurologischen Ausfällen und der stabilen Herdsanierung die schnellstmögliche Remobilisierung im Vordergrund der operativen Behandlung. Entsprechend des Allgemeinzustandes des Patienten sowie der Lage und Größe des destruierenden Prozesses ist nicht in allen Fällen ein ventrales bzw. kombiniert dorso-ventrales Vorgehen erforderlich.

341 Untersuchungen zur Gefäßversorgung der Achillessehne

H. M. Rau (Aachen), P. Klever, H. J. Erli, O. Paar

Zielsetzung

Die Achillessehne überträgt die Zugkräfte des Musculus triceps surae auf das Fersenbein. Obwohl sie eine der wiederstandsfähigsten Strukturen des menschlichen Körpers für statische und dynamische Zugbelastungen ist treten traumatische und spontane Achillessehnenrisse, mit und ohne degenerativen Vorschädigungen auf. Das Wissen um die normale Blutversorgung der Achillessehne ist für deren Rekonstruktion, und für die Wahl des operativen Verfahrens wichtig. Es könnte weiterhin Aufschlüsse über die Ursache von Achillessehnenrupturen geben. Ziel dieser Untersuchung war es sich einen Gesamtüberblick über die Gefäßversorgung der Achillessehne vom Abgang der versorgenden großen Gefäße des dorsalen Unterschenkels bis in ihre Aufzweigungen in der Achillessehne zu erhalten

Material und Methoden

An zur vollständigen Sektion freigegebenen Leichen der pathologischen Abteilung wurde eine Gefäßuntersuchung durchgeführt. Nach dem Spülen des Gefäßsystems wurde in das Gefäßsystemes ein erhitztes Barium-Gelatine-Gemisch in die Arteria poplitea injeziert. Nach Abkühlen und somit Aushärten des Kontrastmittels wurden konventionelle Röntgenbilder des Unterschenkels in drei verschiedenen Ansichten angefertigt. Nach Präparation der Achillessehne wurde anschließend in verschiedenen Ansichten mikroradiographiert. Eine histologische Aufarbeitung von 5 Fällen schloß den Untersuchungsgang ab.

Ergebnisse

Die Untersuchung gibt einen Eindruck über die Angioarchitektur der Achillessehne von der man auf die Durchblutungs- und Versorgungssituation zurückschließen kann. Das Gefäßsystem der Achillessehne ist zweigeteilt in ein intra- und extratendinöses Gefäßsystem. Das Paratenon ist als Teil des extratendinösen Systems sehr wohl mit Zuflüssen an der Versorgung der Achillessehne beteiligt. Es gibt auf allen Höhen Gefäße an die Achillessehne ab, die auch tief in das Sehneninnere einstrahlen.

Schlussfolgerung

In dem Bereich zwischen den beiden Zonen erhöhter Gefäßeinstrahlung am cranialen und caudalen Ende der freien Achillessehne konnte keine herausragende Zone mit nochmals verminderter Gefäßdichte im Sinne einer „letzten Wiese“ gefunden werden.

342 Über die Inzidenz von Rotationsfehlstellungen nach operativer Versorgung von Ober- und Unterschenkelfrakturen

A. Rübberdt (Berlin), A. Ganslmeier, P. A. W. Ostermann, S. Mutze, A. Ekkernkamp

Zielsetzung

Rotationsfehlstellungen nach operativer Versorgung von Ober- und Unterschenkelfrakturen sind selten diagnostizierte Komplikationen, die häufig erst im Rahmen der Mobilisierungsphase der Patienten klinisch apparent werden. Literaturangaben über die Inzidenz sind sehr spärlich. Die Patienten fallen durch ein verändertes Gangbild auf oder klagen über belastungsabhängige Schmerzen in der betroffenen Extremität. Bei der Quantifizierung des Rotationsfehlers ist das Drehfehler-CT ein präzises Diagnostikum und nützliches Instrument bei der präoperativen Planung. Die vorgestellte Studie evaluiert die Häufigkeit von Rotationsfehlstellungen aus einem Kollektiv von 272 operativ versorgten Ober- und Unterschenkelfrakturen.

Material und Methoden

In der Zeit vom 03.09.1999 bis 31.12.2000 wurden 129 Oberschenkelschaftfrakturen (geschlossen n = 77, I° offen n = 25, II° offen n = 12, III° offen n = 15) und 143 Unterschenkelfrakturen (geschlossen n = 63, I° offen n = 27, II° offen n = 21, III° n = 32) operativ mit einem Fixateur externe, plattenosteosynthetisch oder mit einem intramedullären Implantat versorgt und ausbehandelt.

Ergebnisse

In dem Gesamtkollektiv von n = 272 Patienten wurden bei n = 12 (4,8%) Patienten klinisch in n = 7 Fällen Rotationsfehlstellungen des Femur (5,4%) und in n = 5 Fällen der Tibia (3,5%) festgestellt. Mittels Drehfehler-CT-Untersuchung wurde in n = 4 Fällen eine Außenrotationsfehlstellung des Femur von min. 12,2° und max. 52° festgestellt. Jeweils in einem Fall wurde eine Innenrotationsfehlstellung von 17° (n = 1) und eine kombinierte Außenrotations-/Varusfehlstellung (n = 1) nach Epiphysiolysis capitis femoris mit proximaler Femurfraktur diagnostiziert. Am Unterschenkel wurden n = 3 Außenrotationsfehlstellungen von min. 6° und max. 25° sowie n = 2 Innenrotationsfehlstellungen von je 17° und 38° mittels Drehfehler-CT quantifiziert. In n = 10 (3,4%) Fällen erfolgte eine operative Korrektur der Fehlstellung nach Frakturkonsolidierung und Vorliegen stabiler Weichteilverhältnisse. Eine erneute Drehfehler-CT-Kontrolle nach dem Korrektureingriff wurde aufgrund der hohen Strahlenexposition nicht durchgeführt und erscheint uns nicht sinnvoll. Entscheidend sind klinisch ein physiologisches Gangbild und Beschwerdefreiheit des Patienten.

Schlussfolgerung

Die in der vorgestellten Studie ermittelte Inzidenz von 5,4% (der diagnostizierten) postoperativen Rotationsfehlstellungen von Femur und Tibia ist nicht repräsentativ und wahrscheinlich höher anzusetzen. Allerdings sind Rotationsfehlstellungen bis zu einem gewissen Grad tolerabel und nicht in jedem Fall korrekturbedürftig. Bei der Rotationsfehlerbestimmung liefert das Drehfehler-CT präzise Ergebnisse. Zu fordern ist jedoch primär eine subtile Operationstechnik mit ggf. intraoperativer dynamischer Bildwandlerkontrolle.

Minimalinvasives Versorgungskonzept distaler Unterschenkelfrakturen mittels gedeckter Marknagelung

J. Ellwanger (Leipzig), O. Gonschorek, H. Lill, M. H. Kirschner, G. O. Hofmann, V. Bühren

Zielsetzung

Der distale Unterschenkel stellt in bezug auf Knochenbruchheilung und Weichteilmanagement eine besonders kritische Zone dar. Gedeckte Versorgungen sind wünschenswert, stellen jedoch in bezug auf Technik und Implantat eine besondere Herausforderung dar. Die gedeckte Marknagelosteosynthese zur Versorgung von Frakturen des distalen Fünftels der Tibia soll auf ihre Zuverlässigkeit hin überprüft werden.

Material und Methoden

Von März 1994 bis Februar 1998 wurden 47 Unterschenkelfrakturen des distalen Fünftels unter Einsatz der gedeckten Marknageltechnik versorgt und prospektiv erfasst. Die 32 Männer und 15 Frauen waren zum Zeitpunkt der Versorgung zwischen 18 und 86, im Mittel 44, Jahre alt. Röntgenkontrollen erfolgten nach 6 Wochen sowie nach 3 und 6 Monaten. Die Nachuntersuchungen wurden unter Anwendung des Knee and Ankle Scores mindestens 2 Jahre nach der Versorgung durchgeführt. Zum Einsatz kam ein speziell für diese Indikation neu entwickeltes intramedulläres Osteosynthesesystem.

Ergebnisse

Unter differenzierter Indikationsstellung für geeignete Bruchformen konnten alle 47 Frakturen innerhalb von 12 bis 20 Wochen zur Ausheilung gebracht werden. Zwei funktionell nicht relevante Fehlstellungen sowie zwei folgenlose Bolzenbrüche stellten die einzigen Komplikationen dar. Die zum Einsatz kommenden Scores konnten mit 89,3% bzw. 93,6% gute bzw. sehr gute Ergebnisse nachweisen.

Schlussfolgerungen

Durch die Erweiterung der Indikationsgrenzen der Marknagelosteosynthes auf die distale Tibiamethaphyse kann diese in bezug auf Weichteil- und Knochenbruchheilung kritische Region von gedeckten Osteosyntheseverfahren profitieren. Vorteilhaft kam dabei ein neu entwickeltes Nageldesign zum Einsatz, das zwei weit distale Verriegelungsoptionen im 90°Winkel zueinander aufweist. Ganz wesentlich erscheint das Einhalten eines Algorythmus, nachdem die Versorgung der Fibula in Abhängigkeit der Frakturart und -höhe zu berücksichtigen ist.

344 Infektsanierung bei akuter Osteitis nach Marknagelosteosynthese durch programmierte Etappenlavage und Marknagelwechsel

Th. Stein (Murnau), M. Militz, A. Zobel, G. O. Hofmann

Zielsetzung

Durch programmierte Etappenlavage und Implantatwechsel wurde eine Infektsanierung unter Erhalt des Osteosyntheseverfahrens angestrebt.

Problembeschreibung – Material, Methode, Ergebnisse

Bei der akuten Osteitis nach Marknagelosteosynthese stellt die Infektsanierung wegen des intramedullären Implantates und der Instabilität bei Entfernung des Implantates aufgrund eines septischen Verlaufes eine besondere Herausforderung an den behandelnden Chirurgen dar.
Durch konsequentes Umsetzen des Konzepts der Etappenlavage kamen wir zu dem Schluss, daß durch einen Implantatwechsel im Rahmen der Etappenlavage eine Infektsanierung zu erreichen ist.
Seit 1998 haben wir 83 Patienten mit akuten Osteitiden behandelt. Davon handelte es sich in 4 Fällen (4,9%) um Osteitiden bei Marknagelosteosynthese. Im Durchschnitt waren 6 Etappenlavagen zur Infektsanierung erforderlich. Für die temporäre Osteosynthesen wurden jeweils 2 resterilisierte Implantate im Wechsel verwendet.
In 2 Fällen handelte es sich um Gammanägel und in 2 Fällen um Verriegelungsmarknägel nach Frakturen.
Mit einem durchschnittlichen Nachuntersuchungsintervall von 16 Monaten konnten wir in allen 4 Fällen Infektfreiheit und knöcherne Konsolidierung feststellen.

Schlussfolgerungen

Die programmierte Etappenlavage mit Implantatwechsel stellt nach unserer Einschätzung ein praktikables und erfolgversprechendes Therapiekonzept dar, um den Übergang einer akuten in eine chronische Verlaufsform der Osteitis nach intramedullärer Osteosynthese zu verhindern.

345 Entwicklung eines Infektmodelles an der Ratte

S. Sadoni (Berlin), M. Lucke, R. Schiller, G. Schmidmaier, M. Raschke

Zielsetzung

In der Literatur beschriebene Infektmodelle am Kleintier arbeiten mit variablen, zumeist hohen Keimdosen. Zusätzlich werden sklerosierende Substanzen, Fibrinkleber oder thermische Nekrosen zur Etablierung einer Osteomyelitis angewandt. Ziel ist die Entwicklung eines Infektmodells an der Ratte, welches nur metallische Implantate als Promotor der Infektausbildung benötigt. Die Keimdosis sollte definiert und möglichst gering sein.

Material und Methoden

5 Monate alten weiblichen Sprague Dawley Ratten ($n = 50$) wurde der proximale Tibiamarkraum eröffnet, 10 µl einer definierten Keimmenge von Staphylococcus aureus

(ATCC 49230) inokuliert und ein Titan-K-Draht bis zur distalen Metaphyse eingeführt. Folgende Gruppen wurden untersucht:
I: 10^7 KolonieBildendeEinheiten(KBE)/10 µl (n = 10)
II: 10^6 KBE/10 µl (n = 10)
III: 10^4 KBE/10 µl (n = 9)
IV: 10^2 KBE/10 µl (n = 10)
V: 10 µl steriler Phosphatpuffer (n = 10)
Zu den Zeitpunkten 0, 3, 7, 14, 21 und 28 Tagen wurden Blutbild, Gewicht und Temperatur bestimmt. Wöchentlich wurden Röntgenbilder der Tibiae in zwei Ebenen angefertigt und radiologische Infektzeichen beurteilt. Nach 4 Wochen wurden die Tiere getötet. Es wurden Kulturen aus 3 ml intrakardial gewonnenem Blut angefertigt. Nach steriler Präperation der Tibia erfolgte ein Abstrich aus der Nageleintrittsstelle. Der entfernte K-Draht wurde auf einer Agarplatte abgerollt und in eine Nährbouillon überführt. Agarplatten und Bouillon wurden 24 h bei 37°C inkubiert. Die Tibiae wurden gewogen und in einer Schwingmühle unter N_2-Kühlung zermahlen. Das Pulver wurde suspendiert, zentrifugiert und aus dem Überstand die Anzahl KBE/g Knochen bestimmt.

Ergebnisse

Blutbild, Körpergewicht und Temperatur ergaben keine Unterschiede zwischen den Gruppen. Gruppen I–IV zeigten radiologische Zeichen einer progredienten Knocheninfektion, während in der Gruppe V keine Veränderungen sichtbar waren. In den Blutkulturen aller Gruppen war der Testkeim nicht nachweisbar. Alle Tiere der Gruppen I–IV zeigten mikrobielles Wachstum auf den Abrollplatten und in der Bouillon. 87% der Abstriche ergaben einen positiven Keimnachweis. Abstriche, Abrollplatten und Bouillons der Gruppe V blieben steril. Die Knochengewichte der Gruppen I–IV waren gegenüber Gruppe V signifikant erhöht. Die KBE/g Knochen lagen im Bereich von $2{,}9\times10^5$ bis $2{,}8\times10^6$ (Tabelle 1). Knochen der Gruppe V blieben steril.

Tabelle 1

Gruppe	Knochengewichte in mg	KBE/g Knochen
I	$839\pm55^{*III,IV,V}$	$2{,}8\times10^6\pm9{,}8\text{x}10^{5*II,III,IV,V}$
II	$852\pm92^{*III,IV,V}$	$1{,}0\times10^6\pm5{,}5\text{x}10^{5*IV,V}$
III	$731\pm30^{*IV,V}$	$5{,}3\times10^5\pm2{,}1\text{x}10^{5*V}$
IV	$750\pm87^{*V}$	$2{,}9\times10^5\pm8{,}0\text{x}10^{4*V}$
V	625 ± 52	0 ± 0

* signifikant zu (Gruppen); $p<0{,}05$ Mann-Whitney-U-Test

Schlussfolgerung

Es konnte ein Infektmodell an der Ratte etabliert werden, das nur Implantate als Infektpromotor verwendet. Die Infekte lassen sich mikrobiologisch und radiologisch nachweisen. Das Modell ermöglicht Untersuchungen zur Pathologie der Implantat-assoziierten Osteomyelitis.

Samstag, 17. November 2001
10:15 – 12:00 Uhr (Saal 8)

C2.2 Qualitätssicherung und -management in der Unfallchirurgie

346 Analyse telemedizinischer Konsultationen in der Unfallchirurgie unter sozio-ökonomischen Aspekten

M. Maghsudi (Regensburg), C. Neumann, R. Hente, M. Nerlich

Zielsetzung

Der Zwang zur Einsparung bei begrenzten Ressourcen verbietet unnötige Patiententransporte in Kompetenzzentren. Auf der anderen Seite erfordern die steigende Komplexität der Leistungsprozesse in der Medizin einen schnellen Informationsfluß. Die Frage war, bei welchen unfallchirurgischen Patienten können mittels Telemedizin die medizinische Versorgung verbessert und Ressourcen eingespart werden?

Material und Methoden

In einer prospektiven Studie wurde in einem Netzwerk aus 39 Krankenhäusern der Grund- und Regelversorgung eine Einzelfallanalyse von 346 telemedizinischen Konsultationen zu einem Krankenhaus der Maximalversorgung durchgeführt. Die übermittelten Befundmaterialien wurden hinsichtlich ihrer Aussagefähigkeit und Qualität für die Fragestellung beurteilt. Die Konfiguration der telemedizinischen Systeme bestand aus einem Standard PC (mindestens Pentium 166MHz, 32 MB RAM, 17″-Monitor, 1,6 Gbyte HDD, Windows 95) sowie einem Viedeokonferenzsystem „Proshare 200" von Intel. Die Vernetzung erfolgte über einen Euro-ISDN-Anschluß.

Ergebnisse

Das Befundmaterial war in 96% als zumindest ausreichend für die Beantwortung der Fragestellung beurteilt worden. Insbesondere bei Frakturen an der Wirbelsäule, am Becken und Calcaneus konnten in 28 Fällen (8,1%) ein Patiententransport vermieden werden.

Schlussfolgerung

Durch Nutzung der Telemedizin kann eine höhere Kompetenz an Krankenhäuser der Grund- und Regelversorgung vermittelt werden. Durch Vermeidung unnötiger Patiententransporte und eine heimatnahe Versorgung ist eine Schonung von wirtschaftlichen Ressourcen möglich.

347 Verbesserung der Dokumentation erbrachter medizinischer Leistungen durch mobile Datenerfassung des ärztlichen Aufnahme- und Visitenbefundes

K. Bauwens (Berlin), S. Hentsch, M. Walter, D. Stengel, A. Ekkernkamp

Kurzfassung

Die mobile Erfassung des Aufnahme- und Visitenbefundes führt zu einer verbesserten Dokumentation und vollständigeren Erfassung bestehender Nebendiagnosen mit unmittelbarer Auswirkung für die Einstufung über die DRG.

Zielsetzung

Verbesserung der Dokumentation durch Entwicklung eines Computerprogramms, welches auf einem mobilen Taschencomputer den täglichen ärztlichen Arbeitsprozess nachbildet.

Problembeschreibung

Mit Einführung und Erprobung des vom Gesetzgeber in der Strukturreform 2000 (Paragraph 17b KHG) geforderten durchgängigen leistungsorientierten und pauschalierten Vergütungssystems im Jahre 2002 anhand sog. DRGs („diagnosis related groups), wird die zukünftige Vergütung von Krankenhausleistungen direkt von der Vollständigkeit der Dokumentation der erbrachten Leistungen abhängen.

Material und Methoden

Zur Unterstützung der ärztlichen Dokumentation wurde ein Dokumentationssoftwareprogra mm (meditrace) entwickelt, das es ermöglicht, den klinischen Aufnahme- und Visitenbefund auf einen mobilen Taschencomputer (Psion 5 mx pro) während der Visite als Primärdaten standardisiert zu erfassen. Ein elektronisch abgebildeter Entscheidungsbaum bildet die Programminhalte „Patientenbeschwerden, Untersuchungsbefund und weiteres Vorgehen (Procedere)" detailliert elektronisch ab. Die Dateneingabe erfolgt wahlweise über einen „touchscreen" oder über eine Tastatur. Durch eine vom System implizierte Verknüpfung von Symptomen mit Diagnosen werden zusätzlich Vorschläge für vorhandene Nebendiagnosen gemacht.

Ergebnisse

Bei einer ersten Evaluierung eines Prototyps auf einer chirurgischen Station, ließ sich das System problemlos in den klinischen Alltag ohne zeitlichen Mehraufwand integrieren, so daß momentan in einer prospektiv-randomisierten Studie untersucht wird, ob die mobile Datenerfassung im Vergleich zur herkömmlichen Dokumentation

zu einer vollständigeren und korrekteren Befunddokumentation führt. Aufgrund des unmittelbaren Zusammenhangs zwischen Vollständigkeit vorhandener Nebendiagnosen und Einstufung über die DRG, wurde als Hauptzielkriterium die Anzahl dokumentierter Nebendiagnosen gewählt. Als Nebenzielkriterien wurden die Genauigkeit der erfassten Nebendiagnosen und die Zufriedenheit der dokumentierenden Ärzte festgelegt.
In einer ersten Zwischenauswertung zeigte sich, dass die Befunderfassung mittels mobilen Taschencomputer im Vergleich zur herkömmlichen Dokumentation zu einer deutlich höheren Anzahl erfasster Nebendiagnosen führte.

Schlussfolgerungen

Die vorgestellte Form einer computergestützten Dokumentation auf einem mobilen Handheld-Computer ermöglicht es, klinische Daten umfassend und zeitnah zu erfassen. Durch eine vom System implizierte Verknüpfung von Symptomen mit Diagnosen gelingt eine vollständigere Erfassung von Nebendiagnosen, was in Zukunft für die Einstufung über die DRG von hoher ökonomischer Bedeutung sein wird.

348 Einjahresergebnisse biomechanischer Charakteristiken beim Treppengehen nach operativ versorgter Sprunggelenkfraktur

A. Losch (Göttingen), P. Meybohm, T. Schmalz, M. Fuchs, S. M. Blumentritt, K. M. Stürmer

Zielsetzung

Nutzung biomechanischer Methoden zur Analyse funktioneller Defizite und Aufdecken der Diskrepanz zwischen subjektivem und objektivem funktionellen Therapieergebnis.

Material und Methoden

In einer prospektiven Untersuchung an 20 Patienten im Mittel 12 Monate postoperativ nach mittels Plattenosteosynthese versorgter Sprunggelenkfraktur (AO 44 C1: 15 Pat., 44 B1: 4 Pat., 44 B2: 1 Pat.) wurde das Treppauf- und das Treppabgehen biomechanisch analysiert (zwei KISTLER-Kraftmessplatten, optoelektronisches Kamerasystem PIMAS).
Ermittelt wurden dabei die kinematischen Charakteristiken des oberen Sprung- und des Kniegelenkes sowie die Bodenreaktionskräfte. Zum Vergleich dienten die Parameter einer Gruppe von 21 Probanden ohne orthopädischem oder neurologischem Krankheitsbild. Ferner wurden die Patienten einer klinischen Untersuchung sowie einer Befragung zum subjektiven und objektiven Ergebnis mittels modifizierten Score nach Phillips (max. Punktzahl 115) unterzogen.

Ergebnisse

Bei der Score-Auswertung wurden im Mittel 89,6 Punkte erreicht- das entspricht 19× einem guten und 1× einem befriedigenden Ergebnis.Beim Treppab-Gehen wurde während der Standphase eine signifikante Einschränkung der Dorsalextension des verletzten Sprungelenkes im Vergleich zum gesunden Gelenk (im Mittel 6.3°), sowie im Vergleich zur Kontrollgruppe (im Mittel 9.8°) gemessen. Bei einer für die Kontrollgruppe gemessenen funktionell notwendigen Gesamtbewegung von 48° im OSG während der Kontaktphase entspricht dies auf der verletzten Seite einer Einschränkung von 21%. Beim „Treppauf"-Gehen zeigte sich auf der verletzten Seite ein signifikantes Dorsalextensionsdefizit von 5.2° im Vergleich zur Kontrollgruppe, auf der unverletzten Seite ein signifikantes Dorsalextensionsdefizit von 3.5°. Die für die Kontrollgruppe gemessene funktionell notwendige Gesamtbewegung beträgt für „Treppauf" 34.6°. Der direkte Vergleich des OSG Winkels im Moment der maximalen Dorsalextension während der Standphase zeigt, dass der benötigte Zuwachs an Bewegung für das „Treppab"-Gehen wesentlich zum höheren Dorsalextensionsdefizit von 9.8° im Vergleich zum Defizit von 5.2° für „Treppauf"-Gehen beiträgt.

Schlussfolgerung

Die biomechanische Analyse sich ständig wiederholender Situationen des Alltags vermag funktionelle Defizite sowie veränderte Belastung- bzw. Schonmuster nach operativ versorgten Sprunggelenkfrakturen aufzuzeigen. Vor dem Hintergrund angestrebter Restitution und o. g. Residualbeschwerden gewinnen die aufgezeigten Bewegungseinschränkungen eine klinische Relevanz. Die postoperative Physiotherapie muss obigen Ergebnissen im Sinne einer frühfunktionellen Behandlung Rechnung tragen.

349 Mangelhafte Umsetzung der Richtlinien zum Führen einer Knochenbank – ein Beitrag zur Qualitätssicherung

A. Kutschera (Marburg), T. v. Garrel, J. Petermann, L. Gotzen

Zielsetzung

Die Führung einer chirurgischen allogenen Knochenbank wird durch die Richtlinien des wissenschaftlichen Beirats der Bundesärztekammer seit 1990 bzw. 1996 verbindlich geregelt. Obwohl diese Richtlinien zu einer wesentlichen Erhöhung der Transplantatsicherheit insbesondere im Hinblick auf die mögliche Übertragung viraler Infektionen geführt haben, wurde in der Vergangenheit immer wieder Kritik aufgrund der hohen Anforderungen geäußert. Durch wiederholte Umfrageaktionen in den letzten zehn Jahren sollte die Situation der chirurgischen Knochenbanken und mögliche Veränderungen erfasst werden. Die Auswirkungen des Richtlinienerlasses von 1990 und 1996 auf die chirurgische Knochenbankführung soll so ermittelt werden.

Material und Methoden

1989, 1992 und 2000 wurde eine Umfrage zur Knochenbankführung mittels eines detaillierten Fragebogens an sämtlichen chirurgischen Kliniken (n = 1400) durchgeführt. Mit jeweils 26 Fragen wurde nach den individuellen Vorgehensweisen der jeweiligen Knochenbank gefragt Der Rücklauf der Fragebögen lag jeweils über 50%.

Ergebnisse

1999 wurde der Fragebogen von 710 der 1400 angeschriebenen Kliniken ausgefüllt Hiervon gaben 167 Kliniken an, allogene Knochentransplantationen durchzuführen. 53 Knochenbanken waren in den letzten 10 Jahren geschlossen und 64 neu gegründet worden. 1999 erfüllten nur 36% der 120 erfassten chirurgischen Knochenbanken vollständig die geltenden Richtlinien von 1996. In 5% wurde keine Anamnese zur Risikoerfassung, in 27% keine klinische Untersuchung der Knochenspender, in 22% keine Einverständniserklärung zur Knochenspende und in 12% keine Einverständniserklärung zum HIV-Test eingeholt. 71 von 120 Knochenbanken führten eine Desinfektionsbehandlung ihrer Transplantate durch (überwiegend thermische Inaktivierung mit 80°C). 30% der 49 Knochenbanken, die keine sekundäre Inaktivierungsbehandlung praktizieren, führen keine Quarantänelagerung der Knochentransplantate und keine serologische Zweittestung der Lebendspender durch.

Schlussfolgerung

Die Richtlinien zum Führen einer Knochenbank werden zur Zeit von der Mehrzahl der chirurgischen Kliniken nur unzureichend berücksichtigt. Durch verbesserte Kontrollmechanismen (z.B. durch die zuständigen Regierungspräsidien) sowie durch eine intensive Aufklärungsarbeit und Schulungsangebote muss die momentane Situation chirurgischer Knochenbanken dringend verbessert werden.

350 Erhöhte Wundinfektionsrate: Praktiziertes Qualitätsmanagement in der Unfallchirurgie

T. Gross (Basel), A. F. Widmer, R. Renner, P. Regazzoni

Zielsetzung

Dem Qualitätsindikator 'Infektkomplikation' kommt in den operativ tätigen medizin. Fächern eine entscheidende Rolle zur Kontrolle der Hygienestandards zu. Bei Verdacht auf eine erhöhte postoperative Wundinfektrate muss rasch eine systemat. Ursachenabklärung erfolgen, um möglichst effektiv Massnahmen zur Problemlösung veranlassen zu können.

Material und Methoden

Darstellung des Vorgehens bei Verdacht auf eine erhöhte postoperative Wundinfektrate (surgical site infections, SSI) nach traumatologischen Eingriffen. Stufenweise Problemanalyse: 1. Definieren einer Falles. 2. Objektivierung der klinischen Beobachtung (retrospektive systemat. Ueberprüfung aller Operationen). 3. Durchführen einer Fall-Kontroll-Studie mit biostat. Analyse u. prospektive Datenerfassung. 4. Intervention und Ueberprüfung des Erfolges.

Ergebnisse

Im Oktober 1999 fiel eine Häufung von 4 SSI nach Versorgung geschlossener hüftnaher Frakturen (n = 14) auf, was einer vierfach erhöhten Inzidenz im Vergleich zur deutschen Referenzdatenbank für nosokomiale Infektionen entsprach. Zur Verifizierung einer relevanten Problematik erfolgte eine Falldefinition: Alle Hüft-und Schultergelenksnahen Frakturen, welche die Kriterien einer nosokomialen Infektion (gem. Robert-Koch Institut) erfüllten. Demographische, eingriffsbezogene und mikrobiolog. Daten wurden vom 1.7.99–4.5.2000 mit einem standardisierten Protokollbogen von einer unabhängigen Person erfasst. 13 Infekte/168 Operationen (7.7%) wurden während der Beobachtungsperiode identifiziert und damit eine Häufung von SSIs bestätigt. Die Fall-Kontrollstudie ergab folgende Assoziationen mit einem Infekt: Hämatom ($p<0,02$), OP- Dauer >2 h ($p<0,04$), nicht sauberer Voreingriff im gleichen OP-Saal ($p<0.03$) sowie die Anwesenheit bestimmter Pflegepersonen im OP ($p< 0.05$). Alle signifikant assoziierten Faktoren wiesen auf ein kombiniertes Hygieneproblem im OP hin, da kein Faktor für sich allein die Infektrate erklären konnte. Sofortmassnahmen umfassten die Ueberprüfung der Hygienestandards, Schulung des Personales u. gezielte mikrobiolog. Untersuchungen. Allen OP-Mitarbeitern wurde die Problematik dargelegt, sowie ein vielschichtiger Verbesserungskatalog erarbeitet und umgesetzt. In der Nachfolgeperiode (1.9.-31.12.2000) halbierte sich die Infektrate auf 4% (3/74) und lag damit wieder im Referenzbereich.

Schlussfolgerung

Die interne Qualitätskontrolle anhand des „lag"- Parameters Infektkomplikation zeigt auf, dass nur eine systematische interdisziplinäre Analyse unter konsequenter Umsetzung der Resultate die notwendige Problemlösung erreichen kann. Zur möglichst frühzeitige Problemerkennung sind repräsentative prospektive Qualitätskontrollen unverzichtbar. Sofern alle Beteiligten im Gesundheitswesen die enorme Bedeutung derartiger Qualitätskontrollen erkennen, sollte es möglich sein, die dafür notwendigen personellen/finanziellen Ressourcen bereitzustellen, welche letztlich zu einer Verminderungen der Morbidität und der Gesamtkosten beitragen.

351 Klinische Erfahrungen mit der perkutanen Tracheotomie nach Griggs bei polytraumatisierten Patienten

L. Scheibner (Leipzig), D. Schreiter, C. Glien, C. Josten

Zielsetzung

Die perkutane Tracheotomie wurde erstmals 1969 von Toye und Weinstein beschrieben. Mit der Einführung der Methode nach Ciaglia im Jahre '85 hat sich dieses Verfahren als Standard in der Intensivtherapie etabliert. Die Vorteile des minimal-invasiven Vorgehens gegenüber der offenen Methode sind in der Literatur in Veröffentlichungen über die Punktionstracheotomie nach Ciaglia belegt. Alternativ wenden wir das Verfahren nach Griggs an, welches eine sichere Dilatation der Trachea in einem Schritt und damit eine kürzere Operationszeit ermöglicht. Über klinische Erfahrungen und die Vorteile dieser Methode soll berichtet werden.

Material und Methoden

Seit 10/98 erfolgte bei 61 Polytraumatisierten bettseitig eine Punktionstracheotomie nach Griggs. Bei dieser Methode wird mit einer Dilatationsklemme unter Führung eines Seldingerdrahtes in jeweils einem Schritt zunächst das prätracheale Gewebe und danach die Trachea aufgeweitet. Ausgewertet wurden die Eingriffe hinsichtlich Anlagezeitpunkt, OP-Dauer und Komplikationen. Außerdem erfolgten bronchoskopische Nachkontrollen zum Ausschluss von Spätschäden.

Ergebnisse

Die Tracheotomie wurde im Median am 7. Beatmungstag durchgeführt. Die OP-Zeit betrug im Durchschnitt 5 min. Perioperative Komplikationen traten nicht auf. Bei 4 Patienten war es nötig im Verlauf von 24 h zwei einengende Hautnähte wegen Sickerblutung aus den Wundlefzen anzulegen. In einem Fall trat eine oberflächliche Hinterwandläsion auf. Kein Patient verstarb in diesem Kollektiv. 54 Patienten konnten problemlos dekanüliert werden. 7 Patienten wurden mit liegendem Tracheostoma verlegt. Bei bisher 28 Patienten konnten bronchoskopisch Spätkomplikationen ausgeschlossen werden. Der Preis für das von uns eingesetzte Set liegt bei Wiederverwendung der Dilatationsklemme bis 50% unter den Kosten der Sets für das Verfahren nach Fantoni (TLT) bzw. nach Ciaglia.

Schlussfolgerung

Die Methode nach Griggs ist ein sicheres, zeitsparendes und kostengünstiges Verfahren zur Anlage einer Tracheostomie bei langzeitbeatmeten polytraumatisierten Patienten. Sie stellt somit eine vorteilhafte Alternative zu anderen etablierten Verfahren dar.

352 Die Bedeutung der Crash-Laparatomie/-Thorakotomie bei schwerverletzten Patienten im Hämorrhagischen Schock

M. Keel (Zürich), L. Mica, K. Eid, O. Trentz, W. Ertel

Zielsetzung

Kann das Überleben schwerverletzter Patienten im Blutungsschock durch eine Crash-Laparotomie und/oder -Thorakotomie beeinflusst werden und welche Rolle spielt der Laktatspiegel im Plasma als Entscheidungshilfe?

Problembeschreibung

Der hämorrhagische Schock infolge Massenblutung ist neben dem Schädelhirntrauma die häufigste Todesursache in der Frühphase nach Trauma. Diese Studie untersucht den Einfluss der Crash-Laparotomie (Crash-Lap) und/oder der Crash-Thorakotomie (Crash-Thorak) bei schwerverletzten Patienten im Blutungsschock hinsichtlich des Überlebens und die Bedeutung des Laktatspiegels im Plasma im Vergleich zu Hämoglobin (Hb) und Hämatokrit (Hkt) als Entscheidungshilfe.

Material und Methoden

In einer prospektiven Untersuchung (12/96–12/00) wurden bei 47 schwerverletzten Patienten (32 Männer, 15 Frauen; Alter: 42,8±18,4 Jahre (Mittelwert±SD), ISS (Injury severity score): 47,2±14,0 Punkte) infolge eines Blutungsschocks nach minimaler oder keiner Diagnostik eine Crash-Lap (n = 25), Crash-Thorak (n = 5) oder beides (n = 17) innerhalb von 30±18 Min. nach Eintritt bzw. 84±41 Min. nach Unfall durchgeführt. Bei 14 Patienten wurde aufgrund einer schweren Beckenringverletzung zusätzlich eine Beckenzwinge zur Blutungskontrolle angebracht.

Ergebnisse

In der Frühphase (219±224 Min. nach Eintritt) starben nach Crash-Lap 11 von 25 Patienten (44%), nach Crash-Thorak 3 von 5 Patienten (60%) und nach kombiniertem Eingriff 13 von 17 Patienten (77%), wobei bei 13 Patienten eine offene Herzmassage erfolglos durchgeführt wurde. In der Spätphase (28±38 Tage nach Eintritt) starben infolge eines Multiorganversagen nach Crash-Lap 4 von 25 Patienten (16%), nach Crash-Thorak einer von 5 Patienten (20%) und nach kombiniertem Eingriff einer von 17 Patienten (6%) (Gesamtletalität 70%). Patienten, die im hämorrhagischen Schock starben, zeigten bei Aufnahme einen signifikant höheren Laktatspiegel (7,4±3,1 mmol/L) als Patienten, die die Frühphase überlebten (4,2±1,8 mmol/L). Keine signifikanten Unterschiede zwischen beiden Gruppen fanden sich beim Hb (5,5±1,8 versus 6,6±2,9g/dl) und Hkt (18,3±5,5 versus 20,4±8,4%). In beiden Gruppen kam es innerhalb von zwei Stunden unter Volumentherapie und chirurgischen Massnahmen zu einer Verbesserung des Hb und Hkt, und einer leichten Erhöhung des Laktatspiegels in der Überlebensgruppe (5,7±2,5 mmol/L). Hingegen war bei Patienten, die im Schock starben, eine signifikante Erhöhung des Laktatspiegels zu beobachten (11,9±4,6 mmol/L).

Schlussfolgerung

Durch die Crash-Laparotomie und/oder -Thorakotomie wurde bei Patienten mit Massenblutung nach Trauma eine Überlebensrate von 30% erreicht, wobei neben der Schwere der Verletzung der Zeitfaktor eine wichtige Rolle spielt. Die Bestimmung des Laktats bei Aufnahme ist ein zuverlässiger Parameter für die rasche Erkennung der Schocktiefe und eine Entscheidungshilfe für die Crash-Laparotomie und/oder -Thorakotomie.

353 Management der MRSA-Wundinfektion

T. Mückley (Murnau), M. Kirschner, G. O. Hofmann, V. Bühren

Zielsetzung

Ein Behandlungskonzept zur Sanierung von Wundinfektionen mit MRSA-Nachweis (Methicillin-resistenter Staphylococcus aureus) sollte erstellt und überprüft werden.

Problembeschreibung

Mit der Zunahme von MRSA-Stämmen wächst der Wunsch, sowohl kolonisierte als auch infizierte Personen zu sanieren, um so die weitere Ausbreitung zu bekämpfen. Eine Wundinfektion mit MRSA macht neben allgemeinen hygienischen Maßnahmen gezielte Maßnahmen in der Wundbehandlung erforderlich.

Material und Methoden

Anhand eines Behandlungskonzeptes mit Isolation, testgerechter Antibiotikagabe, Hautdekontamination, einem konsequenten chirurgischen Vorgehen mit Etappendebridements, Jet-Lavage und Vacuumversiegelung sollte die Effizienz der Therapiemaßnahmen überprüft werden.

Ergebnisse

Es konnten insgesamt 18 Patienten mit MRSA-Wundinfektionen bisher erfaßt und deren Behandlungsverläufe ausgewertet werden. Das Durchschnittsalter lag bei 50 Jahren. In 5 Fällen bestanden infizierte chronische Weichteildefekte, in 7 Fällen chronische Knocheninfektionen, in 2 Fällen Protheseninfektionen und in 4 Fällen Infektionen nach offene Frakturen. Die mittlere stationäre Verweildauer betrug 67 Tage. Es wurden im Durchschnitt 7,6 Operationen pro Patient durchgeführt. In 75% der Fälle erfolgte eine systemische Antibiotikagabe und in 81% wurden zusätzlich Lokaltherapeutika eingesetzt. Bei vier Patienten kam adjuvant die hyperbare Sauerstofftherapie zum Einsatz. In 17 Fällen konnten geschlossene Wundverhältnissen erzielt werden, in 12 Fällen durch einen sekundären Wundverschluss, in 2 Fällen durch eine Amputation und in 3 Fällen durch eine Lappenplastik. Ein Patient wurde mit persistierender Fistelung aus der Behandlung entlassen. Jeweils bei einem Patienten mußte eine Kallusdistraktion bzw. Arthrodese erfolgen. Bisher konnten 8 Patienten im Mittel nach 6,7 Monaten nachuntersucht werden, dabei zeigte sich bei 1 Patienten ein Fistelrezidiv und bei 7 Patienten unauffällige Nachuntersuchungsbefunde.

Schlussfolgerungen

Die bisher erzielten Resultate mit knapp 95% geschlossenen Wundverhältnissen zum Entlassungszeitpunkt sprechen für das zeit- und kostenintensive Konzept der Wundbehandlung bei MRSA-Infektion.

354 Assessment of a classification of children fractures

A. Weinberg (Hannover), L. Audigé, L. Wessel, L. v. Laer, H. G. Dietz, P. Schmittenbecher, J. Riedel, I. Marzi

Zielsetzung

Um kindliche Frakturen kontinuierlich zu dokumentieren und hinsichtlich des Behandlungserfolges vergleichen zu können wurde eine Klassifikation kindlicher langer Röhrenknochen entwickelt (Laer et al. EJT 2000). Diese wurde hinsichtlich der Lokalisation und des Knochenfragmentes an die AO-Klassifikation langer Röhrenknochen bei Erwachsenen angelehnt. Ziel dieser Validitätsanalyse war es, die Praktikabilität und die Inter-Observer Variabilität (kappa statistic) anhand der fünf häufigsten Frakturlokalisationen am kindlichen Skelett zu überpüfen.

Material

Grundlage dieses ersten Evaluationsschrittes waren die 5 häufigsten Frakturlokalisationen (AO 1.3 supracondyläre Oberarmfrakturen, AO 2.2. Unterarmschaftfrakturen, AO 2.3 distale Unterarmfrakturen, sowie AO 4.2,4.3 (Schaftfrakturen des Unterschenkels als auch distale Unterschenkelfrakturen).

Methoden

Insgesamt wurden 310 Unfallbilder randomisiert aus einem representativen Patientengut (n = 1300 Frakturen) zweier Kliniken (6/1999–6/2000) ausgewählt. Dabei entfielen auf die entsprechenden Gruppen jeweils 30–60 Röntgenbilder. Insgesamt evaluierten 10 Kliniker die Bilder, wobei 5 davon bei der Entwicklung der Klassifikation kontinuierlich mitbeteiligt waren. Diese 5 Untersucher klassifizierten die als unterschiedlich eingestuften Frakturen nochmals um einen „golden standard" zu definieren, wobei dies wiederum zeitlich und örtlich getrennt erfolgte.

Ergebnisse

Diese erste Validitätsprüfung zeigte eine gute Übereinstimmung bezüglich der Frakturen des distalen Radius, (A.O 2.3; Kappa = 0.75) oder distalen Tibia (AO 4.3; Kappa = 0.79). Dagegen zeigten sich Unstimmigkeiten bei der Beurteilung von Quer-Schräg- sowie Grünholzfrakturen im Schaftbereich (AO 2.2; Kappa = 0.31, AO 4.2; Kappa = 0.47).

Schlussfolgerung

Klassifikationen sind unbedingt notwendig um Studienergebnisse zu vergleichen. Diese erste Analyse zeigt die Grenzen aber auch die Möglichkeiten einer solchen ersten Klassifikation kindlicher Frakturen auf. Diese Pilotstudie dient dazu die gebrauchte Klassifikation zu revidieren und um eine größere Validitätsanalyse, die die inter- und intra Observer Qualität beurteilt zu planen.

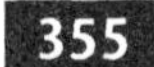

355 „Open Book" Management in der Abteilungsführung. Ein einfaches und wirksames Führungsinstrument

C. Paul (Bonn), Ch. Burger, G. Mathiak, C. Rangger

Zielsetzung

Die Ausgaben für Arzneimittel, Laborleistungen und Blutprodukte sind trotz regredienten Patientenzahlen konstant hoch gewesen. Die Kosten sollten innerhalb von 6 Monaten an der Patientenzahl orientiert gesenkt werden.

Material

Zur geplanten Kostensenkung ist ein in der Industrie bereits bewährtes Managementinstrument (Open-Book-Management OPM) eingeführt worden. Dieses beruht auf den Grundprinzipien der Schulung der Mitarbeiter in Unternehmensfragen (Klinikorganisation und Finanzierung) und der Weitergabe von Leistungszahlen und Meßgrößen der Geschäftsentwicklung (Budgetstand und Verbrauchszahlen).

Methoden

Open Book Managment ist ohne finanziellen Aufwand den Qualitätssicherungsbeauftragten in der Klinik eingeführt worden. Die Open Book Philosophie bezieht alle Mitarbeiter in die Organisationsstruktur mit ein. Die Verantwortung für die Ausgaben werden nicht einer Person zugeschrieben, die nur geringen Einfluß auf die Leistungsnutzung hat, sondern der Mitarbeitergemeinschaft übertragen. Jeder Einzelne bekommt die finanziellen Eckdaten erläutert und Ziele vorgegeben, die bei gleichbleibender Qualität der Leistung, weniger Kosten verursachen. In regelmäßigen Audits werden die Leistungszahlen vorgestellt und auf Erfolge oder Probleme hingewiesen. Die Indikationen werden regelmäßig überprüft. Die Einsparungen basieren auf Vermeidung der überflüssigen und wiederholten Untersuchungen, Medikamentengabe ohne gesicherte Indikation (Antibiotika) und sorgfältigerem operieren. Die Kosten wurden anhand der Leistungsmitteilung der Verwaltung pro Behandlungstag errechnet und mit den Daten der vorangegangenen 3 Jahre verglichen.

Ergebnisse

Trotz konstant hohem medizinischem Versorgungsaufwand und wieder deutlich gestiegenen Patientenzahlen konnten die Kosten für Blutprodukte und Laborleistungen stark gesenkt werden (Tabelle). Die Ausgaben für Arzneimittel sind wegen der Behandlung hämatologischer Nebendiagnosen (ein Patient) angestiegen. Wenn diese besonders teure Medikamentengruppe gesondert ausgewiesen wird (Tabelle 1: 34,4 DM), sind die restlichen Kosten für Medikamente ebenfalls vermindert worden.

Tabelle 1

	1997	1998	1999	2000	
Blutprodukte	12,5 DM	16,8 DM	18,5 DM	11,9 DM	Kosten pro Patient und Tag
Laborleistung	nicht erfasst	6,5 DM (teilw. erfasst	14,4 DM	10,5 DM	
Arzneimittel	37,5 DM	38,0 DM	36,6 DM	38,9 DM/34,4 DM	
Berechnungstage	7536	7236	7003	7502	

Schlussfolgerung

Moderne Führungsinstrumente wie das „Open Book Management" sind auch in einer Klinikumgebung leicht umzusetzen und zeigen rasch und ohne finanziellen Mehraufwand ihre positive Wirkung. Durch den sichtbaren Erfolg sind die Mitarbeiter motiviert, die Kosten vermindert und die Patienten durch die strenge Indikationsstellung für Medikamente, Laboruntersuchungen und Blutgaben einem geringeren Nebenwirkungsrisiko ausgesetzt.

Mittwoch, 14. November 2001 bis Samstag, 17. November 2001
(Rotes Seitenfoyer / 1. OG)

P1 Klinische Unfallchirurgie – Kasuistiken, Implantate, Techniken

G01 Wirbelsäulenverletzungen bei traumatischer Aortenruptur von tödlich verunfallten Verkehrsteilnehmern

D. Albert (Frankfurt)

Zielsetzung

Durch ein Kompressionstrauma des Thorax kann die Aorta gegen die Wirbelsäule gedrückt werden. In Verbindung mit der Deceleration erleidet die Wirbelsäule oft gleichzeitig ein Flexions-Distraktionstrauma. Neben den thorakalen Begleitverletzungen könnte daher eine Verletzung der Wirbelsäule ein diagnostischer Hinweis auf eine traumatische Aortenruptur (TAR) darstellen. Die Letalität von Patienten am Unfallort ist hoch, nur 10–30% der Verunfallten werden lebend in ein Krankenhaus eingeliefert, von versterben ca. 30% noch vor einer chirurgischen Intervention. Daher ist eine schnellst mögliche Diagnostik bestimmend für das weitere Behandlungskonzept dieser Patienten. In dieser retrospektiven Analyse wird die Koinzidenz zwischen TAR und Verletzungen der Wirbelsäule untersucht.

Material und Methoden

Zur systematischen Erfassung der Begleitverletzungen wurden alle Sektionsfälle mit TAR aus dem Obduktionsgut von 1993–2000 ausgewertet.

Ergebnisse

Es fanden sich insgesamt 268 Fälle, 145 (54,1%) ereigneten sich im Straßenverkehr. Davon waren 77 (53%) PKW-Insassen (53 Fahrer, 19 Beifahrer), 45 verunfallten als Fußgänger, 14 als Motorradfahrer und 9 als Fahrradfahrer. Das mittlere Alter der Opfer lag bei 41 Jahren, 70% der Verstorbenen waren Männer. Bei den Fußgängern fand sich in 66,7% (n = 30) eine Wirbelsäulenverletzungen, ebenso in 66,7% der Fahrradfahrer. Bei 5 der verunfallten Motorradfahrern (35,7%) und 22 (28,6%) der PKW Insassen konnten gleichzeitig eine TAR und eine Wirbelsäulenverletzung gefunden werden. Die Rupturlokalisation befand sich überwiegend (60%) im Aortenisthumusbereich, in 14% der Fälle konnten Mehrfachrupturen gesehen werden. Frakturen der BWS fanden sich bei 24 (53,3%) Fällen der PKW Insassen, 4 (44,4%) Fällen der Radfahrern, 4 (28,6%) Motorradfahrern und 14 (18,2%) Fällen der Fußgänger. Insgesamt am häufigsten waren der 3. und der 4. BWK betroffen (20%), dabei wies nur ca. die

Hälfte der Frakturen eine Dislokation auf. Am dritthäufigsten war der 7. HWK (14,3%) und der 1. LWK (12,6%) geschädigt. In Diskoligamentäre Instabilitäten ohne weitere Wirbelsäulenverletzungen der Segmente HWK 2/3, HWK 5/6 und BWK 5/6 wurden bei 3 PKW Insassen sowie des Segmentes HWK 6/7 bei einem Fußgänger beobachtet.

Schlussfolgerung

Verletzungen der unteren HWS und der oberen BWS in Verbindung mit einem Rasanztrauma weisen mit einer hohen Inzidenz auf eine traumatische Aortenverletzung hin. Sollte bei dem Aufnahmethoraxbefund eine Wirbelsäulenverletzung radiologisch in Verbindung mit einer Mediastinalverbreiterung nachgewiesen werden, so ist möglichst umgehend eine TAR auszuschließen.

G02 Korrelation zwischen Verletzungsmuster, Unfallmechanismus und Radiomorphologischem Befund bei Tuberculum majus-Fraktur

C. Bahrs (Marburg)

Zielsetzung

2% aller dislozierten, proximalen Humerusfrakturen sind Tuberculum majus-Frakturen. Es wird vermutet, daß diese Verletzung aufgrund fehlerhafter bildlicher Darstellung häufig übersehen wird. Bezüglich des Unfallmechanismus werden in der Literatur verschiedene Hypothesen formuliert, letzlich ist dieser jedoch unbekannt. Ziel ist es, das eigene Krankengut bezüglich Verletzungsmuster und Unfallmechanismus zu evaluieren und mit dem radiomorphologischen Befund zu korrelieren.

Material

Zwischen 1/86 und 12/99 haben 78 Patienten eine isolierte Fraktur oder eine Schulterluxation mit Fraktur des Tuberculum majus erlitten. Neun Patienten waren nicht erreichbar. 14 Patienten konnten aufgrund einer Amnesie oder psychischer Krankheiten nicht vollständig erfasst werden.

Methoden

Mithilfe eines standardisierten Fragebogens wurden Unfallart und Unfallmechanismus erfasst, wobei neben der Schilderung in freier Form vier mögliche Unfallmechanismen recherchiert wurden. Konventionell angefertigte Röntgenbilder in a.p. und axialer Projektion wurden bezüglich Fragmentanzahl, Fragmentgröße und Dislokation analysiert.

Ergebnisse

Eine vollständige Datenerfassung wurde bei 55 Patienten (∅ 46 Jahre) erreicht. Es handelt sich um 28 Isolierte und 27 Frakturen des Tuberculum majus bei Luxation. Detaillierte Angaben zum Unfallmechanismus konnten 80% der Patienten machen. Patienten mit isolierten Frakturen erlitten die Verletzung häufiger im Rahmen eines Hochrasanztraumas (29%). Isolierte Frakturen entstehen häufiger durch ein direktes (66%) als durch ein indirektes Trauma (29%). Luxationsfrakturen ereignen sich meist in häuslicher Umgebung (63%), wobei der indirekte Mechanismus (35%) leicht gegenüber dem direkten Mechanismus (32.5%) überwiegt. Der „typische" Abduktions-Außenrotationsmechanismus ist selten. Radiomorphologisch handelt es sich bei den isolierten Frakturen in 85% um Einteilefrakturen, die in 53% das komplette oder mehr als die Hälfte des Tuberculum majus betreffen. 75% dieser Frakturen sind minimal disloziert oder in anatomischer Position.
60% der Luxationsfrakturen sind Einteilefrakturen, wobei in 63% das komplette oder mehr als die Hälfte des Tuberculum majus gebrochen ist. Nach erfolgter Reposition sind 63% der Frakturen mäßig oder stark disloziert.
Eine statistisch relevante Korrelation zwischen dem Unfallhergang und dem radiomorphologischen Bild der Fraktur besteht nicht.

Schlussfolgerung

Durch subtile Befragung der meist jüngeren Patienten kann der exakte Verletzungsmechanismus rekonstruiert werden. Bei Schulterluxationen mit begleitender – meist dislozierter – Fraktur des Tuberculum majus überwiegt der indirekte Unfallmechanismus. Der direkte Schlag oder Anprall auf das Schultergelenk führt – insbesondere bei Hochrasanztraumen – eher zu einer isolierten – meist wenig dislozierten – Fraktur des Tuberculum majus mit großem Fragment.

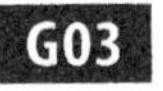

G03 Zwerchfellruptur und Pericardruptur mit traumatischer Dickdarmhernie. Eine Rarität mit diagnostischen Problemen

M. Faschingbauer (Hamburg)

Zielsetzung

Wir berichten über die diagnostischen Fallstricke einer traumatischen Zwerchfell- und Pericardruptur mit Herniation des Colon transversum und deren Therapie.

Material

22-jährige polytraumatisierte PKW-Fahrerin mit Beckenfraktur, Thoraxtrauma und stumpfen Bauchtrauma.

Methode

Stabilisierung der Beckenfraktur mit Fixateur extern.
Aufgrund des ersten Röntgenthoraxbildes Verdacht auf eine Zwerchfellruptur. Die CT-Diagnostik sowie Durchleuchtung mit Kontrastmittel ergibt keinen Anhalt dafür. Eine bereits geplante Thorakoskopie wird nicht vorgenommen.
Am nächsten Tag erfolgt eine erneute CT-Kontrolle mit Kontrastmittel. Dabei läßt sich das Zwerchfell exakt abgrenzen und eine Zwerchfellruptur radiologisch ausschließen. Im weiteren Verlauf kommt es zu wechselnden Röntgenbefunden. Unter Beatmung sind die Zwerchfelle radiologisch glatt abgrenzbar. Nach Extubation entwickeln sich rezidivierend linksseitig Verschattungen in den Thoraxbildern mit Ergüssen, welche drainiert werden.
Bronchoskopisch können Atelektasen ausgeschlossen werden. Bei guter Spontanatmung und ausreichenden Blutgasanalysen erfolgt deshalb eine erneute radiologische Diagnostik mit Durchleuchtung und CT. Diesmal zeigt sich eine Zwerchfellruptur mit Durchtritt von Colon in den Thoraxraum. Bei der Röntgendiagnostik entwickelt die Patientin eine Ileussymptomatik.

Ergebnisse

Nach Laparotomie finden sich Teile des Colon transversum im Pericard. Nach Reposition sieht man auf die rechte Herzkammer. Das Pericard ist offen. Zusätzlich findet sich eine quer verlaufende Zwerchfellruptur von der lateralen Thoraxwand bis in die Pars tendinea. Hier ist das große Netz adhärent. Naht des Pericards, Blutdruckabfall, ein Teil der Naht wird wieder eröffnet, danach Normalisierung des Blutdruckes. Naht der Zwerchfellruptur.

Schlussfolgerung

Die Kombination einer Zwerchfellruptur mit einer Pericardruptur ist selten. Die erste Röntgenthoraxaufnahme beim nicht beatmeten Patient zeigte Luft oberhalb des Zwerchfelles. Die nach Intubation eingeleitete Diagnostik ergab jedoch keinen Anhalt für Übertritt von Abdominalorganen in den Thoraxraum. Dies ist durch den positiven Beatmungsdruck zu erklären. So erklärt sich auch das rezidivierende Auftreten von Verschattungen links thorakal nach Extubation. Hier treten durch die Spontanatmung und den negativen intrathorakalen Druck Bauchorgane in den Thoraxraum. Durch die Intubation erfolgt dann über die Beatmung die Reposition. Wir empfehlen ein aggressives Vorgehen bei Verdacht auf Zwerchfellruptur durch Thorakoskopie und Laparoskopie oder Laparotomie.

G04 Traumatische Pneumorachis/Pneumocephalus

A. L. Ganslmeier (Berlin)

Zielsetzung

Pneumorachis, Luft im Spinalkanal, wird bei epiduralem Abszeß, Synovialzysten, Metastasen, Wirbelfrakturen, degenerativen Bandscheibenveränderungen, bei spontanem Pneumomediastinum, häufig iatrogen, aber auch nach intraabdominellen Krankheiten wie M. Crohn oder Dünndarmnekrosen beschrieben. Der traumatische Pneumocephalus ist meist Folge einer Schädelfraktur. Wir berichten von dem selten beschriebenen Fall von Pneumorachis und konsekutivem Pneumozephalus nach schwerem Thoraxtrauma.

Material und Methoden

Ein 58-jähriger Mann war als PKW-Fahrer bei einem Wendemanöver auf einer Bundesstraße bei hoher Geschwindigkeit mit einem anderen PKW seitlich kollidiert. Das primäre Verletzungsbild zeigte u.a. ein schweres Thoraxtrauma mit Pneumothorax und Rippenserienfraktur 4–9 links.

Ergebnisse

Die Nativröntgenaufnahme des Schädels zeigte in beiden Ebenen Luft in Projektion auf die Vorderhörner der Seitenventrikel, ohne Frakturnachweis. Die Computertomographie des Schädels bestätigte die intracranielle Luft in den Vorderhörnern der Seitenventrikel, sowie gering auch in den äußeren Liquorräumen des Schädels. Es fanden sich keine Frakturen, kein Nachweis einer frischen Blutung. Im rekonstruierten sagittalen Computertomogramm von Thorax, HWS und Schädel konnte die Fortsetzung der intraspinalen Luft vom Spinalkanal in das Ventrikelsystem gezeigt werden, ohne, daß Duraverletzungen eindeutig nachgewiesen werden konnten.

Schlussfolgerung

Pneumorachis und konsekutiver Pneumocephalus sind, wie man aus der Zeit der Pneumenzephalogramme weiß, weitgehend ungefährlich. Unsere Präsentation soll zum einen das klinische und röntgenologische Bild eines posttraumatischen Pneumenzephalus zeigen, zum anderen betonen, daß bei derartigen bildgebenden Befunden – speziell bei unbekanntem Unfallmechanismus – von einem schwersten Thoraxtrauma auszugehen ist, welches eine eingehende weiterführende Diagnostik nach sich zu ziehen hat.

G05 Die ESKA-Sprunggelenksendoprothese bei posttraumatischen Arthrosen des oberen Sprunggelenkes – 11 Jahre Erfahrungen

J. Rudigier (Offenburg)

Zielsetzung

Darstellung der zur Arthrodese alternativen Möglichkeit der zementfreien Endoprothetik mit oben genanntem zementfreien Prothesenmodell einschließlich Langzeitergebnissen.

Kurzfassung

Berichtet wird über die Ergebnisse von 59 Endoprothesenimplantationen in einem Zeitraum von 11 Jahren.

Problembeschreibung – Material, Methoden, Ergebnisse

Es handelt sich um eine geführte, von der Stabilität der Malleolengabel unabhängige zementfreie Endoprothese, die nach den speziellen biomechanischen gegebenheiten des oberen Sprunggelenkes entwickelt wurde. Die Grundprinzipien werden dargestellt, ebenso die Implantationstechnik.
Mehr als 70% der Implantationen in unserer Klinik erfolgten bei posttraumatischen Arthrosen. Die Altersverteilung der Patienten lag zwischen 25 und 80 Jahren (gehäuft zwischen 50 und 65 Jahren).

Ergebnisse

65% der Patienten wurden schmerzfrei, 30% behielten leichte Beschwerden (Anlaufschmerz, Schmerzen nach Gehstrecken über 3 km usw.) 1 Prothesenausbau und Umwandlung in eine Arthrodese erfolgte nach rezidivierenden schmerzhaften Verknöcherungen nach 3 Jahren, 1 Prothese wurde nach 10 Jahren gewechselt und eine weitere nach 11 Jahren wegen Materialermüdung entfernt und in eine Arthrodese umgewandelt.

Schlussfolgerungen

Die Ergebnisse sind bezüglich Gehkomfort, Schmerzsituation und Vermeidung posttraumatischer Arthrosen besser als die der Arthrodese und bezüglich der Standzeit mit der Knieendoprothetik vergleichbar.

G06 Verletzungen beim Inline-Skating – eine prospektive Studie

R. Kern (Darmstadt)

Zielsetzung

Erfassung der für diese Sportart typischen Verletzungsmuster, epidemiologische und sportspezifische Faktoren sowie Traumafolgen.

Kurzfassung

Verletzungen beim Inline-Skating, Verletzungsmuster, epidemiologische Daten und Behandlungen.

Problembeschreibung – Material, Methoden, Ergebnisse

Das „Inline-Skaten" hat seinen Ursprung einige Jahre zuvor in Amerika und hat inzwischen das konventionelle Rollschuhlaufen weitgehend abgelöst. Das „Inline-Skaten" wird als Trendsportart vorwiegend im Freizeitbereich und überwiegend von Kindern und Jugendlichen betrieben.

Ergebnisse

Im Zeitraum vom 01.01.1996 bis zum 31.12.2000 stellten sich 245 Patienten beim „Inline-Skating" erlittenen Verletzungen vor. 137 der Patienten waren männlich, 108 waren weiblichen Geschlechts.

Das mittlere Alter aller Patienten betrug 18,5 Jahre (5–52 Jahre), das mittlere Alter der männlichen Patienten lag bei 19,1 Jahren (5–49 Jahre) und lag damit knapp über dem mittleren Alter des weiblichen Geschlechts, welches bei 17,6 Jahren (5–52 Jahre) lag. Die mittlere Größe aller Patienten betrug 160 cm (110–190 cm), das mittlere Gewicht 55 kg (20–94 kg). Nach Berechnung des Body-Maß-Index hatten 234 Patienten Normalgewicht (95,5%), nur 6 Patienten (4,5%) waren übergewichtig.

Die meisten Unfälle ereigneten sich beim Freizeitsport, 242 Ereignisse (99%), während drei Unfälle (1%) bei einer sportlichen Aktivität im Verein erfolgten.

136 (56%) stürzten beim Inline-Skaten direkt, 31 (13%) verloren im Stand das Gleichgewicht.

Insgesamt erlitten 115 Patienten (47%) 118 Frakturen. Am häufigsten betroffen war hier die obere Extremität mit n = 98 (83%), gefolgt von der unteren Extremität mit lediglich 13 Frakturen (11%). 208 (85%) Patienten wurden konservativ behandelt. Ambulant wurden hiervon 186 Patienten versorgt. Operiert werden mussten 37 Patienten. Bei 200 Patienten (81,6%) konnten Angaben über das Tragen von Protektoren dokumentiert werden. Teilweise wurde nur ein Schoner getragen (8× Knie-, 4× Handgelenkschoner, 6× Helm).

Schlussfolgerungen

Mit zunehmender Verbreitung nehmen auch die durch diese Sportart verursachten Verletzungen zu. Meistens konnte den Patienten mit konservativer Therapie geholfen werden. Um die Anzahl der Verletzungen so gering als möglich zu halten, sollte weitere Aufklärung über die präventiven Maßnahmen durchgeführt werden.

G07 Prognoseabschätzung bei Unfallopfern in Abhängigkeit vom Trauma-Score nach Champion

O. Kunitz (Aachen)

Zielsetzung

Neben den am Verletzungsmuster orientierten Scoresystemen sind insbesondere im Rettungsdienst Scoresysteme gebräuchlich, die ihre Wertung unabhängig vom Verletzungsmuster aus der beurteilung der Vitalparameter beziehen. Ein wichtiger Vertreter dieser Gruppe ist der Trauma Score (TS) nach Champion, der seine Wertung auf den Parametern Atemfrequenz, Atemarbeit, systolischer Blutdruck sowie Glasgow Coma Scale (GCS) aufbaut. Anhand einer retrospektiven Analyse sollte insbesondere überprüft werden, ob der Trauma Score eine Einschätzung des Entlassungszustandes der Patienten ermöglicht.

Material und Methoden

Es erfolgte eine retrospektive Untersuchung der Daten von 454 Unfallverletzten (312 M/142 W) eines Rettungszentrums über drei Jahre. Zur Datengewinnung wurde Kontakt mit den Zielkrankenhäusern aufgenommen sowie die entsprechenden Notarzteinsatzprotokolle herangezogen. Die Daten wurden mit Hilfe des Wilcoxon-, Fisher-, Student's-T- sowie dem Chi-Quadrat-Test ausgewertet. Untersucht wurden dabei folgende Merkmale und ihre Ausprägungen: Alter, Geschlecht, Anfahrtszeit, initialer Patientenstatus, Unfallmechanismus, Trauma Score sowie Verlauf und Dauer des Krankenhausaufenthalts.

Ergebnisse

Die Gesamtletalität lag bei 9,47%. Als Unfallmechanismus überwog das stumpfe Trauma gegenüber dem spitzen Trauma (93,80% vs. 6,20%).Von den 425 Patienten, die in eine Klinik eingeliefert wurden, wurden 141 operativ behandelt. Die durchschnittliche Verweildauer betrug 11,54 Tage. Sowohl für den TS als auch für die GCS ergab sich eine Sensitivität von 86,05%. Die Spezifität betrug für den TS 89,30% sowie 87,59% für die GCS. Der positive Vorhersagewert für den TS lag bei 45,68% und für die GCS bei 42,04%. Für den negativen Vorhersagewert ergaben sich 98,40% für den TS sowie 98,36% für die GCS. Bei keinem der angeführten Werte ergab sich zwischen dem TS und der GCS ein signifikanter Unterschied ($p<0{,}05$). Die Korrelation beider Scores ($R=0{,}8525$) war signifikant ($p=0{,}0001$). Bei einer Einzelkomponentenanalyse war keine der Einzelkomponenten des TS dem Gesamtscore ($R=-0{,}8073$, $p=0{,}0001$), in Hinsicht auf das Kriterium „Überleben", überlegen. Bei der GCS zeigte sich, dass die Einzelkomponente „beste motorische Reaktion" der Gesamt-Scale überlegen war ($R=-0{,}6362$, $p=0{,}0001$). Der Trauma Score erwies sich als ungeeigneter Prädiktor für den Entlassungszustand eines Patienten. Er wurde von den Notärzten zwar zur Transporttriage der Patienten herangezogen, die Entscheidung für eine Klinik fiel jedoch oft vor der Scoreerhebung.

Schlussfolgerung

Die Ergebnisse zeigen, dass mit Hilfe des TS zwar eine Aussage zur Mortalität möglich ist, zur Vorhersage des Entlassungszustands erwies sich dieses Instrument als ungeeignet. Als ursächlich hierfür muß angenommen werden, daß der TS rein auf physiologischen Daten basiert und Verletzungsmuster und die funktionellen Folgen nicht erfasst.

G08 Ursachen von 948 Fahrradunfällen im Stadtgebiet Bochum

A. Müller (Bochum)

Zielsetzung

Durch eine Analyse der polizeilich registrierten Radunfällen im Stadtgebiet Bochum sollten verkehrskritische Stellen in Bochum erfaßt und Unfallursachen von Verkehrsteilnehmern analysiert werden.

Material und Methoden

In einer retrospektiven Studie wurden 948 polizeilich registrierte Fahrradunfälle (1993 und 1995–1997) der Stadt Bochum analysiert.

Ergebnisse

556 von 990 beteiligten Radfahren waren schuldige (383) oder mitschuldige (173) Verkehrsteilnehmer. Pkw-Fahrer waren die häufigsten Unfallgegner von Radfahrern. Bei

unter 16jährigen Radfahren (193) waren „Fehler bei Einfahren in den fließenden Verkehr“ (54) und „Benutzung der falschen Fahrbahn“ (53) überwiegende Ursache selbstverschuldeter Radunfälle. Demgegenüber war bei über 15jährigen Radfahren (279) die „Benutzung der falschen Fahrbahn“ (83) und „Alkohol“ (63) als häufigste Ursache für selbstverschuldete Radunfälle. In Kreuzungsbereichen ereigneten sich die meisten Radunfälle. Auf einer Straßenkarte der Stadt Bochum wurden Unfallorte markiert und Kreuzungen mit besonderer Unfallhäufung dargestellt. Eine Analyse des Helmtrageverhaltens der verunfallten Radfahrer ergab ein deutlich höheres Verletzungsrisiko für Radfahrer, die keinen Helm trugen.

Schlussfolgerungen

Zur Unfallvermeidung sollten Kindern und Jugendliche unter 16 Jahren Verkehrsregeln im Verkehrsraum üben. Die vitale Bedeutung von Verkehrsregeln muß veranschaulicht werden. Jugendliche und erwachsende Radfahrer sollten das Rechtsfahrgebot beachten. Über regelmäßige Alkoholkontrollen von Radfahrern muß nachgedacht werden. Radwege müssen für Pkw-Fahrer besser durch gezielte Beschilderung verdeutlicht werden.

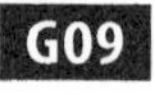

G09 Thorakale Begleitverletzungen bei traumatischen Aortenrupturen von tödlich verunfallten PKW-Insassen

B. Niess (Frankfurt)

Zielsetzung

Die traumatische Aortenruptur (TAR) stellt nach dem Schädel-Hirn-Trauma (SHT) die zweithäufigste Todesursache nach stumpfem Trauma dar. Die Inzidenz der TAR stieg mit Zunahme des Hochgeschwindigkeitsverkehrs von 0,73% (1947) auf heute geschätzt 10–16% an. Verkehrsunfälle sind mit 62–95% häufigste Ursache dieser Gefäßruptur und betreffen überwiegend PKW-Insassen. Die Letalität am Unfallort ist hoch, nur 10–30% der Opfer erreichen lebend ein Krankenhaus. Weitere ca. 30% versterben noch vor einer chirurgischen Intervention und wiederum 8–30% peri- oder postmortal. Ziel dieser retrospektiven Analyse ist die Art und die Häufigkeit der thorakalen Begleitverletzungen im einzelnen festzustellen.

Material und Methoden

Zur systematischen Erfassung der Begleitverletzungen wurden alle Sektionsfälle mit TAR aus dem Obduktionsgut von 1993–2000 ausgewertet.

Ergebnisse

Es fanden sich insgesamt 268 Fälle, 145 (54,1%) ereigneten sich im Straßenverkehr. Davon waren 77 (53%) PKW-Insassen (53 Fahrer, 19 Beifahrer), 53 der Unfälle waren Frontalkollisionen. Das mittlere Alter der Opfer lag bei 41 Jahren, 70% der Verstorbenen waren Männer. Die Rupturlokalisation befand sich überwiegend (60%) im Aortenisthumusbereich, in 14% der Fälle konnten Mehrfachrupturen gesehen werden. Nahezu alle Unfallopfer erlitten ein ossäres Thoraxtrauma, wobei am häufigsten Rippenfrakturen (96%) auftraten, gefolgt von Sternumfrakturen (38%) und Claviculafrakturen (12%), die Scapula war immer intakt. Das Pericard war in 42% der Fälle rupturiert, in 25 (32%) Fällen kam es zu Myocardrupturen. Lungenkontusionen oder -lazerationen wiesen 64 (83%) aller PKW-Insassen auf, in nur 2 Fällen kam es zur Verletzung des Lungenhilus. Ein Hämatothorax war häufiger links (87%) als rechts (71%) zu beobachten, mit einem mittleren Blutvolumen von 550 ml links und 300 ml rechts. Im Vergleich zu Polytraumatisierten ohne TAR traten sehr viel häufiger Rippen- und Sternumfrakturen auf.

Schlussfolgerung

Die Untersuchung unterstreicht durch die Vielzahl und hohe Inzidenz der Begleitverletzungen allein im Bereich des Thorax die Schwere des Traumas mit verletzungsbedingter Aortenruptur. Um ein Überleben dieser Verletzung erreichen zu können, ist eine möglichst direkte Versorgung erforderlich.

G10 Stress als negativer Faktor beim verunfallten Menschen in der präklinischen Phase-wie empfindet es der Patient und wie sollte das notärztliche Personal vorgehen?

L. Reinhold (Jena)

Zielsetzung

In einer Patientenbefragung von traumatisierten Patienten soll untersucht werden, wie gut unter präklinischen Bedingungen durch den Notfallmediziner eine Stressreduktion beim Patienten möglich ist und wie diese vom Patienten empfunden wird.

Material

Es wird eine Gruppe von 50 traumatisierten primär bewusstseinsklaren Patienten unmittelbar nach der Notfallversorgung mittels standardisiertem Fragebogen erfasst.

Methoden

Inhalt dieser Befragung ist die Schmerzstärke und die Intensität der Angst vor, während und nach Tätigwerden des Notarztes am Patienten. Bei diesen Ergebnissen werden die durch den Notarzt verabreichten Sedativa und Analgetika berücksichtigt. Dabei kommen numerische Skalen zur Anwendung. Außerdem wird der Patient zur Qualität der Kommunikation mit dem Rettungsdienstpersonal und zur ärztlichen Aufklärung befragt. Der Patient muss Zeitspannen zwischen einzelnen Aktionen bewerten und nimmt zur Qualität und zum Erleben des Transportes Stellung. Alle befragten Patienten müssen bis zur notärztlichen Versorgung bewusstseinsklar sein und eine suffiziente Erinnerung an die Notfallversorgung haben, um das Erlebte sicher einschätzen zu können.

Ergebnisse

Durch die Untersuchungen ist erkennbar, dass für den traumatologischen Patienten die Schmerzsituation im Vordergrund steht. Es wurde auch festgestellt, dass das Ausmaß der Analgesie vom Notarzt oft unterschätzt wird. Vermutete Gründe sind Angst vor einer präklinischen Narkose, Überbewertung der Nebenwirkungen von Sedativa und Analgetika und unzureichende klinische Beobachtung und Befragung des Patienten. Angst steht beim traumatologischen Patienten weniger im Vordergrund als bei internistischen Patienten. Wichtig ist hierbei eine suffiziente Gesprächstherapie.

Schlussfolgerungen

Auf einen verunfallten Patient wirkt in der präklinischen Phase erheblicher Stress ein, welcher vor allem durch Schmerzen bedingt ist.. Dazu kommen noch andere Faktoren, wie Angst. Das sind negative Faktoren für den Verletzten. Ein gezielter Einsatz von Analgetika und Sedativa, gegebenenfalls eine präklinische Narkoseeinleitung und eine umfassende menschliche Zuwendung sind entscheidend für die Stressreduktion beim verunfallten Menschen.

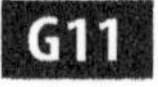

Einsatz der Rettungswinde: Indikation für den Hubschraubernotarzteinsatz in unwegsamem Gelände

G. Schmeiser (Murnau)

Zielsetzung

Die Rettung aus schwierigem Gelände gehört zu den Routineaufgaben eines im Voralpenland stationierten Rettungshubschraubers. Um eine schnelle medizinische Versorgung vor Ort gewährleisten zu können, wird als besonderes Rettungsmittel die Winde eingesetzt.

Material und Methoden

In einer retrospektiven Studie wurden 121 Windeneinsätze innerhalb von 18 Monaten nachuntersucht.
Der Bergrettungseinsatz ist in erster Linie von Geländebedingungen und Wetterverhältnissen abhängig, weswegen eine Einteilung des Schwierigkeitsgrades eines Einsatzes in drei Stufen vorgenommen wurde.
Die Bergrettungseinsätze wurden Im Hinblick auf organisatorische und medizinische Besonderheiten untersucht. Aufgenommen wurden die Zeiten bis zur Versorgung am Unfallort, Diagnose, Notarztindikation, Therapie und eventuelle Besonderheiten. Besonderer Wert wurde auf die Beurteilung des Einsatzes durch die beteiligten Gruppen (Debriefing) gelegt.

Ergebnisse

Da ein Großteil der Einsätze (97%) in alpinem Gelände durchgeführt wurde, ist die Aufnahme von Bergwachtpersonal häufig (84%) notwendig. Ein kompletter Austausch der medizinischen Crew bei Einsätzen in schwierigem alpinen Gelände war in 20 Fällen (17%) notwendig.
Windeneinsätze wurden in erster Linie aufgrund medizinischer Indikationen durchgeführt (96%), wesentlich seltener ist eine Rettung aus Bergnot. Die Einteilung nach dem NACA-Score zeigt eine gleichmäßige Verteilung auf alle 7 Schweregrade. Die Verbringung des Notarztes mittels Winde vor Ort war in 66% aller Fälle notwendig, es handelte sich immer um Diagnosen mit NACA-Score 3–7.

Schlussfolgerung

Die notärztliche Versorgung an der Unfallstelle wird in allen deutschsprachigen Ländern und in Großbritannien gefordert. Selbstredend gilt dies auch für Einsätze im alpinen Gelände. Insbesondere bei schwierigem alpinen Gelände ist eine ortskundige Führung und Lagebeurteilung durch Bergwachtangehörige Voraussetzung für die weitere Rettungsaktion und stellt die Entscheidungsgrundlage für den Einsatz des Notarztes/der Notärztin dar. Es zeigte sich, daß die vom Bergwachtpersonal gestellte Indikation zum Notarzteinsatz in 96% durch den Hubschraubernotarzt bestätigt wurde.
Die durchgeführte Auswertung bestätigt die Forderung nach Verbringung des Notarztes an den Notfallort.
Der Einsatz des Rettungshubschraubers mit Winde ist in unwegsamen Gelände mittlerweile Routine geworden. Dies bedeutet jedoch hohen logistische und technische Anforderungen an die verschiedenen beteiligten Gruppen (Rettungsleitstelle, Bergwachtpersonal, Rettungshubschrauber), die nur durch kontinuierliches Training, erfahrenes Personal und das Debriefing erreicht werden können.

G12 Kopfstützenergänzung CONTI®Cura*plus*

L. Osterwald (Hannover)

Die HWS-Distorsion nach einem Auffahrunfall ist die häufigste Folge im automobilen Straßenverkehr.
Nach einer eigenen repräsentativen Befragung hat jeder 7. Autofahrer schon einmal darunter gelitten. Dies entspricht ziemlich exakt den Angaben der Versicherer, denen zufolge sich ca. 200.000 Auffahrunfälle pro Jahr ereignen mit einer Dunkelziffer von weiteren 200.000.
Eine Vielzahl von Veröffentlichungen befasst sich mit Bewegungsabläufen während des Crashs und versucht, die Folgen pathologisch-anatomisch zu erfassen, ohne dass bisher völlige Klarheit besteht. Gerade bei den häufigeren Formen, nämlich den leichten und mittelschweren Unfällen, sind anatomische Veränderungen nicht festzustellen, selbst wenn starke Beschwerden bestehen. Myographische Kurvenverlaufsbeobachtungen bieten z. Z. aussichtsreiche Lösungsansätze, nicht zuletzt auch zur Abgrenzung von Simulanten.
Unbestritten ist, dass die Relativbewegung zwischen Kopf und Rumpf eine causale überragende Rolle spielt und zwar sowohl die Quantität (je mehr der Kopf nach hinten schlägt, umso größer das Risiko) als auch die Geschwindigkeitsänderung am Kopf. Dabei gelten Geschwindigkeitsänderungen (Delta V) von bis zu 10 km/h als nicht verletzungscausal. Das würde einer Relativgeschwindigkeit der beteiligten Autos von 15 km/h entsprechen, da u. a. durch Knautschzonen ein Teil der kinetischen Energie vernichtet wird.
Beobachtet man die Sitzposition von Autolenkern (die Beifahrer haben oft andere Positionen), so fällt auf, daß die überwiegende Mehrzahl während der Fahrt einen Abstand von mehr als 8 cm („kleine Faust") des Kopfes zur Kopfstütze hat. Die Kopfstütze ist zudem fast immer zu tief eingestellt, so dass der Forderung „Scheiteloberkante = Kopfstützenoberkante" fast nie erreicht wird. Somit beschleunigt der Kopf und verdreht sich die HWS beim Auffahrunfall viel mehr, als es der Fall wäre, wenn die Kopfstütze weiter vorne und höher eingestellt wäre. Da dieses serienmäßig vielfach nicht möglich ist, habe ich eine Kopfstützenergänzung mit dem Namen „CONTI®Cura*plus*" erdacht, welche die serienmäßige Kopfstütze nach vorne und nach oben verlängert. Sie wurde zusammen mit der Firma ContiTech entwickelt und vielfach Crashtests unterzogen mit dem Resultat, daß sehr viel geringere Belastungen im Kopf-Halsbereich zu beobachten waren als ohne Ergänzung. Bedenkt man, dass Auffahrunfälle zum überwiegenden Teil bei Geschwindigkeiten unter 30 km/h (Delta V) vorkommen (im Gegensatz zur landläufigen Meinung), so wird klar, daß durch ein solches Zusatzpolster viel Schmerz vermieden werden kann. Die Resultate werden im einzelnen tabellarisch dargestellt.

G13 Der Prévotnagel – Eine minimalinvasive Alternative bei Frakturen der Clavikula

Ch. Brodowski (Wuppertal)

Zielsetzung

Zur operativen Stabilisierung der dislozierten medialen Claviculafraktur werden unterschiedliche Verfahren beschrieben. Ziel dieser prospektiven Studie war es Ergebnisse nach minimalinvasiver Prévotnagelung darzustellen.

Material und Methoden

Zwischen 2/98 und 09/00 wurden 47 Patienten (Durchschnittsalter 41,2 Jahre) mit Prévotnägeln osteosynthetisch versorgt. Die Indikation zur Operation wurde gestellt bei mehr als 2 cm Dislokation und/oder mehr als 5 mm Verkürzung. Die Nägel wurden über Stichinzisionen am lateralen Clavikulaende intramedullär vorgeschoben. Bei um mehr als Schaftbreite dislozierten Frakturen war eine zusätzliche Inzision im Frakturbereich zur offenen Reposition notwendig. Das Therapieergebnis wurde zwischen 3 und 18 Monate postoperativ nach den Scores von Andersen und Constant beurteilt.

Ergebnisse

Es kam in einem Fall zur Ausbildung einer Pseudarthrose. 38 Patienten erreichten im Score nach Anderson und im Constant-Score ein gutes bis sehr gutes postoperatives Ergebnis. 5 Patienten beklagten einen Bewegungschmerz. Alle Patienten hatten ein kosmetisch gutes Ergebnis. Es kam in keinem Fall zum Repositionsverlust, bei einem Patienten kam es zu einer Auswanderung des Nagels, sodaß eine vorzeitige Metallentfernung erfolgte.

Schlussfolgerung

Die Prévotnagelung der dislozierten medialen Claviculafraktur ist eine minimalinvasive Alternative zur Plattenosteosynthese mit sehr gutem funktionellen Ergebnis.

G14 Fixationsnägel aus Knochenkompakta zur Osteosynthese gering belasteter Frakturen. Festigkeitsuntersuchungen in-vitro

S. Brunnberg (Marburg)

Zielsetzung

Biomechanische Untersuchung von Nägeln aus Knochenkompakta, welche zur Versorgung von Low-Stress-Frakturen entwickelt wurden. Die Festigkeitsuntersuchungen sollten zur Einführung eines neuen Osteosynthesematerials in die klinische Praxis beitragen.

Material und Methoden

Zur Untersuchung standen 160 Nägel zu Verfügung. Die Nägel wurden aus boviner Unterschenkelkompakta hergestellt. Jeder Nagel bestand aus einem Kopf und einem Schaft. Der Schaft wurde bis zur Hälfte der Länge mit feinen, 0,5 mm tiefen und zirkulär verlaufenden Rillen versehen. Diese Rillen sollen zur besseren Verankerung im Knochenlager dienen. Nach der Herstellung wurden die Nägel lösungsmittelkonserviert und sterilisiert. Die Sterilisation erfolgte bei 80 Nägeln durch Ethylenoxid, bei den übrigen 80 Nägeln durch Gammabestrahlung mit 1,8 Mrad.
Die biomechanische Testung der Knochennägel erfolgte an einer Universalprüfmaschine in einem Drei-Punkt-Biegeversuch und in einem Scherversuch. Vor dem Versuch wurden alle Nägel 3 Stunden lang in einer 0,9%igen Kochsalzlösung rehydriert. Die Prüfgeschwindigkeit betrug in allen Fällen 2mm/min. Es wurden die Kraft bei einer Durchbiegung von 0,2 mm sowie die maximale Kraft und die Durchbiegung beim Bruch gemessen. Die Biegefestigkeit und der E-Modul wurden anschließend berechnet. Die gewonnenen Daten wurden statistisch analysiert und graphisch dargestellt.

Ergebnisse

Herstellungsbedingt sind Nägel aus Knochenkompakta nicht homogen, da der Nagelschaft auf halber Länge Verankerungsrillen aufweist. Unabhängig von der Sterilisationsmethode zeigte sich im Scherversuch ein deutlicher Unterschied zwischen der Scherfestigkeit im Rillenbereich und im glatten Nagelschaftbereich, wo die Festigkeit 20–28% höher war. Nach der Ethylenoxidsterilisation zeigten die Nägel eine zweifach höhere Bruchkraft und Biegefestigkeit im Vergleich zu gammasterilisierten Nägeln. Auch im Scherversuch zeigte sich nach Ethylenoxidsterilisation ein um durchschnittlich ein Viertel höherer Festigkeitswert. Der E-Modul zeigte in diesen beiden Gruppen keine statistisch signifikanten Unterschiede.

Schlussfolgerung

Nägel aus Knochenkompakta sind aufgrund ihrer biomechanischen Eigenschaften für die Osteosynthese von Low-Stress-Frakturen geeignet. Fertigungsbedingt sind die Nägel im rillenversehenen Schaftbereich weniger stabil. Die Ethylenoxidsterilisation ist aufgrund deutlich höherer Festigkeitswerte gegenüber der Gammabestrahlung zu bevorzugen.

G15 Distale Femurfrakturen bei Patienten mit Unterschenkelamputation: operative Versorgungskonzepte

C. Döhler (Leipzig)

Zielsetzung

Darstellung des Behandlungsverlaufes bei Patienten mit distaler Femurfraktur nach Unterschenkelamputation im Vergleich mit aktuellen Literatur

Kurzfassung

Die seltene distale Femurfraktur bei Unterschenkelamputierten stellt besondere Anforderungen hinsichtlich Operationsverfahren und Nachbehandlung. Anhand der Behandlungsdaten von 4 Patienten werden Vorteile des LISS-Systems und retrograder Nagelsysteme im Vergleich mit den bisher wenigen in der Literatur beschriebenen Fälle dargestellt. Besonderes Augenmerk wird der postoperativen prothetischen Versorgung gewidmet.

Material und Methoden

Innerhalb eines kurzen Zeitraumes von 4 Monaten wurden 4 Patienten mit einer distalen Femurfraktur nach Unterschenkelamputation behandelt. Die Amputationen lagen bereits mehrere Jahre (4–13 Jahre) zurück und die Patienten waren mit einer Unterschenkelprothese gehfähig. Alle Frakturen waren bei angelegter Prothese aufgetreten. Es handelte sich um zwei 33-A und zwei 33-C-Frakturen. Die Versorgung erfolgte in 2 Fällen mit LISS und zwei Fällen mittels SCN. Die Entlassung aus der stationären Behandlung erfolgte mit neu angefertigter Unterschenkelprothese mit Vollbelastung. Die Patienten wurden 1 Jahr nach operativer Behandlung nachuntersucht.

Ergebnisse

Die Inzidienz von ipsilateralen Femurfrakturen bei Unterschenkelamputierten ist mit 2–3% sehr klein. Distale Oberschenkelfrakturen sind dabei eine bei prothetisch nicht versorgten Patienten häufig übersehene und in der Vergangenheit meist konservativ behandelte Verletzung. Im operativen Konzept der Versorgung dieser Frakturen steht der Erhalt der Weichteile für einen prothesenfähigen Stumpf im Vordergrund. Bei den hier behandelten Patienten handelt es sich in allen Fällen um Frauen im Alter über 60 Jahre mit zahlreichen Begleiterkrankungen insbesondere PAVK und Diabetes mellitus. Die Operation wurde unter dem Gesichtspunkt der minimal invasiven Versorgung mittels LISS und SCN durchgeführt. Nach Abschluß der Wundheilung konnte sofort die Prothesenversorgung erfolgen. In einem Fall mit SCN bildete sich ein kleines Stumpfulcus aus. Bei der Implantatentfernung wurde eine Infektion des Markraumes festgestellt, welche nach Markraumbohrung ausheilte. Bei der Nachuntersuchung waren alle Patienten mit Unterschenkelprothese gehfähig.

Schlussfolgerungen

SCN und LISS sind bei der Versorgung distaler Femurfrakturen bei Unterschenkelamputierten geeignete Verfahren, bei geringem Weichteiltrauma sofort einen prothesenfähigen Amputationsstumpf zu erhalten. Wichtig ist die sofortige Prothesenversorgung in adaequater Form.

G16 Die proximale Oberarmfraktur des Kindes – the most overtreated fracture

S. David (Berlin)

Zielsetzung und Material

Im Zeitraum vom 1.7.1998–30.6.2000 wurden in unserer Klinik sieben Kinder mit einer schwer dislozierten proximalen Humerusfraktur behandelt. In keinem Fall lag eine Gefäß- oder Nervenbeteiligung vor. Es handelte sich um zwei Mädchen und fünf Jungen im Alter zwischen 7 und 14 Jahren. Ursachen waren drei Verkehrsunfälle, zwei Stürze aus einer Höhe von mehr als zwei Metern und zwei Sportunfälle (vier Monoverletzungen, drei Mehrfachverletzungen).
Röntgenologisch bestanden Verschiebungen der Frakturen um mindestens Schaftbreite, Abkippungen des proximalen Fragmentes zwischen 30° und 70° in wenigstens einer Ebene sowie immer eine Verkürzung.

Methode

Fünf Kinder wurden konservativ im Gilchristverband behandelt, wobei bewußt auf ein Repositionsmanöver verzichtet wurde. Die mittlere Ruhigstellungsdauer betrug 10

Tage, anschließend erfolgte eine funktionelle Therapie. Zwei Kinder wurden nach Primärbehandlung beim niedergelassenen Kinderarzt und Chirurgen mit (dringender) Operationsindikation eingewiesen. Im Einvernehmen mit den Eltern blieb die Therapie konservativ.
Ein 13-jähriges Mädchen wurde wegen Wachstumsfugenverschlusses operativ versorgt (geschlossene Reposition, Kirschnerdrahtosteosynthese, Ruhigstellung 10 Tage). Bei einem 11-jährigen Jungen wurde die Fraktur wegen des Verdachtes auf eine Verletzung der langen Bizepssehne offen reponiert und mittels Prevotnagelung stabilisiert. In diesem Fall wurde bei übungsstabiler Osteosynthese sofort funktionell nachbehandelt.

Ergebnisse

Röntgenologisch waren die Frakturen nach 8–12 Wochen konsolidiert. Funktionell zeigten alle Kinder sechs Monate nach dem Trauma eine gute Schulterfunktion mit einer Abduktion und Anteversion über 150°. Armlängenunterschiede wurden bislang nicht festgestellt.

Schlussfolgerung

Unabhängig vom Dislokationsausmaß ist die konservativ - funktionelle Therapie für uns die Methode der Wahl selbst bei stark verschobenen proximalen Oberarmfrakturen des Kindes. Verbleibende Fehlstellungen werden im Rahmen des Knochenwachstums spontan korrigiert und führen zu keiner störenden Einschränkung der Schulterfunktion.
Eine Indikation zur Operation sehen wir nur bei fortgeschrittenem Verschluß der proximalen Wachstumsfuge, bei Gefäß- oder Nervenschaden und bei Verletzung der langen Bizepssehne.

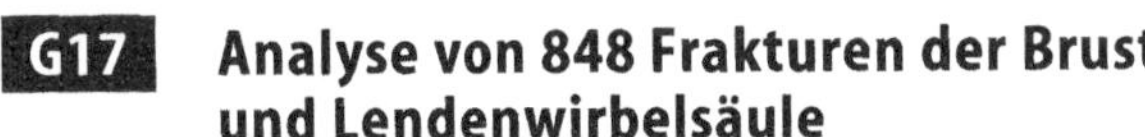

G17 Analyse von 848 Frakturen der Brust- und Lendenwirbelsäule

K. C. J. Fischer (Bochum)

Einleitung

Studien mit Einteilungen zu Frakturklassifikationen zeigten bisher immer nur ein geringes Patientenkollektiv. Bezüglich Epidemiologie, Verletzungsmuster, Unfallmechanismen, Frakturhöhe, Frakturverteilungsmuster und entsprechende Rückenmarksschädigung konnte nur eine begrenzte Aussage getroffen werden. Im St. Galler Patientengut wurden deshalb retrospektiv 848 Fälle der Jahre 1988 bis 1995 mit Verletzungen der Brust- und Lendenwirbelsäule, aufgearbeitet.

Material und Methoden

Retrospektive Aufarbeitung von 848 Patientendossiers, sowie der entsprechenden Unfallröngtenbilder und CT-Bilder, Klassifizierung der einzelnen Wirbelsäulenverletzungen nach Magerl et al., Datenanalyse nach Eingabe der erfaßten Patientendaten mit einem IBM kompatiblen PC und statistische Aufarbeitung mit dem Programm SPSS.

Ergebnisse

Es zeigte sich eine signifikante Korrelation entsprechend der pathomorphologischen Grundlage der Klassifikation mit einer Zunahme der Rückenmarksverletzungen von den einzelnen Frakturtypen A, B und C, sowie der untergeordneten Hauptgruppen. Insgesamt zeigte sich folgende Verteilung der einzelnen Frakturtypen: (Angaben der Rückenmarksverletzungen in Klammern):

580 (48) A: 343 (3) A.1, 20 (2) A.2, 218 (43) A.3
105 (27) B: 64 (27) B.1, 41 (10) B.2
163 (63) C: 98 (42) C.1, 56 (15) C.2, 9 (6) C.3

50% aller Frakturtypen waren in den Segmenten TH12/L1 lokalisiert. Ein zweiter Häufigkeitsgipfel zeigte sich auf Höhe TH6/TH7, mit einer relativen Zunahme an B und C Verletzungen. Bezüglich Patientenalter und Unfallanamnese zeigt sich bei den Frauen eine gleichmäßige Frakturverteilung in den ersten 5 Lebensjahrzehnten, bei den Männern eine deutliche Zunahme der B und C Verletzungen im 2. Bis 4. Lebensjahrzehnt (Verkehrs- und Berufsunfälle), ab dem 5. Lebensjahrzehnt zeigt sich eine Zunahme der A Frakturen bei einfachem Trauma, signifikant bei den weiblichen Patienten. Einzelne Frakturtypen zeigen eine signifikante Häufung bezüglich der Lokalisation, so zeigte sich die Berstungsspaktfraktur Typ A 3.2.1, nur in den Bewegungssegmenten TH12 bis L5.

Diskussion

Entsprechend der Einteilung der pathomorphologischen Klassifikation der Wirbelsäulenverletzungen nach Magerl et al. Konnte eine Zunahme der Rückenmarksverletzungen entsprechend der einzelnen Frakturtypen und Hauptgruppen, eine lokale signifikante Häufung einzelner Frakturtypen, sowie eine von Trauma und Patientenalter abhängige Verteilung von Wirbelsäulenverletzungen nachvollzogen werden.

G18 Die prothetische Versorgung des Polytraumatisierten – Eine besondere Herausforderung

S. Handke (Berlin)

Zielsetzung

Durch erweiterte Möglichkeiten der operative Therapie sind heute selbst bei drittgradig offenen Frakturen die betroffenen Extremitäten erhaltbar. Ist nach Trauma eine Amputation unumgänglich, besteht das Problem der atypischen Amputationshöhe. Bei polytraumatisierten Patienten erschweren die Begleitverletzungen die spätere Mobilisation, so daß besondere Ansprüche an die prothetische Versorgung zu stellen sind. Es wird die prothetische Versorgung zweier amputierter Patienten vorgestellt. Spezifische Probleme der Prothetik polytraumatisierter Patienten werden erläutert.

Material

Im Zeitraum von September 1997 bis April 1999 wurden 106 polytraumatisierte Patienten am hiesigen Traumazentrum behandelt (77 männlich, 29 weiblich, Durchschnittsalter 36,1 Jahre, durchschnittlicher ISS 31,8). In 5 Fällen (alle männlich, ISS durchschnittlich 36,8, Durchschnittalter 46,8 Jahre) wurde eine Extremitätenamputation notwendig.

Methode

Der Behandlungverlauf eines verunglückten Motorradfahrers (Alter 31, ISS 41) mit Oberschenkelamputation und partieller Handamputation auf der gleichen Seite und begleitendem Armplexusschaden sowie eines PKW-Fahrers (Alter 46, ISS 41) mit Kettenverletzungen beider unterer Extremitäten und folgender einseitiger Unterschenkelamputation wurden ausführlich dokumentiert.

Ergebnisse

Die Zahlen notwendiger Extremitätenamputationen nach Trauma sind heute gering. Sollte dennoch eine Amputation notwendig werden, so muß eine frühzeitige Zusammenarbeit mit einem auf Prothetik spezialisierten Orthopädietechniker angestrebt werden. Die atypische Amputationshöhe erfordert eine umfangreiche Prothesenplanung. Aufgrund Begleitverletzungen ist die besonders stabile Versorgung zu fordern.

Schlussfolgerung

Nur durch die schnelle Versorgung ist eine zügige Mobilisierung zu erreichen. Sie ist die wirksamste Prophylaxe vor Immobilisationsschäden.
Eine optimalen prothetische Versorgung spielt eine tragende Rolle auf dem Weg zur sozialen und beruflichen Reintegration.

G19 Minimal invasive Osteosynthese bei Tibiakopffrakturen: Rhomboide Verschraubung

D. Jezussek (Neumarkt)

Zielsetzung

Mit dem Ziel eine möglichst gute Kniegelenkfunktion zu erhalten, werden Tibiakopffrakturen in über 80% operativ rekonstruiert. Bei komplexeren Frakturformen kommen Platten- u. Schraubenosteosynthesen, Spongiosaunterfütterung und externe Stabilisation zur Anwendung. Monokondyläre Spalt- und Impressionsfrakturen (B1 bis B3 nach AO) werden vorzugsweise durch eine arthroskopisch gestützte und mit Bildwandler kontrollierte, minimal invasive Schraubenosteosynthese mit Impressionanhebung und Spongiosaunterfütterung versorgt. Dorsale oder ventrale Plateaufragmente sind jedoch nur durch transversal eingebrachte Schrauben ungenügend abgestützt.

Material und Methoden

In unserer Abteilung wurden in den Jahren 1995 bis 1999 64 Patienten (16 bis 83 Jahre) mit Tibiakopffrakturen operativ behandelt: 20×Arthroskopie und percutane Verschraubung (31%), 21× Plattenosteosynthese (33%), 9× Fixatuer externe (14%), 3× offene Verschraubung (5%), 8× Arthroskopie (u.a. mit 2× Eminentiarefixierung und 4× Meniskusreparatur) (12,5%), 30× Spongiosaplastik (47%). In 8 aus 20 arthroskopisch gestützten, perkutanen Verschraubungen wurden neben 2 transversalen großen Spongiosazugschrauben zusätzlich kleine Spongiosazugschrauben in ventrodorsaler Verlaufsrichtung plaziert, um dorsale oder ventrale Fragmentanteile heranzuziehen und abzustützen, wodurch die Anwendung der Abstützplatte vermieden wurde. Diese überkreuzende Anordnung der parallel eingebrachten großen und kleinen Zugschrauben wird „rhomboide" Verschraubung genannt.

Ergebnisse

Die Ergebnisse der Nachuntersuchung zeigen keine Weichteilprobleme, keinen nennenswerten Korrekturverlust und in allen Fällen eine sehr gute Funktion (Lysholmscore).

Schlussfolgerung

Die überkreuzende transversale und ventrodorsale Zugschraubenosteosynthese, „rhomboide" Verschraubung genannt, erhöht nicht nur die Abstützung des gehobenen Plateauimprimates, sondern ermöglicht auch die Retention dorsaler oder ventraler Frakturanteile, so dass sich damit eine Erweiterung der Indikation zum minimal invasiven Vorgehen ergibt.

G20 Die stabile, elastische Markraumschienung bei kindlichen Unterarmfrakturen – Eine sichere, minimal-invasive Technik?

Z. Neckov (Wuppertal)

Zielsetzung

Insbesondere bei instabilen diaphysären Unterarmfrakturen des Kindes wird in den letzten Jahren zunehmend anstelle der konservativen Gipstherapie eine bewegungsstabile intramedulläre Osteosynthese durchgeführt. In unserer Klinik verwenden wir diese Technik auch zur Versorgung der Ulna bei distalen metaphysären Frakturen. Wir stellen die Ergebnisse der stabilen, elastischen Markraumschienung mit Prevotnägeln bei kindlichen Unterarmfrakturen aus unserer Klinik dar.

Material und Methoden

Im Zeitraum von Januar 1998 bis August 2000 wurden in unserer Klinik 46 Kinder mit einer Fraktur des Unterarmes operiert. 41 Kinder konnten nach durchschnittlich 11 Monaten postoperativ nachuntersucht werden (Tabelle 1).

Tabelle 1

Geschlecht	Mädchen	7
	Jungen	34
Patientenalter	Mittel	9,7
	Minimum	5
	Maximum	15
Frakturseite	links	26
	rechts	15
Frakturtyp	Komplette UA-Schaftfraktur	35
	Radiusschaftfaktur	5
	Ulnaschaftfraktur	1
	Offene Fraktur	1

Die radiologische Kontrolle erfolgte zum Zeitpunkt der Metallentfernung, die bei 28 Kindern durchgeführt ist.

Ergebnisse

Bei 4 Kindern wurde postoperativ eine UA-Schiene für 3 Tage angelegt. Die Krankenhausverweildauer betrug im Mittel 2,8 Tage. Wir sahen keine Infektion oder Wundheilungsstörung. 7 Kinder klagten vor ME über Weichteilirritationen durch die Implantate. Es gab keinen Fall einer Pseudarthrose. In einem Fall einer traumatischen Refraktur der Ulna wechselten wir auf eine Plattenosteosynthese. Zum Zeitpunkt der klinischen Nachuntersuchung bestand bei allen Kindern freie Beweglichkeit der Ellenbogen- und Handgelenke. Der Umfang der Rotation war bei 13 Patienten im Vergleich zur Gegenseite um durchschnittlich 10° vermindert.

Schlussfolgerung

Die intramedulläre Osetosynthese mit Prevotnägeln von Unterarmfrakturen beim Kind stellt eine minimal-invasive, einfache und sichere Therapiemethode mit sehr guten klinischen Ergebnissen dar. Es können so mehrfache Narkoserepositionen und Gipsruhigstellungen mit nachfolgener Einschränkung der Unterarmrotation vermieden werden. Den Einsatz von Prevotnägeln auch bei distalen metaphysären Frakturen sehen wir als sinnvolle Erweiterung.

G21 Beeinflußt die Wahl des Osteosyntheseverfahrens das Outcome des geriatrischen Patienten bei trochanteren Femurfrakturen?

H. Nestmann (Jena)

Zielsetzung

Trochantere Frakturen zeigen naturgemäß ihre größte Inzidenz im höheren Lebensalter beim multimorbiden Patienten. Das Ziel der Therapie muß deshalb neben einer wenig invasiven Operationstechnik eine Frührehabilitation mit Vollbelastung sein. Mit der vorliegenden Studie sollte der Einfluß der verschiedenen Osteosyntheseverfahren auf die peri- und postoperative Komplikationsrate sowie auf das Rehabilitationsergebnis untersucht werden.

Material und Methoden

Von 1995 bis 2000 wurden alle 492 Patienten unserer Einrichtung mit trochanteren Frakturen EDV-gerecht dokumentiert und ausgewertet. Als Operationsverfahren kamen nach dem AO-Frakturtyp die Dynamische Hüftschraube, der Gammanagel und der PFN zur Anwendung. Die Evaluierung erfolgte anhand der Variablen Alter, Geschlecht, Vorerkrankungen und ASA, Frakturtyp nach AO, Osteosyntheseverfahren, Mobilisierung, Komplikationen und Dauer des stationären Aufenthaltes.

Ergebnisse

Trotz eines Durchschnittsalters von 76,9 Jahren und einem Vorerkrankungsanteil von 69,4% lag die Gesamtletalität unserer Patienten mit trochanteren Frakturen nur bei 1,4%.

Technische Schwierigkeiten traten bevorzugt bei der DHS (Cutting out) mit einer Komplikationshäufigkeit von 1,7% auf, beim PFN sahen wir keine solchen Komplikationen, beim Gammanagel kam es nur in einem Fall zum Ausbruch der Schenkelhalsschraube. Die Infektionsrate dagegen ist mit 4,5% beim PFN doppelt so hoch wie bei den anderen beiden Verfahren (2,2% Gammanagel, 2,0% DHS). Die Letalität bei der DHS lag bei 1,4%, beim Gammanagel um 2,2%, einen Patienten nach PFN-Osteosynthese haben wir nicht verloren. Die Immobilisierungsrate unterscheidet sich bei den einzelnen Verfahren nicht wesentlich, 7,7% konnten bei der DHS, 7% beim PFN und 8% beim Gammanagel nicht rehabilitiert werden. Lediglich die Hospitalisierungsdauer weist eine längere Zeit mit 14,7 Tagen gegenüber den Verfahren DHS (12,2 Tage) und PFN (11,3 Tage) auf. Eine Korrelation zwischen postoperativen systemischen Komplikationen und dem Osteosyntheseverfahren bestand nicht, es gibt lediglich einen Zusammenhang zwischen dem Auftreten einer Infektion und der erhöhten Letalität.

Schlussfolgerungen

Bei den stabilen trochanteren Frakturformen ist die Dynamische Hüftschraube weiterhin das Osteosynthesemittel der Wahl. Die Marknägel mit Hüftkomponente Gammanagel und Proximaler Femurnagel sind bei instabilen Frakturtypen aufgrund der minimalinvasiven OP-Technik und der postoperativen Belastbarkeit zu bevorzugen. Die postoperativen systemischen Komplikationen sind jedoch weitestgehend unabhängig vom Osteosynthesematerial. Mit den modernen Osteosyntheseverfahren ist eine Mobilisierung bei über 90% der Patienten möglich.

G22 Synthesis Synthèse Osteosynthese – Operative Frakturbehandlung

K.-H. Nieländer (Köln)

Zielsetzung

Der Fixateur externe, die Plattenosteosynthese und auch der Marknagel, Verriegelungsnagel zählen in ihrer Anwendung zu den großen Osteosyntheseverfahren in der Unfallchirurgie.
Es ist jedoch kaum bekannt, wer die Begriffe „Synthèse“, später „Osteosynthese“ prägte, und zu welcher Zeit diese Bezeichnungen für die operative Frakturstabilisierung in die chirurgische Traumatologie eingeführt wurden.

Material und Methoden

P. Dionis, Professor für Anatomie und operative Medizin, Paris, führte zu Anfang des 18.Jahrhunderts den Begriff „Synthèse“ für die „Wiedervereinigung des Getrennten“ in die Chirurgie ein.

L. Heister (1683–1758), Professor für Anatomie und Chirurgie in Altdorf und Helmstedt, wählte den Begriff „Synthesis".
Viele Jahre zuvor hatte der große französische Feldchirurg und Wundarzt A.Paré (1510–1590) formuliert: „Es gibt vier Sorten von Operationen, nämlich „das Getrennte zusammenfügen", „das Zusammenhängende trennen" und „das Überflüssige wegnehmen", sowie „einen Defekt angleichen".
In der jüngeren Vergangenheit haben A. Lambotte, K.H. Bauer und R. Maatz in Beiträgen zur Geschichte der Osteosynthese auf diese Überlieferungen und Zusammenhänge hingewiesen.

Ergebnisse und Schlussfolgerung

Der Herkunft des Begriffes „Osteosynthese" als Bezeichnung für die operative Knochenbruchbehandlung und Frakturstabilisierung wurde in einer Literaturrecherche gefolgt, die mit diesem Begriff verbundenen Persönlichkeiten der Chirurgie werden besonders herausgestellt und gewürdigt.

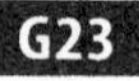

G23 Herbert-Whipple-Schraube oder Bold-Schraube zur perkutanen Osteosynthese von Skaphoidfrakturen?

M. Schädel-Höpfner (Marburg)

Zielsetzung

Beschreibung von Technik und Ergebnissen der perkutanen Verschraubung von Skaphoidfrakturen mit zwei verschiedenen Implantaten. Bewertung dieser minimal-invasiven Osteosynthese hinsichtlich technischer Durchführbarkeit und Verläßlichkeit der Resultate.

Material und Methoden

Vom 1.1.1995 bis 31.12.2000 wurde eine perkutane, minimal-invasive Osteosynthese von Kahnbeinbrüchen in 46 Fällen durchgeführt. Dabei wurde die Herbert-Whipple-Schraube in 24 Fällen und die Bold-Schraube in 22 Fällen eingesetzt. Es handelte sich um 9 Frauen und 33 Männer; in zwei Fällen lagen beidseitige Frakturen vor. Der Altersmittelwert lag bei 34 Jahren. Es handelte sich überwiegend um Korpusfrakturen (Typ B2 nach Herbert).
Bei undislozierten Frakturen wird ein Führungsdraht von distal über die Tuberositas des Skaphoids vorgebohrt. Nach kurzstreckiger Hautinzision und Aufbohren kann die kanülierte Schraube von distal nach proximal eingeschraubt werden. Erforderlichenfalls kann bei dislozierten Frakturen eine geschlossene Reposition durch Daumenzug und Fragmentmanipulation in Joystick-Technik erfolgen.

Ergebnisse

Wegen einer distalen Schraubenüberlänge mußte in drei Fällen eine Metallentfernung nach der Frakturheilung erfolgen. Unter funktioneller Nachbehandlung mit vorzeitiger starker Belastung der Hand kam es in zwei Fällen zur Entstehung einer Pseudarthrose. In den übrigen Fällen lag ein komplikationsloser Heilungsverlauf bei ungestörter Handgelenkfunktion vor. Ein Unterschied bezüglich Handhabung und Verläßlichkeit der Implantate wurde nicht ermittelt.

Schlussfolgerung

Die perkutane Osteosynthese von Kahnbeinbrüchen mit der kanülierten Herbert-Whipple- oder Bold-Schraube erlaubt eine minimal-invasive Therapie von Kahnbeinbrüchen, ermöglicht aber nicht in allen Fällen den Verzicht auf eine postoperative Immobilisation.

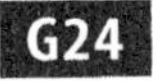

G24 Erfahrung mit der winkelstabilen palmaren Radius-Titanplatte bei distalen Radiusfrakturen

F. Menzinger (Karlsruhe)

Zielsetzung

Erfahrungsberichte über 54 Implantationen zur Stabilisierung und frühfunktionellen Nachbehandlung bei Hyperextensions- und C-Frakturen.

Kurzfassung

Es wurde mit dem palmaren Gegenstück der AO-Pi-Platte optimale Ergebnisse bezüglich anatomischer Rekonstruktion und Funktion bei allen Frakturtypen am distalen Radius erreicht.

Problembeschreibung – Material und Methoden

Berichtet wird über 56, mit der palmaren Titanplatte der Fa. Stratec stabilisierten Radiusfrakturen. Die Ergebnisse werden aufgelistet nach Frakturtyp (A, B, C-Frakturen) und nach Flexions- und Hyperextenstionsfrakturen sowie der Grad der Osteoporose.

Ergebnisse

Erzielt wurden in nahezu allen Fällen und weitgehend unabhängig vom Frakturtyp eine optimale, achsengerechte Ausheilung ohne Spongiosaplastik und ohne Nachsintern des Frakturbereiches mit dem Vorteil der palmaren Plattenlage.

Schlussfolgerung

Nach unseren Erfahrungen handelt es sich hier um die erste, aufgrund ihrer winkelstabilen distalen Stifte universell einsetzbaren, palmaren Platte, bei der ein Korrekturverlauf sicher vermeidbar ist.

G25 Verwendung einer selbstgefertigten Kombi-Cast Orthese zur frühfunktionellen Nachbehandlung von Weber-C-Frakturen

A. Losch (Göttingen)

Zielsetzung

Verwendung einer selbstgefertigten Kombi-Cast Orthese zur frühfunktionellen Nachbehandlung von Weber-C-Frakturen.

Material

Material (3M)®: – Trikotschlauch, Scotchcast, custom length splint, Softcast® Beklettung

Anlagekonzept: Einseitig gepolsterte Longuette, die U-förmig beide Knöchel umfasst. Nach Komplettierung des Verbandes mit Softcast, Zuschnitt der Orthese zu einer abnehmbaren bimalleolären Knöchelstütze und anschließender Beklettung.

Methode

In einer prospektiven Studie haben wir die Ergebnisse operativ versorgter Weber-C-Frakturen bei einer modifizierten postoperativen Nachbehandlung mit individuell angepasster Orthese untersucht. Wir haben 2 Gruppen mit je 15 Patienten gebildet:

Gruppe 1: 9 Männer, 6 Frauen mit einem Durchschnittsalter von 41 Jahren mit operativ versorgter Weber-C-Fraktur mit herkömmlichem Unterschenkel-Gehgipsverband für 4–6 Wochen postoperativ und anschließender krankengymnastischer Mobilisation und low-dose Heparinisierung.

Gruppe 2: 6 Männer, 9 Frauen mit einem Durchschnittsalter von 40 Jahren mit operativ versorgter Weber-C-Fraktur mit selbstgefertigter Orthese für 4–6 Wochen unter frühfunktioneller Nachbehandlung ohne low-dose Heparinisierung.
Kontrolluntersuchungen erfolgten in der 1., 2., 4. und 6. Woche, eine klinische und radiologische Abschlussuntersuchung erfolgte nach der 10. postoperativen Woche. Mit-

tels Befragung der Patienten wurde eine Bewertung der Schmerzen und Akzeptanz der Orthese vorgenommen.

Ergebnisse

In beiden Gruppen war die Fraktur knöchern durchbaut. Ein Versagen des Osteosynthesematerials und eine postoperative Wundheilungsstörung traten nicht auf. In beiden Gruppen konnte radiologisch keine Asymmetrie des oberen Sprunggelenkspaltes im Sinne der Syndesmoseninsuffizienz festgestellt werden. Eine tiefe Beinvenenthrombose/Lymphödem trat in keiner der Gruppen auf. Die Beweglichkeit des OSG lag in der Gruppe 2 bei 20/0/35. Das USG und die Vorfußgelenke waren frei beweglich. Durchschnittlich führten die Patienten nach der 4. postoperativen Woche eine Vollbelastung durch.

In der Gruppe 1 lag die Beweglichkeit nur bei 15/0/25., 4 Patienten hatten außerdem eine relevante Bewegungseinschränkung im USG/Vorfußgelenken.

Die Patienten der Gruppe 2 heben den einen Tragekomfort der Orthese hervor, besonders das Abnehmen der Orthese zum Duschen/Baden und das Tragen der Orthese im Straßenschuh wurde als sehr gut eingestuft.

Schlussfolgerung

Die Ergebnisse bestätigen unser Therapiekonzept mit postoperativ semi-rigider Fixation des Sprunggelenks. Die selbstgefertigte Orthese kann nach operativ versorgter Weber-C-Fraktur den Unterschenkel-Gehgipsverband ersetzen. Dadurch ist eine frühfunktionelle Nachbehandlung möglich und eine medikamentöse Thromboseprophylaxe außer bei Risikopatienten nicht mehr indiziert.

Mittwoch, 14. November 2001 bis Samstag, 17. November 2001
(Rotes Seitenfoyer / 1. OG)

P2 Experimentelle Unfallchirurgie – klinisch, methodisch

G26 Inhibition of mitogen-activated protein kinase induces apoptosis of human chondrocytes

M. Shakibaei (Berlin)

Purpose

We previously have reported that the mitogen-activated protein kinase (MAPK) pathway is stimulated by adhesion of human chondrocytes to anti-β1-integrin antibodies or collagen type II in vitro. These mechanisms most likely prevent chondrocyte dedifferentiation to fibroblast-like cells and chondrocyte death.

Material and Methods

In order to investigate whether this pathway plays an essential role for the differentiation, phenotype and survival of chondrocytes, we blocked mitogen-activated protein kinase/Erk kinase (MEK), a kinase upstream of the extracellular signal-regulated kinase (Erk) by using U0126.

Results

Exposure of chondrocytes to U0126 caused activation of caspase-3 in a dose-dependent manner. Western blot analysis with an antibody specific for dually phosphorylated Erk shows that collagen type II induced phosphorylation of Erk1/2 was specifically blocked by U0126 in a dose-dependent manner. Immunohistochemical analysis showed that treated chondrocytes were caspase-3 positive. In treated chondrocytes, the cleavage of 116-kDa poly (ADP-ribose) polymerase (PARP) resulted in the 85 kDa apoptosis-related cleavage fragment and was associated with caspase-3 activity. Analysis by electron microscopy showed typical morphological signs of apoptosis such as crescent-shaped clumps of heterochromatin, and a degraded pericellular matrix.

Conclusion

Thus, these results indicate that the MEK/Erk signal transduction pathway is involved in the maintenance of chondrocytes differentiation and survival. These data stimulate further investigations on the role of mitogen-activated protein kinase pathways in human chondrocytes.

G27 Experimentelle Untersuchungen über die Entstehung der Antetorsion am Femur

S. Shiohara (Yokohama, Japan)

Zielsetzung

Es ist bisher nicht bekannt, an welcher Stelle des Femur die Antetorsion entsteht. Aus diesem Grunde haben wir experimentelle Untersuchungen durchgeführt, um den Vorgang, der zur Antetorsion führt, zu klären.

Materialen und Methoden

Es wurden jüngere Hunde (von ca. 3 kg Körpergewicht) verwendet. An der rechten Hüfte des Hundes wurde jeweils eine operative Luxation der Hüfte durchgeführt und beim gleichen Eingriff eine Reihe von Kirschner-Drähten quer durch den gleichen Femur eingebohrt. Diese Kirschner-Drähte wurden parallel und in gleichen Abständen eingebracht, und zwar, vom distalen Femurende beginnend, bis zur intertrochanteren Region.

Ergebnisse und Schlussfolgerung

Die Hunde, die ca. 3 Wochen lang nur auf 3 Läufen liefen, belasteten nach diesem Zeitraum wieder normal. In verschiedenem zeitlichen Abstand von der Operation - maximal nach 21 Wochen - wurden die Hunde getötet und die Femora zur Untersuchung entfernt. Dabei wurde die operierte Seite mit der nichtoperierten verglichen. Es ergaben sich bei der optischen und röntgenologischen Untersuchung folgende Feststellungen:

1. Die Antetorsion im Bereich des Oberschenkelknochens erfolgt im unteren Drittel des Femur.
2. Im mittleren Drittel des Femur sind keine Torsionsvorgänge feststellbar.
3. Im oberen Drittel des Femur ist eine kompensatorische Retrotorsion deutlich.

Diese Untersuchungsergebnisse zeigen, dass die Auffassung von der Entstehung der Antetorsion nicht, wie bisher angenommen, im Bereich des koxalen Femurendes, sondern vielmehr im distalen Femurbereich erfolgt.

G28 Das Anforderungsprofil des „Einsatz"-Chirurgen

M. Engelhardt (Ulm)

Zielsetzung

Der Facharztkatalog der 5-jährigen Ausbildung zum Chirurgen ist von den Landesärztekammern vorgegeben. Die Erfahrungen der bisherigen Auslandeinsätze der Bundeswehr in Kambodscha, Somalia, Bosnien-Herzgowina und Kosovo/Mazedonien zeigt, dass der Umfang dieser Ausbildung nicht alle Anforderungen der Einsatzchirurgie abdeckt. Daher sind neben der chirurgischen Basisausbildung spezielle Weiterbildungen hinzuzufügen. Das Ausmass dieser Zusatzqualifikation muss sich einerseits an den tasächlich durchgeführten Operationen in den bisherigen Einsätzen und den möglichweise durchzuführenden Notfalleingriffen orientieren. Vor diesem Hintergrund soll die Frage beantwortet werden: Welche Operationen/Fertigkeiten sollten von einem verantwortlich tätigen „Einsatzchirurgen" in welchem Umfang kompetent beherrscht werden können?

Material und Methoden

Analyse des Krankengutes im Rahmen der NATO-Einsätze

Ergebnisse

Die Analyse der bisherigen Einsatzzahlen zeigt, dass ein notfallmässiges konservatives oder operatives Stabilisieren bzw. definitives Versorgen aller denkbaren Frakturen an den Extremitäten, des Stamms (auch der Wirbelsäule) und deren Komplikationen (z.B. Kompartmentsyndrom) auf dem Niveau eines ständig in Übung gehaltenen zivilen Arztes für Unfallchirurgie durchgeführt werden müssen. Hinzu kommt die Notwendigkeit, schwergradige Weichteilverletzung mit Gefässschaden versorgen zu können. Ebenso kompetent müssen jedoch stumpfe und penetrierende Verletzungen des Thorax und Abdomens versorgt werden können. Zusätzlich müssen die modernen Richtlinien der Wundversorgung und Amputationstechniken vertraut sein. Insbesonders sollten die Diagnostik und Therapie der in unseren Breiten seltener zu behandelnden Schuss- und Stichverletzungen routiniert durchgeführt werden können.

Schlussfolgerungen

Die fünfjährige Basisausbildung im Gebiet Chirurgie muss durch den Erwerb der zwei maßgeblichen unfallchirurgischen Schwerpunkte (Traumatologie, Viszeralchirurgie) ergänzt werden. Das Erwerben der Schwerpunktbezeichnungen ist jedoch kein Garant für spätere Routine. Die notwendige Kompetenz kann nur durch ein festes Einbinden in die Notfallversorgung des Traumapatienten in einem Krankenhaus der Maximalversorgung in enger Zusammenarbeit mit dem Notfallmediziner erworben werden. Zusätzlich muss Inhalt der Ausbildung die Kenntnis der versorgung von Minen- und Stich-/Schussverletzungen sein.

G29 Stabilität verschiedener Osteotomietechniken am Kaninchenfemur zur Untersuchung biodegradabler Osteosynthesematerialien

A. Flebbe (Marburg)

Zielsetzung

Entwicklung einer belastungsstabilen Implantationstechnik von biodegradablen Osteosynthesematerialien in das Kaninchenfemur als Voraussetzung für deren spätere biomechanische und histologische Untersuchung.

Material und Methoden, Ergebnisse

Die verschiedenen Osteotomietechniken und die anschließende Osteosynthese wurden zunächst an Femora toter Kaninchen erprobt und auf Stabilität getestet. In vivo wurde die Osteotomie beidseits an jeweils 10 Kaninchen vorgenommen. Bei iv-Narkose erfolgte ein medial parapatellarer Zugang zu distalen Femur.
Osteotomie 1: Winkelförmige Osteotomie durch einen sagittalen Längsschnitt und einen quer dazu verlaufendem Schnitt der mediale Kondyle. Refixation der medialen Kondyle mit zwei biodegradablen Schrauben in Zugschraubentechnik. Bei 7 von 10 Tieren kam es innerhalb von 7 Tagen zu einer suprakondylären Fraktur. Nur bei 3 Kaninchen kam es zur stabilen Ausheilung.
Osteotomie 2: Schräge Osteotomie des mediale Kondylus. Refixation der medialen Kondyle mit zwei biodegradablen Schrauben in Zugschraubentechnik. Das Auftreten einer suprakondylären Fraktur konnte durch die Schnittführung vermieden werden, es kam aber bei 8 Tieren zum Implantatversagen mit Abscheren der Kondyle.
Osteotomie 3: Inkomplette längsverlaufende Osteotomie durch den medialen Kondylus unter Verzicht auf eine Dislokation des medialen Kondylus. Pininsertion in den Markraum über einen Bohrkanal. Osteosynthese mit einer biodegradablen Schraube. Bei keinem der Tiere kam es zu einer Instabilität. Die Methode wurde als einzige geeignete befunden.

Schlussfolgerung

Durch die auf das Kaninchenfemur wirkenden erheblichen Kräfte besteht nach winkelförmigen und schrägen Kondylotomien und Osteosynthese mit biodegradablem Implantaten ein erhebliches Instabilitätsrisiko. Auf eine komplette Kondylotomie sollte deshalb zugunsten einer imkompletten Osteotomie verzichtet werden.

G30 Die frühfunktionelle Nachbehandlung der beidseitigen Patellasehnenruptur. Eine Kasuistik

T. Frebel (Münster)

Zielsetzung

Fallbeschreibung

Material und Methoden

Ein 42-jähriger Mann zog sich beim abrupten Abremsen aus vollem Lauf eine beidseitige Patellasehnenruptur zu. Der Patient war engagierter Ausdauersportler und legte pro Woche ca. 50 km als Langstreckenlauf zurück. Anamnestisch konnten keine Systemerkrankungen oder Verletzungen im Bereich der Gelenke und Weichteile eruiert werden. Der Hausarzt hatte ihn über mehrere Jahre aufgrund einer Ansatztendinose im Bereich der Patellasehnen konservativ antiphlogistisch und mit lokalen Kortisoninjektionen (3 mal) behandelt. Die Labordiagnostik konnte Krankheiten aus dem rheumatischen Formenkreis ausschließen.

Ergebnisse

Es erfolgte noch am Unfalltag die Patellasehnennaht und Sicherung mit einer Drahtcerclage nach *McLaughlin*. Anschließend wurde eine Mecron,Schiene in O° Beugung beidseits angelegt und die axiale Vollbelastung erlaubt. Um einer Atrophie der Oberschenkelmuskulatur entgegenzuwirken, wurde ab dem 5. postoperativen Tag auf eine DonJoy,Schiene gewechselt mit einem Bewegungsausmaß bis 30° Beugung für insgesamt 6 Wochen mit anschließender Metallentfernung. Zu diesem Zeitpunkt waren beide Drahtcerclagen bereits gerissen.
Nach 4 Wochen intensiver Krankengymnastik hatte der Patient seine volles Bewegungsausmaß wiedererlangt und konnte seinem Ausdauersport wieder voll nachkommen.

Schlussfolgerung

Trotz Sicherung mit der Drahtcerclage wird in der Literatur die Immobilisation des Kniegelenkes bei Ruptur der Patellasehne für 6 Wochen empfohlen (mit Gipstutor oder Schienen), da durch die ständigen Bewegungen der Metallbruch droht und die Insuffizienz der Bandnaht. Bei einer beidseitigen Verletzung ist eine Immobilisation im geforderten Ausmaß jedoch nur unter Inkaufnahme eine deutlichen Einschränkung des Patienten zu realisieren. Wir haben uns daher für einen adaptierten Ansatz im vorliegenden Fall entschlossen. Der zu erwartende Metallbruch, der auch hier beidseits eingetreten ist, hat jedoch nicht zu einem Versagen der Sehnennaht geführt. In besonderen Fällen kann daher unter Abwägung individueller Faktoren durchaus eine frühzeitigere, kontrollierte Freigabe erfolgen.

G31 Erste Ergebnisse mit dem neuen retrograden SINART®-Femurmarknagel

B. Friemert (Ulm)

Zielsetzung

Die Nachteile der retrograden Marknagelung (2. Arthrotomie zur Materialentfernung, Schädigung des Gelenkknorpels, proximale Verriegelung unter BV) konnten durch die Entwicklung eines neuen retrograden Marknagels deutlich reduziert. Bei diesem Marknagel kann über ein Rendezvous Manöver ein 2. Zielbügel montiert werden. Die Materialentfernung erfolgt antegrad, so dass ein osteochondraler Zylinder replantiert werden kann. Ziel dieser Studie ist es, dieses System in der klinischen Anwendung zu überprüfen und mit anderen Systemen zu vergleichen.

Material und Methoden

Bisher konnten 37 Femurfrakturen mit diesem System versorgt und bei 17 Patienten konnten die Ergebnisse nach 26 Monaten ausgewertet werden. Erfasst wurden die intraoperativen Daten der Implantation. Eine klinisch/radiologische Nachuntersuchung erfolgte am Entlassungstag sowie 6–12–26 Wochen post op. Erfasst wurden: Frakturtyp, Verriegelungsart, Kniegelenkssymptomatik, Femurlängenbestimmung, Achsfehlerbestimmung, Torsionsfehlerbestimmung, Leunert-Score, Tegner-Score.

Ergebnisse

Der mittlere Nachuntersuchungszeitraum beträgt in dieser Gruppe 5,8 (4–8) Monate. Intraoperative Komplikationen sind nicht aufgetreten. Infektionen wurden nicht beobachtet. Wegen eines Nagelbruchs musste ein Implantatwechsel auf einen aufgebohrten Marknagel durchgeführt werden. Bei einer Patientin mit Osteoporose kam es zu einer Durchwanderung des Nagels im proximalen Bereich.. Die Frakturheilung zeigte bis auf einen Fall unauffällige Verläufe. Der Leunert-Score zeigt einen durchschnittlichen Wert von 81 (51–94, n = 15), der Tegnerscore einen Wert von 4 (3–5, n = 15). Die VAS Werte im Bereich des Kniegelenkes betrugen durchschnittlich 2,4 (0–8, n = 17), im Bereich der Fraktur lagen sie bei 1,1 (0–7, n = 17). Die Kniebeweglichkeit lag bei 119° (80–140), wobei eine Patient ein Streckdefizit von 10° aufwies.

Schlussfolgerung

Der neue SINART®-Marknagel scheint sich als leicht und komplikationsarm zu implantierender Nagel zu erweisen. Er verbindet die Vorteile der retrograden Marknagelung mit den Vorteilen der antegraden Explantation. Durch die Replantation des osteochondralen Zylinders wird die Kniebinnenschädigung reduziert.

G32 Fehlermöglichkeiten bei der apparativen radiologischen Testung des fibularen Bandapparates

T. Garrel (Marburg)

Zielsetzung

Analyse von Fehlerquellen bei der standardisierten apparativen gehaltenen Aufnahme des oberen Sprunggelenkes bei der fibularen Bandläsion durch eine prospektive vergleichende klinische Studie. Das Verletzungsausmaß nach Supinationstraumen des OSG werden in der Regel mit gehaltenen Aufnahmen in zwei Ebenen quantifiziert. Häufig ergeben sich dabei Diskrepanzen zwischen dem klinischen und radiologischen Untersuchungsbefund. Zahlreiche Fehlermöglichkeiten führen zu falsch negativen Einschätzungen der apperativen Untersuchungsergebnisse.

Material und Methoden

Im Rahmen der Routinediagnostik wurden bei 86 Patienten nach Supinationstraumen des OSG nach Anamneseerhebung, inspektorischer und palpatorischer Befunderhebung zunächst Röntgenaufnahmen in zwei Ebenen zum Frakturausschluss durchgeführt. Es folgte die apparative und klinische Stabilitätskontrolle. In 20 Fällen wurden diskrepante Befunde zwischen der klinischer und apparativer Untersuchung weitergehend analysiert.

Ergebnisse

Bei der Durchführung der gehaltenen Aufnahmen des OSG ergeben sich eine Reihe von Fehlermöglichkeiten. Diese reichen von der Aufklärung des Patienten über die Untersuchung bis hin zur technischen Durchführung und Interpretation der Aufnahmen.

Schlussfolgerungen

Die Bewertung von gehaltenen Aufnahmen des OSG setzt voraus, dass alle Fehlerquellen die zu falsch negativen Ergebnissen führen können, vom untersuchenden Arzt ausgeschlossen werden müssen. Die unkritische Übernahme scheinbar objektiver Röntgenbefunde insbesondere bei diskrepantem klinischen Untersuchungsbefund stellt die Wertigkeit der gehaltenen Aufnahme in Frage. In zweifelhaften Fällen ist eine zusätzliche manuelle Stressaufnahme durchzuführen.

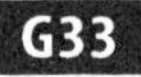

Neue Konzepte in der Therapie von Sprunggelenksfrakturen. Der Kleinfragmentkompressionsnagel (XS-Nagel) bei der Versorgung von OSG- und Pilonfrakturen

J. Gehr (Aschaffenburg)

Zielsetzung

Insbesondere bei alten Patienten mit AVK weißt die Plattenosteosynthese des Sprunggelenkes entscheidende Nachteile auf. Das Auftreten von Nekrosen wird durch die Platte begünstigt und beim Auftreten von Nekrosen ist das Management aufwendig. Die Verwendung eines intraossären Kraftträgers der XS-Nagel soll hier dargestellt werden.

Material und Methoden

Der XS-Nagel weißt ein rundes Profil u. einen Durchmesser von 4,5 mm auf. Je nach zu versorgender Fraktur hat der Nagel 4 bis 11 Verriegelungslöcher, wobei die zwei Löcher die dem Fixationsbügel am nächsten sind eine längsovale Ausrichtung aufweisen. Der Nagel wird nach Reposition mit einen 2 mm Führungsdraht u. Überbohrung mit 4,5 mm Hohlbohrer eingebracht. Die Querverriegelung erfolgt über einen Zielbügel mit 2 mm Gewindedrähten. Eine gewünschte interfragmentäre Kompression wird durch eine Kompressionsschraube ermöglicht.
Von 5/2000 bis 1/2001wurde der XS-Nagel bei 73 Pat. (1 Weber A, 36 einfachen Weber B, 28 komplexen B Frakturen mit vorderer Syndesmosenruptur, 3 Weber C, 1 Innenknöchel und 4 Pilonfrakturen) implantiert, die Patentendaten werden prospektiv erfasst. Seither wurden 20 P., 11 (55%) weibl. 9 (45%) mänl. nach 4,6 (3–6,5) Mo. Nachuntersucht und in Anlehnung an den Ovadia-Score ausgewertet..

Ergebnisse

Postoperativ wurden alle Patienten mit Weber B Fraktur ohne Innenknöchel-, Innenbandbeteiligung oder Volkmannfraktur vollbelastet. Die übrigen mit Ausnahme der Pilonfrakturen am 1 Tag mobilisiert und nach Wundheilung mit 20 Kg teilbelastet. Die Vollbelastung erfolgte hier nach 4–6 Wochen. Es fand sich zwei mal ein oberflächliches Hämatom, eine Fehllage einer Volkmannschraube führte zu einer Re-Osteosynthese mit folgenloser Ausheilung. 1 mal kam es nach Konsolidierung der Fraktur zur Lockerung der Kompressionsschraube. Die Nachuntersuchung ergab in 95% (90%) ein sehr gutes oder gutes objektives (subjektives) Ergebnis. Eine bimalleoläre Fraktur wurde wegen noch deutlicher Schwellung subjektiv mit mäßig eingestuft. Ein komplexe Pilonfraktur führte zu einem mäßige objektiven und schlechtem subjektiven Ergebnis.

Schlussfolgerung

Aufgrund unserer bisherigen klinischer Erfahrungen erscheint uns der XS-Nagel zur Osteosynthese von Sprunggelenksfrakturen als zukunftsweisende neue Osteosyntheseform zur funktionellen und belastungsstabilen Frakturversorgung. Sie ist insb. am Außenknöchel der klassischen Drittelrohrplattenosteosynthese aufgrund der fehlenden Weichteilirritation über dem Plattenlager überlegen. Die intramedulläre Platzierung des XS-Nagels ist bei Patienten mit AVK, Diabetikern mit häufig problematischer Weichteilsituation und osteoporotischen Frakturen von besonderem Vorteil.

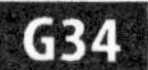

Biokompatibilität von Polylaktid im Knochen in Abhängigkeit von Konzentration und Durchblutungssituation

C. Gohl (Ulm)

Zielsetzung

Polylaktid (PLLA) ist eines der am meisten verwendeten resorbierbaren Implantatmaterialien. Die Hauptvorteile degradierbarer Implantate liegen in der geringeren Implantatsteifigkeit und der Vermeidung einer zweiten Operation zur Implantatentfernung. Ein negativer Aspekt ist, daß trotz intensiver Forschungsarbeit bisher keine Erklärung dafür gefunden wurde warum immer wieder unspezifische Entzündungsreaktionen und osteolytische Veränderungen auftreten. Ziel dieser Studie war die Untersuchung des Effektes unterschiedlicher Materialkonzentrationen auf die Heilung von kortikalem und spongiösem Knochen.

Material und Methoden

Als Tiermodell dienten 8 adulte, weibliche Merinoschafe. Auf der Medialseite der Schafstibia wurden 6 Bohrlöcher mit gleichem Volumen gebohrt drei epiphysär (gut durchbluteter spongiöser Knochen) und drei diaphysär (weniger gut durchbluteter kortikaler Knochen). Diese Bohrlöcher wurden mit unterschiedlichen Konzentrationen (40 mg, 60 mg, 80 mg in alternierender Reihenfolge) von PLLA as-polymerized Polymergranulat (MG 30–55.000 Dalton; Kristallinität 57%; Partikelgröße <500 µm; ITV Denkendorf) gefüllt. Die Leerlöcher 10 anderer Schafe (mit gleicher Standzeit) wurden als Kontrolle verwendet. Nach 30 Wochen wurden die Tiere getötet, die Tibien explantiert und histologisch aufgearbeitet. Die zelluläre Reaktion wurde qualitativ und histomorphometrisch ausgewertet. Dazu wurde unter dem Lichtmikroskop das Verhältnis zwischen Weichgewebe (alle zellulären Strukturen und Blutgefäße), Material und neu eingewachsenem Knochen ausgewertet. Die epiphysären und diaphysären Ergebnisse wurden verglichen, um eine Aussage über den Einfluß der Durchblutungssituation machen zu können.

Ergebnisse

Bei der Auswertung aller Bohrlöcher konnten bei keiner Konzentration Anzeichen für Entzündungsreaktionen oder Osteolysen festgestellt werden. Die Größe der noch vorhandenen Materialpartikel variierte zwischen einigen µm (nur noch unter polarisiertem Licht sichtbar) und ca.300µm. Ein Zusammenhang zwischen Materialkonzentration und Menge an neu eingewachsenem Knochen war zu beobachten. Um so höher die Materialkonzentration war, um so geringer war der prozentuale Anteil an Knochen. Der Anteil an Weichgewebe war unabhängig von der Materialkonzentration. Material wurde an beiden Implantationsorten noch etwa gleich viel gefunden (Medianwert zwischen 10–30%).

Schlussfolgerung

Es wurde festgestellt, daß das Maß an neu einwachsendem Knochen von der PLLA-Konzentration abhängig ist. Auch die höchste Materialkonzentration konnte keine Fremdkörperreaktion oder Osteolyse hervorrufen. Es war nicht feststellbar, daß die vermeintlich stärkere Durchblutung im spongiösen Knochen die Degradationszeit verkürzt.

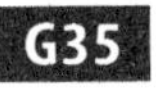

G35 Knochendichteentwicklung nach zementfreier Hüftgelenkstotalendoprothesenimplantation

T. Guthknecht (Stollberg)

Zielsetzung

Bestimmung des zeitlichen Verlaufes der periprothetischen Knochendichte nach Implantation einer zementfreien Hüft-TEP.

Kurzfassung

Nach Implantation des zementfreien GSS-CL-Schaftes nimmt die Knochendichte 1 Jahr postoperativ intertrochantär kontinuierlich ab.

Problembeschreibung – Material, Methoden, Ergebnisse

In einer prospektiven Studie wurden 50 Patienten untersucht, bei denen in unserer Klinik in den Jahren 1999 und 2000 zementfreie Hüftgelenkstotalendoprothesen unter Verwendung des GSS-Cl-Schaftes implantiert wurden.

Alle Patienten wurden nach 3 Monaten, 6 Monaten und 12 Monaten untersucht und der Harris-Hip-Score bestimmt. Eine quantitative Computertomografie wurde zur Messung der periprothetischen Knochendichte zeitgleich durchgeführt.
Die Entwicklung des Harris-Hip-Score weist eine kontinuierliche Zunahme im Laufe des ersten postoperativen Jahres aus.
Aufgrund der quantitativen Computertomografie ergibt sich eine kontinuierliche Abnahme der periprothetischen Knochendichte im gesamten Bereich zwischen Trochanter major und minor in den ersten 12 Monaten.

Schlussfolgerungen

Trotz des „modernen Disigns“ einer zementfreien Hüft-TEP nimmt die intertrochantäre Knochendichte im ersten postoperativen Jahr ab.

G36 Histologische Untersuchungen zur Biokompatibilität von HA-Knochenzementen – Experimentelle Untersuchung am Micropig

C. Heiss (Gießen)

Zielsetzung

Ziel dieser tierexperimentellen Arbeit war in einem standartisierten Bohrlochdefektmodell am Micropig HA-Knochenzemente auf ihre Biokompatibilität zu überprüfen. Durch histologische und radiologische Untersuchungen sollte die Stimulation der Knochenheilung und die knöcherne Integration der Implantate untersucht werden.

Material und Methoden

Die HA-Knochenzemente basieren auf einem Polymethylmethacrylat-Kopolymer und einem N-butylmethacrylat-Comonomer, die in Gegenwart von einem erhöhten Anteil an Hydroxylapatit (20% u. 40%) zu bioaktiven Kompositmaterialen polymerisiert werden. Insgesamt wurden 24 Micropigs bifemoral operiert. Bei jedem Tier wurden standartisierte und reproduzierbare Bohrlochdefekte von einer Grösse 10×10 mm mit dem DBC-System im femuropatellaren Gleitlager gesetzt und mit 2 HA-Zementen und einem Knochenzement ohne HA aufgefüllt. Die Tiere wurden in 3 Gruppen unterteilt, wobei die Tiere über einen Zeitraum von 5, 10, 20 Wochen und 1 Jahr nachbeobachtet wurden. Um die Dynamik der Knochenneubildung qualitativ und quantitativ zu beurteilen, wurden alle Micropigs mit Fluorochromen markiert und die Fixierung durch Perfusion erzielt. Neben der histologischen Aufarbeitung durch die Licht- und Fluoreszenzmikroskopie erfolgte die radiologische Dokumentation.

Ergebnisse

Die lichtmikroskopischen Auswertungen zeigten nach 5 und 10 Wochen beim 20% HA-Zement vereinzelt knöcherne Kontakte mit Osteoblastenbildung am Interface, aber keine Kontakte beim 40% HA-Zement und der Kontrollgruppe. Nach 20 Wochen konnte zu 75% eine direkte knöcherne Integration beim 20% HA-Zement und ein dicker Bindegwebssaum beim 40% HA-Zement beobachtet werden. Das 1 Jahres follow-up wies eine abgeschlossene knöcherne Integration des 20% HA-Zemtes auf und nur vereinzelte direkte knöcherne Kontakte mit einem Bindegewebssaum konnten beim 40% HA-Zement beobachtet werden. Die fluoreszenzmikroskopischen Analysen bestätigten die Dominanz des dicken Gewebesaums um die Zementmatrix innerhalb der ersten 5 bis 10 Wochen, zeigten aber stellenweise Knochenneubildung beim 20% HA-Zement am Interface. Letztendlich konnte nach einem Jahr bei allen Tieren mit 20% HA-Zement eine knöcherne Integration und eine Substitution des anfänglichen Gewebesaums durch eine Knochenneubildung festgestellt werden.

Schlussfolgerung

Insgesamt zeigen die bisherigen Ergebnisse, dass der 20% HA-Zement in seinen Eigenschaften den bisher bekannten Komposit-Zementen und dem 40% HA-Zement überlegen ist, wobei die Kontrollgruppe ohne HA mehr direkte Knochenkontakte aufweist als der 40% HA-Zement. Für die Biokompatibilität und knöcherne Integration der Implantate ist die Kombination aus Hydroxylapatit, Zementmatrix und -elastizität von entscheidender Bedeutung.

G37 Der DNA-Fingerprint zur Sicherung von tierexperimentellen Infektmodellen

J. Keßler (Gießen)

Zielsetzung

Die Absicherung von tierexperimentellen Infektmodellen durch die Darstellung des DNA-Finger-Print

Problemstellung

Tierexperimentelle Infektmodelle sind häufig mit dem Problem behaftet, daß durch Kontaminationen und Superinfektionen das Versuchsergebnis in Frage gestellt wird.

Material

In der vorliegenden Untersuchung wird im Rahmen eines Tierexperimentes mit Fixateur-externe-Behandlung der ursprünglich inocculierte Keim mit dem im Infekt isolierten Erreger durch Darstellung des DNA-Finger-Print exakt miteinander verglichen.

Methoden

Die typische Komplikation in der Fixateur-externe-Behandlung ist die sogenannte Pin-tract-infection. Im Rahmen eines Tierexperimentes an 24 Schafen wurde untersucht, ob die antimikrobielle Wirkung von Silber hier therapeutisch genutzt werden kann. Es wurden unterschiedliche Pin-Materialien miteinander verglichen: Silber, Titan, Stahl und Stahl-Pins mit einem Polyurethane Argentum Sleeve (PAS®). Die Fixateurpins wurden mit einem zuvor mittels DNA-Finger-Print identifizierten tierpathogenen Staphylococcus aureus in Hautkeimdichte (10^6/ml) beimpft und für 4 Wochen in situ belassen.

Ergebnisse

Bei sämtlichen Pins kam es innerhalb von sechs Tagen zum Infekt. Die mittels Abstrichuntersuchung am Abschluß des Versuches aus den Pin-Kanälen gewonnenen Erreger wurden isoliert. Neben den herkömmlichen Methoden, wie Mikroskopie in Gram-Färbung, Antibiogramm, Nachweis von Coagulase, Protein A, IgG-bindende Region und Intergenic-spacer-region mittels PCR (Polymerase-chain-reaction), wurden die Keime im Pulsfeld durch Darstellung des DNA-Finger-Print identifiziert und mit dem Ursprungkeim verglichen. Bei allen 24 Schafen konnte eine zweifelsfreie Übereinstimmung von inocculiertem und abschließend nachgewiesenem Keim gefunden werden.

Schlussfolgerung

Die Darstellung des DNA-Finger-Print im Pulsfeld ist geeignet, um eine Kontamination oder Superinfektion zweifelsfrei auszuschließen und liefert somit einen entscheidenden Beitrag zur Absicherung von Infektmodellen.

G38 Metallfreisetzung in das Gewebe ein Jahr nach Implantation von Plattenosteosynthesen aus 316L-Stahl und Reintitan

A. Krischak (Ulm)

Zielsetzung

Plattenosteosynthesen aus 316L-Stahl und Reintitan sind die am häufigsten verwendeten Materialien zur internen Frakturstabilisierung. Die Anreicherung von Abrieb-

und Korrosionspartikeln im implantatnahen Weichteilgewebe ist hierbei seit langem bekannt. Titan wird zunehmend aufgrund seiner „bioinerten“ Eigenschaften favorisiert. Jedoch wurden widersprüchliche Ergebnisse bezüglich Korrosion, Abrieb und immunogener Potenz des Titans bekannt. Wir führten daher einen direkten Vergleich des Korrosionsverhaltens und der Anreicherung der Metalle im umgebenden Gewebe zwischen beiden Implantatmaterialien durch.

Material und Methoden

Im Rahmen einer prospektiven Studie wurden bei insgesamt 22 Patienten ein Jahr nach Implantation Platten (8 Titan, 14 Stahl) sowie angrenzendes Weichteilgewebe mit Keramikinstrumentarium (Zirkoniumoxid) am distalen Unterschenkel bzw. Unterarm entnommen. Nach Aufarbeitung der Platten erfolgte mittels Rasterelektronenmikroskopie die Untersuchung der Korrosionsgrade (nach Cook et al.). In den Gewebeproben wurden mittels Atomemmisionsspektrometrie die Konzentrationen der Metallspurenelemente ermittelt, desweiteren erfolgte eine histologische Aufarbeitung der Proben.

Ergebnisse

Bei Stahlplatten wiesen 9 von 14 Platten einen Korrosionsgrad von 2 und höher auf, bei Titanplatten dagegen eine von 8 Platten. Die Konzentrationen der Metalle waren nach Stahlimplantation (Fe, Cr, Ni, Mo) gegenüber Titanplatten (Ti) deutlich erhöht. Histologisch zeigten sich neben narbigen Umbauveränderungen insbesondere neben Stahlplatten Zeichen einer diffusen Siderose, in einem Fall wurde Siderinpigment in Myofibroblasten von Gefäßwänden entdeckt.

Schlussfolgerung

Nach den Ergebnissen unserer vergleichenden Studie von implantierten Plattenosteosynthesen über den Zeitraum eines Jahres weisen Stahlimplantate deutlich mehr Korrosionsschäden als Titanimplantate auf, die Metallbelastung des Gewebes ist um ein Mehrfaches erhöht. Im Gegensatz zu Titan sind unter den von Stahl freigesetzten Ionen starke Allergene (Ni), zelltoxische (Co, Ni, Cr) und potentiell karzinogene Metalle (Ni, Cr, Co). Die histologisch festgestellte diffuse Siderose insbesondere nach Stahlimplantation ist als Ausdruck einer Eisenüberbeladung des Gewebes zu interpretieren. Wir schließen aus den Ergebnissen, daß auch bei temporärer Anwendung Titan als Material interner Osteosynthesen Stahlimplantaten vorzuziehen ist. Es müssen jedoch die klinischen und mechanischen Voraussetzungen für ein Implantat aus Titan gegeben sein, zudem ist der höhere Kostenfaktor der Osteosynthesen aus Titan zu berücksichtigen.

Literatur

Cook SD, Renz EA, Barrack RL et al. Clinical and metallurgical analysis of retrieved internal fixation devices. Clin. Orthop 1985; 194:236–247

Diese Studie wurde im Rahmen des Kompetenzzentrums Ulm vom *bmb+f* gefördert.

G39 Verhalten von 450 radfahrenden Schülern der Stadt Bochum und Akzeptanz von Fahrradhelmen

B. Veigel (Bochum)

Zielsetzung

Ziel dieser Studie war, das Helmtrageverhalten von Schülern in Bochum, deren Fahrgewohnheiten, ihre Haltung zu Fahrradhelmen und Daten über das bisherige Unfallgeschehen zu analysieren.

Material und Methoden

In dieser Studie wurde ein Fragebogen entwickelt, der Aussagen über Fahrgewohnheiten, Verkehrsverhalten, Helmbesitz und Tragegewohnheiten, Risiken beim Radfahren, Unfälle, Unfallursachen und Unfallfolgen gibt. Der Fragebogen wurde von 450 Bochumer Schülern ausgefüllt.

Ergebnisse

Obwohl 53% der Befragten einen Helm besitzen, wird dieser aber nur von 31% immer/fast immer genutzt. Diejenigen, die den Helm fast immer benutzen, sind überwiegend die jüngeren Schüler (9 bis 11 Jahre). Mit Beginn der Pubertät nimmt der Helmbesitz und die Tragehäufigkeit von Fahrradhelmen rapide ab. Einerseits, weil Jugendlichen ein Helm nicht gefällt und andererseits, weil sie Helme unbequem finden. Hauptsächlich tragen die Schüler einen Helm aus Sicherheitsgründen und weil die Eltern es so wollen. Bei 61% der Unfälle handelte es sich um Alleinunfälle, welches auf Defizite in der Verkehrserziehung und der Fahrtüchtigkeit von Kindern hinweist.

Schlussfolgerungen

Fahrradhelme sollten attraktiver und bequemer gestaltet werden, um die Helmtragequote zu erhöhen. Aufgrund der häufigen Alleinunfälle sollten Koordinationsübungen und Geschicklichkeitstraining vermehrt in die Verkehrserziehung einbezogen werden.

G40 Erstbeschreibung einer allergischen Reaktion auf Osteosynthesematerial aus Reintitan

C. Voggenreiter (Mannheim)

Zielsetzung

Osteosynthesematerial aus Reintitan gilt als biologisch inert und besonders biokompatibel. Allergische Reaktionen auf dieses Metall wurden bisher im Zusammenhang mit der operativen Frakturenbehandlung noch nicht beobachtet. Im Folgenden erfolgt nun erstmals die Beschreibung einer durch Titanimplantate induzierten Titanallergie.

Material und Methoden

Bei dem beschriebenen Fall einer 70 jährigen Patientin erfolgte die offene Reposition und Drittelrohrplattenosteosynthese einer geschlossenen Außenknöchelfraktur Typ C (Weichteilschaden G0) mit Osteosynthesematerial aus Reintitan. Anamnestisch war eine Nickel- und Amalgamallergie bekannt. Nach postoperativ unkompliziertem Verlauf und regelhafter Frakturheilung kam es erstmals 6 Monate postoperativ zu belastungsunabhängigen Schmerzen und Schwellungszuständen im Bereich des Außenknöchels. Vier Wochen später traten bis zu 10-pfennigstück große teilweise juckende und gerötete Hauteffloreszenzen sowohl ventral als auch dorsal der Operationsnarbe auf. Radiologisch zeigte sich die Fraktur knöchern fest durchbaut und ohne Anzeichen auf Infektion oder Lockerung der Implantate.

Ergebnisse

Ein durchgeführter Metall-Lymphozytentransformationstest ergab eine Sensibilisierung gegen Nickel, Quecksilber und auch Titan. Neun Monate nach der Erstoperation erfolgte daher die Metallentfernung und die Entnahme von Plattenbettgewebe zur immunhistochemischen Untersuchung mittels monoklonaler Antikörper [CD68 (Makrophagen), CD45RO (T-Lymphozyten), CD8 (zytotox. T-Lymphozyten), Anti-HLA (antigenpräs. Zellen) und CD79a (B-Lymphozyten)]. Bereits makroskopisch fand sich eine mäßige Schwarzverfärbung des Gewebes insbesondere im Bereich der Schrauben-Plattenkontaktfläche. Mikroskopisch konnten zahlreiche Metallpartikel nachgewiesen werden, die der Phagozytose durch CD 68+ Makrophagen unterlagen. Diese Makrophagen präsentierten dabei MHC-Klasse 2 Moleküle als Zeichen ihrer Aktivierung auf der Zelloberfläche. Zudem ließen sich im Plattenkontaktgewebe CD45RO+ T-Lymphozyten besonders in Partikelnähe detektieren. Diese waren nur im kleineren Anteil auch CD8 positiv. B-Lymphozyten ließen sich hingegen nur vereinzelt finden. Sechs Monate nach der Metallentfernung haben sich die Hauteffloreszenzen nahezu vollständig zurückgebildet und es kam zu einer deutlichen Verbesserung der vor der Metallentfernung bestehenden Symptomatik.

Schlussfolgerung

Die Schilderung des vorliegenden Falls zeigte erstmals, daß auch gegen moderne Osteosynthesematerialien wie Reintitan eine Sensibilisierung erfolgen kann. Titan kann somit keinesfalls als biologisch inert gelten.

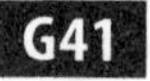

G41 Analysis and Testing of the Dynamic Hip Screw Plate and Hip Screw

S. Frei (Winterthur, Schweiz)

Purpose

The dynamic hip screw plate is used for fractures of the proximal femur. This system, manufactured in stainless steel, is well known and is clinically successful. A new system has been developed using titanium alloy. The goal of this study was to compare the fatigue properties of this new system to those of the stainless steel system.

Material and Methods

The system consists of a dynamic hip screw plate, a hip screw and standard Ø 4.5 cortical screws. Two systems were investigated, one in stainless steel (FeCr18Ni14Mo3 alloy) and one in titanium alloy (TiAl6Nb7).

The most proximal cortical screw hole for the titanium alloy system was optimized using finite element analysis (FEA). The fatigue strengths of the plates (stainless steel $n = 15$ and titanium alloy $n = 24$) were compared with a bending fatigue test in air, to 2 million cycles using the "Up-and-Down" method. The proximal part was fixed in bone cement and the distal part was loaded as a cantilever beam.

In a more physiological fatigue test the plate was screwed on a support and the hip screw was loaded at the threaded end. To determine the load orientation, pilot tests were run and the resulting wear patterns were compared to those found on retrievals from the clinics. Final tests were carried out on the plates mounted with 25° of lateral tilt. With this setup, a physiological fatigue test in Ringer's solution was conducted to compare the two systems. The test started with a load range of 1200 N. The load was increased by 400 N every 2 million cycles until the plate fractured.

Results

FEA and the fatigue bending tests found that the new plate made from titanium alloy with the optimized screw hole is approximately 80% stronger in fatigue than the stainless steel plate. All plates fractured at the most proximal cortical screw hole.

In addition, comparison of the retrieved stainless steel plates and hip screws with the tested ones showed that the addition of a 25° lateral tilt to the test setup produced more realistic wear patterns.
In the physiological fatigue test, both systems (steel and titanium alloy) failed at similar loads (2000 N) with the plate fracturing at the hole for the hip screw.

Conclusion

Using a cantilever beam setup, the fatigue strength of the optimized dynamic hip screw plate made of titanium alloy is 80% higher than that of the original stainless steel plate.
According to published clinical failures, the weakest areas of the system are the plate in the most proximal screw hole or the hip screw proximal to the barrel of the plate. Since the physiological fatigue test did not produce fractures in these areas, this test setup needs further improvement.

G42 Temperaturentwicklung bei der Markraumbohrung enger Markhöhlen

N. Herzig (Freiburg)

Zielsetzung

Beim Aufbohren zur Marknagelung kommt es zu einer Erwärmung des Knochens. Bei Aufbohrschritten von 0,5 mm und Verwendung scharfer Bohrer wird der Schwellenwert für thermische Osteonekrose von 47°C während einer Minute (Eriksson, '83) nicht erreicht (Müller, '93). Aus der Klinik sind jedoch Fälle bekannt, bei welchen es zu Osteonekrose nach Aufbohrung kam (Leunig, '69). Dabei handelte es sich um problematische Aufbohrungen enger Markhöhlen unter Verwendung eines Tourniquets. Die vorliegende Arbeit soll klären, ob beim Bohrvorgang in engen Markhöhlen schädliche Temperaturen entstehen und welchen Einfluss die Blutsperre auf die Temperaturentwicklung hat.

Material

In der Kortikalis 7 cm langer Segmente von Pferdemetatarsi wurde eine Bohrung von 6 mm Durchmesser angebracht, um die Markhöhle einer engen Tibia zu simulieren. Mit einem 9 mm AO-Markraumbohrer wurde diese Bohrung direkt erweitert. Die Temperatur wurde in der Kortikalis mit NTC-Widerständen gemessen. Ein auf 37°C temperiertes Wasserbad diente zur Simulation physiologischer Temperaturverhältnisse.

Methoden

Eine Gruppe (n = 5) wurde mit, eine andere (n = 5) ohne Wasserbad aufgebohrt. Die Ausgangstemperatur im Wasserbad lag bei 37±1°C, ohne Wasserbad bei Raumtemperatur (19±1°C). Die Sensoren wurden so in der Kortikalis plaziert, dass sie der Bohrkopf beim Aufbohren gerade touchierte. Die Temperaturaufzeichnung erfolgte in 0,1 s-Intervallen mit dem PC. Die Maximaltemperaturen und die Zeit über dem Schwellenwert wurden bestimmt. Zur Berechnung dieser Zeit diente wegen der unterschiedlichen Ausgangstemperaturen nicht die absolute Schwellentemperatur von 47°C sondern eine Erwärmung von ≥10°C gegenüber der jeweiligen Ausgangstemperatur.

Ergebnisse

Es wurden Maximaltemperaturen von im Median 64,3°C (min:57,0°C, max:72,4°C) mit Wasserbad und 66,4°C (min: 49,9°C, max: 84,6°C) ohne Wasserbad ermittelt.
Zeitdauer über dem Schwellenwert:
Aufbohrvorgang: im Median 58,2 s (min: 4 s, max: 88,9 s) mit Wasserbad und 25,1 s (min: 0 s, max: 48,5 s) ohne Wasserbad.
Abkühlphase: im Median 0 s (min: 0 s, max: 7 s) mit Wasserbad und 239 s (min: 188 s, max:309 s) ohne Wasserbad.
Insgesamt war der Knochen ohne Wasserbad mit im Median 265 s (min:195 s, max: 358 s) signifikant länger (p = 0,002, Wilcoxon-Test) über den Schwellenwert erwärmt, als der Knochen im Wasserbad mit 58,2 s (min: 4s, max: 88,9 s).

Schlussfolgerungen

Bei primär mit dem 9 mm-Bohrer aufgebohrten, engen Markhöhlen kommt es zu starker kortikaler Erwärmung mit Temperaturen weit über dem Schwellenwert für thermische Osteonekrose. Die Wärmeabgabe wird stark durch den kühlenden Effekt des Wasserbads - Durchblutung - beschleunigt.
Für die klinische Praxis bedeutet dies, dass Aufbohren in Blutsperre unterlassen werden sollte. Ebenso sollten enge Markhöhlen wegen der großen Wärmeentwicklung nicht primär mit dem 9-mm-Bohrer erweitert, sondern mit kleineren Durchmessern (Handbohrer) auf 8,5 mm vorgebohrt werden.

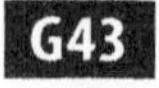

Methodologie klinischer Multizenterstudien am Beispiel der PC-Fix Studien

D. Hauke (Genf, Schweiz)

Zielsetzung

Nach der Entwicklung und mechanischer und biologischer Labortestung müssen neue orthopädische und traumatologische Technologien klinisch am Patienten getestet werden, bevor sie routinemässig im Alltag eingesetzt werden können. Prospektive klinische Studien mit oder ohne Randomisierung zu Standardbehandlungen, durchgeführt gemäss der aktuellen Standards und Richtlinien der Guten Klinischen Praxis, sind nötig, um die Sicherheit und Wirksamkeit des neuartigen Implantats zu beweisen. Weiterhin dienen sie dazu, die spezifischen Indikationen, Kontraindikationen festzulegen, Tips, Tricks und mögliche Gefahrenquellen der technischen Handhabung sowie deren Vermeidung herauszufinden. Zuletzt muss die Studie als Ziel verfolgen, die Anwendung der neuen Technologie lehren und langfristig kontrollieren zu können. Die Basis jeglicher Schlussfolgerung, die aus einer solchen Studie gezogen wird, ist die komplette und lückenlose Dokumentation jeder einzelnen Anwendung des neuen Implantates.

Material und Methoden

Der Point Contact Fixateur (PC-Fix), eine neue Methode zur Frakturstabilisierung, wurde in 4 prospektiven multizentrischen Studien getestet. Von Oktober 1993 bis May 1998 wurden insgesamt 1229 PC-Fixateure implantiert. Unseres Wissens nach ist dies die grösste prospektive Serie, die zur Testung eines neuen Implantates in Taumatologie oder Orthopädie vor der Markteinführung durchgeführt wurde. Wir präsentieren die Modalitäten und Methodologie der Durchführung einer bisher einzigartigen, prospektiven klinischen Multizenterstudie in der Unfallchirurgie.

Ergebnisse

Durch ein spezielles Verfahrung zur Dokumenation und Implantatersatz nach Verwendung konnte jede PC-Fix Implantation 100%ig erfasst werden. Durch das persönliche Engagement der Studienmonitore konnte die Anzahl der Patienten, die nicht zur Langzeitnachkontrolle zur Verfügung standen, minimal gehalten werden. Regelmässige persönliche Besuche des Studienmonitors an den beteiligten Kliniken, sowie eine intensive Kommunikation zwischen Chirurgen, verantwortlichen Entwicklungsingenieuren, Studienmonitor, und Sponsor waren der Grundstein dafür, dass Probleme identifiziert und unverzüglich korrekt angegangen werden konnten, ohne dabei die Gesundheit des Patienten zu gefährden. Dies ist besonders wichtig in den frühen Phasen der klinischen Evaluation. Fallberichtsbögen (Fragebögen) müssen einfach und knapp gehalten sein und ohne Verzögerung übermittelt werden. So kann eine gute Nachkontrolle versichert werden. Die Handhabung von Röntgenbilddaten wird durch die digitale Bildübermittlung ans Studienzentrum via Internet erheblich vereinfacht.

Schlussfolgerung

Spezifische Aspekte müssen speziell berücksichtigt werden, und die Studienplanung ist von grundlegender Bedeutung, dennoch können klinische Studien auch in der Traumatologie effektiv durchgeführt werden.

Mittwoch, 14. November 2001 bis Samstag, 17. November 2001
(Rotes Seitenfoyer / 1. OG)

P3 Unfallchirurgische Kontrollstudien

G44 Femurtotalersatz mit metallspongiöser Tumorendoprothese bei Non-Hodgkin-Lymphom. Zehn Jahre Verlaufskontrolle nach interdisziplinärer Therapie

U. Böhling (Berlin)

Zielsetzung

Die Verlaufskontrolle beabsichtigte, das Behandlungsergebnis nach kombinierter onkologischer und orthopädisch-chirurgischer Therapie zu untersuchen. Insbesondere galt es, die Osteointegration sowie das funktionelle Ergebnis nach Femurtotalersatz zu verifizieren.

Material

Im Februar 1989 stellte sich ein 48jähriger Mann vor, der seit ca. einem halben Jahr über zunehmende Knieschmerzen linksseitig klagte. Weiterführende radiologische und histologische Untersuchungen ergaben die Diagnose eines Retikulumzellkarzinoms.
Er erfolgte eine Chemotherapie in drei Zyklen vom April bis zum Juli 1989. Im August 1989 erfolgte dann die komplette Femurextirpation. Zum Zwecke der Implantation eines Femurtotalersatzes bei gleichzeitiger endoprothetischer Versorgung der angrenzenden Gelenkspartner wurde eine metallspongiöse Femurtotoalersatzprothese mit Längenvariation mittels Schneckentrieb nach Sonderanfertigung verwendet. Das Hüftgelenk besteht aus einer metallspongiösen MPE-Pfanne mit zentralem Loch und drei Fortsätzen, einem asymmetrischen Inlay sowie einem Metallkopfsegment, das Kniegelenk aus einer metallspongiösen Gleitachsenendoprothese sowie einer Patella-Inlay-Knopfprothese.

Methoden

Im Juli 1999 erfolgte die Nachuntersuchung nach dem Hospital for Special Surgery Score (HSS), nach dem Harris-Hip-Score sowie nach dem um radiologische Kriterien erweiterten Score nach Pellici et al.

Ergebnisse

Im Harris-Hip-Score gab der Patient nur gelegentlich leichte Schmerzen an, bis auf ein leichtes Hinken waren Aktivität und Gangbild ohne Einschränkung möglich. Das Bewegungsausmaß im Hüft- und Kniebereich war nur leicht eingeschränkt und schmerzfrei. Es waren keine osteolytischen Zonen zu erfassen. Der Patient erreichte in allen Scores ein sehr gutes Ergebnis.

Schlussfolgerung

Die Kombination von Chemotherapie und Tumorchirurgie erbrachte ein erfolgreiches Ergebnis. Der in diesem Falle verwandte Femurersatz ist in seiner gesamten Länge mit einer metallspongiösen Oberfläche versehen. Dieses folgte der Annahme, abgelöste sehnige Anteile großer Muskelgruppen der Beuge- und Streckmuskulatur sowohl der Adduktoren könnten vital reinserieren, also zu einer Insertion Sharpeyscher Fasern in die metallspongiöse Oberfläche führen. Dieses hat sich teilweise bestätigt. Zum einen zeigt die klinische Funktionsanalyse eine gute Kraftentwicklung der ehemals abgelösten Muskelgruppen, zum anderen können Calcifizierungen in direkter Umgebung des Implantates im Sinne des „remodelling“ interpretiert werden.

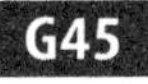

G45 Therapiestrategien bei Schulterinfektionen nach primärer Osteosynthese bei subcapitaler Humerusfraktur

R. O. Breuer (Bochum)

Zielsetzung

Therapiemöglichkeiten nach Schulterinfektion nach Osteosynthese bei subcapitaler Humerusfraktur.

Material und Methoden

Es wurden 10 Patienten mit subcapitaler Humerusfraktur einer unterschiedlichen Therapie unterzogen. Dadurch wurde bei 5 Patienten die Implantation einer Schulterprothese verhindert.

Ergebnisse

Die Schultergelenksinfektion ist eine der häufigsten Komplikation nach primärer Osteosynthese bei subcapitaler Humerusfraktur. Die operative Zweitversorgung besteht darin, nach Plattenlagerinfekt, das Osteosynthesematerial zu entfernen.
Bei 10 Patienten wurden nach Schulterinfektion verschiedene Therapiestrategien durchgeführt. Zum einen bei zwei Patienten eine operative Lavage und hochdosierte Antibiotika und Anlage einer Traumaweste, wobei sich hier eine beginnende knö-

chernde Konsolidierung der frakturierten Anteile unter Regrdienz des Infektes und der serologischen Entzündungsparameter zeigte. Nach intensiven krankengymnastischen Übungsbehandlungen konnte auf eine weitere operative Intervention verzichtet werden. Bei drei weiteren Patienten mußte bei Plattenlagerinfekt das Osteosynthesematerial operativ entfernt werden und ein Antibiotikum-Träger eingelegt werden. Die weitere Therapie wurde wiederum mit oralen Antibiotika, Kontrolle der serologischen Entzündungsparameter und krankengymnastischen Übungsbehandlungen durchgeführt. Eine weitere operative Intervention war nicht notwendig.
Bei fünf Patienten zeigte sich eine Resistenz der konservativen gegenüber der nach primärer operativen Therapie, so daß im Velauf eine erneute Revision erfolgte mit Implantation eines Palacos-Spacers und zuletzt der Implantation einer Schulterprothese nach Infektprogredienz.

Schlussfolgerung

Es besteht die Möglichkeit bei Ausschöpfung sämtlicher konservativer Therapien eine Implantation einer Schulterprothese zu vermeiden.

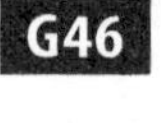

G46 Röntgenologische Beurteilung der interkorporellen knöchernen Fusion nach Implantation von CFRP-, PEEK- und Titan-Cages

O. Diedrich (Bonn)

Zielsetzung

Mit der Einführung von interkorporellen Cages wurden die Operationstechniken zur lumbalen segmentalen Fusion erheblich modifiziert. Ziel dieser Studie war die Auswertung und Beurteilung von radiologischen Fusions- bzw. Stabilitätsparametern nach Implantation von röntgendichten und -transparenten Implantaten.

Material

Retrospektive nativradiologische Nachuntersuchung des eigenen zwischen 1992 und 1998 operativ behandelten Patientenkollektivs.

Methoden

Bei 64 Patienten (68 versteifte Wirbelsäulensegmente) wurden die radiologischen Verläufe 6 Wochen, 3 und 6 Monate sowie jährlich nach Implantation von strahlentransparenten CFRP- und PEEK-Cages sowie röntgendichten Titan-Cages ausgewertet. Zusätzlich zur interkorporellen Cageimplantation wurden alle versteiften Segmente transpedikulär mittels Fixateur interne stabilisiert. Der Follow-up Zeitraum betrug 12–72 Monate (durchschnittlich 2,7 Jahre). Bei der Auswertung wurde zwischen *„unsicheren"* (Dichtezunahme im Inneren des Cages, Zunahme der Sklerosierung der angrenzenden Wirbelkörper und PLF) sowie *„definitiven"* Fusionszeichen (trabekuläre Knochenbrücke im Inneren des Cages oder neben den Implantaten) unterschieden.

Ergebnisse

Unter Zugrundelegung der *„definitiven"* Fusionskriterien wurde radiologisch eine Fusionsrat von 51,5% nach 12 Monaten, 61,4% nach 24 Monaten, 66,7% nach 36 Monaten sowie 77,8% nach 48 Monaten festgestellt. Nach Implantation von röntgendichten Metallimplantaten war aufgrund von Artefakten und Überlagerungen die Auswertung einer kontinuierlichen trabekulären Knochenbrücke im Inneren der Cages nicht möglich. Die *„intra-observer"* ($k=0{,}64$) und *„interobserver"* Übereinstimmung ($k=0{,}56$) war bezüglich der Beurteilung der Fusionsrate nur zufriedenstellend. Hinsichtlich der Erstmanifestation der einzelnen radiologischen Fusionskriterien konnte eine chronologische Abfolge beobachtet werden.

Schlussfolgerung

Die Beurteilung des postoperativen Fusionsstatus ist implantatspezifisch bei Verwendung von Cages erschwert. Nach Implantation von röntgendichten Metallimplantaten stellt die von End- zu Endplatte reichende Knochenbrücke neben dem Cage (periimplantär) das einzige *„definitive"* Fusionszeichen dar. Somit ist ein direkter Vergleich der verschiedenen Cagetypen bezüglich der erreichten Fusionsraten nicht zulässig. Beim Literaturvergleich von publizierten Fusionsraten muss streng zwischen strukturellen, wie in dieser Studie verwendet, und rein funktionellen radiologischen Kriterien (Funktionsaufnahmen) differenziert werden.

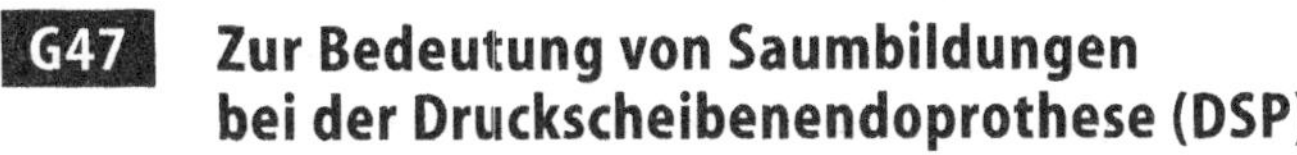

G47 Zur Bedeutung von Saumbildungen bei der Druckscheibenendoprothese (DSP)

A. Ishaque (Gießen)

Zielsetzung

Das besondere Wirkprinzip der von Huggler und Jacob aus Chur und Zürich entwickelten und 1978 erstmals implantierten Druckscheibenendoprothese (DSP) liegt in der zementfreien metaphysären Verankerung am coxalem Femurende. Die Implantation der am Auflagebereich im Durchmesser 38, 40 oder 44 mm großen DSP wird nach einer subcapital durchgeführten Schenkelhalsresektion in das coxale Femurende durchgeführt und mit einem distal des Tuberculum inominatum eingebrachten Schraubbolzen (70, 78 oder 86 mm Länge) fixiert. Der besondere Vorteil der DSP ist die einfache Auswechselung des Imptantates im Falle der Prothesenlockerung, so daß die Prothese vor allem für die Zielgruppe junger Patienten bestimmt ist, die später einen Endoprothesenwechsel erwarten müssen. Im Rahmen der vorliegenden radiologischen Studie sollte untersucht werden, wie die radiologischen Veränderungen der DSP insbesondere die Saumbildungen im Verlauf zu interpretieren sind?

Material und Methoden

Mit Hilfe einer standardisierten Röntgeneinstellung bei der das Bein leicht abduziert und 10° innenrotiert wird gelingt die orthograde Einstellung der DSP, die unbedingte Voraussetzung für eine exakte Beurteilung der Prothese ist, am besten. Es erfolgte eine hauseigene Einteilung der Prothese in vier Zonen in der a.p. Ansicht. 1. Der Bereich der Druckscheibe A, 2. Das Dornteil der Prothese B, 3. der Bolzen C und 4. die Laschenplatte. Die Untersuchung berücksichtigte das Auftreten von Saumbildungen im Verlauf eines 5–7 Jahresintervalls. Diese wurden exakt vermessen. Es konnten 94 DSP in die Untersuchung einbezogen werden.

Ergebnisse

Resorptionssäume bis 1mm: A1: 2,1%, A2 0%, B1 4,3%, B2 3,2%, C1 28,7%, C2 14,9%. 1–2 mm: A1 12,8%, A2 8,5%, B1 2,1%, B2 5,3%, C1 19,1%, C219,1%. >2 mm: A1 8,5%, A2 9,6%, B1 4,3%, B2 0%, C1 8,5%, C2 21,3%. Auffällige Resorptionen unter der Laschenplatte traten in 3 Fällen auf.

Schlussfolgerungen

Resorptionen unter der DSP (A) sind häufig. Im Falle ihres isolierten Auftretens sind sie als stress shielding Phänomen zu interpretieren und stellen somit kein Zeichen einer Frühlockerung dar. Anders verhält es sich dagegen mit den selten auftretenden Resorptionen bei B. Kommt es hier zu im Verlauf zunehmenden Säumen, so ist dies ein Zeichen für die Prothesenlockerung. Resorptionssäume am Bolzen der Prothese (C) finden sich ebenfalls häufig und sind nur dann ein Zeichen der beginnenden Lockerung, wenn sie mit denen im Bereich des Dornteils (B) konfluieren.

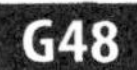

Allogene Spongiosatransplantate in der Wirbelsäulenchirurgie – Anwendungsgebiete, Wertigkeit und Risiken

A. Junge (Marburg)

Zielsetzung

Aufgrund des oft großen zu ersetzenden Defekts und der teilweise stabiliserenden Funktion werden an Knochentransplantate in der Wirbelsäulenchirurgie hohe Anforderungen gestellt. Wegen der oft nicht ausreichenden Verfügbarkeit und nicht unerheblicher Donor-site-Morbidität muß häufig auf allogene Transplantate zurückgegriffen werden obwohl aufgrund ihrer biologischen Eigenschaften autogene Transplantate wünschenswert wären. In der vorliegenden Studie sollen die Einsatzmöglichkeiten, aber auch die Risiken allogener Knochentransplantate in der Wirbelsäulenchirurgie dargestellt werden.

Material und Methoden

In den Jahren 1986–1998 wurden in unserer Klinik 290 Fusionen an BWS und LWS unter Verwendung allogener Transplantate durchgeführt, 50 mal isoliert ventral, 202 mal isoliert dorsal, in 38 Fällen kombiniert dorso-ventral. Verwandt wurden bis 1992 138 kryokonservierte Präparate, ab 1993 152 thermodesinfierte Präparate (Lobator sd 1/2).

Ergebnisse

Bis auf eine zwei Instrumentationen, die nicht zur knöchernen Fusion führten und eine operative Revision erforderlich machten, kam es in allen Fällen zur stabilen Fusion. Dabei handelte es sich im einen Fall um eine Mikroinstabilität nach nicht vollständiger Einheilung eines ventralen Blocktransplantats, im anderen Fall kam es zu einem erheblichen sekundären Korrekturverlust nach dorsaler, monosegmentaler Fusion. Nach additiver dorsaler Spondylodese bzw. dorsoventraler Korrekturspondylodese kam es in beiden Fällen nach dem Sekundäreingriff zur stabilen knöchernen Fusion. Transplantatassoziierte Komplikationen, insbesondere Infektübertragung oder weitere Fälle von ausbleibender knöcherner Einheilung wurden nicht beobachtet.

Schlussfolgerungen

Allogene Knochentransplantate haben sich in der Wirbelsäulenchirurgie als zuverlässig und sicher bewährt. Dabei sind autogene und allogene Knochentransplantationen keine konkurrierenden, sondern sich ergänzende Verfahren mit unterschiedlichen Indikationen.

G49 Periartikuläre Ossifikationen nach zementfreier Hüftprothesenimplantation

M. Kalt (Lahr, Schweiz)

Zielsetzung

Im Rahmen einer retrospektiven Studie wird die Entwicklung periartikulärer Ossifikationen und deren Auswirkung auf die postoperativen Funktionsparameter bei Patienten nach Implantation einer zementfreien Hüftgelenkstotalendoprothese untersucht.

Kurzfassung

Periartikuläre Ossifikationen - Hüftprothese - postoperative Funktion.

Problembeschreibung – Material, Methoden, Ergebnisse

Im Zeitraum von 5/1987 bis 12/1990 wurden in unserer Klinik 769 Hüftgelenke endoprothetisch versorgt. Bei 254 Patienten führten wir eine zementfreie Implantation mit der CLW-Schraubpfanne und dem Spotornoschaft durch. 104 Patienten (Follow up >55 Monate) konnten klinisch und radiologisch untersucht werden (56 Männer, 49 Frauen). Zum Zeitpunkt der Operation waren die Patienten im Mittel 58,2 Jahre (33–71 Jahre). Der Nachbeobachtungszeitraum betrug 80 Monate (56–96 Monate). Die Funktion wurde nach Merle d'Aubigné quantifiziert, die Klassifikation der PAO erfolgte nach Brooker.
Bei den 104 untersuchten Patienten wurden in 46,2% der Fälle PAO nachgewiesen. 21 Patienten (20,2%) zeigten Veränderungen Grad I nach Brooker, 8 Patienten (7,7%) Grad II, 18 Patienten (17,3%) Grad III und ein Patient (0,96%) Grad IV. Gesondert betrachtet wurden die Gruppen III und IV. Hier war kein Zusammenhang zwischen den PAO und der Beweglichkeit der operierten Hüfte nachweisbar (Flex. 97° vs. 90°, Ext. 4° vs. 3°, Abd. 37° vs. 33°, Add. 25° vs. 25°, Iro. 18° vs. 16°, Aro. 30° vs. 30°). Schmerz, Gehfähigkeit und funktionelles Grading wiesen eine Verschlechterung auf: Der mittlere Punktwert nach Merle d´Aubigné für Schmerz fiel von 5,3 Punkten auf 4,8 Punkte, für Gehfähigkeit von 5,4 auf 5,0 Punkte und im funktionellen Grading von 10,5 auf 9,0 Punkte. (Gesamtkollektiv vs. Pat. Mit PAO Grad III und IV).

Schlussfolgerungen

Periartikuläre Ossifikationen treten nahezu bei jedem zweiten Patienten nach Hüft-TEP-Implantation auf. Führendes Symptom periartikulärer Ossifikationen ist der Schmerz. Unsere Studie zeigt - im Gegensatz zu anderen Arbeiten - daß der Bewegungsumfang durch die PAO nicht wesentlich beanträchtigt wird. Eine postoperative Prophylaxe mit Indometacin bzw. Radiatio ist zu diskutieren.

G50 Ergebnisse von dorsalen Stabilisierungsverfahren mit transpedikulärer Spongiosaplastik bei Frakturen des fünften Lendenwirbels

A. Kaminski (Bochum)

Zielsetzung

Berstungsfrakturen des fünften Lendenwirbels sind ausgesprochen selten. Es wurden weltweit nur wenige Arbeiten über die Behandlungsergebnisse bei Verletzungen dieser durch eigene anatomischen und biomechanischen Eigenschaften ausgezeichneten Region publiziert. Das Ziel dieser retrospektiven Studie bestand darin, die Effektivität der dorsalen Spondylodese mit transpedikulärer Spongiosaplastik bei Frakturen des fünften Lendenwirbels unter besonderer Berücksichtigung der radiologischen und funktionellen Ergebnisse zu untersuchen.

Material und Methoden

Es wird von zehn Patienten berichtet, die mittels dorsaler Fusion und Stabilisierung mit einem kurzstreckigen Fixateur interne sowie transpedikulärer Spongiosaplastik versorgt wurden. Radiometrische Daten wurden erhoben und den funktionellen Ergebnissen gegenübergestellt. Der Nachuntersuchungszeitraum betrug durchschnittlich 22 Monate.

Ergebnisse

Die geminderte Höhe des frakturierten Wirbelkörpers blieb im gesamten Verlauf nahezu unverändert. In den benachbarten Zwischenwirbelräumen wurden postoperativ Lordoseverluste von 4° bzw. 8° beobachtet. Zum Zeitpunkt der Nachuntersuchung lagen die Werte der lumbalen Lordose signifikant unter dem präoperativen Niveau. Die Einengung des Wirbelkanals konnte im Rahmen des operativen Eingriffs von 57% auf 28% reduziert werden. Es konnte keine Korrelation zwischen dem funktionellen und dem radiologischen Ausgang nachgewiesen werden. Zwei Patienten zeigten neurologische Defizite, die im Verlauf rückläufig waren. Schwerwiegende postoperative Komplikationen traten nicht auf.

Schlussfolgerung

Die Ergebnisse der vorliegenden Untersuchung suggerieren, dass das beschriebene operative Verfahren bei Verletzungen des fünften Lendenwirbels weder eine anatomische Reposition noch eine Korrekturstabilität ermöglicht und aus funktioneller Sicht nicht indiziert erscheint.

G51 Möglichkeiten und Grenzen der monosegmentalen dorsalen Spondylodese in der Therapie von Verletzungen der thorakolumbalen Wirbelsäule

A. Krueger (Marburg)

Zielsetzung

In der dorsalen Instrumentation instabiler Wirbelsäulenverletzungen ist die bisegmentale Spondylodese mit dem Fixateur interne zum Standardverfahren geworden. Die Indikation zum monosegmentalen Vorgehen unter Aussparung unverletzter Bewegungssegmente konnte in den letzten Jahren durch sorgfältige präooperative Planung und leistungsfähigere Implantate erweitert werden.

Material und Methoden

Voraussetzung für ein monosegmentales Vorgehen ist der sichere Nachweis einer auf ein Bewegungssegment begrenzten Verletzung. Insbesondere muß eine präzise Aussage bezüglich der Mitbeteiligung der Bandscheibe sowie der ligamentären Strukturen gemacht werden, wozu CT und MRT erforderlich sind. Die Instrumentation wurde immer mit einer dorsalen interspinalen und interlaminären Spongiosaplastik kombiniert, seit Anfang 1993 zusätzlich mit einer transpedikulären Spongiosaplastik. In den Jahren 1991 bis 1998 wurden 92 monosegmentale Spondylodesen mit dem MSF vorgenommen. An Verletzungsformen fanden sich Keilkompressionsfakturen, inkomplette Berstungsfrakturen, Flexions-/Distraktionsverletzungen sowie eine Luxationsfraktur. Das Gros der Verletzungen war im Bereich des thorakolumbalen Übergangs lokalisiert. 61 Patienten, 37 Männer und 24 Frauen mit einem Durchschnittsalter von 39 Jahren, konnten mittlerweile klinisch und radiologisch nachuntersucht werden. Die Nachuntersuchung erfolgte durchschnittlich 27 Monate nach dem Eingriff. Zu diesem Zeitpunkt war bei 39 Patienten das Implantat bereits wieder entfernt.

Ergebnisse

29 Patienten waren völlig beschwerdefrei, 23 weitere litten lediglich unter Wetterfühligkeit oder diskreten Beschwerden bei stärkerer körperlicher Belastung. 9 Patienten klagten über stärkere Beschwerden auch bei leichterer körperlicher Belastung oder in Ruhe. Die Analyse der Beweglichkeit ergab Normalwerte. Der Kyphosewinkel nach Cobb änderte sich von präoperativ 16,7° über 5,4° direkt postoperativ auf 8,5° zum Zeitpunkt der Nachuntersuchung. An Komplikationen traten 2 Infekte auf, die die Entfernung der dorsalen Spongiosa erforderlich machten, sowie 2 sekundäre Schraubendislokationen, die einmal die operative Revision erforderten. Bei einer 16jährigen Patientin kam es zu einem deutlichen Korrekturverlust, so daß die dorso-ventrale Korrekturspondylodese notwendig wurde.

Schlussfolgerungen

Bei sorgfältiger Indikationsstellung lassen sich monosegmentale Fusionen erfolgreich und sicher durchführen. Die Indikation zum monosegmentalen Vorgehen konnte erweitert werden, so daß die Versteifung unbeteiligter Bewegungssegmente zunehmend vermieden werden kann.

G52 Ergebnisse der UTN zur Behandlung von Schienbeinfrakturen

A. Kusaba (Yokohama, Japan)

Zielsetzung

Der ungebohrte Tibianagel der AO-UTN war ursprünglich als temporäres Implantat konzipiert worden. Anstelle der konventionellen Marknagelung haben wir in unserer Serie ausschließlich die ungebohrte Verriegelungsnagelung zur Behandlung von Schienbeinschaftfrakturen durchgeführt.

Material und Methoden

Der klinische Verlauf wurde bei neunundvierzig Frakturen über mehrere Jahre untersucht. Die häufigste Unfallursache waren Verkehrsunfälle, besonders Motorradunfälle, bei zwanzig Patienten. Die meisten Patienten hatten zahlreiche Begleitverletzungen (N=30). Siebenundvierzig waren polytraumatische Patienten. Es gab zehn Patienten mit Kompartmentsyndrom. Häufigste Frakturlokalization war B2 (N=18) der Klassifikation nach Alho. Sechzehn von dreiundzwanzig Patienten hatten offene Frakturen. Die häufigste Form war AO Typus C2 (N=7).

Ergebnisse

Eine einfache Nagelung (N=12) braucht nur zwanzig Minuten. Eine Verriegelungsnagelung (N=27) braucht nur einundvierzig Minuten. Wir hatten einen Patienten mit intraoperativer Komplikation. Die Tibiacortex wurde beim Einschlagen frakturiert. Durchschnittlicher Zeitraum bis zum radiographischen Erscheinen von Brückenkallus waren dreizehn Wochen. Es gab einen Patienten mit Pseudarthrose. Funktionelle Ergegnisse (mit der Klassifikation nach Johner) am meisten war „Sehr gut“ (N=35). Es gab keine Osteomyelitis.

Diskussion und Schlussfolgerung

Es gab folgende Vorzüge für die ungebohrte Marknagelung. Das Operationsverfahren ist sehr einfach und die Operationszeit ist kurz. Die innere Knochenzirklation wird nur minimal beeinträchtigt, wodurch die Frakturheilung früher eintritt und das Risiko der postoperativen Osteitis verringert wird. Das Verfahren der ungebohrten Marknagelung verringert das Risiko der Fettembolie. Beim ungebohrten Verfahren treten geringe Drehmomente an den Frakturfragmenten auf, weshalb sich dieses Verfahren zur Behandlung von Tibiafrakturen eignet. Die ungebohrte Nagelung eignet sich bei Kompartmentsyndrom. Gleichzeitige Entspannungsschnitte beim Anbringen des Fixateur Externe sind schwieriger. Jedoch gab es folgende Schwächen der ungebohrten Nagelungen. Die Schraubenbrüche sind nicht selten. Es besteht das Risiko der posterioren Cortex-Perforation durch das Nagelende. Der Nagel ist dünn. Dennoch muss häufig aufgebohrt werden, wodurch Instabilität auftreten kann. Neuere Studien haben gezeigt, dass bei einfachen Frakturen die Heilung früher eintritt, wenn ein aufgebohrter Marknagel verwendet wird. Aus den oben genannten Vorzügen und Schwächen ergeben sich folgende Indikationen zur Verwendung des UTN's: 1. Offene Frakturen (I, II, IIIa) oder geschlossene Frakturen mit Weichteilschaden. 2. AO C Frakturen. 3. Schienbeinfrakturen mit Polytrauma.

G53 Verhalten des C-reaktives Protein (CRP) bei verschiedenen Operationsverfahren nach Frakturen des proximalen Humerus

G. Metak (München)

Zielsetzung

Bei Patienten mit frischen Frakturen des proximalen Humerus soll untersucht werden, ob das C-reaktive Protein (CRP) sich in Abhängigkeit vom Operationsverfahren unterschiedlich verhält. Nach der Literatur ist das CRP zur Abschätzung des Operationstraumas geeignet.

Material und Methoden

Im Rahmen einer prospektiven Studie zur Versorgung von frischen proximalen Humerusfrakturen wurde bei 162 Patienten präoperativ und am 1., 2., 4. und 7. Tag nach OP das CRP gemessen. Dabei handelt es sich um 106 Versorgungen mit T-Platte, 20 Schulterendoprothesen und 36 minimalinvasive Osteosynthesen (Schrauben, Zuggurtung, K-Drähte). Statistische Auswertung mit Wilcoxon Rangtest und Mann-Whitney-Test.

Ergebnisse

Die präoperativen Werte aller Gruppen unterscheiden sich nicht signifikant. In allen Gruppen zeigen sich die höchsten CRP-Werte am 2. postoperativen Tag (T-Platte 93.1 mg/l, Prothese 152.5 mg/l, Minimalinvasiv 79.2 mg/l). Die maximale CRP-Erhöhung beträgt bei T-Plattenosteosynthesen an der Schulter nur 61% der Werte von Schulterendoprothesen ($p<0.01$). Bei minimalinvasiven Osteosynthesen an der Schulter liegen die postoperativen Werte zu allen Zeitpunkten noch niedriger, der Unterschied ist p.op immer hochsignifikant gegenüber Schulterendoprothesen, gegenüber T-Platten nur am 4. Und 7. Tag signifikant ($p<0.05$). Bei minimalinvasiven Eingriffen unterscheiden sich die Werte am 7. Tag nicht mehr von den präoperativen, während sie bei T-Platten noch deutlich erhöht sind ($p<0.01$).

Schlussfolgerungen

Die untersuchten Operationsverfahren bei proximalen Humerusfrakturen zeigen deutlich unterschiedliche CRP-Verläufe. Selbst unter Berücksichtigung des Unfalltraumas weisen die bei Endoprothesen höheren CRP-Werte im postoperativen Verlauf auf ein größeres Operationstrauma hin, während die minimalinvasiven Eingriffe tatsächlich die geringsten CRP-Erhöhungen verursachen.

G54 Mobilität und Lebensqualität nach Juvaraplastik

M. Oberst (Stuttgart)

Einführung

Die Juvaraplastik bzw. ihre Modifikation nach Blauth bzw. D´Aubergine ist ein anerkanntes Verfahren zur Behandlung von kniegelenksnahen, malignen Tumoren. Durch die Umkippplastik (im Poster schematisch dargestellt) kann die betroffene Extremität erhalten werden, die Endoprothese mit ihren möglichen Komplikationen wird vermieden und eine lebenslange Funktion der Extremität kann – einen rezidivfreien Verlauf unterstellt – erwartet werden. Nachteil des Verfahrens ist ein verkürztes Bein mit versteiftem Knie.

Zielsetzung

Während die u.U. langwierigen chirurgischen Folgen der Versorgung (lange Teilbelastung bis zur vollständigen knöchernen Durchbauung) bekannt sind, liegen bisher keine Daten vor, wie die Patienten nach einer Juvaraplastik im täglichen Leben zurechtkommen. Ziel der vorliegenden Untersuchung war es daher, anhand des Lebensqualitäts-Index nach Spitzer und den Aktivitäten des täglichen Lebens (ADL) nach Barthel die Lebensqualität und Mobilität von Patienten mit Juvara-Plastik zu erfassen.

Material und Methoden

In der Zeit von 7/98 bis 6/99 wurden 4 Patienten nach der Methode von Juvara operiert. In Tab. 1 sind die wesentlichen Patientencharakteristika zusammengefasst:

Tabelle 1. Patienten

Patient	Geschlecht	Alter	Diagnose
1	Männl.	58	Undifferenziertes Osteosarkom Femur
2	Weibl.	37	Malignes fibröses Histiozytom Femur
3	Weibl.	63	Leiomyosarkom Unterschenkel
4	Männl.	28	Paraossales Osteosarkom Oberschenkel

Ergebnisse

Die Patienten konnten im Rahmen der in unserem Hause durchgeführten onkologischen Nachsorge bzw. telephonisch nach Spitzer-Index und ADL befragt werden. Die Ergebnisse zeigt Tabelle 2 (Im Poster zusätzlich Darstellung des klinischen Ergebnisses von Pat. 2).

Tabelle 2. Ergebnisse

Patient	Monate nach OP	Spitzer (max. 10 Punkte)	ADL (max. 100 Punkte)
1	21	8	95
2	20	9	100
3	20	9	100
4	31	10	100

Schlussfolgerung

Die Juvaraplastik ermöglicht Patienten mit kniegelenksnahen, malignen Tumoren den Erhalt der eigenen Extremität unter Vermeidung der möglichen Komplikationen einer Endoprothese. Die Patienten erreichen bei voller Belastbarkeit und guter Anpassung an das steife Knie eine gute Mobilität und Lebensqualität.

G55 ACG-Sprengung – Ergebnisse nach PDS-augmentierter Rekonstruktion

M. Wenski (Marburg)

Zielsetzung

In der Literatur wird die Frage der geeigneten konservativen oder operativen Therapie der Rockwood III–VI Läsion im Acromioclaviculargelenk kontrovers diskutiert. Für das operative Vorgehen stehen mehrere Verfahren zur Auswahl. In unserer Klinik wird bei akuten Rockwood III–VI-Verletzung bei jungen und körperlich aktiven Menschen die Indikation zur operativen Versorgung gestellt. Die Versorgung erfolgt mit einer PDS-Band augmentierten Kapsel-Band-Rekonstruktion. Ziel dieser Arbeit war ein Vergleich der eigenen mit den in der Literatur beschriebenen Resultaten.

Material und Methoden

Es wurden alle Patienten, die in den Jahren 1995 bis 1999 mit einer akuten Rockwood III–V-Läsion operativ versorgt wurden in die Studie aufgenommen. Zur Ergebnisevaluation wurde eine ausführliche Anamnese mit Beurteilung der Sportfähigkeit erhoben, eine standardisierte klinische Untersuchung und eine radiologische Auswertung von Übersichtsaufnahmen der Schulter sowie gewichtsbelasteten Panoramaaufnahmen durchgeführt. Weiterhin wurden der AC-Seperation-Score nach Poigenfürst und der Constant-Score erhoben.

Ergebnisse

Im Beobachtungszeitraum wurden 47 Patienten operativ versorgt. In 2 Fällen (6%) trat eine popstoperative Infektion auf. Bei einem Patienten kam es im Verlauf zu einer frozen-shoulder. Es konnten 31 Patienten (4w, 27m) nach durchschnittlich 31,3 Monate nach operativer Versorgung nachuntersucht. Die erhobenen Daten zeigten bei 18 Patienten (58%) einen exzellenten, bei 12 Patienten (38%) einen guten und bei einem Patienten (3%) einen schlechten AC-Seperation-Score. Die Auswertung nach dem Constant-Score ergab mit durchschnittlich 93,8 Punkte (von 84 bis 100 Punkten) ein gutes Resultat. 3 Patienten (9%) zeigten eine Bewegungseinschränkung von über 10 Grad im Vergleich zur gesunden Gegenseite.

Schlussfolgerungen

Aufgrund der erhobenen Daten und der guten Resultate, die mit denen anderer Arbeitsgruppen vergleichbar sind, sehen wir beim Vorliegen einer akuten Sprengung des Acromiclaviculargelenkes die Indikation zur operatien Versorgung für gegeben. Die einer PDS-augmentierte Rekonstruktion hat sich dabei als Operationverfahren mit guten klinischen Resultaten bewährt. Die Möglichkeit der frühfunktionellen Nachbehandlung gestattet eine rasche Rehabilitation der zumeist sportlich aktiven Patienten. Die niedrige Komplikationsrate und die fehlende Notwendigkeit einer Materialentfernung sprechen ebenfalls für das von uns angewandte Operationsverfahren.

G56 Operative Stabilisierung geschlossener Humerusschaftfrakturen – Vergleich zwischen Plattenosteosynthese und gedeckter retrograder Verriegelungsnagelung

M. Schofer (Duisburg)

Zielsetzung

Vergleich der Ergebnisse zwischen Plattenosteosynthese und retrograder Verriegelungsnagelung bei geschlossenen Oberarmschaftfrakturen.

Kurzfassung

Die geschlossene Humerusschaftfraktur kann mit einer unaufgebohrter, retrograden Verriegelungsnagelung, wie auch mit der Plattenosteosynthese unter einem guten funktionellen Ergebnis zur Ausheilung gebracht werden.

Material und Methoden

Im Zeitraum 1997 bis 1999 wurden 41 Patienten wegen einer geschlossenen Humerusschaftfraktur mit einem retrograden Verriegelungsnagel und 45 Patienten mit einer Plattenosteosynthese behandelt. Klassifikation und Lokalisation der Frakturen wie auch das Patientenalter waren in beiden Behandlungsgruppen vergleichbar. Die intramedulläre Osteosynthese wurde mit einem retrograden, unaufgebohrten, statisch verriegelten Nagel (UHN) durchgeführt. In den übrigen Fällen erfolgte eine LCDC-bzw. DC-Plattenosteosynthese. Die Patienten wurden klinisch unter Anwendung des Constant-Murley-Score, Kwasny-Score, Morrey-Score und DASH-Fragebogen sowie röntgenologisch nachuntersucht.

Ergebnisse

Alle Oberarmschaftfrakturen kamen zur Ausheilung, wobei bei verzögerter Knochenbruchheilung einer 12-C3 Fraktur 4 Monaten nach Plattenosteosynthese hierfür eine autologe Spongiosaplastik notwendig war. Bei 2 Marknagelosteosynthesen (4,9%) musste offen reponiert, und interponiertes Weichteilgewebe entfernt werden. Eine Oberarmschaftfissur im Bereich der Nagel-Einschlagstelle heilte ohne Verfahrenswechsel folgenlos aus. Nach Verriegelungsnagelung trat weder eine Radialisparese noch ein Infekt auf. In der Gruppe der Plattenosteosynthesen kam es in 2 Fällen (4,4%) zu einer postoperativen, temporären Radialisparese, 1 Wundinfekt heilte nach Revision unter Verbleib der Platte aus. Die nachuntersuchten Patienten erreichten im Mittel ein sehr gutes bis gutes Ergebnis im Constant-Murley-Score, Kwasny-Score, Morrey-Score und DASH-Fragebogen, wobei die UHN-Gruppe mit einer geringeren Muskelminderung und Schmerzhaftigkeit bei besserem kosmetischen Ergebnis sowie höherer Kraftentwicklung einherging.

Schlussfolgerungen

Neben der seit langem bewährten Plattenosteosynthese kann mit einer retrograden, unaufgebohrten, statisch verriegelten UHN-Osteosynthese ebenfalls ein sehr gutes Ergebnis bei geschlossener Humerusschaftfraktur erreicht werden. Aufgrund der Vorteile einer geringeren Zugangsmorbidität, der niedrigen Komplikationsrate und sehr guten funktionellen und kosmetischen Ergebnisse bevorzugen wir mittlerweile gegebener Indikation die retrograde Marknagelung.

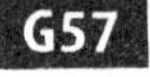

G57 Kritische Befundevaluierung nach isoliertem, augmentiertem VKB-Ersatz. Zweijahresergebnisse einer prospektiven Studie

E. Ziring (Marburg)

Zielsetzung

Im Rahmen der Qualitätssicherung an unserer Klinik führten wir bei 126 Patienten nach klinischen und arthroskopischen Kriterien und den Kriterien der instrumentellen Stabilitätsmessung eine kritische Struktur und Funktionsanalyse nach isolierten Tetra L3 augmentiertem VKB-Ersatz durch. Die erhobenen Befunde wurden jeweils nach einen standardisiertem Score bewertet und untereinander einer Korrelationsanalyse unterzogen

Material und Methoden

Wir arthroskopierten 126 Patienten im Durchschnitt 29 Monate (24–36) nach isoliertem, augmentierten VKB-Ersatz (BTB-Transplantat) vor der Materialentfernung. Alle Patienten waren wegen einer akuten, isolierten VKB-Ruptur in einheitlicher Technik (Miniarthromie und Zweikanaltechnik) operativ versorgt worden und hatten eine standardisierte frühfunktionelle Nachbehandlung, das sofortige Vollbelastung und nichtlimitiertes Bewegungsausmaß vorsah erhalten. Die arthroskopische Transplantatevaluierung erfolgte anhand des vierstufigen Marburger Scores (*Typ I*: straffes kreuzbandartig Transplantat, *Typ II*: festes bündelartiges Transplantat; *Typ III*: laxes ungeordnetes Transplantat; *Typ IV*: rudimentäres Transplantat). Die klinische Befundbewertung orientierte sich an den strengen Kriterien des IKDC Scores. Wir führten die instrumentelle Stabilitätsuntersuchung mit dem KT 1000 Arthrometer durch. Gemessen wurde die maximale manuelle vordere Schublade im Seitenvergleich. Die gewonnenen Ergebnisse wurden auf ihre Korrelation untereinander untersucht.

Ergebnisse

Bei der Kontrollarthroskopie fanden sich die folgenden Transplantattypen: 68× *Typ I*, 43× *Typ II*, 14× *Typ III*, 1× *Typ IV*. Die Stabilitätsüberprüfung ergab folgende Ergebnisse: *0–1 mm*: 62 Patienten; *2–3 mm*: 48 Patienten; *4–5 mm*: 15 Patienten; > *5 mm*: 1 Patient. Die klinische Evaluierung anhand des IKDC-Scores zeigte ein normales Ergebnis bei 48 Patienten, ein fast normales Resultat bei 60 Patienten, 17 mal einen abnormalen-und einmal einen stark abnormalen Befund. Es konnte eine mittlere Korrelation zwischen dem ASK-Score und dem IKDC-Score gefunden werden $r=0,49$ ($p<0,005$). Eine ebenfalls signifikant hohe Korrelation mit $r=0,56$ ($p<0,005$) fand sich zwischen instrumenteller Stabilitätsprüfung und ASK-Score.

Schlussfolgerung

2 Jahre nach augmentierten VKB-Ersatz konnten wir überwiegend gute bis sehr gute klinische und arthroskopische Resultate ermitteln. Aus der positiven Korrelation zwischen klinischem Untersuchungsbefund anhand des IKDC Score sowie instrumenteller Stabilitätsprüfung und dem Arthroskopiebefund läßt sich ableiten, daß durch eine subtile klinische Untersuchung unter Einbeziehung der instrumentellen Stabilitätsprüfung mit dem KT-1000 Arthrometer Rückschlüsse auf die arthroskopisch zu erwartende Transplantatstruktur und -funktion gewonnen werden können.

Mittwoch, 14. November 2001 bis Samstag, 17. November 2001 (Rotes Seitenfoyer / 1. OG)

P4 Unfallchirurgische Einzelfalldarstellungen

G58 Diagnostik, Therapie und Prognose schwerer, nekrotisierender Weichteilinfektionen (SNWTI) in der Traumatologie

A. Evers (Ulm)

Zielsetzung

Schwere nekrotisierende Weichteilinfektionen (SNWTI) sind durch rapides Fortschreiten und hohe Mortalitätsraten bis zu 89% charakterisiert und daher trotz vergleichsweise geringer Inzidenz von erheblicher unfallchirurgischer Relevanz. Da lediglich Einzelfallpublikationen und wenige, größere klinische Studien vorliegen, war es Ziel dieser retrospektiven Studie, prädisponierende Faktoren, wichtigste klinische Aspekte sowie Therapiestrategien, Ergebnisse und prognostische Faktoren zu ermitteln.

Material und Methoden

Die Krankenakten aller 34 Patienten (20m, 14w; Altersmedian: 45,5 (14–82) Jahre), die im Zeitraum von 1981 bis 1995 nekrotisierende Infektionen von Haut, Subkutis, Faszien mit oder ohne Muskelbeteiligung mit systemischem Fortschreiten aufwiesen und intensivmedizinische Therapie benötigten, wurden ausgewertet. Dabei wurden prädisponierende Faktoren, Klinik, Laborergebnisse, Therapiestrategien sowie Ergebnisse und vor allem Einflussfaktoren auf das Überleben analysiert (Mann-Whitney-U- bzw. Fisher's exact Test).

Ergebnisse

Bei 52,9% (n = 18) der Patienten lagen Begleiterkrankungen vor: Herzinsuffizienz (32,4%), Diabetes mellitus (23,5%), Bluthochdruck (20,6%). In 94,1% gingen den Infektionen Verletzungen bzw. unfallchirurgische Eingriffe voraus. Klinisch fanden sich in allen Fällen Rötung, Schwellung, Nekrosen sowie starke Schmerzen. Am häufigsten war die untere Extremität (67,7%) betroffen, gefolgt von Bauchwand (32,4%) und Perineum (14,7%). Häufigste Erreger waren Clostridium perfringens (67,7%), Enterobacter cloacae (26,5%) und Streptokokken A (20,6%). Die chirurgische Therapie bestand aus wiederholten Debridements (70,6%) bzw. Amputationen (26,5%). Intensivmedizinisch war in 70,6% kontrollierte Beatmung sowie in 41,2% Katecholamingabe sowie in allen Fällen eine Kombinationsantibiose erforderlich. Die Gesamtmortalität lag bei 20,6% (n = 7); eine deutlich erhöhte Mortalität fand sich bei Vorliegen von Diabetes mellitus (37,5%), Herzinsuffizienz (40%), septischem Status bei Aufnahme (50%) sowie hämodynamischer Instabilität (71,4%). Die Gruppe der Verstorbenen wies ein signifikant höheres Alter ($p<0,01$), eine häufigere Beteiligung der Bauchwand ($p = 0,0009$), erhöhte CK ($p<0,05$) und Laktatwerte ($p<0,01$) sowie eine signifikante Reduktion von ATIII und Quick ($p<0,05$ bzw. $p<0,02$) auf.

Schlussfolgerung

Ein hohes Maß an Wachsamkeit, frühe klinische und mikrobiologische Diagnostik, ausreichende chirurgische Debridements und umfassende intensivmedizinische Therapie sind essentiell für die erfolgreiche Behandlung des ansonsten prognostisch sehr ungünstigen Krankheitsbildes. Wichtige Prognoseparameter sind Alter des Patienten, Status bei Aufnahme, Lokalisation und Ausdehnung des Befundes sowie die Laborparameter CK, Laktat, AT III und Quick. Zur Erweiterung der Erfahrungen mit SNWTI sind prospektive Multizenterstudien von hoher Bedeutung.

G59 Wiederherstellung der Beweglichkeit des Ellenbogengelenkes durch ein Motorhexapodensystem nach Fraktur, Infektion und ausgedehntem Hautweichteildefekt

U. J. Gerlach (Hamburg)

Zielsetzung

Neue computer-assistierte Techniken zur Mobilisation von eingesteiften Gelenken mit Knochen- und Weichteildefekt.

Material

Eine III° offene supra-und perkondyläre Oberarmfraktur mit Weichteilschaden wurde durch Plattenosteosynthese versorgt. Ein nachfolgendes Empyem führte zu einem Olecranonverlust und Destruktion der übrigen Gelenkanteile.

Methode

Sequestrektomie des Olecranons, Synovialektomie, Motorhexapodenimplantation, Refobacin-Palacos-Ketten, temporärer Epigardverschluß. Später Spongiosaaufbauplastik des Olecranons unter Verwendung von Polylactidfolie, Weichteildeckung durch gestielten Radialis-Lappen, assistive und aktive Extensions- und Flexionsbewegung mit dem Motorhexapoden (Erstellung eines speziellen Computerprogrammes für eine zentrierte physiologische Gelenkbewegung).

Ergebnisse

Aktives Strecken und Beugen von 0–40–100, Schmerzfreiheit, Pro- und Supination frei. Keine Infektzeichen, reizlose Wundverhältnisse.

Schlussfolgerung

Der motorgetriebene Hexapode stellt nicht nur im Bereich der Frakturreposition und der Distraktionsbehandlung sondern auch im Bereich der Mobilisation eingesteifter Gelenke eine Verbesserung dar, da der Bewegungsablauf physiologisch durch individuelle Computerprogramme gestaltet werden kann.

G60 Die transtalo-calcaneare Tibiamarknagelung – Eine Ausnahmeindikation zur Behandlung der distalen Unterschenkel- oder Pilonfraktur

P. Gierer (Rostock)

Zielsetzung

Weit distale Unterschenkelfrakturen, insbesondere mit Weichteilschaden, die nicht durch eine konventionelle intramedulläre Osteosynthese behandelt werden können, stellen auch heute noch ein problematische Fraktur dar. Zum Einsatz kommen die Plattenosteosynthese oder der Fixateur externe. Während erstere insbesondere beim Patienten mit Weichteilschaden erhebliche Probleme mit sich bringt, stellt der Fixateur externe ein langwieriges und unkomfortables Behandlungsverfahren dar, das eine Mitwirkung des Patienten unumgänglich macht.

Material und Methoden

Wir stellen zwei Patienten mit drei Frakturen vor, die mit konventionellen Nagelsystemen sprunggelenksüberbrückend versorgt wurden.
Im ersten Fall handelte es sich um eine 91-jährige bettlägrige Patientin mit Kontrakturen an allen Extremitäten (90 Grad in beiden Kniegelenken) und stärkster Osteoporose, die im Pflegeheim aus dem Bett gefallen war und sich eine weit distale Unterschenkelfraktur (AO 43 A1) zuzog. Zusätzlich bestand ein postthrombotisches Syn-

drom am betroffenen Bein. Die Fraktur wurde mit einem antegraden Tibiamarknagel, der bis in den Kalkaneus eingebracht und in Talus und Kalkaneus verriegelt wurde, versorgt.
Die zweite Patientin war in suizidaler Absicht aus dem 3. Stockwerk gesprungen. Dabei zog sie sich u.a. eine III.-gradig offene komplette Zertrümmerung des Pilon tibiale beidseits, mit vollständiger Zerstörung der tibialen und fibularen Gelenkfläche des OSG bds. zu (AO 43 C3). Nach initialer Versorgung mit Fixateur externe bds. wurde auf beiden Seiten frühzeitig ein Verfahrenswechsel auf einen retrograden Femurnagel, der retrograd durch Kalkaneus und Talus nach proximal in die Tibia eingebracht wurde und distal in Talus und Kalkaneus verriegelt wurde. Unter Verkürzung beider Unterschenkel um 3cm war eine primäre Weichteildeckung möglich.

Ergebnisse

Alle drei Frakturen heilten problemlos knöchern aus. Es kam zu keinem Wundinfekt. Revisionsoperationen waren nicht erforderlich.

Schlussfolgerung

Die transtalocalcaneare Tibiamarknagelung stellt eine einfache und zuverlässige Behandlungsalternative bei Patienten mit weit distalen Unterschenkelfrakturen, bei denen eine systembedingt resultierende Arthrodese in unterem und oberen Sprunggelenk in Kauf genommen werden kann, dar.

G61 Die arthroskopische mediale Raffnaht als minimalinvasive Therapiealternative bei Patellaluxation

B. Heyde (Wuppertal)

Zielsetzung

Während das arthroskopisch durchgeführte lateral release eine etablierte Operationstechnik ist, wird die arthroskopische Raffung des medialen Retinaculums nach Patellaluxationen immer noch skeptisch betrachtet. Ziel dieser randomisiert prospektiven Studie war es, die Ergebnisse nach arthroskopischer und offener medialer Raffnaht zu vergleichen.

Material und Methoden

Zwischen 1/98 und 09/00 wurden 61 Patienten nach Luxationen der Patella operativ versorgt. Bis zum jetzigen Zeitpunkt konnten insgesamt 43 Patienten klinisch nachuntersucht werden. Die Operation erfolgte 21 mal nach traumatischer Erstluxation und 22 mal bei rezidivierender Patellaluxation. Das Durchschnittsalter betrug 21 Jahre (min 9 J, max 64 J). 25 Männer und 18 Frauen waren betroffen. In 24 Fällen erfolgte die arthroskopische Naht. Diese wurde in der von Strobel modifizierten Technik nach Yamamoto durchgeführt. Bei 19 Patienten wurde die mediale Kapsel offen genäht. Die Nachbehandlung erfolgte nach einem standardisierten physiotherapeutischen Programm. Die Nachuntersuchungen wurde bis maximal 2 Jahre postoperativ durchgeführt. Dabei wurde sowohl die Kniefunktion (Score nach Larsen und Lauridsen) als auch das Aktivitätsniveau (Aktivitätsscore nach Tegner und Lysholm) prä- und postoperativ bestimmt. Mit Hilfe visueller Analogskalen wurde das subjektive Ergebnis ermittelt.

Ergebnisse

Zwischen beiden Gruppen bestand im Hinblick auf das funktionelle Endergebnis kein statistisch signifikanter Unterschied. Es erreichten 3 eine mittlere, 8 eine gute und 32 eine exzellente Kniegelenksfunktion. Das Aktivitätsniveau war bei 2 Patienten deutlich, bei 8 wenig und bei 33 nicht reduziert gegenüber dem präoperativen Wert. Es kam zu 1 Reluxation nach adäquatem Trauma und zu 2 Reluxationen ohne adäquates Trauma bei präoperativ rezidivierenden Luxationen.
In der Gruppe der arthroskopisch durchgeführten Naht erreichten die Patienten durchschnittlich zu einem früheren Zeitpunkt ein höheres Aktivitätsniveau und eine bessere Kniefunktion. Ebenso war das subjektives Ergebnis in der Frühphase besser.

Schlussfolgerung

Die arthroskopische Kapselraffung ist eine Methode zur Therapie der Patellaluxation. Der minimalinvasive Eingriff erreicht bei geringerer Morbidität früher ein besseres funktionelles und subjektives Ergebnis als die offene Raffnaht. Darüber hinaus wird ein deutlich besseres kosmetisches Ergebnis erzielt.

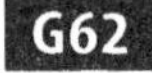

Das SAPHO-Syndrom als seltene Differentialdiagnose der Osteomyelitis – Ein Fallbericht

P. Hormes (Neumarkt)

Zielsetzung

Das SAPHO-Syndrom (Synovitis Akne Pustulosis Hyperostosis Osteitis) ist eng mit dermatologischen Krankheitsbildern wie Psoriasis pustulosa palmoplantaris oder auch der Akne conglobata verbunden. Zum selben Entitätenspektrum werden teilweise auch die Syndrome „Chronisch rekurrierende multifokale Osteitis" (CRMO), die „Sternokostoklavikulare Hyperostose" (SCCH), das „Akquirierte-Hyperostose-Syndrom" (AHS) und auch die „Primär sklerosierende Osteitis Garré" gezählt. Das klinische als auch bildgebende Erscheinungsbild ist von der Osteomyelitis sowie auch von malignen Knochentumoren (z.B. dem Ewing-Sarkom) nur schwer abzugrenzen. Zugrunde liegen der Erkrankung immunologische Prozesse.

Material und Methoden

Der 49jährige Bäckergeselle leidet anamnestisch seit drei Jahrzehnten unter rekurrierenden Osteomyelitiden am distalen linken Oberschenkel, die ambulant und teilweise stationär konservativ-antibiotisch behandelt. Eine Exazerbation mit zunehmender Schwellung und Rötung des distalen linken Oberschenkels sowie ein Kniegelenkserguß links führte unter der Verdachtsdiagnose chronische Osteomyelitis zur Aufnahme in unserem Hause. Das Entzündungslabor war deutlich erhöht. In der Anamnese war nebenbefundlich eine seit 1985 bestehende Psoriasis palmoplantaris pustulosa bekannt.
Die radiologische Diagnostik zeigte im MRT einen kolbig aufgetriebenen distalen linken Femurschaft mit lamellär-geordneter, dicker Periostschale, sowie in der Knochen- und Leukozytenszintigraphie weitere Anreicherungsherde am rechten distalen Femur und im Bereich beider Sternoclaviculargelenke. Die Spiral-CT-Untersuchung erbrachte hier kolbig aufgetriebene sternale Claviculaenden mit Synostosierung des sternoclavicularen Gelenkes sowie der beiden ersten Sternocostalgelenke.
Zur weiteren Diagnostik erfolgte eine Markraumaufbohrung, der intraoperativ entnommene Abstrich zeigte kein Bakterienwachstum. Unter dem Verdacht der Chronisch rekurrierenden multifokalen Osteitis erfolgte die Verlegung des Patienten an ein Rheuma-Zentrum. Hier wurde die Diagnose SAPHO-Syndrom als Sonderform der Psoriasisarthritis bestätigt.

Ergebnisse

Unter immunsupprimierender Therapie mit MTX und Prednisolonstößen waren die Symptome rasch rückläufig, der Patient am Ende des stationären Aufenthaltes frei mobilisiert.

Schlussfolgerung

Das SAPHO-Syndrom, bzw. die CRMO kann eine chronisch rezidivierende, bakteriell bedingte Osteomyelitis und auch maligne Knochentumoren (z.B. Ewing-Sarkom) vortäuschen. Neben anamnestisch eruierbaren dermatologischen Begleiterkrankungen wie Psoriasis oder Akne sind die in der Regel gleichzeitig vorhandene sternocostoclaviculäre Hyperostose und/oder ISG-Arthritis bei negativer Bakteriologie für die Diagnose wegweisend.

G63 Riesenzelltumor in der Patella – eine differentialdiagnostische Herausforderung

A. Hostmann (Bonn)

Zielsetzung

Riesenzelltumoren mit Lokalisation in der Patella sind eine seltene Entität.
Ziel des Case Reports ist es, die Differentialdiagnosen herauszustellen und etwaige diagnostische und therapeutische Konsequenzen aufzuzeigen.

Material

Bei einem 20-jährigen Patienten mit Patellarefraktur bestand radiologisch der Verdacht auf eine gleichzeitig bestehende juvenile Knochencyste in der Patella.

Methode

Es wurde ein Débridement der Patella durchgeführt, sowie eine Defektauffüllung mit Spongiosa und synthetischem Tricalciumphosphat. Intraoperativ wurde das Tumorgewebe vollständig entfernt und zur histologischen Aufarbeitung eingeschickt.

Ergebnisse

Die Patella ist als Lokalisation für die juvenile Knochencyste und den Riesenzelltumor extrem selten, weltweit sind nur wenig Fälle beschrieben. Radiologisch wurde sowohl in der konventionellen Röntgen Aufnahme, als auch im CT die Diagnose einer juvenilen Knochencyste als Ursache der Patellarefraktur gestellt. Der klinische Verlauf einer Refraktur mit nicht ausheilendem Knochendefekt war jedoch ungewöhnlich für das Vorliegen einer juvenilen, cystischen Knochenaffektion. Die endgültige Diagnose konnte hier nur die histologische Untersuchung erbringen. Es handelte sich bei der Knochenläsion um einen Riesenzelltumor Grad 1.

Schlussfolgerung

Differentialdiagnostisch sind die benignen Knochenläsionen (juvenile Knochencyste, aneurysmatische Knochencyste, Riesenzelltumor,etc.) anhand von Klinik und radiologischen Befunden nicht sicher beurteilbar. Die endgültige Diagnose kann hierbei nur die Histologie erbringen. Die Dignität und Therapie unterscheidet sich maßgebend und reicht von konservativer Behandlung bis zur radikalen operativen Tumorentfernung. Daher ist eine histologische Abklärung essentiell für die Therapie und das weitere Procedere.

G64 Sonoanatomische Darstellung des coracoclavicularen Bandapparates

R. Kraus (Gießen)

Zielsetzung

Die Standarduntersuchung bei ligamentären Verletzungen des Schultereckgelenkes ist die Röntgen-Panoramaaufnahme beider Schultern unter Gewichtsbelastung. Wenige Autoren berichten über die sonographische Darstellung der rupturierten coracoclavicularen Bänder. Zur Validierung dieser Methode untersuchten wir die sonographische Darstellung des intakten Ligamentum coracoclaviculare mit und ohne Belastung.

Material und Methoden

Wir untersuchten den coracoclavicularen Bandapparat sonographisch bei 46 gesunden Probanden (Alter: 17–61 Jahre) ohne Zugbelastung und bei 6 Probanden unter einer beiderseitigen Gewichtsbelastung der hängenden Arme von 10 kg. Die Untersuchungen wurden mit einem 7,5 MHz Linearschallkopf ohne Vorlaufstrecke durchgeführt. Der Schallkopf wurde longitudinal ausgerichtet. Als Orientierung dienten der tastbare Processus coracoideus scapulae und die Clavicula.
Vergleichsuntersuchungen führten wir am anatomischen Präparat der unfixierten Leichenschulter nach sonographischer Festlegung der Schnittebene durch.

Ergebnisse

In 98 Prozent der Fälle war das Ligamentum coracoclaviculare sonographisch darstellbar. Die Bandlänge betrug 22,7 (19,2–26,7) mm, die Bandtiefe 4,0 (3,0–5,2) mm. Die geschlechts-, seiten- und körpergrößenabhängigen Unterschiede waren gering. Unter Belastung waren alle untersuchten Bänder sonographisch darstellbar. Durchschnittlich streckten sich die Bänder um 4,7 (4,1–5,6) mm oder 21,0 (19,3–23,4) Prozent.
Die Untersuchung an der Leichenschulter ergab ein der sonographischen Darstellung am Lebenden vergleichbares Bild des coracoclavicularen Bandapparates und der angrenzenden knöchernen Strukturen.

Schlussfolgerungen

Bei standardisierter Untersuchungstechnik ist die ventral gelegene Pars trapezoideum des Ligamentum coracoclaviculare zuverlässig und interindividuell konstant sonographisch darstellbar. Auch die Veränderungen des Bandapparates unter Belastung sind reproduzierbar.
Der morphologische Vergleich mit dem anatomischen Präparat belegt die Übereinstimmung der vermessenen, sonographisch dargestellten mit den tatsächlichen anatomischen Strukturen.

Die sonographische Untersuchung bei Verletzungen des Schultereckgelenks hat somit eine sonoanatomische Grundlage.

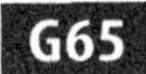

G65 Ist die Entwicklung psychischer Störungen in der unfallchirurgischen Primärversorgung erkennbar?

Ch. Meyer (Jena)

Zielsetzung

Nachdem in einer von uns bereits abgeschlossenen Studie die Akute Belastungsreaktion (ABR) in der unfallchirurgischen Primärversorgung, deren Prävalenzraten und Kausalzusammenhänge zur Verletzungsschwere untersucht wurden, zielt die vorliegende Untersuchung auf die *Vorhersagbarkeit der Entwicklung einer Posttraumatischen Belastungsstörung (PTB) auf der Basis einer Akuten Belastungsreaktion (ABR)* ab.
Als ABR bezeichnet man eine psychoreaktive Störung von beträchtlichem Schweregrad, die sich auch bei nicht manifest psychisch gestörten Personen als Reaktion auf außergewöhnliche körperliche oder seelische Belastungen entwickeln kann.

Material

Im Rahmen einer prospektiven Längsschnittuntersuchung werden 40 nichtintensivpflichtige Unfallverletzte in der Zeit zwischen dem 5. und 8. postoperativen Tag hinsichtlich der Diagnosestellung einer Akuten Belastungsreaktion auf der Basis der Internationalen Diagnosechecklisten für das DSM-IV untersucht. Als Prädiktorvariable wird zudem die Verletzungsschwere unter Verwendung der Abbreviated Injury Scale erhoben.

Methode

Zum zweiten Meßzeitpunkt (3 Monate nach dem Unfall) wird auf der Basis der Diagnosestellung PTB (= Kriteriumsvariable) eine Einteilung der Stichprobe in 2 Gruppen vorgenommen.
In Anwendung des statistischen Verfahrens der *Diskriminanzanalyse* können Aussagen dazu getroffen werden, welche Variablen diese beiden Gruppen am besten trennen und so zu einem frühen Messzeitpunkt eine prognostische Vorhersage der späteren Gruppenzugehörigkeit eines Probanden leisten.

Ergebnisse

Im Ergebnis unserer Untersuchung war festzustellen, dass diejenigen Probanden, bei denen sich eine PTB zum Katamnesezeitpunkt entwickelt hatte, zum Erstuntersuchungszeitpunkt unter einer ABR litten. Das Vorliegen der Diagnose ABR erweist sich somit als signifikante Trennvariable. Die Verletzungsschwere hat keinen Einfluss auf die Entwicklung einer PTB.

Schlussfolgerung

Nach den Ergebnissen unserer Studie ist es möglich, durch ausgewählte Variablen auf verschiedenen Ebenen die Entwicklung einer PTB mit einer bestimmten statistischen Wahrscheinlichkeit vorherzusagen und somit eine frühzeitige Identifikation von Risikopatienten zu ermöglichen.

Perspektiven

Gelingt es in interdisziplinären Studien, durch den Nachweis von Chronifizierungsfaktoren der ABR Frühinterventionen abzuleiten, sollte die kollegiale Zusammenarbeit zwischen Unfallchirurgen und klinischen Psychologen zukünftig zum Standard sowohl in der unfallchirurgischen Primärversorgung als auch in der Weiter- und Nachbehandlung von Unfallpatienten erhoben werden.

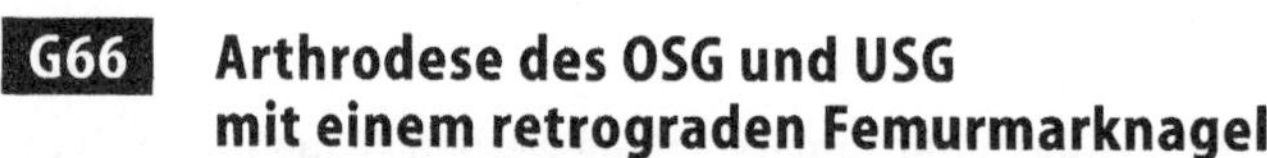

G66 Arthrodese des OSG und USG mit einem retrograden Femurmarknagel

M. Militz (Murnau)

Zielsetzung

Unter Verwendung eines retrograden Marknagels soll untersucht werden, ob die Vorteile des intramedullären Implantates zur Arthrodese des OSG und USG bei Reduzierung der Zugangsmorbidität mit den klinischen Ergebnissen korrelieren.

Problembeschreibung – Material, Methode, Ergebnisse

Die Marknagelarthrodese des oberen und unteren Sprunggelenkes stellt ein zuverlässiges Verfahren zur Behandlung von Arthrosen in diesen Gelenken dar.
Bei der antegraden Marknagelung entsteht durch den Nageleinschlag eine Zugangsmorbidität weit entfernt vom eigentlichen OP-Gebiet.
Durch den Wechsel des operativen Zuganges unter Verwendung eines retrograden Marknagels werden zugangsbedingte Läsionen im proximalen Unterschenkel vermieden.
Im Rahmen einer prospektiven klinischen Verlaufsstudie haben wir seit 1998 bei 12 Patienten eine retrograde Arthrodese des oberen und unteren Sprunggelenkes durch-

geführt. Bei allen Patienten lagen posttraumatische Arthrosen, bei 4 Patienten zusätzliche Varusfehlstellungen vor.
Zur Anwendung kam ein kompressionsfähiger retrograder Femurmarknagel.
Im Rahmen der Nachuntersuchungen wurde ein Fragebogen in Anlehnung an den SF 36 verwendet. Bei einem mittleren Nachuntersuchungszeitraum von 16 Monaten konnten wir eine gute Funktion und knöcherne Konsolidierung in 82% der Fälle beobachten.
Die Nageleinschlagstelle bereitete den Patienten in 15% Probleme, alle Patienten sind mit orthopädischem Maßschuhwerk versorgt.
Die Nagelapplikation über einen Zugang an der Fußsohle zeigte keine Nachteile für die spätere Funktion.

Schlussfolgerungen

Die retrograde Marknagelarthrodese des oberen und unteren Sprunggelenkes stellt eine zuverlässige Methode zur Erreichung von guten klinischen/funktionellen Ergebnissen dar.
Die Zugangsmorbidität am proximalen Unterschenkel konnte vermieden werden. Wesentliche Nachteile durch den Nageleinschlag über die Fußsohle sahen wir nicht.

Beidseitige Ellengelenksankylosen durch heterotope Ossifikationen nach Sepsis und Langzeitbeatmung

T. H. Porté (Hamburg)

Zielsetzung

Feststellung einer Methode zur Vermeidung sekundärer Ossifikationen nach Abtragung

Material

Eine 30 jährige Patientin entwickelte nach Tuboovarialabszeß eine Sepsis. Bei ausgedehntem Befund wurden außer primärer Hysterektomie, Adnektomie und Netzteilresektion innerhalb von 11 Tagen Etappenlavagen durchgeführt. Insgesamt wurde die Patientin 20 Tage beatmet. Im weiteren Verlauf traten trotz intensiver krankengymnastischer Übungsbehandlung aller Gelenke zunehmende Bewegungseinschränkungen durch periartikuläre Verkalkungen an beiden Ellengelenken mit einer verbleibenden Beweglichkeit von 0–40–40°auf.
17 Monate nach Beendigung der intensivmedizinischen Behandlung stellte sich die Patienten erneut vor, da trotz Krankengymnastik lediglich eine Beweglichkeit von 0–30–50° erreicht wurde.

Methoden

Bei normalisierter alkalischer Phosphatase, unauffälligem Labor und Szintigraphie wurden bei radiologisch festgestellten ausgedehnten PAO besonders dorsal und ulnar die Indikation zur operativen Revision gestellt. Diese erfolgte in Form der offenen Arthrolyse, Ventralisierung des N.ulnaris und Entfernung der Kalkspangen. Um erneuten Verkalkungen und Vernarbungen vorzubeugen, wurde eine resorbierbare Folie aus einem Lactid/Caprolacton-Copolymer eingebracht. Die Revision der zweiten Seite erfolgte vier Monate später.
Am 1. Post-OP Tag wurde eine einmalige Dosis von 7 Gray appliziert. Vom ersten Tag an wurden 2×50mg Diclofenac für 6 Wochen eingenommen. Zweimal täglich wurde Krankengymnastik, dreimal täglich Motorschienenbehandlung durchgeführt.

Ergebnisse

Zum Nachuntersuchungstermin nach 40 bzw. 56 Wochen stellten wir eine Beweglichkeit von 0–10–105° rechts- bzw. 0–10–120° links fest.

Schlussfolgerungen

Für die Entstehung von PAO gibt es verschiedene Ursachen. Sie treten gehäuft nach elektiven Eingriffen am Hüftgelenk, nach Schädel-Hirn-Trauma und Rückenmarksverletzungen. Außerdem spielen prädisponierende Faktoren eine wichtige Rolle.
In der Therapie von heterotopen Ossifikationen ist man sich einig, dass postoperativ eine Radiatio durchgeführt werden sollte. Weiterhin wird eine längerdauernde Medikation mit nichtsteroidalen Antiphlogistika wie Indomethacin oder Diclofenac empfohlen, begleitet von einer möglichst intensiven krankengymnastischen Übungsbehandlung. Aufgrund der regelmäßig allein durch das Operationstrauma mit entsprechenden Blutungen verursachten erneuten Ossifikationen und Verklebungen haben wir eine resorbierbare Folie zur Prophylaxe eingebracht. Versuche mit anderen Materialien wie lyophilisierte Dura, Vollhaut oder Fascia-Lata-Streifen zeigten bereits gute Resultate.

G68 Traumatische Querschnittslähmung und tiefe Venenthrombose: 6-Monats-Inzidenz unter Standardprophylaxe

A. Stiefenhofer (Murnau)

Zielsetzung

Durch sequenzielle Venensonographie sollten tiefe Thrombosen einer frühzeitigen Therapie zugeführt werden.

Kurzfassung

Die Erkennung und Behandlung tiefer Beinvenenthrombosen bei Querschnittslähmung konnte optimiert werden.

Material und Methoden, Ergebnisse

Prospektiv wurden konsekutiv N = 101 Patienten (w = 28; m = 73) mit traumatischer Querschnittslähmung (QSL) mit Traumaeintritt zwischen 01.01.1999 und 31.12.1999 erfasst, davon 21 Akutaufnahmen und 80 spätere Zuverlegungen. Alle Patienten erhielten eine Antikoagulation, in aller Regel eine Standardprophylaxe mit 1× tgl. niedermolekularem Heparin.

Die sequentielle Ulraschalldiagnostik der tiefen Beinvenenstrombahn erfolgte mittels Kompressions-, Doppler- und Farbduplexsonographie. Die routinemässigen Ultraschalluntersuchungen waren – jeweils ab Eintritt der QSL gerechnet – an Tag 1 (n = 47), Tag 21 (n = 68), Tag 42 (n = 88), sowie zu Beginn des 3. Monats (n = 77) und des 6. Monats (n = 35) vorgesehen, sobald bzw. solange die Patienten stationär behandelt wurden. In unserem Patientenkollektiv konnten nach diesem Schema insgesamt 304 Venensonographien durchgeführt werden.

Bei 73/101 Patienten wurde bis zur Entlassung keine TVT gefunden. Bei 23 der 28 TVT-Patienten wurde die TVT nur aufgrund der zu diesem Zeitpunkt fälligen Routineuntersuchung erkannt, d.h. es bestanden klinisch keine Zeichen einer manifesten TVT.

Unter Therapie (gewichtsadaptiert niedermol. Heparin, ggfs. überlappend orale Antikoagulation) trat bis zur Entlassung bei 13 der 28 TVT-Patienten eine weitgehend vollständige TVT-Rekanalisierung/-Auflösung ein.

Schlussfolgerungen

In unserem Patientenkollektiv konnten durch die routinemässige sequentielle Venenduplexsonographie innerhalb der ersten 6 Monate nach Trauma bei 23 von 101 traumatisch Querschnittsgelähmten klinisch inapparente Venenthrombosen entdeckt werden. Unter der nachfolgenden Thrombosebehandlung konnte abschliessend bei 13 der 28 Thrombosepatienten eine funktionell unbehinderte venöse Abstromsituation dokumentiert werden.

Wie oft und zu welchen Zeitpunkten unter Kosten-Nutzen-Abwägungen eine Ultraschalldiagnostik der tiefen Beinvenenstrombahn empfohlen werden sollte, muß durch weitere Untersuchungen evaluiert werden.

G69 Scapho-Capitate-Fraktur-Syndrom (Fenton) beider Hände

P. C. Strohm (Karlsruhe)

Zielsetzung

Anhand einer Kasuistik soll die seltene Verletzung des Scapho-Capitate-Fraktur-Syndroms beidseits beschrieben werden.

Kurzfassung

Seit 1937 sind 28 Fälle eines Scapho-Capitate-Fraktur-Syndroms beschrieben, ein beidseitiges Auftreten noch nie.

Material und Methoden, Ergebnisse

1956 beschrieb Fenton ein seltenes Verletzungsmuster der Handwurzel, welches er selber erst zwei Mal gesehen hatte und bis zu dieser Zeit erst vier mal in der Weltliteratur seit 1937 erwähnt war. Typisch für diese Verletzung ist die Fraktur des Os capitatum am Übergang des proximalen zum mittleren Drittel mit Verkippung des proximalen Fragmentes um 90° oder 180° sowie einem Querbruch des Os scaphoideum im mittleren Drittel. Seitdem sind insgesamt 28 Fälle dieses Scapho-Capitate-Fraktur-Syndroms in der Literatur beschrieben, jedoch noch nie beidseitig. Wir beschreiben den Fall einer 21-jährigen Patientin, die sich bei einem Suizidversuch unter anderem ein Scapho-Capitate-Fraktur-Syndrom beider Hände zuzog. Die Therapie bestand in offener Reposition und Fixierung durch Herbertschrauben und Kirschner Drähte beidseits. Auch in der Literatur ist die Operation als Therapie der Wahl beschrieben, geschlossene Reposition und Ruhigstellung führt nicht zur Ausheilung und Beschwerdefreiheit. Über den Verletzungshergang werden unterschiedliche Pathomechanismen diskutiert.

Schlussfolgerung

Erstbeschreibung über das beidseitige Auftreten einer seltenen Verletzung des Karpus.

G70 Stress-MRT der Schulter – eine neue Technik zur Funktionsdiagnostik bei Schulterinstabilität

X. Bolze (Berlin)

Zielsetzung

Die Beurteilung der pathophysiologischen und biomechanischen Wertigkeit von Läsionen im Schultergelenk nach Luxation ist bisher nicht möglich. Ziel dieser Sudie war es, ein Verfahren zu schaffen mit dem unter definierten Bedingungen eine ventrale Schulterinstabilität bildgebend dargestellt werden kann.

Material und Methoden

An einem offenen 0,2 T System wurde der Mechanismus einer vorderen Schulterluxation simuliert. Der zu untersuchende Arm wurde in einer Schiene in 90° Abduktion und 90° Außenrotation fixiert. Unter das Schulterblatt wird ein Kissen als Hypomochlion plaziert. Über ein Seilzugsystem wird an der Schiene ein definierter Zug (15 kp) nach dorsal appliziert. Alle Patienten wurden in Normalposition und in Stressposition untersucht. Es wurden jeweils Sequenzen in axialer und in paracoronarer Schichtorientierung durchgeführt. Zur Beurteilung einer Instabilität wird die Stellung des Zentrum des Humeruskopfes zum Zentrum des Glenoids ausgewertet. Als Instabilität wurde ein Auswandern des Kopfes um mehr als 2 mm gewertet.

Ergebnisse

Untersucht wurden 15 Probanden und 44 Patieten mit 1–5 maliger Schulterluxationen. Bei den gesunden Probanden fanden sich keine Instabilität, bei den Patienten konnte 31 mal eine Subluxationsstellung provoziert werden. Korrespondierende Hill-Sachs Defekt oder Labrumläsionen fanden sich 26 mal. Luxationen während der Stressuntersuchung traten nicht auf, bei 2 Patienten konnte die Stressposition wegen subjektiv drohender Luxation jedoch nicht durchgeführt werden.

Schlussfolgerung

Eine bestehende Schulterinstabilität ist in der klinischen Untersuchung oftmals schwierig einzuschätzen; die Stress-MRT liefert unter reproduzierbaren Bedingungen eine zuverlässige Beurteilung einer vorderen Schulterinstabilität. Sie erlaubt eine Aussage über die funktionelle Relevanz von Läsionen im Schultergelenk und kann sowohl als diagnostisches Verfahren als auch als Therapiekontrolle wertvolle Anwendung finden.

G71 Halo Fixateur: Indikation und Komplikation anhand des Fallbeispieles eines alkoholkranken Patienten mit C1/2 Luxationsfraktur

O. Pieske (München)

Zielsetzung

Der Halo-Fixateur (HF) ermöglicht die höchst mögliche externe Stabilisierung der Halswirbelsäule (HWS) und stellt somit das Verfahren der Wahl bei komplexen instabilen Frakturen insbesondere der oberen HWS dar. In der Literatur werden jedoch Komplikationen wie Schraubenlockerung, Infektion der Pineintrittstellen, Nerven- und Duraverletzung mit bis zu 60% angegeben. Ein einheitliches Regime zur Prävention bzw. Therapie einer HF-Dislokation (HFD) ist bisher nicht bekannt. Anhand eines prägnanten Fallbeispieles (Risikopatient: alkoholkranker Patient mit C1/2 Luxationsfraktur) sollen diese Fragen diskutiert werden.

Material

Ein 68 jähriger, männlicher Patient klagte nach Sturz im Rahmen eines stationären Alkoholentzuges über persistierende Nackenschmerzen ohne Neurologie. Am 8. posttraumatischen Tag wurde die Röntgendiagnostik durchgeführt, die eine C1/2 Luxationsfraktur aufwies. Der Patient wurde in unsere Klinik verlegt. Das hochauflösende CT mit Rekonstruktion zeigte eine Jeffersonfraktur sowie eine in Richtung Spinalkanal um 10 mm dislozierte Densfraktur Typ Andersen II–III.

Methoden

Die Fraktur wurde reponiert und ein Halo-Fixateur angelegt (Bremer Halo Crown": Abbrechen der Drehmomentbegrenzungskappen beim Eindrehen). 11 Tage später musste der Pat. aufgrund einer HFD wieder übernommen werden. Die Pinstellen zeigten eine serös-produktive etwa 4 cm lange, tiefe Krustenbildung, sodass davon auszugehen ist, dass der Patient ein erneutes (nicht dokumentiertes) Sturzereignis erlitten haben musste. Vor erneuter HF Anlage wurde bei fehlender Neurologie weiterhin konservativ mit einem Stiff-Neck bis zur Ausheilung der Wunden therapiert, obwohl eine im CT dokumentierte dorsale Dislokation des Dens um 8 mm vorlag (zahlreiches Bildmaterial).

Ergebnisse

Eine operative Therapie hätte eine Fusion von C0–C3 beinhalten müssen, die aufgrund der Sturzneigung postoperativ in hohem Masse gefährdet gewesen wäre. Die konservative Therapie mit einem HF führte bereits nach 11 Tage zu einer HFD. Die daher notwendige temporäre Stiff-Neck-Stabilisierung führte zu einem deutlich erhöhten pflegerischen Aufwand/Überwachung bei mässigem Repositionsergebnis.

Schlussfolgerung

Auch bei erhöhter Sturzneigung und reduzierter Compliance muss eine instabile Fraktur der HWS suffizient retendiert werden. Wie in o.g. Fall aufgezeigt, kann die operative Stabilisierung nicht immer eine alternative Therapie darstellen. Beim Risikopatienten (z.B. C2 Abusus) ist der HF trotz optimierter Schraubeneindrehtechnik zur Fixierung der HWS bei instabilen Frakturen durch unkontrollierte Krafteinleitung (z.B. Sturz) dislokationsgefährdet. Im Einzelfall muss daher die *präventive*, zusätzliche Applikation eines Stiff-Neck erwogen werden, um bei einer möglichen HFD eine reponierte HWS-Luxationsfraktur vor Re-Dislokation - evtl. mit neurologischem Defizit - zu schützen.

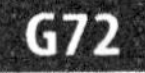

G72 Die beidseitige occipitale Kondylenfraktur – Darstellung von Diagnostik und Therapie der seltenen Fraktur anhand von zwei Beispielen

M. Schrödel (München)

Zielsetzung

Die occipitale Kondylenfraktur ist eine seltene Verletzungsfolge, beidseitige Frakturen wurden bisher meist nur in Autopsie-Studien erwähnt. Es werden zwei Fälle einer beidseitigen occipitalen Kondylenfraktur ohne Nervenverletzung dargestellt und auf die Notwendigkeit der Diagnostik und Therapie eingegangen.

Material und Methoden, Ergebnisse

Als Unfallursache wird zu 80% ein Verkehrsunfall angegeben. Nach Anderson und Montesano werden drei Frakturtypen unterschieden, die sich auch im Frakturmechanismus unterscheiden.

Die Fraktur wird oft übersehen, da sie in den konventionellen Röntgenaufnahmen meist nicht zur Darstellung kommt. Die Computertomographie in Dünnschichttechnik bleibt hier die sensitivste Methode.

Obwohl die Fraktur oft initial ohne nervale Defizite einhergeht, sind Paresen nach einer Latenz von bis zu 2 Monaten noch möglich. Meist ist hierbei der N. hypoglossus betroffen, jedoch sind auch Schädigungen der Hirnnerven V bis XI möglich. Dies verdeutlicht die Notwendigkeit der Diagnosefindung sowie einer engmaschigen Nachkontrolle der Patienten.

Die Therapie besteht zumeist in einer konservativen Immobilisierung der HWS.

Schlussfolgerung

Wir stellen zwei Fälle einer zweiseitigen occipitalen Kondylenfraktur mit initial nur geringen klinischen Symptomen vor. Die Beispiele verdeutlichen die Notwendigkeit einer frühen Diagnostik und einer engmaschigen Nachkontrolle. Dünnschicht-Computertomographie bleibt die Untersuchungsmethode der Wahl. Meist reicht als Therapie eine Immobilisierung der HWS mit einer harten HWS-Krause für drei Monate aus.

G73 Die navigierte Ultraschallbestimmung der Beinachsen

P. Keppler (Ulm)

Zielsetzung

Posttraumatische oder degenerative bedingte Achsenabweichungen im Bereich der unteren Extremität sind keine Seltenheit. Bisher kann die Beinachse nur durch orthograde Röntgen-Ganzbeinaufnahmen ermittelt werden. Das Ziel der prospektiven Studie war es, an einem ausgewählten Patientengut die Genauigkeit der sonographisch bestimmten Beinachsen zu ermitteln.

Material

Untersucht wurden 30 Patienten mit einem Durchschnittsalter von 25 Jahren (12–55 Jahre). Die Indikation zur Ganzbeinaufnahme waren klinisch manifeste posttraumatische Varus- oder Valgusdeformitäten im Bereich der unteren Extremität. Erhebliche degenerative Veränderungen im Bereich des Hüft-, Knie- oder Sprunggelenkes sowie eine Kniegelenksinstabilität waren Ausschlußkriterien.

Methoden

Das Hüft-, Knie- und Sprunggelenkszentrum wurde mit einem navigierten Ultraschallsystem (ZEBRIS-Navigationssystem/Siemens Sonoline 500) am liegenden Patienten bestimmt. Mit einer speziell entwickelten Software erfolgte die Bestimmung des Winkels zwischen der anatomische Femur- und Tibiaschaftachse.

Ergebnisse

Der mittlere femorotibiale Winkel betrug bei beiden Messungen 173° (Spanne 165°–185°). Im Mittel betrug der Betrag der Abweichung zwischen radiologisch bzw. sonographisch ermittelten Beinachse 1,5 Grad (±1° sd).

Schlussfolgerung

Bei Patienten ohne erhebliche Kniegelenksinstabilitäten oder degenerative Gelenkveränderungen im Bereich der unteren Extremität kann die Beinachse sehr präzise mit einem 2.5D Ultraschallsystem gemessen werden. Die neue Methode ist projektionsfehlerfrei und ohne jegliche Strahlenbelastung.

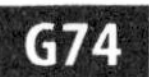

G74 Die intrathorakale Dislokation der Skapula bei oberer Rippenserienfraktur

C. H. A.Grimme (Itzehoe)

Zielsetzung

Fallbeschreibung einer seltenen, leicht zu übersehenden Begleitverletzung bei oberer Rippenserienfraktur

Material

Eine 57 jährige Frau erlitt als angeschnallte PKW-Fahrerin einen Autounfall, als ihr ein anderes Fahrzeug in die linke Fahrzeugseite fuhr. Primär wurde die Verletzte bei deutlich dislozierten Frakturen der 3.–5. Rippe links analgetisch und atemtherapeutisch behandelt. Bei rascher klinischer Besserung konnte die Patientin zügig wieder in die ambulante Weiterbehandlung entlassen werden.

Methoden

Bei anhaltenden Bewegungseinschränkungen der linken Schulter mit bewegungsabhängiger Dyspnoe wurde eine weitere intensive Diagnostik mit Thorax-CT und, Funktionsaufnahmen der linken Schulter unter Durchleuchtung vorangetrieben, wobei eine nach intrathorakal dislozierten Skapula diagnostiziert wurde. Daraufhin wurde eine operative Mobilisation der Skapula und Anhebung der imprimierten dorsolateral frakturierten Rippen zur Wiederherstellung der Thoraxwand durchgeführt.

Ergebnisse

Bei der Nachuntersuchung nach 6 Monaten konnte ein Bewegungsausmaß der Linken Schulter von Abduktion von 120°, Anteversion von 110° und Retroversion von 30° festgestellt werden. Es verblieb eine Skapula alata.

Schlussfolgerungen

Bei der intrathorakalen Dislokation der Skapula handelt es sich um eine Rarität, die seltener auftritt als die skapulothorakale Dissoziation.
Für die korrekte Diagnosestellung ist die Rekonstruktion des Unfallherganges, Kenntnis der einwirkenden Kraft und die Anamnese Voraussetzung. Zu erwarten ist hierbei eine massive laterale oder dorso-laterale Gewalteinwirkung, die neben der Verletzung des Schultergürtels auch zu einer Impression der oberen und mittleren dorso-lateralen Thoraxwand führt. Die Diagnostik sollte Röntgenaufnahmen der Schulter in 2 Ebenen, als auch der Skapula tangential, sowie des Thorax in 2 Ebenen beinhalten. Ergänzend sind Funktionsprüfung unter Durchleuchtung und ein thorakales Computertomogramm sinnvoll.
In Abhängigkeit der Schwere des Thoraxtraumas ist die Wiederherstellung der dorsalen Thoraxwand zum frühestmöglichen Zeitpunkt anzustreben.

G75 Optimierte inraoperative Lagerung bei Calcaneusfrakturen

E. Scola (Neumarkt)

Zielsetzung

Die Rekonstruktion der dorsalen Calcaneus-Facette erfordert exakte Röntgenkontrollen intraoperativ. Eine geeignete Lagerung mit störungsfreier Darstellung in ap, seitlich, 20° Broden, dorsoplantar (Calcaneocuboid-Gelenk) sowie axiale Einstellung wird vorgestellt.

Material und Methoden

In den Jahren 1994–2000 wurden 70 Calcaneusfrakturen operativ in Seitenlagerung auf einer Vakuummatratze über einen lateralen Zugang bei OS-Blutsperre versorgt. Zur besseren Einsicht des USG ragt der Fuß über das Tischende, so dass ein manuelles Aufklappen des unteren Sprunggelenkes mit Sichtkontrolle der hinteren Gelenkfacette möglich ist. Intraoperative Repositionskontrollen erfolgten mittels Bildverstärker mit Printmöglichkeit. Störende OP-Tisch-Rahmenteile v.a. bei axialer und Broden-Darstellung konnten vermieden werden durch Lagerung auf einer strahlungsdurchlässigen Vacuummatratze und Abspreizen der Fußplatten.

Ergebnisse

Die Rekonstruktion des Calcaneus in Achse, Form und Gelenkfacetten sind wesentlich genauer mit Bildverstärker (Lupe!) darstellbar als mit Röntgenaufnahmen, die Dokumentation durch Thermoprinter ist möglich. Der Zeitaufwand wird deutlich reduziert. Mit o.a. Lagerung keine störenden Metallteile des OP-Tisches, stabile Seitenlagerung mit Schonung des Plexus brachialis.

Schlussfolgerung

Die richtige Lagerung bei Calcaneus-Frakturen verbessert die intraoperativen Stellungskontrollen unter Bildverstärker und beschleunigt den operativen Ablauf.